中医学

（第2版）

（供临床医学及相关专业用）

主　编	杨　柱　韩晶岩
副主编	谢毅强　何蓉蓉　谢　甦　宰风雷
编　者	（以姓氏笔画为序）

叶　菁（江西中医药大学）

叶　蕾（滨州医学院）

杨　柱（贵州中医药大学）

何蓉蓉（暨南大学）

张　丽（济宁医学院）

赵　庆（西南医科大学）

秦建平（遵义医科大学）

唐东昕（贵州中医药大学）

宰风雷（长治医学院）

韩晶岩（北京大学医学部）

谢　甦（贵州医科大学）

谢毅强（海南医学院）

编写秘书　唐东昕

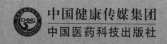

中国健康传媒集团

中国医药科技出版社

内 容 提 要

本教材是"全国普通高等医学院校五年制临床医学专业第二轮教材"之一，根据本套教材编写总体原则、要求和中医学课程教学大纲的基本要求和课程特点编写而成。涵盖绪论、中医学哲学基础、中医学的生理病理观、中医学诊疗概述、中药学概述、方剂学概述、针灸推拿学概述、中医养生学概述、常见病证的中医治疗等内容。注重理论联系临床实际，更加突出实用性。本教材为书网融合教材，即纸质教材有机融合数字教材，教学配套资源（PPT、微课、思维导图等），题库系统，数字化教学服务（在线教学、在线作业、在线考试），从而使教材内容更加立体化、多样化、易教易学。

本教材主要供全国普通高等医学院校五年制临床医学专业师生教学使用，也可供护理学、中医学、康复治疗学、心理学、劳动与社会保障、健康服务与管理、运动康复、食品卫生与营养等相关专业使用，同时可作为相关专业工作人员的参考用书。

图书在版编目（CIP）数据

中医学/杨柱，韩晶岩主编 . — 2 版 . — 北京：中国医药科技出版社，2022. 12

普通高等医学院校五年制临床医学专业第二轮教材

ISBN 978 - 7 - 5214 - 3648 - 8

Ⅰ. ①中… Ⅱ. ①杨… ②韩… Ⅲ. ①中医学 - 医学院校 - 教材 Ⅳ. ①R2

中国版本图书馆 CIP 数据核字（2022）第 220989 号

美术编辑 陈君杞

版式设计 友全图文

出版 **中国健康传媒集团** | 中国医药科技出版社

地址 北京市海淀区文慧园北路甲 22 号

邮编 100082

电话 发行：010 - 62227427 邮购：010 - 62236938

网址 www. cmstp. com

规格 889 × 1194mm $\frac{1}{16}$

印张 21 $\frac{1}{2}$

字数 636 千字

初版 2016 年 8 月第 1 版

版次 2022 年 12 月第 2 版

印次 2022 年 12 月第 1 次印刷

印刷 三河市万龙印装有限公司

经销 全国各地新华书店

书号 ISBN 978 - 7 - 5214 - 3648 - 8

定价 **75. 00 元**

获取新书信息、投稿、为图书纠错，请扫码联系我们。

为了贯彻《中共中央、国务院中国教育现代化2035》"加强创新型、应用型、技能型人才培养规模"的战略任务要求，落实《国务院办公厅关于加快医学教育创新发展的指导意见》，紧密对接新医科建设对医学教育改革的新要求，满足新时代医疗卫生事业对人才培养的新需求，中国医药科技出版社在教育部、国家药品监督管理局的领导下，通过走访主要院校对2016年出版的"全国普通高等医学院校五年制临床医学专业'十三五'规划教材"进行了广泛征求意见，有针对性的制定了第二版教材的出版方案，旨在赋予再版教材以下特点。

1.立德树人，融入课程思政

把立德树人贯穿、落实到教材建设全过程的各方面、各环节。课程思政建设应体现在知识技能传授中厚植爱国主义情怀，加强品德修养、增长知识见识、培养奋斗精神灌输，不断提高学生思想水平、政治觉悟、道德品质、文化素养等。医学教材着重体现加强救死扶伤的道术、心中有爱的仁术、知识扎实的学术、本领过硬的技术、方法科学的艺术的教育，培养医德高尚、医术精湛的人民健康守护者。

2.精准定位，培养应用人才

坚持体现《中共中央、国务院中国教育现代化2035》"加强创新型、应用型、技能型人才培养规模"的战略任务，落实《国务院办公厅关于加快医学教育创新发展的指导意见》中"立足基本国情，以服务需求为导向，以新医科建设为抓手，着力创新体制机制，分类培养研究型、复合型和应用型人才"的医学教育目标，结合医学教育发展"大国计、大民生、大学科、大专业"的新定位，注重人才培养应从疾病诊疗提升拓展为预防预防、诊疗和康养，以健康促进为中心，服务生命全周期、健康全过程的转变，精准定位教材内容和体系。教材编写应体现以医疗卫生事业需求为导向，以岗位胜任力为核心，以培养医工、医理、医文学科交叉融合的高素质、强能力、精专业、重实践的本科医学人才培养目标。

3.适应发展，优化教材内容

必须符合行业发展要求。构建教材内容结构，要体现医疗机构对医学人才在临床实践能力、沟通交流能力、服务意识和敬业精神等方面的要求；体现临床程序贯穿于教学的全过程，培养学生的整体临床意识；体现国家相关执业资格考试的有关新精神、新动向和新要求；注重吸收行业发展的新知识、新技术、新方法，体现学科发展前沿，并适当拓展知识面，为学生后续发展奠定必要的基础；满足以学生为中心而开展的各种教学方法的需要，充分发挥学生的主观能动性。

4.遵循规律，注重"三基""五性"

遵循教材规律。针对普通高等医学院校本科医学类专业教学需要，教材内容应注重"三基"（基本知识、基础理论、基本技能）、"五性"（思想性、科学性、先进性、启发性、适用性）；内容成熟、术语规范、文字精炼、逻辑清晰、图文并茂、易教易学；注意"适用性"，即以普通高等学校医学教育实际和学生接受能力为基准编写教材，满足多数院校的教学需要。

5.创新模式，提升学生能力

加强"三基"训练，着力提高学生分析问题和解决问题的能力。在不影响教材主体内容的基础上要保留"案例引导""学习目标""知识链接""目标检测"模块，去掉知识拓展模块。进一步优化各模块的内容，培养学生理论联系实践的实际操作能力、创新思维能力和综合分析能力；增强教材的可读性和实用性，培养学生学习的自觉性和主动性。

6.丰富资源，优化增值服务内容

搭建与教材配套的中国医药科技出版社在线学习平台"医药大学堂"（数字教材、教学课件、图片、视频、动画及练习题等），实现教学信息发布、师生答疑交流、学生在线测试、教学资源拓展等功能，促进学生自主学习。

本套教材凝聚了省属院校高等教育工作者的集体智慧，体现了凝心聚力、精益求精的工作作风，谨此向有关单位和个人致以衷心的感谢！

尽管所有参与者尽心竭力、字斟句酌，教材仍然有进一步提升的空间，敬请广大师生提出宝贵意见，以便不断修订完善！

普通高等医学院校五年制临床医学专业第二轮教材

建设指导委员会名单

主 任 委 员　樊代明

副主任委员　（以姓氏笔画为序）

于景科（济宁医学院）　　　　　王金胜（长治医学院）

吕雄文（安徽医科大学）　　　　朱卫丰（江西中医药大学）

杨　柱（贵州中医药大学）　　　吴开春（第四军医大学）

何　涛（西南医科大学）　　　　何清湖（湖南医药学院）

宋晓亮（长治医学院）　　　　　郑金平（长治医学院）

唐世英（承德医学院）　　　　　曾　芳（成都中医药大学）

委 　　员　（以姓氏笔画为序）

于俊岩（长治医学院附属和平　　于振坤（南京医科大学附属南京
　　　　医院）　　　　　　　　　　　　　明基医院）

马　伟（山东大学）　　　　　　丰慧根（新乡医学院）

王　玖（滨州医学院）　　　　　王伊龙（首都医科大学附属北京天坛医院）

王旭霞（山东大学）　　　　　　王育生（山西医科大学）

王桂琴（山西医科大学）　　　　王雪梅（内蒙古医科大学附属医院）

王勤英（山西医科大学）　　　　艾自胜（同济大学）

叶本兰（厦门大学医学院）　　　付升旗（新乡医学院）

朱金富（新乡医学院）　　　　　任明姬（内蒙古医科大学）

刘春杨（福建医科大学）　　　　闫国立（河南中医药大学）

江兴林（湖南医药学院）　　　　孙国刚（西南医科大学）

孙思琴（山东第一医科大学）　　李永芳（山东第一医科大学）

李建华（青海大学医学院）　　李春辉（中南大学湘雅医学院）

杨　征（四川大学华西口腔医
　　　学院）

杨少华（桂林医学院）

杨军平（江西中医学大学）

邱丽颖（江南大学无锡医学院）　　何志巍（广东医科大学）

邹义洲（中南大学湘雅医学院）　　张　闻（昆明医科大学）

张　敏（河北医科大学）　　张　燕（广西医科大学）

张秀花（江南大学无锡医学院）　　张晓霞（长治医学院）

张喜红（长治医学院）　　陈万金（福建医科大学附属第一医院）

陈云霞（长治医学院）　　陈礼刚（西南医科大学）

武俊芳（新乡医学院）　　林友文（福建医科大学）

林贤浩（福建医科大学）　　明海霞（甘肃中医药大学）

罗　兰（昆明医科大学）　　周新文（华中科技大学基础医学院）

郑　多（深圳大学医学院）　　单伟超（承德医学院）

赵幸福（南京医科大学附属
　　　无锡精神卫生中心）

郝少峰（长治医学院）

郝岗平（山东第一医科大学）

胡　东（安徽理工大学医学院）　　姚应水（皖南医学院）

夏　寅（首都医科大学附属北京
　　　天坛医院）

夏超明（苏州大学苏州医学院）

高凤敏（牡丹江医学院）

郭子健（江南大学无锡医学院）　　郭崇政（长治医学院）

郭嘉泰（长治医学院）　　黄利华（江南大学附属无锡五院）

曹玉萍（中南大学湘雅二医院）　　曹颖平（福建医科大学）

彭鸿娟（南方医科大学）　　韩光亮（新乡医学院）

韩晶岩（北京大学医学部）　　游言文（河南中医药大学）

数字化教材编委会

中医学是我国优秀传统文化的重要组成部分，具有独特理论风格和丰富诊疗经验的传统医疗体系。本教材坚持理论与实践相结合，尤其注重教材在人才培养中的基础性作用，旨在使学生掌握中医学基本理论及常用技能，为学习中医学各专业奠定基础。

本次编写力求保持上版教材的优点，克服上版教材的不足。本次编写过程中，对语言描述进行了完善，使阅读更加流畅，同时便于学生理解；部分知识点增加理论描述，注重内容的准确性及逻辑性，力图全面、准确诠释知识点；精简不必要的重复和已经陈旧的内容，注重内容更新，及时呈现新理论、新知识、新技术。最终，使本教材具有内容生动、条理清晰、注重各部分内容的有机联系、突出理论联系实际等特点。

本教材为书网融合教材，即纸质教材有机融合数字教材，提供教学配套资源（PPT、微课、思维导图、题库系统等）和数字化教学服务（在线教学、在线作业、在线考试），从而使教材内容更加立体化、多样化、易教易学。

本书由 11 所普通高等院校中医学专家组成编委会，通力协作编写而成，其分工如下：杨柱、唐东昕编写绪论、中医学哲学基础及第九章的感冒、咳嗽、肿瘤、小儿疳积部分；韩晶岩、秦建平编写中医生理病理观及第九章的心悸、胸痹、消渴、水肿部分；谢毅强、赵庆编写中医养生学概述及第九章的胃痛、泄泻、黄疸部分；何蓉蓉、叶蕾编写中药学概述、方剂学概述及第九章的头痛、失眠、中风部分；谢甦、叶菁编写中医学诊疗概述及第九章的痛经、带下、崩漏部分；宰风雷、张丽编写针灸推拿学概述及第九章的痹症、湿疮、痤疮部分。本书主要供临床医学、护理学、中药学、康复治疗学、心理学、劳动与社会保障、健康服务与管理、运动康复、食品卫生与营养等专业使用，也可作为相关专业工作人员的参考用书。

本教材在继承上一版的基础上进行了改革与创新，在教材编写过程中，各编者付出了辛勤的劳动，并得到各参编院校领导和朋友们的大力支持，在此一并表示感谢！受作者水平所限，书中难免有不足之处，还需要经过教学实践的检验，恳请各院校师生提出批评和宝贵意见，以便修订完善。

编 者
2022 年 9 月

目 录 CONTENTS

第一章　绪　论

PPT

📖 学习目标

    1. 掌握　中医学理论体系的主要特点及认知和思维方法；四大经典的主要贡献。

    2. 熟悉　整体观念、恒动观念、辨证论治在中医学中的应用；"未病先防"和"既病防变"的预防思想。

    3. 了解　中医学的起源及中医学理论体系的形成与发展。

第一节　中医学发展简史 🅴微课

一、中医学的原始阶段

远古时期至春秋时期是中医学的原始阶段，中医药学知识如其他各门自然科学一样，从开始起便是由生产方式所决定的。我们祖先在谋求生存和生活、生产实践中不断摸索，逐步积累了原始的医药卫生知识，总结出与疾病做斗争的经验，虽然这个阶段的中医药知识具有很大的盲目性和零碎性，但是为之后中医学理论体系的形成奠定了相应的基础。

（一）卫生保健的起源

有了人类，就有了卫生保健活动。早期人类为了基本的生存做出的行为逐渐形成了卫生保健活动。在住处的选择上，由最初的身居野外到筑巢而居，进而发展到穴居与屋居。在衣着方面，由赤裸身体到用树叶掩盖，进而发展成兽皮与纺织。在饮食方面，由最初的茹毛饮血发展成用火加工食物。在行为方式上，由最初的模仿动物的舞蹈，逐渐演变成为作为医疗保健形式的导引之术。在繁育后代方面，由乱婚到血缘群婚再到族外群婚，最后发展为对偶婚。这些改变是先民积极主动有意识地进行各项卫生保健活动的探索，是对原始的医药卫生知识的积累。

（二）药物的起源

关于药物的起源，历史上流传着多种传说。如伏羲氏"尝味百药而制九针，以拯夭枉焉"；神农"尝百草之滋味，水泉之甘苦，令民知所避就""黄帝使岐伯尝味草木，典主医药，经方、本草、素问之书咸出焉。"尽管这些传说带着浓厚的神话色彩，但它们从侧面反映了远古先民通过尝试认识药物的实践过程。远古先民通过采集、栽培和耕作的实践发明了植物药，通过渔猎实践发明了动物药，通过采矿与冶炼的实践发明了矿物药。在长期的生产生活经验积累中，药物的起源经历了一个由感性认识到理性认识的漫长过程。

（三）针灸与外治法的起源

远古时期，恶劣的生存环境使得人们经常受到创伤，创口部位往往感染化脓，一些外科疾病如疮疖痈疽，也会导致脓肿。在疼痛难忍时，远古先民通过使用一些尖锐的石块刺破患处，排脓放血以减轻痛苦。同时，远古先民对一些疼痛，下意识地用石块去敲打刺激这些部位，发现这些行为可以减轻痛苦。

随着这些经验的积累，出现了针石和镵石，并被运用于治疗相应病症。

灸法则是远古先民在烤火取暖、煮食或是点燃篝火防兽时，火星灼伤皮肤，而局部的烧灼却减轻了某些疾病的症状，之后他们有意识地选取干枯的植物茎叶在体表烧灼，逐渐演变成了现今的灸法。

外治之法是人们在遇到外伤的情况下，随手用一些泥土、灰烬、树叶、草茎、树皮等涂敷伤口，从而发现有些东西可以止血镇痛，由此认识了一些适用于敷治外伤的外用药。人们通过对疼痛部位的抚摸，感觉疼痛得以缓解，这便形成了原始的按摩疗法，后世的按摩推拿即由此发展而来。

随着人们对疾病认识的逐渐提高，在诊治上自然产生了初步的区分。从《周礼·天官》来看，当时内科注重传染病，"春时有痟首疾，夏时有痒疥疾，秋时有疟寒疾，冬时有嗽上气疾"；外科则分为肿疡、溃疡、金疡、折疡四类，并有专职医生进行治疗。《周礼·天官》中也记载了"以五味、五谷、五药养其病，以五气、五声、五色眡其死生，两之以九窍之变，参之以九脏之动。"说明当时治病已能运用五味、五谷、五药，诊断已能从患者之气味、言语之声音、容貌之颜色等方面，判断患者的生死吉凶，并且知道反复观察其九窍的变化和脏腑的反映，这无疑是十分重大的进步，为诊断学的产生奠定了重要的基础。

（四）中医学理论的萌芽

经验累积到一定程度，人们就会追溯其原因和本质，这就进入了理论领域。中医学理论的产生，不仅有实践根源，也有多种因素的作用。

中医学形成对生命和疾病的特殊理论认识，与中国古代的哲学密不可分。中国古代的宇宙本体论思想，几乎渗透在一切认识之中。古代对气的认识，由自然之气、呼吸之气而发展为万物生成的始基物质，认为世界上一切有形的物质，都是由五行的气变化而来的。"精"与"气"相比更为精微，《管子》云"精也者，气之精者也""精存自生，其外安荣，内脏以为泉原。浩然和平以为气渊，渊之不涸，四肢乃固，泉之不竭，九窍遂通。"说明精微之气是生命的本源，是人体内脏、四肢、九窍等正常生理功能活动的根本。而"神"被古人认为虽是无形无质且不易测知，却是有生命的一种神秘力量。某种意义上说，"神"与"气""精"为同类物质。

随阴阳学说的成熟，衍生出阴阳的对立交感、相互消长、变化发展等多重性质，不仅可以用来解释各种自然现象，而且也可以用来阐释人类社会，渗透于政治、经济、文化等各个领域，具有普遍的意义。五行学说成为了一切事物的归纳方法和推演事物互相联系及其变化的一种思维模式。人们用它来说明人体五脏的五种属性，生物生、长、壮、老、已过程的五个阶段，以及它们之间相生相克、相乘相侮的规律，并且与阴阳学说互为补充，构成中医学基础理论的重要组成部分。

二、中医学的形成阶段

战国时期，各国相继摆脱了周王朝的统治，建立起自己的独立政权，随着各国之间长期的兼并战争，社会的急剧变化，政治、经济、文化都有了显著的发展。"诸子蜂起，百家争鸣"，学术思想空前活跃，诸子百家纷纷著书立说，对中国思想史、科技史、文化史都产生了深远的影响。与此同时，与中医理论密切相关的几种哲学思想如元气论自然观、阴阳五行学说都在战国末年已初具雏形，这些理论为医学家们总结医疗经验、形成理性认识、构建医学体系提供了思想武器和方法。《管子·五行》中记载"人与天调，然后天地之美生"，这种天人合一的思想，说明了人体的健康或疾病与自然环境密切相关，人与天地自然相应的思想，不仅揭示了某种学术思想上的内在联系，而且至今对于我们预防和治疗疾病仍具有积极的指导意义。

秦国通过变法，迅速强大起来，于公元前221年结束了割据局面，统一了全国，建立了中央集权的封建君主专制国家。"书同文，车同轨"的政策，使得各大医家求同存异，开始构建统一的中医学理论体系。

到了汉代，随着国力的昌盛，科学文化水平的进步，大批的医学专著开始出现。汉武帝时期就命侍医李柱国校勘医书。据《汉书·艺文志》记载，当时存有大量的医学文献，"凡方技三十六家，八百六十八卷"，分为医经和医方两大类。1972 年初至 1974 年初，在长沙东郊马王堆发掘的古墓中发现了大批的帛书和竹木简，其中帛书包含古医书 10 种，有《足臂十一脉灸经》《阴阳十一脉灸经》甲乙本、《脉法》《阴阳脉死候》《五十二病方》《却谷食气》《导引图》《养生方》《杂疗方》《胎产书》，竹木简包含《十问》《合阴阳》《天下至道谈》《杂禁方》，这些古医书都是后世失传的医书，随汉文帝深埋地下。其中《足臂十一脉灸经》与《阴阳十一脉灸经》甲乙本全面论述了十一条经脉的循行走向及所主治疾病，是我国目前发现最早论述经脉学说的文献。《脉法》是迄今为止最早提出人体气与脉的关系，确立治病当"取有余而益不足"概念的古籍。《阴阳脉死候》全书百余字，是最早的诊断专书。《五十二病方》全面反映了西汉以前的医学水平，是我国已发现的最早的临证医方专书。《却谷食气》是我国现存最早的气功导引专著。《导引图》是最早的医疗体操图。《养生方》目前残存 3000 余字，主要记载了健身补益方和补益性功能的药方。《杂疗方》记载了补益男女性功能法、产后埋葬胎衣法、补中益气方药等的防治。《胎产书》是我国迄今发现最早的妇产科著作，书中所载胎教是医学史上最早的论述。四部简书中，《杂禁方》为祝由方，《十问》《合阴阳》《天下至道谈》主要论述了养生学和房中术问题，在性医学、优生学、养生学方面具有积极的意义，为后世提供借鉴。

医学四大经典——《黄帝内经》《黄帝八十一难经》《神农本草经》《伤寒杂病论》的相继问世，标志着中医学术体系初步形成。其中，《黄帝内经》确立了中医学理论体系，《难经》在《黄帝内经》的基础上有所补充和发展，《神农本草经》奠定了中药学理论体系的基础，《伤寒杂病论》奠定了中医学辨证论治理论体系的基础。

《黄帝内经》简称《内经》，是我国古代早期一部医学总集。《黄帝内经》为"医言之祖"，以问答体形式，托名黄帝与其臣子岐伯、雷公、鬼臾区、伯高等讨论医学问题。该书并非一人一时所作，大约是战国至秦汉时期，由许多医家进行搜集、整理、综合而成，其中甚至包括东汉乃至隋唐时期某些医家的修订和补充。《黄帝内经》包括《灵枢》《素问》两部分，原书各 9 卷，每卷 9 篇，各为 81 篇，合计 162 篇。《黄帝内经》强调整体观念，重视脏腑经络，运用五行学说较全面系统地阐述了中医学的基本问题。其中，《素问》所论包括人的生理、心理、病理及疾病的诊断、治疗、预防等，具体理论有阴阳五行，脏腑经络，气、血、神、津液、精，病因病机，辨证原则，诊法治则及预防养生等。《灵枢》除了论述脏腑功能、病因病机外，还着重介绍了经络、腧穴、针具、刺法及治疗原则等。《黄帝内经》不仅是我国早期的一部医学总集，代表了当时我国医学理论的最高成就，同时还吸收了秦汉以前有关天文学、历算学、生物学、地理学、人文学、心理学、逻辑学及古代哲学等多学科的思想观点，是一部围绕生命问题而展开的百科全书。《黄帝内经》全面地总结了秦汉以前的医学成就，并为后世中医学的发展提供了理论指导，标志着中医学进入系统的理论总结新阶段，它的影响是深远的，历代医家在理论和实践方面的建树，无一不承接了《黄帝内经》的学术思想。

《黄帝八十一难经》简称《难经》或《八十一难经》，该书的作者和成书年代，一向说法不一。研究者多认为，《难经》成书于西汉末至东汉之间，相传是渤海秦越人（扁鹊）所作。关于《难经》一书的名称，也有两种不同的理解。一是说内容深奥难懂之意，唐代杨玄操说："名为八十一难，以其理趣深远，非卒易了故也。"另一说"难"为问难之意。清朝徐灵胎在《难经经释·序》中说："难经非经也，以《素》《灵》之微言奥旨引端未发者，设为问答之语，俾畅厥意也。"可见徐氏也是把"难"释为问难的。因为《难经》是在《素问》《灵枢》的基础上提炼出八十一个问题进行重点讨论，然后归纳成书的，故释为问难较为妥当。该书内容较为丰富，包含脉诊、脏腑、经络、腧穴、针刺及一部分疾病。其中，一至二十二难为脉学，二十三至二十九难为经络，三十至四十七难为脏腑，四十八至六十一难为疾病，六十二至六十八难为腧穴，六十九至八十一难为针法。《难经》首创"独取寸口"的脉诊法，首开后世命门学说之先河，在中医基础理论和临床方面丰富了中医学的内容，正如徐灵胎在《医学源流》所言："其中有自出机杼，发挥妙道，未尝见于《内经》而实能显《内经》至奥义，补《内经》之所未发，此盖别有师承，足与《内经》并垂千古。"

《神农本草经》简称《本草经》或《本经》，是我国现存最早的药物学专书。从《本草经》的具体内容分析，所记采药时月都是以寅月为岁首的。秦和汉初实行的是颛顼历，当时是以亥月为岁首，直至汉武帝太初元年改历后才改为寅月为岁首。故此书被认为是非一人一时所作，大约是秦汉以来许多医药学家不断收集药物学资料，直至东汉时期才最后加工整理成书。书名冠以神农，其一是因为古代有"神农尝百草"发现药物的传说，其二是受当时一种尊古之风的影响，正如《淮南子·修务训》所说："世俗之人，多尊古而贱今，故为道者，必托之神农、黄帝而后能入说。"《神农本草经》内容十分丰富，反映了我国东汉以前药物学的经验与成就，收载药物 365 种，其中植物药 252 种、动物药 67 种、矿物药 46 种，并按照药物性能功效的不同首创上、中、下三品分类法，这种分类法是药物学最早、最原始的分类法。"上药一百二十种为君，主养命以应天，无毒，多服久服不伤人，欲轻身益气不老延年者，本上经。中药一百二十种为臣，主养性以应人，无毒有毒，斟酌其宜，欲遏病补虚羸者，本中经。下药一百二十种为佐使，主治病以应地，多毒，不可久服，欲除寒热邪气破积聚愈疾者，本下经。"这里是说，上品药一般无毒或毒性很小，多属补养类药物；中品药有的有毒，有的无毒，多系补养而兼有攻治疾病作用；下品药大多为除寒热、破积聚等攻治疾病类药物，其中有毒者居多，不可久服。这里讲的毒不能单纯理解为毒性，应包含副作用和毒性反应为宜。书中论述了方剂君臣佐使的组方原则，提出了药物七情和合的理论，阐述了药物的性味、四气五味及采集加工炮制的方法，记载了"疗寒以热药，疗热以寒药"及"病在四肢血脉者，宜空腹而在旦"的临床用药原则和服药方法。《神农本草经》为中医药理论体系的形成与发展奠定了基础。

《伤寒杂病论》为东汉末年伟大的医学家张仲景所著，张仲景经历了家族两百余人十年间死去三分之二的悲痛，遂励志发奋学医，在《黄帝内经》《难经》《阴阳大论》《胎胪药录》等古籍的基础上，结合当时医家及自己长期积累的医疗经验，撰成我国第一部临床医学专著——《伤寒杂病论》。该书自问世以后，由于战乱不断，原著不久即散佚。其中有关伤寒的内容，经晋代王叔和收集整理成《伤寒论》，一直流传至今。杂病部分一度失传，直到北宋时，翰林学士王洙才从翰林院的"蠹简"中找到一部《金匮玉函药方》，这实际是《伤寒杂病论》的节略木，经过林亿等人的删减校订，成为现今的《金匮要略》。《伤寒论》一书，分 10 卷，共计 397 条，主要是论述治疗外感热性病的。张仲景在《素问·热论》的基础上，考察了整个外感病的发展变化过程，根据病邪侵害经络、脏腑的盛衰程度、患者正气的强弱以及有无宿疾等条件，寻找发病规律，并提出自己的见解，概括起来即是以六经论伤寒。参照六经传变原则，把外感热病发展过程中各个阶段所呈现的各种综合症状概括为六个类型，即太阳病、阳明病、少阳病、太阴病、少阴病、厥阴病，并以此作为辨证论治的纲领。《伤寒论》除了介绍各经病证的特点和相应的治法之外，还说明了各经病证的传变、合病、并病，以及因处治不当引起的变证、坏证及其补救方法等。在辨证论治过程中，既有严格的原则性，又有相当大的灵活性，真正做到了原则性与灵活性的有机统一。《金匮要略》以脏腑论病分 6 卷、25 篇，论述了如痉、湿、百合、狐惑、疟疾、中风、历节、虚劳、肺痿、奔豚等 30 多种病证，兼及外科的疮痈、肠痈、浸淫疮和妇科的脏躁、经闭、妊娠病、产后病和其他杂病，还有急救及食禁等方面的内容。张仲景以整体观念为指导，以脏腑经络学说为基础，主张根据脏腑经络病机进行辨证，开后世脏腑辨证之先河，并提出了："千般疢难，不越三条"的病因分类方法。《伤寒论》载方113首，《金匮要略》载方262首，除去重复，共计收入269首，使用药物达214种，基本概括了临床各科的常用方剂，被誉为"方书之祖"。其对于方剂学的贡献有以下几点：一是提出了严谨的方剂组方原则；二是创制了多种方剂剂型；三是记载了大量有效的方剂，至今为后世所用。

三、中医学的发展阶段

（一）两晋隋唐时期

在这一时期，中医理论体系不断充实，一批分支学科在分化中日渐成熟。王叔和的《脉经》总结了公元3世纪以前的脉学知识，并填充了新的内容，使脉学理论与诊脉方法系统化、规范化，对中医脉学的发展起了巨大的促进作用。皇甫谧的《针灸甲乙经》是我国最早的针灸学专著。葛洪著的《肘后备急方》最早记载了用狂犬的脑敷于被咬伤的部位具有免疫效果。雷敩的《雷公炮炙论》是我国第一部炮制专著，为后世中药加工处理确立了操作规范。龚庆宣的《刘涓子鬼遗方》是目前所见最早的外科学专著。巢元方的《诸病源候论》是我国现存第一部论述病源证候学的专著，提出了许多新见解，对后世医学影响深远。苏敬等人主持编写的《新修本草》又名《唐本草》，是最早由国家颁布的药典，比欧洲《纽伦堡药典》早了800余年，此药典的问世，广泛流传，成为医学生必读之书，并且成为日本医生的教科书。孙思邈的《备急千金要方》与《千金翼方》代表了盛唐医学的水平，这既是中医自身实践经验积累的成果，也是吸收外来文化，取各家之长的结果，在国内外影响深远。王焘的《外台秘要》整理保存大量的医学古籍，收集了大量民间单方、验方，对疾病认识和治疗有新发展，记载了某些中药的特殊疗效等。蔺道人的《仙授理伤续断秘方》是我国现存最早的一部骨伤科专书。昝殷的《经效产宝》是我国现存最早的妇科学专著。一大批的专科专著的出现，表明临床医学的发展正在逐步走向专科化，也使得中医药学内容不断地丰富。

（二）宋金元时期

我国医学发展到宋金元时期，已有了良好的基础，同时宋元时期思想解放，为进一步在理论上的发展做了准备，这是不同的新学派形成的前提。表现突出的特点是，各专科日趋成熟，专科体系相继确立，同时涌现出了一些新的学派，不仅活跃了医坛学术氛围，更倡导了注重理论研究之风，并在许多方面取得了突破。如南宋陈言的《三因极一病证方论》确立了"内因、外因、不内外因"的病因分类。元代杜清碧的《敖氏伤寒金镜录》对主要病理舌象进行图文描述，结合脉象阐述所主证候的病因病机、治法和预后判断等，是我国现存第一部图文并茂的验舌专书。宋代钱乙的《小儿药证直诀》丰富了脏腑辨证内容。宋慈依据历代法医知识和当时执法检验经验编写出《洗冤录》是我国最早的法医学专著，该书被译为朝鲜、日本、法、荷兰、英、德、俄等多国文字，流传于世界各国，成为各国审理死伤案件的重要参考书。这时期还涌现出各具特色的医学流派，极大地推动了中医理论的发展和创新。被称为"金元四大家"的刘完素、张从正、李杲和朱震亨是当时卓有成就的学派代表，"金元四大家"引起的学术争鸣改变了以往"泥古不化"的保守局面，活跃了当时的中医理论研究气氛，开创了医学发展的新局面，对中医学的发展产生了深远影响。

⊕ **知识链接**

金元四大家中刘完素提出"五志过极皆为热病""六气皆从火化",创立火热论,强调治病需从寒凉法入手,以降心火、益肾水为第一要旨,是"寒凉派"的代表医家。张从正提出"先论攻其邪,邪去而元气自复也"的理论,主张运用汗、吐、下三法使得"邪去正安",是"攻下派"的代表医家。李杲指出"内伤脾胃,百病由生"的学术思想,是"补土派"的代表医家。朱震亨指出"相火论"及"阳有余阴不足"的观点,确立了"滋阴降火"的治疗大法,是"滋阴派"的代表医家。

(三)明清时期

明清时期是中医理论的集成和深化发展阶段,此时期既有对前期中医学理论和经验的综合整理,又出现了大批的集成性医学全书、丛书和类书,如《证治准绳》《医学纲目》《景岳全书》《张氏医通》《医宗金鉴》《四库全书·子部·医家类》《古今图书集成·医部全录》等。赵献可、张介宾等人发展形成了"命门学说";李中梓提出"肾为先天本,脾为后天本"的论断;王清任重视解剖,提出"灵机记性不在心在脑"的观点,在《医林改错》中创立了多种补气、行气、活血化瘀的方剂,其创立的瘀血致病理论及气血理论为医学发展做出了卓越的贡献。此时期的温病学派崛起,温病学在理论上与具体治疗措施上都有重大的进步。吴有性的《瘟疫论》一书,创立了"戾气"学说,认为"戾气"是物质性的,通过口鼻侵犯人体,提出治疗疫病的基本原则和注意点,其对"戾气"的研究与发现,比人类发现细菌和其他微生物要早两百年。叶天士与吴瑭分别创立的卫气营血和温病的传变规律及其辨证论治方法,使温病学说日趋成熟、逐渐走向系统和完善,成为在病因、病机传变、辨证论治等方面自成体系的一门学科。清代对温病学派的形成和发展做出重要贡献的医家及著作还有叶天士的《温热论》、薛雪的《温热条辨》、吴瑭的《温病条辨》、王世雄的《温热经纬》等。李时珍的《本草纲目》更是集齐以前药物学之大成,采用先进的药物分类法,科学地论述药物知识,是一部丰富的自然科学资料。明清时期的中医学的发展是鼎盛与创新时期。

四、中医学的汇通阶段

(一)鸦片战争至中华人民共和国成立

随着西方资本主义国家进入帝国主义阶段,中国腐朽的封建大门随之被打开。西方医学大规模传入中国并很快由沿海传播到内地。从此,中国就开始了两种医学并存的局面。此时的中医不仅受到了西医的挑战,还受到了部分国人的质疑,有些人甚至提出要否定中医、限制中医、废除中医,如当时晚清文人俞樾及留日西医余云岫等;北洋政府教育总长汪大燮公开提出废除中医中药,江西当局颁布了取缔中医章程;民国时期,当局支持废除中医,试图立法,最终未获得通过。中医面对诸多问题的同时,一批思想先进的中医学家们开始接触西医,学习西医,并将中医与西医之长结合起来,这批人可谓是中西医汇通的先驱,例如唐宗海、朱沛文、恽铁樵、张锡纯等。

由于当时物质和思想方面的限制,中西医汇通的先驱既不能认识到中西医差异的深刻原因和本质,也无力完成汇通的目的。他们的指导思想是近代洋务派和改良派所提出的"中体西用"论,而中西医学不仅仅是两种科学技术体系,也是两种不同的文化体系,表面的技术理论的差异有着深厚的文化根源,并不是体与用的关系,所以用"中体西用"论指导汇通是无法正确指导实践,更无法有力的指出处理中西医关系的方式和方向。但是中西医汇通派的努力是值得肯定的,他们的愿望是良好的,态度是开明的,思想是进步的。他们的努力客观上维护了中医学,对中医学在近代的生存发展是有贡献的。此阶段对于如何发展中医不单出现了中西医汇通派，还产生了中医科学化的思潮。他们提倡以科学方式整理中医，还有一部分人支持中医经验可贵，理论不科学，这些思潮都没能最终将中医科学化。因为中西医间既有科技上的差异，还有文化上的差异，科技差异可以随着科技进步逐渐融通，而文化差异是韧性而难以沟通的。

（二）中华人民共和国成立至今

中华人民共和国成立后，人民政府十分关心广大人民群众的健康，也十分关心和扶持中医事业的发展，半个多世纪以来，为中医事业的健康发展制定了一系列正确的方针和政策。1950 年召开的第一届全国卫生工作会议确立了"团结中西医"作为我国卫生工作的三大方针之一。毛泽东主席也题词号召："团结新老中西医各部分医药卫生工作人员，组成巩固的统一战线，为开展伟大的人民卫生工作而奋斗。"1956 年开始，全国各地普遍开办了西医离职学习中医班，培养了一大批热爱中医，掌握中、西医两套本领的医生，成为从事中西医结合事业的骨干。中西医结合是承接中西医汇通在新历史时期探索中西医关系，是我国医疗卫生事业发展的鲜明特点。60 多年来，中西医结合工作有了很大的发展，取得了一些重要成果，受到了国内外的关注。

中西医结合治疗急腹症，是早期取得的研究成果，研究结果表明，通过中西医结合治疗，不但扩大了非手术治疗的范围，降低了手术率，还提高了急腹症的治愈率。关于其中深层的作用原理，还在进一步研究中。中西医结合治疗骨折是另一项比较重大的研究成果。以小夹板局部外固定，通过手法整复和患者自觉进行功能锻炼为主要内容的中西医结合治疗骨折，已在全国推广，这一疗法比纯西医疗法骨折愈合时间缩短，功能恢复好，患者痛苦少，并发症低。近些年，对陈旧性骨折和开放性骨折的治疗也有新的突破。针刺麻醉作为中西医结合的新成就，是麻醉学史上的新创造。目前，全国已做各种针麻手术约 200 万例，用于大小手术 100 多种，有些手术的优良率到 80% ~ 90%，不仅可用于一般小手术，也适用于开颅手术、心内直视手术、腹部复杂手术、某些骨科手术等。关于针麻原理虽还没有揭示清楚，实践中也发现一些问题，但其涉及的问题意义重大，具有重要的科学与实用价值。在其他领域，中西医结合也取得相应的研究进展。为了促进中西医结合事业的发展，1981 年成立了中国中西医结合协会，并创办了《中西医结合杂志》。应该相信，中西医结合事业因为涉及两种医学体系的各方面重大问题，因此，值得研究的课题是极为丰富的，其发展前景也是十分广阔的。2015 年，屠呦呦作为国内首位诺贝尔医学奖获得者，便是受中医典籍《肘后备急方》启发，成功提取出的青蒿素；她在获奖演说中强调了中医药事业发展的重要性。

第二节　中医学学科特点

中医学理论体系是以经典为筑基发展起来，在长期的医疗实践中逐步形成的，反映中医学研究和服务对象而形成的概念、范畴、判断、推理的一套独特的医学理论体系。该体系具有三个基本特点，即整体观念、恒动观念、辨证论治。

一、整体观念

（一）整体观念的含义

整体是指由事物的各内在要素相互联系构成的有机统一体及其发展的全过程。整体观念是指人体自身具有完整性，人与自然、社会环境具有统一性，构成人体的各个部分、脏腑之间在结构上不可分割，功能上相互协调、相互补充，病理上则相互影响。其科学依据在于人无法脱离自然而单独存在，作为生物界的一员，自然界的变化是人类身体健康状况所不容忽视的外在因素之一。所谓"生、长、化、收、藏"即是从整体水平上概括的周期性规律。季节气候、昼夜晨昏、地区方域环境对人体均有影响，人体随着春夏秋冬气候的交变而出现相应的变化；人体阴阳与自然界之间存在着适应性的自我调节变化，环境突然改变，通过机体的自我调节，渐渐适应环境的变更。中医整体观以古代朴素的唯物主义和辩证法思想为指导，贯穿于中医学的生理、病理、诊法及疾病的诊断和防治等各个方面，强调人与大自然和谐统一、人与社会和谐统一、人体自身和谐统一、人的整个生命过程和谐统一。这一思想以我国古代"天人合一"的哲学思想为基础，以阴阳五行学说和气一元论为架构，结合自然界变化规律，形成独具特色的中医学整体观念，进一步指导人类养生及医疗实践活动，具有实践性、科学性，还具有现代化理论的思想内涵，成为中医方法论和认识论的核心。

（二）整体观念的主要内容

1. 生理学整体观　中医学认为，人体是一个由若干脏器和组织器官及生命的基本物质精、气、血、津液所构成的有机整体，内以五脏为中心，配合六腑，外有四肢、百骸、五体、五官、九窍等全身组织和器官。这种整体观体现在人体结构统一性、基本物质统一性、功能活动统一性及诊断治疗统一性四个方面。阴阳学说是中医理论体系的重要组成部分，贯穿于中医理、法、方、药的各个层面。包括阴阳交感相错、阴阳相反相搏、阴阳互根互用、阴阳消长平衡、阴阳胜负转化等几种事物的运动变化状态。这表明事物既是确定可分的，又是相对可变的。比如"天地者，万物之上下也；阴阳者，血气之男女也；左右者，阴阳之道路也；水火者，阴阳之征兆也"（《素问·阴阳应象大论》）。男子刚健有力属阳，女人温柔委婉属阴。需要说明的是，阴阳之中可再分阴阳，是针对事物的不同层次而言的。五行学说的生克制化作用，是阐释五行之间的交互连接作用和协调平衡五行之间关系中的重要作用。相生和相克共同维持着五行系统的动态平衡和相对稳定，以推动事物的生化不息，即制化，阐释人体的生理活动。这其中，藏象理论是中医学的核心内容，对人体、健康、疾病等认识的主体，很大程度上体现在藏象理论之中，通过司外揣内、取象比类、推演络绎等思维方式对其构建的作用，揭示藏象的主要内容。在人体这个有机体内，精气血津液之间有着相互依存，相互制约的关系。故有"气为血之帅，血为气之母""吐下之余，定无完气""精血同源"的说法，人体阴阳气血的生成根源于脏腑，各脏腑之间既相辅相成又相互制约，脏腑和体表之间，通过经络内外联系，上下沟通，协调共济，构成一个井然有序的统一整体，并通过精、气、血、津液的作用，共同维持人体的生命活动。这种五脏一体观，反映出人体所有脏腑、器官、组织不是孤立的，是互相关联的有机整体。中医学看来，精、气、血、津液均为人体的基本精微物质，是产生一切功能和维持生命活动的物质基础，皆属为"形"，而人体生命的主宰及总体现，包括了精神、意识、思维活动，概称为"神"。无形则神无以附，无神则形无以活；形与神是不可分离的，相互显现的。即《灵枢·本藏》曰："人之血气精神者，所以奉生而周于性命者也。"也不仅仅只有心主神明，而是五脏皆与精神相关，即"五脏藏神"。形与神俱，精神互用，体现了中医理论的唯物主义形神观念。整体观强调整个生命过程的和谐统一，人体的形体状况和功能活动也随着年龄的增长发生相应的演变过程。例如，对于女子而言，中医学认为二七天癸至，肾气盛，故能有子，其生育的最佳年龄为二十五至二十九岁，如果过了这一年龄则"由盛转衰"，至七七肾气衰惫而天癸竭。

2. 病理学整体观念　中医学强调精神意识活动与五脏和人体气血等之间的统一整体关系。人体的局部与整体是辩证的统一，某一局部的病理变化，往往与全身脏腑、气血、阴阳的盛衰有关。所以在诊治过程中，可从舌脉、面色、形体、五官等了解和判断内脏病变。即"视其外应，以知其内脏，则知所病矣"（《灵枢·本藏》）。若四时气候剧变，超过了人体调节机能的调节限度；或机体调节机能失常，不能对自然变化做出适应性调节时，就会产生疾病。而四时气候，致病特点各异，临床上可见很多季节病或时令流行病。如"春善病鼽衄，仲夏善病胸胁，长夏善病洞泄寒中，秋善病风疟，冬善病痹厥"

（《素问·金匮真言论》）。昼夜对疾病亦有影响，如《灵枢·顺气一日分为四时》："夫百病者，多以旦慧昼安，夕加夜甚。"另外，良好的精神状态有利于机体的生理活动，并能增进健康长寿，不良的精神刺激和心理状态则可致病。即"怒伤肝、喜伤心、思伤脾、忧伤肺、恐伤肾"。人体是一个有机整体，在治疗局部病变时，也必须从整体出发。如心开窍于舌，心与小肠相表里，所以可用清心热泻小肠火的方法治疗口舌糜烂。如"从阴引阳，从阳引阴，以右治左，以左治右"（《素问·阴阳应象大论》）"病在上者下取之，病在下者高取之"（《灵枢·终始》）等，也都是在整体观指导下确定的治疗原则。

3. 人与自然界的统一性 人类生活在自然界中，自然界中存在着人类赖以生存的必要条件，所以自然界的变化，必然直接或间接影响人体，产生相应的生理、病理变化。中医整体观强调人有独立于环境的一面，有主动改造自然和社会的能力，又有依赖于环境的一面。自然界是人类生命的源泉，人类依靠天地之气和水谷精微而生存，自然界是一个大整体，人体是一个小整体。两者时刻保持着紧密的联系。故《灵枢·邪客》说："人与天地相应也。"天人合一的关系包括人与自然同源、人与自然同构、人与自然同律，客观而准确地反映和揭示了自然、万物和人体生命的互动相联，这就是中医的"天人相应"自然观，他具体体现在自然环境对人体的影响方面。概言之，人与自然息息相通。人类在长期的生存斗争中形成了对自然环境的调节适应能力。"人禀天地之气而生"（《素问·阴阳应象大论》），人与天地都有阴阳，且天地之阴阳与人之阴阳彼此相应。

（1）季节气候对人体的影响 《素问·厥论》载有："春夏则阳气多而阴气少，秋冬则阴气盛而阳气衰。"春温、夏热、长夏湿、秋凉、冬寒是正常的四季气候特点，人体气血阴阳的盛衰与四季的变化相关。"春夏养阳，秋冬养阴"为冬病夏治、夏病冬治提供了理论依据。四季的变化常引起季节性疾病，一些慢性宿疾，也易在气候剧变或季节交换时发作，这一方面是自然界变化对人体的影响，另一方面是人体不能适应外界气候变化的结果。同样的，脉应四时而春偏弦、夏偏洪、秋偏浮、冬偏沉等变化，即"四变之动，脉与之上下"（《素问·脉要精微论》）。《素问·疏五过论》曰："圣人之治病也，必知天地阴阳，四时经纪。"春夏秋冬四时的交替、寒热温凉的更迭，直接影响到人的生命活动，疾病的发生与自然界气候变化密切相关，人体的发病规律随着四季气候的更替而出现相应变化。人作为自然的一部分，与万物之间具有相同的阴阳交替消长变化和五行生克制化运动。

（2）昼夜晨昏对人体的影响 中医学认为，一日之内可分四时："朝则为春，日中为夏，日入为秋，夜半为冬。"这表明一日之内也可出现与四季消长变化类似的规律。"人与天地相参也，与日月相应也"（《灵枢·岁露》）。《素问·生气通天论》："平旦人气生，日中而阳气隆，日西而阳气已虚，气门乃闭。"这种阳气白天出表，推动人体脏腑组织器官进行正常的生理活动，夜间入里，对机体起抑制作用，便于睡眠休息的运动变化，反映了人体阴阳二气与自然界阴阳盛衰之间存在适应性的自我调节变化。此外，人体的体温、脉搏、呼吸、血压等生命体征也表现出一定的昼夜变化规律。天人一体的同步同律客观而准确地反映和揭示了在四时阴阳五行的时空范围内，自然、万物和人体生命的互动联系。

（3）地域环境对人体的影响 《素问·宝命全形论》："夫人生于地，悬命于天，天地合气，命之曰人。"这说明不同的地域水土、居住环境对人体的影响更为明显。不同地区都有各自独有的气候、地理环境、人文习俗、生活习惯等。一旦易地而处，环境突然变化，初期多不适应，出现"水土不服"，甚至罹患疾病，如瘿瘤、克山病等，与地域水质关系密切。现代社会迅速发展的同时，也产生了一些环境问题。中医学认为，养生的目的之一就是维护人类与自然的和谐，藉以维护健康，达到延年益寿的目的，人体有一定的适应自然界和能动地改造自然的能力，经过一段时间的调整，大多能够适应环境的变化带来的影响。这些认识与现代的群体体质调查结果是一致的。

人体健康的任何疾病的发生都有一个从"未病"到"已病"的过程。只有把握了人与自然和谐的养生之道，才可控制疾病的发展。人与自然相统一，不是消极、被动的，而是积极、主动的，自然界中四时气候、昼夜晨昏、地域环境等均影响着人的生命活动，因此人类主动地去适应自然，改造自然，并逐步掌握自然的变化规律，与自然和谐共处，因人、因时、因地制宜，才能维持生命活动的稳定、有序、平衡和协调，从而提高健康水平，减少疾病。这集中反映了中医学的医学气象学、医学地理学、时间生物学、宇宙医学等思想，指导着生理、病理、诊断、防治以及针灸和药物学的研究。

4. 人与社会环境的统一性 人既有自身属性，又有社会属性。人生活在复杂的社会环境中，无法脱离社会而单独存在，社会环境因素的变化与人们的身心健康和疾病密切相关。良好的社会环境，有利于身心健康；不利的社会环境，可使人精神压抑，影响身心健康。社会安定，人际关系和谐，生活规律，抵抗力强，故病少而轻，寿命也长；社会动荡，人际关系紧张，生活不规律，抵抗力降低，容易发生各种疾病，故病多而重，死亡率也较高。良好的社会环境，融洽的人际关系，可使人精神振奋，勇于进取，有利于身心健康；而不利的社会环境，可使人精神压抑，或紧张恐惧，从而影响身心健康。政治、经济地位过高，易使人骄傲、霸道、目空一切；其地位低下者则易产生自卑心理和颓丧情绪，从而影响人体脏腑功能和气血的流通，导致某些身心疾病的发生。《素问·疏五过论》："尝贵后贱"可致"脱营"病，"尝富后贫"，可致"失精"病。社会进步，使人生活水平和健康意识提高，有益身心健康和延年益寿；同时也会给人类带来一些不利健康的因素，如人口增长、资源减少、环境污染、节奏紧张等，可使人精神紧张、情绪压抑、安全感与稳定感的缺失等，诱发一系列身心疾病。中医学强调人与自然、社会和谐统一，既要尊重自然规律，三因制宜，又要重视因社会因素导致的心理、生理功能变化。即《素问·上古天真论》："精神内守，病安从来。"积精全神的思想，是中医学形神一体观的重要体现。

综上所述，人体在生理、病理上相互影响、相互协调，在诊断上，通过司外揣内，见微知著，推测内在脏腑病理的变化，从整体出发，三因治宜，辨证论治，以获得最佳疗效。正确认识阴阳的含义，以和为贵，以平为期，力求天人相应。在探讨疾病、生命及健康等问题时，不可简单地将研究对象局限为人体自身，还需重视自然环境及社会环境对人体造成的影响。对于疾病的防治，需遵循自然法则，注意调整患者的环境因素、社会因素等导致的生理及病理改变。中医整体观念是古代哲学天人合一的整体观在中医学中的应用和发展，是中医学在临床实践中观察和探索人体与自然界关系所得出的认识，它渗透于中华民族的深层心理结构之中，影响着中国传统文化和自然科学技术的发生和发展。

二、恒动观念

（一）恒动观念的含义

恒与动是对立统一的客观规律，是物体运动的两种方式。恒动，就是指不停顿的运动、变化和发展。《黄帝内经》的恒动观念是《周易》易变思想在医学中的体现。《易·系辞传》以"变动不居"概括宇宙万物的永恒运动和不确定性，并认为生命在运动中创造和发育称为"造化"。恒动观是朴素辩证法的基础，是古代哲学之精华。通过对恒动观的探讨，可进一步认识脏腑的生理功能和病理变化。促使人们掌握人体和自然界、社会的联系，使封闭式思维方式向发散性思维发展，促进中医基础理论的发展。"动而不息"是自然界的根本规律。中医学认为，一切物质，包括整个自然界、整个人体，都处于永恒而无休止的运动之中，因此用运动、变化和发展的观点去分析生命活动、健康和疾病等医学问题，而不是一成不变、静止、僵化的观点，称之为恒动观念。恒动观在中医学理论的精气学说、阴阳学说、五行学说等方面均有体现。

（二）恒动观念的主要内容

1. 生理上的恒动观 精气学说、阴阳学说、五行学说这三类哲学思想共具"运动不息"之精髓。人体各组织器官处于永不停息的运动变化之中，共同维持人体的正常生理活动。这种生理上的运动，主要表现为各脏腑器官，包括气、血、津、液各自所存在的运动变化。五脏六腑有各自的生理功能特点，但都建立在脏腑之气的运动上。人体气的运动协调平衡，则气血运行通畅，脏腑组织功能正常，从而维持正常生理状态；血的主要功能是营养和滋润全身脏腑组织。精气或气是蕴含巨大动能，构成宇宙及生命的本源物质，气具有运动的属性，万物的纷繁变化、无限多样及生长化收藏或发展消亡，正是气运动不息的结果。精气学说认为，自然界生化万物有赖于恒动不休，人维持自身生命活动也有赖于恒动不休。因此，由气所形成的整个自然界在不停地运动变化着，生命的本质也在于气的生化运动，人类的生命具有恒动性，人体脏腑器官的生理活动都是处于永无休止的运动变化之中。自然界气是生命现象的根本，是构成宇宙、机体，以及维持机体生命活动的最基本物质，是统摄宇宙的主宰。气自身内部的运动变化，分为阴阳两种相反的作用方式和动能，而阴阳二气的氤氲交感推动着宇宙的发生、发展和变化。中医学承认生命是物质的这一基本前提，用朴素的唯物观点，把生命看作是一个阴阳对立统一、运动不息的发展变化过程。精气的升降聚散，阴阳二气的互根互用、相摩相荡、氤氲交感，推动宇宙万物的发展和变化。正如《素问·阴阳应象大论》说："天有四时五行，以生长收藏，以生寒暑燥湿风。人有五脏化五气，以生喜怒悲忧恐。"生命体生、长、壮、老、已的规律，物质与能量不断发生着变化和转移，万物从无形到有形，又从有形到无形的循环往复，终而复始。而一旦气的升降出入停止，事物的存在和发展就会失去生机，物质的运动和转化就会结束。《素问·六微旨大论》："非出入，则无以生长壮老已；非升降，则无以生长化收藏。是以升降出入，无器不有。"而阴阳学说用阴阳来概括自然界相互关联的事物和现象的对立双方，并认为阴阳之间存在着对立、转化、资生和制约关系，这些关系体现了阴阳双方始终处于彼此消长的不断运动状态之中，绝无静止不变之时。五行学说将自然界万物万象分归于五行之中。五行之中存在着相生和相克关系，且生中有克，克中有生，构成了一个五类要素组成的世界模型，这个模型也是不断运动，通过五个要素之间的相互生克，维持着五行系统的平衡与稳定，促进事物的生化不息。

2. **病理上的恒动观**　中医学不只强调应以恒动观念来认识人的生理，更强调以此来把握患者疾病过程的病理变化。从气血津液的角度来看，若气的运动失调，则会出现"气滞""气逆""气陷""气脱"等病理状态；气的运动停止，那么生命也必然终结。局部血液循环一旦变慢或停止，即属于血瘀状态，甚或导致瘀血产生，这些都要引发疾病。若津液输布运行失常，就将引起痰饮等病理变化。从疾病发展过程的角度来看，如外感表寒证未及时治疗，则可入里化热，转成里热证；实证日久可转为虚证，伏而为凤根；旧病未愈又添新疾，新病又往往引动旧病等。

3. **疾病防治的恒动观**　人体的一切病理变化，都是机体脏腑、阴阳、气血津液失衡，阴阳偏盛偏衰的结果。疾病的发生、发展、转归是一个不断运动变化的病理过程，从发病到正邪相争，彼此消长，到正胜邪退或正衰邪陷，均体现着动态的变化。只有用动态思维的方法去观察病情，才能全面、准确地把握疾病，进行恰当的辨证施治。《伤寒杂病论》："见肝之病，知肝传脾，当先实脾。"实脾之后，土能克水，肾水弱，不上行济心火，则心火旺盛；心火旺盛，则火刑金，肺金就会受到克制，肺金受到克制，则金不克木；金不克木，则肝木自然调达。人体脏腑之间根据五行的生克制化规律相互依存，相互影响，决定了人体健康。《素问·至真要大论》："谨查阴阳所在而调之，以平为期。"治病必求其本，以平为期，是指治疗应以调整机体的阴阳动态平衡为基本原则。中医学认为"上工治未病"，未病先防、既病防变的思想，就是以运动的观点去处理健康和疾病的矛盾，调整人体的偏盛偏衰，使之保持生理活动的动态平衡。自然界的各种变化都在直接或间接地影响着人体而发生不同的疾病。不同的季节可以发生相应的疾病。如春风多肝病，夏热多心病，长夏湿多脾病，秋燥多肺病，冬寒多肾病。恒动观提示我们，疾病在随着空间、时间的变化而变化。掌握了这一点，可以做到预防性治疗。中医学将天、地、人看作一个整体系统，该系统中各组成部分，既依照自身的规律不断运动，又能通过各种调节，控制促使整体中的各组成部分协调平衡，从而维持整体系统的稳态。因此，中医学养生及防治疾病的思想方法，均体现了动静互涵的恒动观念。

三、辨证论治

（一）辨证论治的含义

辨证论治包括辨证与论治两大方面，是中医诊断和治疗疾病的规范，是中医学理论体系的主要特点之一。论病之源有三因之说，论病之情则以八纲统之。论治病之要，则八法之中百法备焉。其中，"分型论治"与"方证论治"是中医两种不同的"辨证论治"模式。

中医学的"症"与"证""病"有着本质的区别。在中医领域，"病"不是治疗方法确立的依据，"证"才是决定治疗方法的最重要因素。辨证论治的核心是为患者进行个体化诊疗。所谓"辨"，有审辩、辨别等意思。"证"，意为"证候""证据"。"证"是对机体在疾病发展过程中某一阶段病理特性的概括，这些病理特性包括病因、病变部位、疾病性质、病情程度、正邪关系以及疾病预后等多个方面，并涉及年龄、体质等自身因素和自然、社会等影响疾病性质的外界因素。"证"反映着疾病发展过程中某一阶段病理变化的本质，比"症"更全面、更深刻、更正确地揭示了疾病的本质。这种概括是不同的疾病在某一发展阶段上的共性，并不能反映疾病的特殊本质。辨证方法包括八纲辨证、六经辨证、脏腑辨证、卫气营血辨证、三焦辨证等。如同是阴虚，可以是消渴，也可以是肺痨，如果不能充分考虑到疾病的本质，而予以同证同治，其效果必然因病而异，对某些病疗效好，对某些病疗效较差。辨证则是识别疾病过程中某一阶段的病理症结。"症"指症状或体征，中医常在辨证论治方药之上，随症加减。辨病是探索病变全过程中的发展规律，认识贯穿疾病始终的基本矛盾，每一种疾病都有各自的病因可寻，病机可究，规律可循，治法可依，预后可测，是患者诉说的不适，如头痛、发热、身痛等，同一症状可以由多种不同病因引起，病理机制常大相径庭，基本性质也可以完全不同。"病"反映的是某一种疾病全过程的总体属性、特征和规律，也是疾病的本质所在。中医学认为，不同的人患有相同的病，其证可能不同；不同的人患有不同的病，其证可能相同；同一种疾病，由于发病的时间地域不同，或所处的疾病的阶段或类型不同，或患者的体质有异，可表现出不同的证候，相同的证也可能因不同的病所引起。另外，几种不同的疾病，在其发展变化过程中出现了大致相同的病机，大致相同的证，故可用大致相同的治法和方药来治疗。因此，同证异病的患者，治疗方法可能相同；同病异证的患者，治疗方法可能不相同。如头痛可见瘀血头痛、痰湿头痛等。中医学中病名比较复杂，有些是根据病因命名的，如伤食、中暑等。同一种疾病可以有不同的本质特点，可以由不同的病因所致，更可以有不同的发展阶段。

论治又称施治，是根据辨证的结果，确定相应的治疗原则和方法。辨证是确定治则和治法的前提和依据，论治则是在辨证的基础上，确定治疗原则、实施治疗方法。论治的效果可以检验辨证的正确与否。辨证和论治是诊治疾病过程中相互联系、不可分离的两部分。辨证论治以中医基本理论为依据，通过对四诊所收集的症状、体征及其他临床资料进行分析综合，辨清疾病的原因、性质、部位及邪正之间的关系，进而概括判断属于何证，继而辨病与辨证相结合，并由此制定治疗方法。但中医辨证论治不能代表中医治疗疾病的全部，其亦有其自身的缺陷。中医在治疗越来越多的慢性疾病时倾向于分期治疗，也就是根据疾病的早、中、晚期制定不同的治疗原则与方药。近年来，有人提出"辨机论治"（辨病机论治）为连接中医基础与临床的桥梁。对于某种疾病的患者在辨证遇到阻碍的时候，可以通过辨病和辨体质来补充。另外，辨证论治实际上就是通常所说的对症治疗，主要以缓解或消除症状或体征为目的的治疗方法。对症治疗不仅不违反辨证论治原则的方法，而且是辨证论治的有益补充。所谓辨病论治就是辨明是何种疾病，针对疾病的特殊发展演变规律和特殊本质进行治疗。三者各有其优劣之处，因而辨证、辨病、辨证论治三结合的体系才是比较完整的中医诊断治疗体系。

（二）辨证论治的主要内容

自张仲景时代起，辨证论治便成了中医诊疗疾病的重要原则，其合理性及有效性很少受到质疑。辨证论治的过程，就是中医认识疾病和治疗疾病的过程，是中医学理、法、方、药理论体系在临床上的具体应用过程。辨证论治作为指导临床诊治的基本规范，它指导人们辩证地看待疾病、症与证的关系，即应看到同一种疾病表现出多种不同的证。辨证是论治的前提和依据，辨证正确，才能立法有据。因此在临床治疗时，还可根据辨证结果分别采取"同病异治"或"异病同治"等方法。如冠心病（胸痹），瘀血贯穿病程之始终，故各个阶段均可活血化瘀，并且在患者无症可辨时可以病代证。又如同为水肿病，根据其本质特点，可辨为多种证候，就脏腑而言，主要涉及肺、脾、肾三脏；就性质而言，既可有虚证，又可有实证；就病因而言，有风热、风寒、邪毒、水湿等，因此在治疗时必须根据这些不同的性质与特点，采用相应的治疗方法。又如对久痢脱肛、子宫下垂、胃下垂等不同的病，病因都是中气下陷所致，均可用升提中气之法治疗。辨证是论治的前提和依据，辨证正确才能立法有据。中医学强调个体差异，侧重辨证与辨病结合，重视整体与局部、客观与微观的辩证关系。故临床诊疗时有"证同治亦同，证异治亦异"的说法，在临床中，针对疾病过程中的不同情况，随机应变，抓住主要矛盾，因时、因地、因人制宜，选择最佳治疗方案，是辨证论治的精髓所在。

综上所述，我们认为，辨证论治是建立在整体观念上的，体现个体化诊疗和动态治疗的技术。辨证论治的过程就是一个适应性治疗决策的过程。辨证论治所辨的对象是证候，即症状和体征，辨的结果是疾病的病机，病机又是论治的依据或前提，辨证不是辨为某证或证候，病机与证候不能混用。

目标检测

答案解析

1. 中医理论体系的主要特点是什么？
2. 你如何理解整体观念？整体观念包括哪些内容？
3. 中医学的认识和思维方法包括哪些内容？
4. 什么是"未病先防"和"已病防变"？

（杨 柱 唐东昕）

书网融合……

本章小结

微课

题库

第二章　中医学哲学基础

PPT

学习目标

1. 掌握　阴阳学说、五行学说的基本概念和基本特征。

2. 熟悉　五行的生克与乘侮关系；中医学运用阴阳学说、五行学说解释生理现象、病理传变及指导疾病的诊断和治疗。

3. 了解　事物阴阳属性的划分及事物的五行分类等中医学的哲学思想内容。

第一节　阴阳学说

阴阳学说属于唯物辩证、相互对立统一的古代哲学理论，是研究阴阳的内涵及其运动变化的规律，并且可用来解释宇宙万物万事的发生、发展及变化的一种古代的哲学理论，是中华民族在长期的实践中积累后不断形成的一种独特思想，也是古人认识宇宙本原和阐释宇宙变化的一种世界观和方法论，属于中国古代唯物论和辩证法范畴。

阴阳学说认为，世界是物质性的整体，宇宙间一切事物不仅内部存在着阴阳的对立统一，而且其发生、发展与变化都是阴阳二气对立统一的结果。

阴阳学说含有丰富的辩证法思想，其认为宇宙中不论是有形的实体、无形的太虚，抑或是天上的星体或是地上的物类，都是运动变化的，并通过阴阳二气的升降出入运动，存在着普遍的联系。因而宇宙中一切事物和现象的发生发展与变化，都是其含有的阴阳两种对立势力相互作用的结果。

阴阳学说作为一种方法论，不断渗透到医学领域，形成了中医学的阴阳学说，成为中医学的独特思维方法，加之与中医学的理论认识和实践经验相结合，成为中医学理论体系的重要组成部分，也促进了中医学理论体系的形成和发展，更成为理解和掌握中医学理论体系的一把钥匙。阴阳学说作为中医学特有的思维方法之一，一直用来阐明生命的起源和本质、人体的生理功能、病理变化、疾病的诊断与防治、养生与康复等医事活动，其贯穿于中医学的理、法、方、药，长期以来，一直有效地指导着实践，因此，我们应重点掌握。

知识链接

关于阴阳学说的文献选录

1. 庄子：天地者，形之大者也；阴阳者，气之大者也；道者，为之公。（《庄子·则阳》）

2. 管仲：春者，阳气始上，故万物生；夏者，阳气毕上，故万物长；秋者，阴气始下，故万物收；冬者，阴气毕下，故万物藏。故春生、夏长、秋收、冬藏，四时之节也。（《管子·形势解》）

一、阴阳学说的基本概念

(一)阴阳的基本概念

阴阳,是对自然界和人体内的相关联的某些事物或现象对立双方属性的概括,是中国古代哲学范畴。阴与阳,既可以表示自然界和人体内的一对相关联而对立相反的事物和现象,也可以表示一事物现象内部一对相关联而对立相反的两个方面。如《类经·阴阳类》曰:"阴阳者,一分为二也。"

"阴阳"本指物体对日光的向背,向日者为阳,背日者为阴,后来引申为气候的寒暖,方位的上下、内外、左右,运动状态的动与静等。一切事物现象都有正反两个方面,用阴阳的概念来解释自然界两种对立和消长的物质势力。在这里,阴阳不仅指阴阳二气的变化,而且又指阴阳的性质,即阴阳正反两方面的相互对立又统一的关系。

1. 阴阳的词语意义　通过综合考察先秦及秦汉时期的先人们对阴阳认识的演变,可以得出阴阳的三种主要含义。

(1)阴阳是指实体　即阴阳是指具体的有形可见的实体,如自然界可见的日月、水火、天地、阳光雨露等。此为阴阳的较早含义。

(2)阴阳是指气　气是物质实体,是构成宇宙天体及天地万物的最基本元素,是世界的本原。春秋战国时期的诸子百家,大多认为阴阳是指宇宙中运行不息的无形之气。如《庄子·则阳》提出:"阴阳者,气之大者也。"阴阳是气的两种固有属性,按阴阳分,气分为阴气和阳气两个部分,阴气凝聚为地,阳气弥散为天。

(3)阴阳是指事物或现象的属性　阴阳是中国古代哲学的基本范畴,一般是指事物或现象的属性,是对事物对立统一关系的表达,此为阴阳的哲学含义,包括本义和引申义。本义是指阴阳之气,即阴气和阳气。气作为构成宇宙万物的本原,气为一物,分之为二为两体,即是阴阳二气;引申义是指一切相互对立的两个方面,即相互对待的两端。

2. 阴阳的术语意义　通过对阴阳的概念的进一步分析,认为其内涵大致包括以下几点。

(1)是一个抽象概念　阴阳的基本概念,是从具体事物和现象中撇开个别的、非本质的属性,抽象出共同的本质的属性而形成的具有一般意义的概念。因此,其不专指某一具体的事物或现象,其本身也无实物可见,有如《灵枢·阴阳系日月》说:"且夫阴阳者,有名而无形。"

(2)表示相对待的两种事物或现象,或一事物内部的两种属性　所谓相对待,是指两种或两类事物或现象或其属性,既是相互关联的,又是相互对立的。相对待是事物或现象及其属性的阴阳分属的根据,也是阴阳关系得以相互维系的内在机制。阴阳只表示相对待的两种事物或现象,或一事物内部的两种属性,必须具备两个条件:一是事物或现象及其属性的相互关联性,二是事物或现象及其属性的对立相反性。也就是说,只有相对待的事物或现象或其属性,才能用阴阳来表示,才能用阴阳的运动规律来阐释它们之间的关系。

(3)是一些特殊的矛盾范畴　阴阳虽含有对立统一的概念,但并不等同于矛盾。其虽概括了事物或现象的对立统一属性,但又在此基础上对其所表示对象的属性做了明确规定,即阴阳规定了何者为阳,何者为阴,而且相互之间不可反称,只是对宇宙中或者人体内的一些特殊矛盾范畴的表达。

(二)阴阳的基本特征

阴阳的基本特征,是确定事物阴阳属性的具有特定意义的依据。在自然界中,相互关联的事物或现象中对立着的两个方面,具有截然相反的两种属性,并可以用阴阳来概括之,此即为事物或现象的阴阳属性。然而,事物或现象中对立着的双方所具有的属性既不是任意规定的,亦不是随便颠倒的,而是具有一定规律的。而能诠释阴阳属性的则是"水"和"火"的基本特性。《素问·阴阳应象大论》提出:

"水火者，阴阳之征兆也。"中医学以水火作为阴阳的征象，水为阴，火为阳，反映了阴阳的基本特性。如水性寒而就下，火性热而炎上。其运动状态，水比火相对的静，火较水相对的动。寒热、上下、动静是水与火所表现出来的两种不同的性质和运动趋向或状态，以之抽象出阴阳的一般属性，即阳具有积极、进取、刚强等特性，阴具有消极、退守、柔弱的特性。

由于阴阳的概念本源于对日光向背的认识，故寒热可以说是阴阳属性最本质的特征。自然界和人体的所有事物和现象，只要是有寒冷征象的都属于阴，只要是有温热征象的都属于阳。寒热征象是阴气和阳气盛衰变化的表现。自然界一年四季的气候变化，春夏阳气渐盛，故由温到热；秋冬阴气渐盛，故由凉到寒。而除此之外，动静是阴阳属性的另一本质特征。自然界和人体中的所有事物和现象，只要是运动的、活跃的、兴奋的，都属于阳；只要是静止的、沉寂的、抑制的，都属于阴。自然界中，春夏万物复苏盛长，属于阳；秋冬万物沉寂属于阴。人体中，情绪亢奋，烦躁易怒，气血流动过快均属于阳；情绪低落，抑郁消沉，气血流动过缓均属于阴。

总之，自然界和人体内的有形实体之间阴阳属性的区分，无形之气之间阴阳属性的区分，以及一切事物或现象内部两个方面的阴阳属性的区分，具有一定规律可循的。其中哪方属于阳，哪方属于阴，是根据双方的性质、动态、位置、发展趋势等不同因素来确定的。一般地说，凡是剧烈运动着的、外向的、上升的、温热的、明亮的、刚强的、弥散的、兴奋的、亢进的一方属于阳，而相对静止的、内守的、下降的、寒凉的、晦暗的、柔和的、凝聚的、抑制的、衰退的一方属于阴（表2-1）。如以天地和水火而言，则天为阳，地为阴；水为阴，火为阳。以事物或现象的属性如动静而言，则动为阳，静为阴。就自然界与人体的气而言，具有温煦的、兴奋作用的气，属于阳，而具有寒凉的、抑制作用的气，属于阴。就人体的精血津液与气而言，精血津液主静，故属于阴，气主动，故属于阳。

表2-1 事物阴阳属性分类表

属性	空间（方位）					时间	季节	温度	湿度	重量	性状	亮度	事物运动状态				
阳	天	上	南	外	左	昼	春夏	湿热	干燥	轻	清明	亮	弥散	上升	动	兴奋	亢进
阴	地	下	北	内	右	夜	秋冬	寒凉	湿润	重	浊晦	暗	凝聚	下降	静	抑制	衰退

（三）阴阳属性的特点

阴阳作为解释自然界一切事物和现象的理论，均具有不同的属性，而属性特点主要包括普遍性、相对性、绝对性和关联性。

1. 阴阳的普遍性 阴阳的对立统一是天地万物运动变化的规律。《素问·阴阳应象大论》提出："水火者，阴阳之征兆也。"即是说，划分事物或现象阴阳属性的标准或者依据，是人们最常接触到的相互对立的"水"与"火"之特性，并依此来进行归纳和进行分类。无论是空间还是时间，从宇宙间天地的回旋到万物的产生和消失，都是阴阳作用的结果。阴阳的属性并不是局限于某一特定的事物，二是普遍存在于自然界一切事物或现象之中，代表相互对立而又联系的两个方面。

凡属相互关联的事物或现象，或同一事物的内部，都可以用阴阳来概括，分析其各自的属性，因此，阴阳被用来解释自然界一切事物或现象的发生、发展、运动、变化，具有普遍的特性。

2. 阴阳的相对性 事物或现象的阴阳属性，是根据事物或现象不同的运动趋势、不同的功能属性、不同的所在空间和时间等，通过相互比较而归纳出来的。若该事物或现象的总体属性未变，或比较的层次或对象未变，它的阴阳属性是固定不变的。但若该事物或现象的总体属性发生了改变，或比较的对象或层次变化，则它的阴阳属性也会随之发生改变。其主要表现为以下几个方面。

（1）事物或现象的阴阳属性可因其比较对象的改变而发生改变。同一层次的事物或现象一般不只两个或两类，因而若其中一事物或现象与其同一层次的其他事物或现象相比较而确定其阴阳属性时，可因其比较的对象不同而有不同的阴阳属性。如一年的春夏秋冬四季，属于同一层次，春夏属阳，秋冬属阴。但若确定春天和秋天的阴阳属性，就不那么简单了。春天与冬天相比，因其气温高而属阳；但若与夏天相比，其气温就低而属阴。同样的道理也适用于秋天与冬天的相互比较。

（2）事物或现象的阴阳属性在一定条件下可各向其相反的方面转化。如原本具有运动着的、外向的、明亮的、弥散的等特征的阳性事物或现象，可在一定条件下转化为具有静止的；内向的、晦暗的、凝聚的等特性的阴性事物或现象。反之亦是如此。此即事物或现象的总体属性发生了变化，其阴阳属性也随之改变。

（3）阴阳之中可再分阴阳，淡化了其原有的阴阳属性。事物或现象的阴阳属性的划分，并不局限在某一层次上。两种属性相反的事物或现象可以再分阴阳，而其中的某一方向又可再分阴阳两个方面，即所谓阴阳之中复有阴阳。正如《素问·阴阳离合论》指出："阴阳者，数之可十，推之可百，数之可千，推之可万，万之大，不可胜数，然其要一也。"如以昼夜分阴阳，则昼为阳，夜为阴。昼又可分上午和下午，上午阳益趋旺而为阳中之阳，下午阳渐趋衰而为阳中之阴；夜又分前半夜和后半夜，前半夜阴渐趋盛而为阴中之阴，后半夜阴渐趋衰而阳渐趋复而为阴中之阳。

由上分析可见，事物或现象的阴阳属性可因其总体属性的改变而改变，又可因阴阳的可分性而被淡化，还可因其比较对象的改变而改变，故说是相对的。

3. 阴阳的绝对性 矛盾是对事物或现象及其属性的对立统一的规律的最原始的概括。矛盾的双方有主次之分，但不必有阴阳之别。矛盾的主次可以发生变化，是相对的。阴阳所概括的只是事物或现象及其属性中的一些特殊的矛盾范畴，并不能概括说明宇宙中和人体内的所有事物或现象及其属性，因而与矛盾有着非常重要的区别。

既然阴阳不能等同于矛盾，因而事物或现象的阴阳属性就不可能是完全彻底相对的，即可变的，必然存在着一定的绝对性，即不变性。

4. 阴阳的关联性 阴阳的关联性是指阴阳所分析的事物或现象，应是在同一范畴，同一层次，即相关的基础之上的。只有相互关联的一对事物，或一个事物的两个方面，才能构成一对矛盾，才能用阴阳来说明。如天与地，上与下，寒与热，昼与夜等。所以，阴阳学说中的阴阳，仅是指抽象的属性概念，而不是指具体的事物，故《灵枢·阴阳系日月》提出："阴阳者，有名而无形"。用阴阳来分析事物或现象，不仅能够概括其对立统一的两个方面，而且同时还代表着这两个方面的一定的属性。

综上所述，阴阳所具有的普遍性、相对性、绝对性和关联性等特点，对揭示客观事物或现象的本质及其运动规律，具有普遍的指导意义。

二、阴阳学说的基本内容

阴阳学说的基本内容，主要是介绍阴阳的运动规律，运动形式及其对宇宙万物包括人体的发生发展变化的作用和意义。阴阳之间的运动变化是复杂的，其主要内容可概括为阴阳的对立与互根和阴阳的消长与转化等方面。通过这些关系可以认识自然界万物的生长、发展、变化的内在机制和规律。

（一）阴阳对立

对立是辩证法的范畴，指对立面，即矛盾的双方，又指矛盾的斗争性，即对立面的互相排斥和否定。而所谓阴阳对立，即是指属性相反的阴阳双方在一个统一体内的相互斗争、相互制约和相互排斥。对立是统一的前提，统一是对立的结果。没有阴阳的对立，就没有事物和现象的相成。阴阳相互对立主要包含以下几个方面含义。

1. 阴阳对立是宇宙中普遍存在的规律 阴与阳代表了属性相反的一对事物或现象，或一事物或现象内部一对相反的属性。它们是矛盾的、相对的，因而它们并非互不相干地共处一个统一体中，而是相互斗争、相互作用的。如寒和热、上和下、动和静、升和降、出和入等，都是属性相反的矛盾双方。

2. 相互对立的阴阳双方，大都存在着相互制约的特性　"阴阳对立制约"中的"制约"，是指阴阳双方的相互制约、相互压制、相互克制或相互牵掣。《类经附翼·医易义》说："动极者镇之以静，阴亢者胜之以阳。"即是对阴阳之间相互制约关系的概括。正是由于阴阳的相互制约，才使事物或现象的阴阳双方之间取得了统一，取得了相对的协调平衡，若一方过于强盛，则对另一方过度抑制，可致其不足；若一方过于虚弱，则对另一方的抑制不足，可致其相对偏亢，如此则阴阳失去了相对平衡协调，在自然界表现为气候的异常变化，在人体则表现为生命活动失常而处于疾病状态。

3. 相互对立的阴阳双方是相互排斥的　阴阳双方是对立的，对立的阴阳双方一般具有相互斗争、相互排斥的运动趋势。这是古人对自然界的某些事物和现象对比观察分析而得出的结论。古人已经观察到寒热不两立、水火不相容等自然特性。将这种朴素的认识进一步抽象到理论高度，并用阴阳这一抽象的概念来概括，则产生了阴阳双方相互斗争、相互排斥的理论。阴阳的相互对立、相互排斥在中医学中一般用于解释"阴阳格拒"的病理变化。因此，人体内阴阳的相互排斥往往在阴阳双方中有一方偏盛至极时表现出来。

（二）阴阳互根

互根，互为根据之义。在哲学上，根据与条件对称，属辩证法范畴。互根是相互对立的事物之间互为存在、发展、运动的根源，是表示相互对立的事物之间相互依存、相互联结关系的概念。所谓阴阳互根，又称"阴阳相成"，是指阴阳相互对立的双方，又相互依存、相互化生、相互为用、相互吸引地共处于一个统一体中。阴阳对立的双方，任何一方都不能脱离另一方面而单独存在，双方共处于一个统一体中。有阳必有阴，有阴必有阳，阴阳彼此相须，缺一不可。阴阳互根深刻地揭示了阴阳对立双方的不可分离性。其内涵主要包括以下几个方面的内容。

1. 阴阳互根是确定事物属性的依据　分析事物的阴阳属性，不仅要注意其差异性，而且还要注意其统一性，即相互关联性，从差异中寻找统一。双方共处于一个统一体中，才能运用阴阳来分析说明。如昼属阳，夜属阴，没有昼之属阳，也就无所谓夜之属阴；没有夜之属阴，也就没有昼之属阳。所以说，阳依赖于阴，阴依赖于阳，每一方都以对立的另一方为自己存在的条件。如果事物不具有相互依存的关联性，并不是统一体的对立双方，就无法分析其阴阳属性，也就不能用阴阳来说明了。

2. 阴阳互根是阴阳相互转化的内在根据　因为阴阳代表着相互关联的事物的双方或一个事物内部对立的两个方面，因而阴和阳在一定条件下，可以各自向自己相反的方向转化。阴阳在一定条件下的相互转化，也是以它们的相互依存、相互为根的关系为基础的。因为阴阳对立的双方没有相互联结、相互依存的关系，也就不可能各自向着和自己相反的方向转化。

3. 阴阳互根是事物发展变化的根源　因为阳根于阴，阴根于阳，阴与阳相互依赖，缺少任何一方，则另一方也就不复存在了。所以事物的发展变化，阴阳是缺一不可的。如物质与功能之间，物质与物质之间，功能与功能之间，均存在着阴阳互根的关系。物质属于阴，功能属于阳，物质是生命的物质基础，功能是生命的主要标志。物质是功能的基础，功能则是物质的反映。脏腑功能活动健全，就会促进营养物质的化生，而营养物质的充足才能保护脏腑活动功能的平衡。如果双方失去了互为存在的条件，有阳无阴谓之"孤阳"，有阴无阳谓之"孤阴"。孤阴不生，独阳不长，一切生物也就不能存在，不能化生和滋长了。在生命活动过程中，如果正常的阴阳互根关系遭到破坏，就是导致疾病的发生，乃至危及生命。所谓"阴阳离决，精气乃绝"。

（三）阴阳消长

消长，谓之增减、盛衰。所谓阴阳消长，是指对立互根的阴阳双方的量和比例不是一成不变的，而是处于不断的增长或消减的运动变化之中。其消长规律是阴消阳长，阳消阴长。如《类经·阴阳类》

说："一阴一阳，互为进退，故消长无穷，终而复始。"在正常情况下，阴阳双方应是长而不偏衰，消而不偏衰，若超过了这一限度，出现了阴阳的偏盛或偏衰，则为异常的消长变化。一般来说，阴阳的消长指阴阳双方在数量上的减少或增多，故可以视为事物变化的量变过程。具体表现为两种不同的形式：一是阴阳的此消彼长或此长彼消；二是阴阳的皆消皆长。

1. 阴阳的此消彼长和此长彼消 阴阳的此消彼长和此长彼消，具体可分为阴消阳长、阳消阴长、阴长阳消、阳长阴消四种不同的运动变化形式，它们主要表现在阴阳双方的对立制约过程中。

如四时寒暑的正常更替，其机制就在于由于阴阳双方的对立制约所产生的消长变化，从冬至经春至夏，阳生而旺，阳制约阴而见阳长阴消；从夏至经秋至冬，阴生而盛，阴制约阳而见阴长阳消。

2. 阴阳的皆消与皆长 阴阳的皆消与皆长，具体可分为阴随阳消、阳随阴消和阴随阳长、阳随阴长等四种运动形式。这类消长变化形式存在于阴阳的互根互用过程中。

如在四时寒暑的更替过程中，春夏期间，随着气温的逐渐升高而出现降雨增多，随着气候的转凉而雨雪亦少，即为阴随阳长和阴随阳消的正常变化，故《素问·阴阳应象大论》说："阳生阴长，阳杀阴藏。"

阴阳的消长仅是阴阳运动变化的一种形式，而导致其消长变化的根本原理是阴阳的对立制约和互根互用。阴阳的此消彼长或此长彼消，均是建立在阴阳对立制约基础上的盛衰变化，而阴阳双方的皆消皆长，则是建立在阴阳的互根互用基础上的消长运动。

（四）阴阳转化

转化，即转换、变化之意，指矛盾双方经过斗争，在一定条件下走向自己的反面。所谓阴阳转化，即是指相互对立的阴阳双方，在一定条件下可各自向其对立面转化，而此种转化，一般是指事物或现象总体属性的改变，即属阳者在一定条件下可转变为属阴，属阴者在一定条件下可转变为属阳。

古人通过对自然界和人体内的各自事物或现象的观察和体验，已认识到事物或现象的阴阳属性的改变一般出现在其发展变化的极期，即所谓"物极必反"。事物或现象的运动变化发展到了极点，即阴阳双方的消长变化发展到一定程度，其阴阳属性就会发生转化。正如《素问·阴阳应象大论》说："重阴必阳，重阳必阴。"《灵枢·论疾诊尺》提出："四时之变，寒暑之胜，重阴必阳，重阳必阴，故阴主寒，阳主热，故寒甚则热，热甚则寒。"

但必须指出的是，阴阳的相互转化是有条件的，不具备一定的条件，两者就不能各自向相反的方向转化。阴阳的消长（量变）和转化（质变）是事物发展变化全过程的密不可分的两个阶段，阴阳消长是阴阳转化的前提，而阴阳转化则是阴阳消长的必然结果。

综上所述，阴和阳是事物的相对属性，因而存在着无限可分性，阴阳的对立、阴阳的互根、阴阳的消长和阴阳的转化，则说明阴和阳之间的相互关系不是孤立的、静止不变的，它们之间是相互联系、相互调控的。阴阳对立的两个侧面，必须以对立之存在为自己存在的前提，对立面的消长运动是绝对的，对立面的平衡则是相对的，对立面的消长运动在一定条件下可以产生质的飞跃，从而形成阴阳的转化。以上即是阴阳的基本内容，了解了这些内容，进而理解中医学对阴阳学说的运用就比较容易了。

三、阴阳学说在中医学中的应用

阴阳学说是中国古代关于对立统一规律的理论认识，帮助中医学构筑了理论体系，并贯穿于中医学理论体系的各个方面，指导着历代医家的理论思维和临床实践。中医阴阳学说是哲学与医学的密切结合，充分体现了古代科学的自然哲学特征和理论与实际相结合的原则。中医阴阳学说用中国古代朴素的唯物论和辩证法，以普遍联系的、运动变化的辩证观点，论述医学科学的具体科学问题，其基本概念、基本原理和基本理论，虽然具有明显的哲学烙印，但其内涵则是揭示了人体正常和异常的生命活动规律，以指导对疾病的诊断、防治和养生康复等。

（一）说明人体的组织结构

阴阳学说在阐释人体的组织结构时，认为人体是一个有机整体，是一个极为复杂的阴阳对立统一体，人体内部充满着阴阳的对立互根关系。人体的一切形体结构，既是有机联系的，又可以划分为相互对立的阴阳两个部分，由于划分的层次不同，人体脏腑经络的阴阳所指也就不同，所以《素问·宝命全形论》说："人生有形，不离阴阳。"

根据阴阳之中复有阴阳的道理，不同层次的事物或现象有不同的阴阳属性。如体表的组织皆属阳，而其中的皮肉为阳中之阳，筋骨为阳中之阴；体内的脏腑皆属于阴，而其中的五脏为阴中之阴，六腑为阴中之阳。若在其下一层次分阴阳，则皮肉为阳，其中皮肤为阳中之阳，肌肉为阳中之阴；若再在其下一层分阴阳，则心肺居胸中为阳，其中心为阳中之太阳，肺为阴中之少阴。

总之，人体上下、内外、表里、前后各组织结构之间，以及每一组织结构自身各部分之间的复杂关系，无不包含着阴阳的对立统一。

（二）说明人体的生理功能

阴阳学说可用来阐释人体的生理功能。一是以阴阳的运动规律和形式说明人体的"阴阳匀平"的生理状态；二是以气的两分阴阳和对立互根说明脏腑的生理功能。

1. 说明物质与功能之间的关系　人体生理活动的基本规律可概括为阴精（物质）与阳气（功能）的矛盾运动。属阴的物质与属阳的功能之间的关系，就是这种对立统一关系的体现。营养物质（阴）是产生功能活动（阳）的物质基础，而功能活动又是营养物质的功能表现。人体的生理活动（阳）是以物质（阴）为基础的，没有阴精就无以化生阳气，而生理活动的结果，又不断地化生阴精。

2. 说明生命活动的基本形式　人体是一个不断地进行升降出入的形气相互转化的气化作用的机体，阴气和阳气的升降出入是人体生命本质的标志。阳主升，阴主降。阴阳之中复有阴阳，所以阳虽主升，但阳中之阴则降；阴虽主降，但阴中之阳又上升。人体阴精与阳气的矛盾运动过程，就是气化活动的过程，也是阴阳的升降出入过程。气化正常，则升降出入正常，就体现为正常的生命活动，否则，气化失常，则升降出入失常。

（三）说明人体的病理变化

人体与外界环境的统一和机体内在环境的平衡协调，是人体赖以生存的基础。机体阴阳平衡是健康的标志，平衡的破坏意味着生病。因此，阴阳失调是疾病发生的基础。常见的阴阳失衡主要表现以下几种形式。

1. 阴阳偏盛　阴阳偏盛包括阴偏盛、阳偏盛，是属于阴阳任何一方高于正常水平的病变。

（1）阳盛则热　阳盛是病理变化中阳邪亢盛而表现出来的热的病变。"阳盛"的盛指邪气亢盛，"则热"的热则是指病变的性质。"阳盛则热"是指阳邪所指疾病的性质而言；阳盛则阴病，是指阳盛必然损伤人体的正气。

（2）阴盛则寒　阴盛是病理变化中阴邪亢盛而表现出来的寒的病变。"阴盛则寒"是指阴邪所指疾病的性质而言；阴盛则阳病，是指阴盛必然损伤人体的正气。

2. 阴阳偏衰　阴阳偏衰包括阴偏衰、阳偏衰，是属于阴阳任何一方低于正常水平的病变。

（1）阳虚则寒　阳虚是人体阳气虚损。根据阴阳动态平衡的原理，阴或阳任何一方的不足，必然导致另一方相对的偏盛。

（2）阴虚则热　阴虚是人体的阴液不足。阴虚不能制约阳，则阳相对的偏亢而出现热象。

3. 阴阳互损　阴阳互损包括阳损及阴，阴损及阳。根据阴阳互根的原理，机体的阴阳任何一方虚损到一对程度，必然导致另一方的不足。

（1）阳损及阴　阳虚至一定程度时，因阳虚不能化生阴液，而同时出现阴虚的现象。

（2）阴损及阳　阴虚至一定程度时，因阴虚不能化生阳气，而同时出现阳虚的现象。

4. 阴阳转化　在疾病的发展过程中，阴阳偏盛偏衰的病理变化可以在一定的条件下，各自向相反的方向转化。如以证而言，阳证可以转化为阴证，阴证可以转化为阳证。阳损及阴和阴损及阳即是阴阳转化的体现。

（四）指导疾病的诊断

中医诊断疾病的过程，包括诊察疾病和辨别证候两个方面。如《素问·阴阳应象大论》说："善诊者，察色按脉，先别阴阳。"

1. 分析四诊资料　如望诊中色泽的阴阳，以色黄、赤为阳，青、白、黑为阴；闻诊中以语声高亢洪亮为阳，低微无力为阴；问诊中口渴喜冷者为阳，口渴喜热者为阴；脉诊中，浮数洪脉为阳，沉迟细脉为阴。

2. 辨别疾病证候　证候是中医学诊断疾病的核心，在临床辨证中，只有分清阴阳，才能抓住疾病的本质。如八纲辨证中，表实热为阳，里虚寒为阴。

（五）指导疾病的防治

1. 指导养生防病　阴阳学说认为，人体的阴阳变化与自然界四时阴阳变化协调一致，就可以延年益寿。因而主张顺应自然，春夏养阳，秋冬养阴。借以保持机体内部及机体内外环境之间的阴阳平衡，达到增进健康，预防疾病的目的。

2. 指导疾病的治疗　由于疾病发生发展的根本原因是阴阳失调，因此，调整阴阳，促进阴平阳秘，恢复阴阳相对平衡，是治疗疾病的基本原则。阴阳学说用以指导疾病的治疗，一是确定治疗原则，二是归纳药物的性能。

（1）确定治疗原则　针对阴阳偏盛的治疗原则，因两者均属于实证，所以应"损其有余"，即实则泻之；针对阴阳偏衰的治疗原则，因两者均属于虚证，所以应"补其不足"，即虚则补之。即阳盛者泄热，阴盛者祛寒；阳虚者扶阳，阴虚者补阴，以使阴阳偏胜偏衰的病理表现复归于平衡协调的正常状态。

（2）归纳药物性能　阴阳用于疾病的治疗，不仅用以确定治疗原则，同时也用来概括药物的性味功能，从而作为指导临床用药的依据。根据治疗方法，选用适宜药物，才能收到良好的疗效。

中医学对药物的性能，主要是从气、味和升降浮沉等方面加以分辨的。四气中温热为阳，寒凉为阴；五味中甘、辛为阳，酸、苦、咸为阴。治疗疾病，就是根据病情的阴阳偏盛偏衰，确定治疗原则，再结合药物的阴阳属性和作用，选择相应的药物，从而达到治疗目的。

第二节　五行学说

五行学说属于中国古代唯物论和辩证法范畴，通过研究木火土金水五种物质，并以其特性来归类自然界事物或现象，认为宇宙万物是由木、火、土、金、水五种基本物质构成，自然界各种事物或现象的发展变化，都是五种物质不断运动和相互作用的结果，并以五行间生克制化推动和维系着相互动态平衡。

一、五行学说的基本概念

（一）五行的基本概念

五行中的"五"，指构成自然界的木、火、土、金、水五种最基本的物质。"行"，指运动和变化。

五行最初的含义与"五材"有关，是指木、火、土、金、水五种基本物质或基本元素，是人类在生产和生活中最常见、最必不可少的基本物质。《尚书·大传》说："水火者，百姓之所饮食也；金木者，百姓之所兴作也；土者，万物之所资生，是为人用"。古人在生产和生活中逐步认识到五种物质之间可以相互作用，并产生新的事物，如《国语·郑语》载："以土与金、木、水、火杂，以成百物"。

（二）五行学说的基本概念

五行学说，是古人在"五材"基础上，运用抽象出来的五行特性，采用取象比类和推演络绎的方法，将构成自然界的一切事物或现象分归为五类。并以五行"相生""相克"来阐释各种事物或现象发生、发展、变化的内在规律。认为任何事物或现象都不是孤立的、静止的，而是在不断的生克运动中维持着协调平衡。

五行学说应用于医学领域，并与中医学理论紧密结合，从整体观念的角度来阐释人体局部与局部、局部与整体、体表与内脏的有机联系及人体与外在环境的统一性。五行学说作为中医学的一种思维方法，来说明人体的生理、病理，指导临床诊断和防治，是中医理论体系的重要组成部分。

二、五行学说的基本内容

（一）五行的特性

五行的特性是古人在对木、火、土、金、水五种物质朴素认识基础上，进行抽象升华而形成的理论概念，是用以识别各种事物的五行属性的基本依据。《尚书·洪范》所载"水曰润下，火曰炎上，木曰曲直，金曰从革，土爰稼穑"，对五行特性作了经典性概括。

1. 木曰曲直 "曲"，屈也，弯曲；"直"，伸也，伸直。曲直，是指树木的生长状态具有向上、向外、柔和、舒展、条达的特性，引申为凡具有向上、向外、柔和、舒展、条达等性质或作用的事物和现象，归属于木。

2. 火曰炎上 "炎"，炎热、光明之意；"上"，上升、蒸腾。炎上，指火具有炎热、光明、上升的特性，引申为凡具有炎热、光明、上升等性质或作用的事物和现象，归属于火。

3. 土爰稼穑 "爰"，通"曰"；"稼"，播种之意；"穑"，收获之意。稼穑，泛指播种和收获农作物等农事活动都是以土为基础。引申为凡具有生化、承载、受纳等性质或作用的事物和现象，归属于土。故有"土载四行""万物土中生""万物土中灭"和"土为万物之母"说。

4. 金曰从革 "从"，顺从；"革"，变革。《易经·革》孔颖达疏："革者，改变之名也。"金具有刚柔并济、变革、肃杀的特性，引申为凡具有肃杀、收敛、沉降、清洁等性质或作用的事物和现象，归属于金。

5. 水曰润下 "润"，滋润、濡润；"下"，向下、下行。润下，指水具有滋润、向下的特性，引申为凡具有滋润、下行、寒凉、闭藏等性质或作用的事物和现象，归属于水。

由此可知，五行学说中五行特性，不是木、火、土、金、水五种物质本身，而是对五种物质不同属性的高度概括。

（二）事物的五行归属

五行学说依据五行的特性，运用取象比类和演绎推理的方法，对自然界的事物和现象进行归类，从而构建五行系统。

1. 取象比类 是指从事物的性质、作用、形态中，找出能反映其本质的特有征象，并与五行各自的抽象特性相比较，以确定其五行归属的归类方法。事物或现象的某一特征与木的特性相类似，就将其归属于木；与水的特性相类似，就将其归属于水；余者以此类推。如以方位配五行：日出东方，与木升发特性相似，故东方归属于木；南方炎热，与火特性相类似，故南方归属于火；余者以此类推。

2. 以五脏配五行　肝气主升而归属木，心阳温煦而归属火，脾主运化而归属土，肺气主降而归属金，肾主水而归属水。

3. 演绎推理　是根据已知某些事物的五行属性，推演归纳与此事物相关的其他事物的五行属性。如肝属木，由于肝合胆、主筋、其华在爪、开窍于目，由此可演绎推理胆、筋、爪、目皆属于木；心属火，小肠、脉、面、舌与心相关，故亦属于火；余者以此类推。

五行学说依据五行特性，运用取象比类和演绎推理的方法，将自然界纷繁复杂、千变万化的各种事物和现象分别归属木、火、土、金、水五大系统。中医学在天人相应思想指导下，将人体的主要结构和生理病理现象，归类为以五脏为中心的人体五大系统，进而将人体的生命活动与自然界有关的事物或现象进行联系，形成了人体内外环境相统一的五行整体结构系统（表2-2）。

表2-2　事物的五行属性归类表

自然界							五行	人体						
五音	五味	五化	五色	五气	五方	五季		五脏	五腑	五体	五官	五志	五声	五变
角	酸	生	青	风	东	春	木	肝	胆	筋	目	怒	呼	握
徵	苦	长	赤	暑	南	夏	火	心	小肠	脉	舌	喜	笑	忧
宫	甘	化	黄	湿	中	长夏	土	脾	胃	肉	口	思	歌	哕
商	辛	收	白	燥	西	秋	金	肺	大肠	皮	鼻	悲	哭	咳
羽	咸	藏	黑	寒	北	冬	水	肾	膀胱	骨	耳	恐	呻	栗

（三）五行的生克乘侮关系 🅔 微课

五行学说的内容包括五行的相生、相克、制化、相乘、相侮和母子相及。五行的相生、相克，代表自然界事物或现象之间的正常关系；五行制化，是五行系统中自我协调平衡机制。相乘、相侮及母子相及，代表自然界事物或现象之间协调平衡失调的异常状态。

1. 五行相生　生，即资生、助长、促进。五行相生，是指木、火、土、金、水之间存在着有序的递相资生、助长、促进的关系。五行相生次序为：木生火，火生土，土生金，金生水，水生木。依次递相资生，循环不休。

在五行相生关系中，任何一行都具有"生我"和"我生"两方面关系。《难经》将此关系比喻为"母子"关系。"生我者"为"母"，"我生者"为"子"。如以火为例，由于木生火，"生我者"为母，故木为火之母；由于火生土，"我生者"为子，故土为火之子。

2. 五行相克　克，即克制、制约。五行相克，是指木、火、土、金、水之间存在着有序的递相克制、制约的关系。五行相克次序为：木克土，土克水，水克火，火克金，金克木。依次递相资生，循环不休。

在五行相克关系中，任何一行都具有"克我"和"我克"两方面关系。《黄帝内经》称为"所胜"和"所不胜"关系。"克我"者为"所不胜"，"我克"者为"所胜"。如以木为例，由于金克木，"克我"者金，故金是木之"所不胜"；由于木克土，"我克"者为土，故土为木之"所胜"。

3. 五行制化　五行制化，是指五行之间既相互资生，又相互制约的对立统一关系，维持平衡协调，推动事物间稳定有序的变化与发展。属于五行相生与相克相结合的自我调节。

五行制化，源于《素问·六微旨大论》"亢则害，承乃制，制则生化"。五行间的生克制化，说明五行的生克是不可分割的：没有生，就没有事物的发展与成长；没有克，事物之间协调平衡状态就失衡。因此，必须生中有克，克中有生，相反相成，才能维持事物间的平衡状态，促进事物稳定有序的变化发展。故张介宾在《类经图翼·运气上》曰："盖造化之机，不可无生，亦不可无制。无生则发育无由，无制则亢而为害。"

五行制化的规律：以火行为例，木能生火，火生土，土生金，而金克木，生中有克，防止木对火的过度资生而导致火旺；水能克火，但火能生土，土又能克水，克中有生，可以防止水对火的过度克制而导致火衰（图2-1）。

从上述的生克制化关系可知，五行中的任何"一行"与其他各行，都存在"生我""我生"和"克我""我克"的关系。以"金"为例示意，见图2-2。

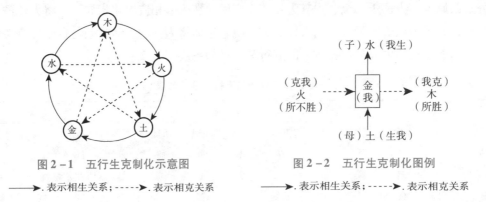

图2-1　五行生克制化示意图　　　　　图2-2　五行生克制化图例
——▶.表示相生关系；-----▶.表示相克关系　　　——▶.表示相生关系；-----▶.表示相克关系

4. 五行相乘、相侮及母病及子

（1）五行相乘　乘，以强凌弱、克制太过之意。是指五行中的一行对所胜的过度制约或克制，又称"倍克"。五行相乘的次序与相克一致，即木乘土、土乘水、水乘火、火乘金、金乘木。

导致五行相乘的原因有"太过"和"不及"两种情况。

太过导致的相乘，是指五行中的某一行过于亢盛，对其所胜一行过分抑制，导致其所胜一行的虚弱。从而使五行之间的协调关系失常。如木气过于亢盛，对土克制太过，导致土的不足。这种由于木的亢盛而引起的相乘，称为"木旺乘土"。

不及所致的相乘，是指五行中某一行过于虚弱，导致所不胜一行正常的克制相对太过，从而使其更加虚弱。如土气不足，木虽是对土正常的克制，土仍难以承受而导致土更加虚弱。这种由于土的不足而引起的相乘，称为"土虚木乘"。

相乘与相克虽在次序上相同，但本质上是有区别的。相克是正常情况下五行之间的制约关系，相乘则是五行之间的异常制约现象。在人体，相克表示生理现象，相乘表示病理现象。

（2）五行相侮　侮，欺侮、凌侮之意。是指五行中的一行对其所不胜的反向制约和克制，又称"反克"。五行相侮的次序是木侮金、金侮火、火侮水、水侮土、土侮木。

导致五行相侮的原因，包括"太过"和"不及"两种情况。

太过导致的相侮，是指五行中的某一行过于强盛，其所不胜不仅不能克制它，反而受到它的反向克制。如木气过于亢盛，其所不胜金不仅不能克木，反而受到木的欺侮，出现"木侮金"的反克现象，称为"木亢侮金"。

不及所致的相侮，是指五行中某一行过于虚弱，不仅不能制约其所胜一行，反而受到其所胜行的反向克制。如金克木、木克土，当木过度虚弱时，不仅金乘木，土也会侮木，称为"木虚土侮"。

总之，五行的相乘和相侮，都是不正常的相克现象，两者之间既有区别又有联系。相乘与相侮的主要区别：前者是按五行的相克次序发生过度的克制，后者是与五行相克次序发生相反方向的克制现象。两者之间的联系：发生相乘时，也可同时发生相侮；发生相侮时，也可同时发生相乘。如木过于强时，木既可以乘土，又可以侮金；金虚时，既可以受到木侮，又可以受到火乘。因而相乘与相侮之间存在密切的联系。《素问·五运行大论》："气有余。则制己所胜而侮己所不胜；其不及，则己所不胜，侮而乘之，己所胜，轻而侮之。"

（3）五行的母子相及　包括母病及子和子病及母两种情况。均属于五行相生关系异常变化。

1）母病及子　是指五行中的一行异常，从而累及其子行，导致母子两行皆异常。母病及子一般是母行虚弱，引起子行亦不足，导致母子两行都异常。如水生木，水为母，木为子，若水不足，不能生木，导致木亦虚弱，终致水竭木枯，母子俱衰。

2）子病及母　是指五行中的某一行异常，影响到其母行，终致子母两行皆异常。子行太过，引起母行亢盛，导致子母两行皆亢盛。如火为子，木为母，火旺引起木亢，导致木火俱亢，称之为"子病犯母"；子行不足，累及母行，引起母行亦不足，导致子母两行俱不足。如木为子，水为母，木不足引起水亏，导致水木俱不足，称为"子盗母气"。

三、五行学说在中医学中的应用

五行学说与中医学相结合，以五行的特性构建以五脏为中心的人体五大系统，并以五行间生克乘侮来阐释人体五脏在生理上的相互联系、病理上的相互影响。以此来判断疾病的预后，指导疾病的治疗和防治。因此，五行学说在指导中医临床实践中具有重要的意义。

（一）说明脏腑的生理功能及相互关系

五行学说在生理方面的应用，体现在构建天人一体的五脏系统，阐释脏腑的生理功能、特性和脏腑之间的相互关系。

1. 构建天人一体的五脏系统　中医学与五行学说结合，以五行特性类比五脏的生理特点，来确定五脏的五行属性。还以五脏为中心，推演络绎整个人体的各种组织结构与功能，将人体的形体、官窍、精神、情志等分归于五脏，构建以五脏为中心的生理病理系统。同时又将自然界的五方、五气、五色、五味等与人体五脏相联系。如以肝为例："东方生风，风生木，木生酸，酸生肝，肝生筋……肝主目"（《素问·阴阳应象大论》），"东方青色，入通于肝，开窍于目，藏精于肝，其病惊骇，其味酸，其类草木……是以知病之在筋也"（《素问·金匮真言论》）。将人体与自然界相联系起来，体现了天人相应的整体观念。

2. 说明五脏的生理功能　五行学说采用"取象比类"方法，来阐释五脏的生理功能与特性，如木有生长、升发、舒畅、条达的特性，肝喜条达而恶抑郁，有疏通气血、调畅情志的功能，故肝属木。火有温热、蒸腾、向上、光明的特性，心主血脉以维持体温恒定，心主通明为脏腑之主，故以心属火。土性敦厚，有生化、承载的特性，脾主运化水谷、升清，化生和输送精微以营养全身，为气血生化之源，故以脾属土。金性清肃、收敛，肺具有清肃之性，以清肃下降为顺，故以肺属金。水具有滋润、下行、闭藏的特性，肾藏精、主水，故以肾属水。

3. 说明五脏的相互关系　五脏之间并不是孤立的，在功能上是相互联系的。以五脏间的生克制化来密切脏腑之间的内在关系。

五行相生理论阐释五脏相互资生关系：水生木，肾（水）藏精以养肝；木生火，肝（木）藏血以济心；火生土，心（火）阳可以温脾；土生金，脾（土）化生水谷精微以充肺；金生水，肺（金）清肃下行以助肾水。

五行相克理论阐释五脏相互制约关系：金克木，肺（金）清肃下降，可以抑制肝阳上亢；木克土，肝（木）气的条达，以疏泄脾土的壅滞；土克水，脾（土）气的运化，可以制约肾水泛滥；水克火，肾（水）阴的上济于心，使心火不亢；火克金，心（火）的阳热，可以制约肺金清肃太过。

五行制化阐释五脏协调平衡：依据五行学说，五脏中的每一脏都具有生我、我生和克我、我克的生理联系。生中有克，克中有生，通过五行的生克制化，使一脏功能因他脏资生而不致虚损，又因他脏制约而不致过亢。如金克木，水生木，肺金清肃，防止肝气升发太过；肾精滋养肝阴，使肝阴充足，防止肺金克制太过。

（二）说明脏腑间的病理影响

五行学说不仅能阐释五脏生理联系，而且也能说明脏腑间在病理上的相互影响。一脏有病，可以影响他脏；他脏有病亦可传至本脏，称为脏腑间传变。脏腑病按五行关系传变，遵循一定规律，如《素问·金匮真言论》所言："五藏受气于其所生，传之于其所胜，气舍于其所生，死于其所不胜。病之且死，必先传行至其所不胜，病乃死。"

1. 相生关系的传变

（1）母病及子　即疾病由母脏传至子脏病理过程。如肾属水，肝属木，水能生木，故肾为母脏，肝为子脏，临床上肾阴不足引起肝阴的不足，最终导致肝肾阴虚；还有肝火亢盛引起心火上炎，形成心肝火旺的病理表现。

（2）子病及母　即疾病由子脏传至母脏的病理过程。包含两种病理传变：子病犯母和子盗母气。子病犯母是因心火旺盛引起肝火亢盛，最终导致心肝火旺的病理变化；子盗母气是因子亏母亦亏，肝属木，心属火，木能生火，故木为母脏，火为子脏，临床上因心血不足累及肝血亏虚而致心肝血虚。

2. 相克关系的传变

（1）相乘　是相克太过而致病。其形成原因有二：一是某脏过亢，过分克制其所胜之脏。如肝气郁结影响脾胃正常功能而出现胸胁苦满、脘腹胀痛、反酸、泄泻等症状，称为"木旺乘土"。二是某脏虚弱，不能耐受其所不胜之脏正常的克制，而致相对太过。如脾胃虚弱，不能耐受肝气克制，而出现头晕乏力、纳呆嗳气、胸胁胀满、腹痛泄泻等表现，称为"土虚木乘"。

（2）相侮　是反克而致病。其成因亦有二：一是某脏过于亢盛，反克其所不胜之脏。如暴怒肝火亢盛，肺金不但不能克制肝木，反遭肝火反向克制，临床表现为急躁易怒，面红目赤，甚则咳逆上气，咯血等症状，称为"木火刑金"。二是某脏虚弱，其所胜之脏趁机反克的病理现象。如脾虚不能制约肾水，导致水湿泛溢全身，称为"土虚木侮"。

五行学说认为，五脏间按照相生规律传变时，母病及子病情轻浅，子病及母病情较重，如清·徐大椿的《难经经释》载："邪挟生气而来，则虽进而易退""受我之气，其力方旺，还而相克，来势必甚"。遵循相克规律传变时，相乘病情较深，相侮病情较浅。如《难经经释》"所不胜，克我者也。脏气本已相制，而邪气挟其力而来，残削必甚，故为贼邪""所胜，我所克也。脏气既受制于我，则邪气亦不能深入，故为微邪"。

虽五脏病变的相互影响，可用乘侮和母子相及规律来阐释，但是难以完全概括五脏间复杂的病理影响。因此临床不能单纯拘于五行间病理变化，而应遵从实际把握疾病传变。

（三）用于诊断和治疗疾病

人体是一个有机整体，内在脏腑功能失调而发生病理改变时，与其相对应的器官组织，会在色泽、声音、形态、脉象等诸方面出现异常变化，即"有诸内者，必形诸外"（《孟子·告子下》）。五行学说将人体与自然界构建了天人合一的五大系统，因而可以通过四诊所得信息，根据事物属性的五行归类及生克乘侮，来确定病变脏腑，指导疾病的防治。即所谓"视其外应，以知其内脏"（《灵枢·本藏》）。

1. 确定病变部位　五行学说以事物五行归类和生克乘侮规律确定五脏病变部位，包括以色、味、脉来诊断五脏病变。如面青、喜酸、脉弦，可以诊为肝病；面赤，口苦，脉洪，是心火亢盛。若脾虚患者，而面见青色，为木来乘土，是肝气乘脾；心脏病患者，而面见黑色，是水来乘火，多见于肾水上凌于心等。

2. 推测疾病顺逆 判断疾病预后五行学说根据五色之间的生克关系来推测病情，判断预后。内脏功能的变化也可从面部色泽异常改变体现出来。以五行的生克关系，依据主色（五脏本色）和客色（应时之色）来推测病情顺逆。"主色"胜"客色"为逆；反之，"客色"胜"主色"为顺。还依据色脉关系判断疾病，一般色脉相符，提示病情较轻，预后较好，如肝病色轻而脉弦；若色脉不符，则以色脉间生克关系来推测顺逆。如肝病不见弦脉反见浮（肺）脉，为相胜之脉，即金克木，为逆，病重，预后较差。若见沉脉，为相生之脉，即水生木，为顺，病轻，预后较好。

3. 控制疾病的传变 根据五行生克乘侮理论，五脏中一脏有病，可传及其余四脏，如脾病可影响到心、肺、肝、肾等脏。因此，临床在诊疗疾病时，除对本脏进行治疗，还需根据传变规律治疗别脏，以防止疾病传变。如肝气太过，则木旺乘土，病将及脾胃，此时除了平肝疏肝外，还应培固脾气，使肝气条畅，脾气得健，则防止肝病传于脾脏。《难经·七十七难》："见肝之病，则知肝当传之于脾，故先实其脾气"，即在治疗肝病基础上补脾、健脾。

因此，在临床诊疗疾病，要掌握疾病在发展过程中的传变规律，切断疾病的传变途径，防患于未然。

4. 确立治则和治法 根据五行相生和相克规律，来确定相应的治疗原则和方法。

（1）根据五行相生确立的治则和治法

1）治则 运用相生规律治疗疾病的原则是补母和泻子，即"虚则补其母，实则泻其子"（《难经·六十九难》）。

①补母：是指一脏之虚证，不仅要补益本脏使之恢复，而且还要依据五行相生的次序补益其母脏，通过相生作用使其恢复。适用于母子关系虚证。如肝血不足，除补益肝血之外，还要补肾益精，通过肾阴滋养肝血，使其恢复。

②泻子：是指一脏之实证，除了泻本脏亢盛之气外，还要依据五行相生次序，泻其子脏，通过"气舍于其所生"的机制，消除母脏亢盛之气。适用于母子关系的实证。如肝火炽盛，在治疗时，除了清肝泻火外，还需清泻心火，通过"心受气于肝""肝气舍于心"五行相生的机制，以清泻肝火。

2）治法 依据五行相生机制，临床常用的治疗方法有滋水涵木法、益火补土法、培土生金法、金水相生法四种。

①滋水涵木法：是滋肾阴以养肝阴的方法，又称滋肾养肝法、滋补肝肾法或乙癸同源法。适用于肾阴亏损而肝阴不足，甚则肝阳上亢之证。临床可见头晕目眩，眼干目涩，颧红耳鸣，五心烦热，腰膝酸软，男子遗精，女子月经不调，舌红，脉细数等症。

②益火补土法：是温肾阳以补脾阳的方法，又称温肾健脾法、温补脾肾法。适用于肾阳衰微而致脾阳不振之证。临床常见形寒肢冷，面色㿠白，腰膝酸软，腹中冷痛，久泻久痢，五更泄泻，下利清谷，或小便不利、肢体浮肿，甚则腹胀如鼓；或见小便频数，余沥不尽，或夜尿频多，舌淡胖或边有齿痕，舌苔白滑，脉沉细无力。

③培土生金法：是用补脾益气而达到补益肺气的方法，又称补脾益肺。适用于脾胃虚弱不能滋养肺气而致脾肺虚弱之证，临床常见咳嗽日久、痰多清稀，兼见食欲减退、大便溏、四肢无力、舌淡脉弱等肺虚脾弱的证候。

④金水相生法：即滋养肺（金）肾（水）阴虚的治疗方法，又叫补肺滋肾法、滋养肺肾法。适用于肺虚不能输布津液以滋肾，或肾阴不足，精气不能上滋于肺，而致肺肾阴虚病证。临床常见咳嗽气逆，干咳或咯血，音哑，骨蒸潮热，盗汗，遗精，腰膝酸软，身体消瘦，口干，舌红少苔，脉细数等症。

（2）根据五行相克确立的治则和治法

1）治则 临床上运用五行相克规律治疗疾病，其基本治疗原则是抑强扶弱。

人体五脏相克关系异常出现的相乘、相侮等病理变化的原因，包含"太过"和"不及"两种原因。"太过"者属强，表现为功能亢进；"不及"者属弱，表现为功能衰退。因此，治疗需同时采取抑强扶弱的治疗原则，并侧重于制其强盛，使弱者易于恢复。另一方虽强盛而尚未发生克伐太过时，亦可利用这一原则，培固其所胜，防止疾病传变。

①抑强：适用于相克太过引起的相乘和相侮。如肝气横逆犯脾胃，出现肝脾不调、肝胃不和之证，称为"木旺乘土"，治疗宜平肝疏肝为主。犹如木本克土，若土气壅滞，或脾胃湿热，或寒湿阻滞脾胃，脾胃不但不受肝制约，反而侮木，称为"土壅木郁"，治疗应以运脾祛邪除湿为主。消其过亢，其所胜易于恢复。

②扶弱：适应于相克不及引起的相乘和相侮。如脾胃虚弱，肝气乘虚而入，导致肝胃不和之证，称为"土虚木乘"或"土虚木贼"，治疗应以健脾益气为主。又如土本制水，但由于脾气虚弱，不仅不能制水，反被肾水所侮而致水湿泛滥，称为"土虚水侮"，治疗应以健脾为主。补其不足，增强实力，有助于恢复脏腑正常功能。

2）治法　根据五行相克规律确定的治法，常用的有抑木扶土法、培土制水法、佐金平木法、泻南补北法四种。

①抑木扶土法：是疏肝健脾或疏肝和胃以治疗肝脾不调或肝胃不和病证的治法，又称疏肝健脾法、调理肝脾法。适用于木旺乘土或土虚木乘之证。临床可见胸胁胀闷，不思饮食，腹胀肠鸣，大便溏泄，或见脘痞胀痛，嗳气，矢气等症。在确定治法时应依据实际情况对抑木和扶土有所侧重。如木旺乘土则以抑木为主，扶土为辅；若用于土虚木乘之证，则应以扶土为主，抑木为辅。

②培土制水法：是通过温运脾阳或健脾温肾，用于治疗水湿不运，停聚体内的病证，又称健脾温肾利水法、敦土利水法。适用于脾虚不运或脾肾阳虚，水湿泛滥而致的水肿胀满证候。

③佐金平木法：是通过清肃肺气以抑制肝火亢盛的治疗方法，又称泻肝清肺法、滋肺清肝法。适用于肝火亢盛，灼伤肺金，影响肺气清肃的肝火犯肺证候。临床可见胁痛，口苦，咳嗽咯血，或痰中带血，急躁烦闷，脉弦数等症。

④泻南补北法：即泻心火，补肾水以治疗心肾不交病证的方法，又称泻火补水法或滋阴降火法。心属火，属南方；肾主水，属北方，故称泻南补北法。心火独亢于上不能下达于肾，应泻心火；肾水不足，不能上济于心，应以滋肾水为主。适用于肾阴不足，心阳偏亢，水火失济，心肾不交病证。

应指出，肾为水火之宅，肾阴亏虚亦可导致相火偏旺或妄动，也称为水不制火，此时出现性功能亢奋，可见梦遗、耳鸣、喉痛、咽干等症。属于肾脏本身阴阳失调而形成的病证，不能与五脏水不克火相混淆。

5. 指导穴位取穴针灸　治疗中，手足十二经脉的"五腧穴"配五行，井属木，荥属火，输属土，经属金，合属水。针灸治疗时，根据病证，采用五行生克规律选穴施治。如肝虚之证，据"虚则补其母"的原则，取肾经合穴（水穴）阴谷，或取本经的合穴（水穴）曲泉进行治疗。肝实之证，据"实则泻其子"治则，取心经荥穴（火穴）少府，或取本经荥穴（火穴）行间进行治疗，以补虚泻实，恢复脏腑正常功能。

6. 指导情志疾病治疗　五脏又称"五神脏"，对于五志，因此情志活动的异常会损伤相应的脏腑。在临床诊疗情志疾病时，可依据与五脏相对应的情志之间的抑制关系来达到治疗目的。如"怒伤肝，悲胜怒……喜伤心，恐胜喜……思伤脾，怒胜思……忧伤肺，喜胜忧……恐伤肾，思胜恐"（《素问·阴阳应象大论》）。这是情志病治疗中的"以情胜情"之法。

以五行生克规律指导临床诊疗时，不应过分的机械、教条，因为并非所有疾病都可以用五行规律来阐释。因此，临床上既要正确掌握五行生克规律，又要根据病情进行辨证论治。

目标检测

答案解析

1. 试述阴阳、五行的含义和医学含义及其相互关系。
2. 试述阴阳、五行的基本内容及其方法论意义。
3. 阴阳学说在中医学中的应用具体体现在哪些方面？
4. 五行学说在中医学中的应用具体体现在哪些方面？
5. 试用阴阳学说、五行学说说明生命、健康和疾病的关系。
6. 试述阴阳学说、五行学说对辨证论治的指导意义。

（杨　柱　唐东昕）

书网融合……

本章小结

微课

题库

第三章 中医学的生理病理观

PPT

📖 学习目标

1. **掌握** 脏腑学说的特点、含义和内容；各脏腑的生理功能及其系统连属；精、气、血、津液的概念、生成、运行和主要功能；十二经脉的名称、分布规律、表里关系、流注次序及大体循行路线；六淫、七情内伤、痰饮、瘀血的致病特点；发病的基本原理和邪正盛衰、阴阳失调的基本病机。

2. **熟悉** 五脏的生理特性及其与形、窍之间的关系；奇经八脉的概念和主要生理功能；经络的概念和经络系统的组成；中医病因学的概念、分类及疠气、饮食失宜、劳逸失度的致病特点；气血失调、津液失常的基本病机。

3. **了解** 脏腑之间的关系；脏腑的主要病理表现；气与血、气与津液、精血津液之间的关系；结石、外伤、虫兽伤、寄生虫、胎传等的致病特点；内生五邪的概念。

第一节 中医学的生理观

一、脏腑

脏腑是内脏的总称。中医学把人体的内脏、组织、器官都归于脏腑范畴。它包括五脏、六腑、奇恒之腑三类。五脏是指心、肝、脾、肺、肾；六腑是指胆、胃、大肠、小肠、膀胱、三焦；奇恒之腑是指脑、髓、骨、脉、胆、女子胞。此外，人体生理功能的运作，还需要其他组织器官的协调，一般归纳为形体、官窍等。中医脏腑理论还包含脏腑与形体官窍的联系探讨。

脏腑学说是研究人体脏腑的形态结构、物质基础、生理功能、生理特性、病理变化、相互关系，以及与外环境相互联系的系统理论，是中医理论体系的核心，古人称之为藏象理论。藏象之"藏"，是指藏于体内的内脏；"象"，是征象，指脏腑功能活动的外在表现。所谓藏象，即是指藏于体内的内脏及其表现于外的生理病理现象。脏腑理论是中医长期临床实践的经验总结。人们通过反复观察生理病理情况下的外在现象，推测总结出了内在脏腑的功能，用于指导临床诊治的全过程。所以，脏腑学说是中医学重要的理论核心。脏腑学说的特点是以五脏为中心的整体观，认为人体是以心为主宰，五脏为中心，结合六腑、奇恒之腑，以气、血、津液为物质基础，通过经络联系形体官窍，而组成的一个有机整体（表3-1）。从而体现了人体结构与功能、物质与代谢、局部与整体、人体与自然环境的统一。

脏、腑的特点：由于脏腑在人体内的部位不同，形状各异，他们的生理功能也不相同，脏与腑都有着各自的功能特点。其分类及依据见表3-2。

表3-1 脏腑分类与组织器官的联系

五脏	六腑	五体	五官九窍
心	小肠	脉	舌
肝	胆	筋	目

续表

五脏	六腑	五体	五官九窍
脾	胃	肌肉	口
肺	大肠	皮毛	鼻
肾	膀胱（三焦）	骨	耳，前后二阴

表 3 - 2　脏腑的分类

分类	组成	共同的功能	形态特点	表里关系
五脏	心、肝、脾、肺、肾	化生和贮藏精气	多为实体性器官	里
六腑	胆、胃、大肠、小肠、膀胱、三焦	受盛与传化水谷	多为空腔性器官	表
奇恒之腑	脑、髓、骨、脉、胆、女子胞	功能藏精气似脏	形态多中空类腑	除胆外，无表里之配

一般来说，五脏多为实质性脏器，其共同生理功能是化生、贮藏精气，以藏为主。而六腑则多为中空的管腔性脏器，其共同生理功能是受纳和传化水谷，排泄糟粕，以泻为主。《素问·五脏别论》说："五脏者，藏精气而不泻……六腑者，传化物而不藏。"这说明了五脏与六腑各自的生理功能和基本区别。

奇恒之腑是特殊的腑，是指脑、髓、骨、脉、胆、女子胞六种器官。从外形看，它们多似"腑"，但其生理功能却类似"脏"，"藏精气而不泻"。

中医脏腑与西医脏器的区别：中医的脏腑之名在西医的器官翻译成中文时被借用了，但是，中医脏腑的内涵和外延，与西医脏腑的内涵和外延有本质的区别，不可混淆。

（一）五脏的主要功能

1. 心　心位于胸腔之内，膈膜之上，两肺之间偏左；心形尖圆，中有空窍，有心包卫护于外。中医学称心为"君主之官"，强调了心是脏腑中最重要的器脏，认为它统领全身脏腑的功能活动，使全身脏腑能协调工作，是人体生命活动的中心。心的经脉下络小肠，与小肠相表里。其主要生理功能是主血脉和主神明。

（1）**主血脉**　主，有主持、管理之意。血指血液；脉指脉管，是人体血液运行的通道，被称为"血之府"。心主血脉是指心气推动血液在脉中运行，流注全身，发挥营养和滋润作用。心和脉直接相连，互相沟通，血液在心和脉中不停地流动，周而复始，循环往复。心、血、脉三者构成一个相对密闭的系统，三者之中以心起主导地位，心脏的搏动是血液运行的根本动力，起着决定作用。心脏的搏动主要依赖于心气，心气充沛，才能"推动血行"。而血液的充盈与否、脉道是否通利，在心、血、脉的系统中同样起着重要的作用。所以心气的盛衰和血脉充盈、脉道通利与否可以从脉搏的变化上反映出来。若心气旺盛、血液充盈、脉道通利，则面色红润，舌色淡红，脉象节律一致、和缓、有力。

（2）**主神明**　又称心藏神。神明即神志，是指人的精神、意识、思维活动及其外在表现。从现代医学的观点来看，主要指人的大脑功能，是大脑对客观外界事物的反映。中医在长期的临床实践和对正常人体的观察中，认识到心主的血脉为脑活动提供了微环境和物质基础，支撑了神志活动，从而认为主管神志是心的主要生理功能。《灵枢·大惑论》说："心者，神之舍也。"《灵枢·营卫生会篇》说："血者，神气也。"当心气足、心血充盈、脉道通利时，脑可获得气血的灌注和濡养，则神志清楚、思维敏捷；若心血不足，则会因心神失养而出现头昏、失眠、健忘、心慌等症状；若病邪犯心，可因心主神志的功能失常而出现昏迷、谵妄等症状。

2. 肺　肺位于胸腔，左右各一，上与气道相连，以喉为门户，在五脏六腑中居位最高，覆盖于其他脏腑之上，故有"华盖"之称。肺的经脉下络大肠，与大肠相为表里。中医学认为，肺是主持周身之气的重要器官，古人称肺为相傅之官，以此来比喻肺在五脏系统中的作用和地位。肺的主要生理功能有以下几点。

（1）主气，司呼吸　肺主气包括两个方面：一是指肺主呼吸之气，即由肺吸入自然界的清气，呼出体内的浊气，进行气体交换，故肺是体内外气体交换的场；二是指肺主一身之气，这是因为肺不仅参与了人体宗气的生成，而且能调节人体全身之气。宗气由水谷精气与肺所吸入的清气结合而成，有营养和温煦人体、促进呼吸的作用。因此，肺气充足与否对呼吸功能和全身组织器官的功能活动都有着重要影响。

（2）通调水道　肺通调水道，是指肺的宣发和肃降对体内水液的输布、运行和排泄起着疏通和调节的作用。人体内的水液来源于水谷，经由脾胃等运化吸收后，上输于肺。通过肺的宣发，将津液布散全身，部分津液依靠卫气"司开合"的作用，从汗孔排出。而肺气肃降使水液向下输于肾与膀胱，形成尿液，排出体外。

（3）朝百脉　肺朝百脉，就是全身的血液都经由血脉上奉、汇聚于肺，通过肺的吸清呼浊进行气体交换，再将富含清气的血液通过血脉输送至全身。西医也证实，肺通过动、静脉与全身循环系统相连，空气进入肺后，在肺泡毛细血管的血液中进行气体交换，氧气从肺泡进入血液，二氧化碳从血液进入肺泡，肺的这种"吐故纳新"的过程也就是中医理论中肺朝百脉、肺司呼吸的过程。肺气虚衰，气之清浊交换失调，则血中浊气多而清气少，且助心行血乏力，影响心主血脉功能，导致血行随碍，而表现为胸闷、心悸、唇舌青紫等症状。

3. 脾　脾位于中焦，腹腔上部，在膈之下。中医文献对脾的形态描述有二：其一，"重二斤三两，扁广三寸，长五寸"（《难经·四十二难》）"扁似马蹄"（《医学入门》），均指结构之脾。其二，"其色如马肝紫赤，其形如刀镰"（《医贯》）"形如犬舌，状如鸡冠"（《医纲总枢》），则是指胰。脾是消化、吸收与输送营养、水液供人体生理需求的主要脏。脾位于中焦，其经脉络于胃，与胃相表里，脾与胃共为"后天之本"。脾的主要生理功能有以下几项。

（1）主运化　脾主运化是指脾具有吸收和输送水谷精微至肺的作用。因此，脾主运化包括运化水谷和运化水液两个方面。一方面，饮食物经胃初步消化，由脾再进一步消化并吸收其营养物质，转输到心、肺，通过经脉运送至全身，供人体生理活动的需要，是气血生化之源。另一方面，水液亦由脾的运化、转输，在肺、肾、膀胱等的协同作用下，循行周身。脾主运化功能减退，被称为"脾失健运"，则可出现纳呆、食后腹胀、便溏等饮食物消化吸收障碍的症状。日久，因气血生化乏源，则全身气血不足，可见面色无华、形体消瘦、神疲倦怠、气短乏力等。

脾胃运化的水谷精微是化生气血的物质基础，是人体赖以生存的营养物质，故有脾胃为"气血生化之源""后天之本"之说。该理论在防治疾病和养生等方面有着重要意义。

（2）主升清　脾主升清包括升清和升举两方面作用。"升清"，是指脾主运化，将消化吸收的水谷精微从中焦向上输送至心肺、头目，营养机体上部组织器官，并通过心肺的作用化生气血，以营养全身。若脾气虚弱，不能升清，则头目清窍失养，可见头晕目眩、神疲乏力。而"升举"则是指脾运化的水谷精微，化生气，发挥固摄器官位置、防治器官下垂的作用。若脾气亏虚，升举乏力，则可见脱肛、胃下垂、肝下垂、肾下垂及妇女子宫下垂等内脏下垂病证。

（3）主统血　统，有统摄、管控的意思。脾主统血，是指脾运化的水谷精微，化生气，发挥固摄脉管，防治血液逸出脉外的功能。脾气健旺，则统血功能正常，血液循行于血脉之内不致外逸。若脾气虚衰，不能化生气，气虚不足以摄血，血液就会逸出脉外而引起各种出血，如便血、尿血、崩漏等，称为脾不统血。

4. 肝　肝位于腹腔，右胁内，其色紫赤。《十四经发挥》指出："肝之为藏，左三叶，右四叶……其治在左。其脏在右胁右肾之前，并胃着脊之第九椎。"其经脉络胆，与胆相表里。肝的主要生理功能有以下几项。

（1）**主疏泄**　肝主疏泄是指肝对人体之气具有疏通发泄、通达调畅的作用，具体体现在以下几个方面。

1）**调畅气机**　肝对人体之气的疏通发泄，可促使气的运行通而不滞，散而不郁。肝的疏泄功能正常，则气机调达舒畅。肝的疏泄功能异常，主要有两方面的病理变化：一是肝的疏泄不及，气机郁滞，临床上常出现胸胁、少腹、两乳等局部的胀痛；二是肝的疏泄太过，导致肝气上逆，临床上主要表现为头目胀痛、面红目赤等症。调畅气机是肝疏泄的最基本功能，其余功能均由此派生。

2）**维持津血运行**　人体的气血相依相随，运行不息，气行则血行。肝主疏泄功能正常，则气机调畅，气血通达，经脉通利，脏腑功能和谐。若疏泄不及，肝气郁结，影响血液的运行，血液瘀滞，常表现为胸胁疼痛，或癥积；若疏泄太过，升发亢奋，则肝气上逆，血随气涌，除头目胀痛、面红目赤外，还可见吐血、呕血等症。

3）**调畅情志**　人的情志活动以五脏精气和功能活动为基础，而五脏的精气和功能活动又依赖于气机的调畅。肝主疏泄，可调畅气机，故情志活动与肝的疏泄功能密切相关。肝的疏泄功能正常，则精神愉快、情志舒畅。若肝的疏泄功能失常，一可因肝疏泄不及，肝气郁结，而引起情志之郁，出现心情抑郁、闷闷不乐、善太息等症；二可因肝疏泄太过，肝气上逆，引起情志活动的亢奋，而表现为急躁易怒、失眠多梦等症。

4）**促进消化吸收**　中医脏腑理论认为，消化功能主要归脾胃管辖。脾胃运化功能的正常，取决于脾的升清和胃的降浊，中医学以脾升胃降来概括机体的消化运动。肝主疏泄，调畅气机，以升为用，是脾升胃降正常发挥的前提。此外，肝的疏泄功能尚有助于胆汁的分泌和排泄，而胆汁具有促进消化的作用。

5）**促进男子排精与女子排卵行经**　男子精液的正常排泄，有赖于肝肾两脏功能的协调作用。肝的疏泄功能正常，则气机调畅，男子精液排泄有度；对于女子而言，气机调畅则任脉通，太冲脉盛，从而促进女子的月经来潮和排卵，孕育分娩顺利。若肝失疏泄，肝气郁结，则可出现男子排精不畅或会阴胀痛不适、不育；妇女月经紊乱，或经行不畅，甚或痛经、闭经、不孕等症。

（2）**主藏血**　肝藏血是指肝具有贮藏血液、调节血量和防止出血的功能。人体各部分的血液常随着不同的生理状态而调节以适应人体生命活动的需要。当人在休息或睡眠时，机体的血液需求量少，多余的血液回流并藏于肝；当劳动或工作时，机体的血液需求量增加，肝就调动贮藏的血液，供机体活动的需要。这充分说明了肝对人体血液有着重要的储藏和调节作用。

肝藏血的另一个含义是肝可以维持血液的正常流动，不使其溢出脉外，即有防止出血的功能。若肝不藏血，则常因肝气、肝阳上亢，迫血妄行，使血不能内收回藏而致，可见吐血、呕血、咯血、崩漏以及其他出血病症。

5. 肾　肾位于腰部，脊柱两旁，左右各一。《素问·脉要精微论》说："腰者，肾之府也。"《医贯·内经十二官论》谓："肾有二，精所舍也。生于脊膂十四椎下，两旁各一寸五分，形如豇豆，相并而曲附于脊。"从解剖角度来看，这与西医的"肾"基本是一致的。而从生理功能的方面认识，中西医两者不尽相同。中医理论认为：肾是促进人体生长发育、生殖及维持人体水液代谢平衡的重要脏器。其经脉络膀胱，与膀胱相表里。肾的主要生理功能有以下几项。

（1）**肾藏精**　肾藏精是指肾具有封藏和贮存人体精气的作用。精，就其来源，可有先、后天之分。先天之精禀受于父母，与生俱来，是构成人体胚胎的原始物质，是生命产生的本源。出生后，先天之精仍在个体生长发育过程中起着促进与调控作用，也作用于个体生殖之精，而起相传作用。后天之精是维持人体生长发育及生命活动的物质基础，来源于出生后从脾胃化生的水谷之精，水谷之精转输至脏腑为脏腑之精，输送到肾，以充养先天之精。先、后天之精的来源及作用特点虽有差别，但两者相互依存、相互为用。先天之精有赖于后天之精的不断培养和充养，而后天之精又需先天之精的资助，才能不断化生。肾所藏之精具有以下作用。

1) 促进机体的生长发育和生殖　肾中精气的盛衰是机体生、长、壮、老、已的根本。人进入青春期，当着肾中精气充盈到一定程度时，便可产生一种促进和维持生殖功能的精微物质——天癸。这时，女子开始月经初潮，男子出现遗精的生理现象，说明性器官已经成熟，具备了生殖功能；青壮年期，由于肾中精气旺盛，不断产生天癸，故能维持正常的生殖功能；由中年进入老年期，肾中精气渐衰，天癸的生成随之而减，甚至衰竭，生殖器官逐渐萎缩以致失去生殖能力。

肾中精气的盛衰可通过观察人体齿、骨、发的生长状态来判断。当肾中精气不足时，就会出现相应的病理变化。如婴幼儿期可表现为生长发育不良，出现"五迟"（立、行、齿、发、语迟），"五软"（头项、口、手、足、肌肉软）；成人则表现为未老先衰，可见牙齿松动易落、须发早白易脱、腰膝酸软、耳鸣耳聋、精神萎靡或恍惚健忘、智力减退、反应迟钝等。

2) 各脏腑阴阳之根　肾所藏的精具有濡养、滋养各脏腑的作用，被称为"肾阴"，又称为"元阴""真阴"；肾所藏的精有温煦、推动各脏腑的作用，被称为"肾阳"，又称为"元阳""真阳"或"名门之火"。肾阴与肾阳在人体内互为消长，保持着动态平衡，对维持人体阴阳相对平衡起着重要作用。肾阴不足，虚火内生，可见五心烦热、潮热盗汗、男子遗精、女子梦交等症；肾阳不足，温煦和推动功能衰减，则可出现精神疲惫、腰膝冷痛、形寒肢冷、小便不利、男子阳痿早泄、女子宫冷不孕等症。

由于肾中精气是人体生命活动的原动力，各脏阴阳之根本，所以当肾阴肾阳失调，出现偏盛偏衰时，就会导致其他各脏的阴阳失调。如肾阴虚不能濡养肝阴，则导致肝肾阴虚而肝阳上亢；肾阴虚不能上济于心，可导致心肾阴虚而心火上炎；肾阴虚不能濡养肺阴，则导致肺肾阴虚而燥热内生；肾阳虚不能温煦脾阳，可导致肾阳虚而内生寒湿或水湿泛溢；肾阳虚不能温煦心阳，可导致心肾阳虚而胸阳不振等。反之，其他脏腑的阴阳亏损，日久也必累及肾，耗损肾中精气，导致肾阴或肾阳的不足，故有"久病及肾"之说。

(2) 主水液　肾主水液，是指肾中阳气的气化作用对人体津液代谢起着主持和调节的作用。肾主水的功能是从三个方面发挥的。一是肾能升清降浊。升清是指肾能防止清排除，或再吸收清。升清异常，可见糖尿、蛋白尿或血尿。降浊时排除代谢产生的废物。降浊异常，可见血浆中肌酐、非蛋白氮潴留。二是令膀胱开阖。膀胱开可排尿，阖可储尿。肾虚不能调控膀胱开阖时，可见尿频、夜尿多，或尿少、尿闭。三是温煦脾、肺、三焦，维持脾的运化、肺的通调水道及三焦通津液的作用。若肾阳不足，蒸腾气化无力，开阖失调，造成全身水液代谢的异常，可出现尿少、尿闭、水肿，或见小便清长、尿量明显增多等。医疗实践中，经常可以看到有些人目眶黧黑，或颜面浮肿，这往往与肾主水的功能失调有关。

(3) 主纳气　肾主纳气，是指肾有协助肺完成深吸气的功能。呼吸主要是肺的功能，由肺所主，但肺又必须依赖肾的摄纳作用协助，才能保证气的有效吸入，促进体内外气体的交换，完成整个呼吸过程。肾纳气的功能，实质上是肾封藏特性在呼吸运动中的体现。肾中精气充沛，则摄纳有力，表现为呼吸均匀平稳，和调通畅而有深度。若肾中精气不足，摄纳无力，难以助肺维持吸气深度，就会出现呼吸浅表，或呼多吸少、动则气喘等症状，称为"肾不纳气"。临床对慢性咳喘者施以补肾纳气之治，常可提高远期疗效。

(二) 六腑的主要功能

1. 胆　胆位于右胁下，附于肝之短叶间，胆与肝直接相连，为六腑之一，又属奇恒之腑。肝和胆有经脉相互络属而为表里。胆的主要生理功能有以下几点。

（1）贮藏和排泄胆汁 胆汁由肝之精气化生后，汇集于胆，由胆贮存。贮存于胆的胆汁，在肝气的疏泄作用下，适时适量地注入肠中，以促进水谷的消化和吸收。若肝胆功能失常，胆汁分泌排泄受阻，就会影响水谷消化吸收，而出现胁下胀满疼痛、厌食油腻、腹胀、腹泻等症状；若湿热蕴结肝胆，以致肝失疏泄，胆汁外溢，浸渍肌肤，则发为黄疸，出现目黄、身黄、小便黄等症状。

（2）主决断 是指胆在精神意识思维活动中，具有判断事物、做出决断的作用。胆的这一功能对于防御和消除某些精神刺激所致的不良影响，维持精、气、血、津液的正常运行和代谢，确保脏腑之间的功能协调具有一定作用。胆气充足，则表现为遇事判断准确，勇敢果断。若胆气虚弱，则遇事胆小怯懦，优柔寡断，或遇剧烈刺激，则魂魄不宁、惊骇失眠。

由于胆属中空有腔的囊状器官，形态结构与其他五腑相同，功能为排泄胆汁，助水谷之消化吸收，故为六腑；但因其不与水谷相接触，且内盛胆汁（又称精汁），有"中精之腑""清净之腑"或"中清之腑"之称，功能又类于五脏而别于其他五腑，故又称奇恒之腑。

2. 胃 胃居膈下，上连食管，下通小肠。胃体称为胃脘，分为上、中、下三部，分别称为上脘、中脘、下脘。脾与胃通过经脉相互络属，互为表里。胃的主要生理功能有以下几点。

（1）受纳和腐熟水谷 受纳，即接受、容纳之意；腐熟，即食物经过胃的初步消化，形成食糜之意。饮食经口、食道，容纳于胃，故称胃为"水谷之海"。胃将食物进行初步消化，即受纳和腐熟水谷的功能，胃的受纳和腐熟水谷依靠的是"胃气"作用，胃气和降，才能消化食物，食物经小肠"分清泌浊"，清者被进一步消化吸收，浊者下移大肠。吸收的精微物质由脾运化以营养全身，因此，人体后天营养的充足与否取决于脾胃的共同作用，故称脾胃为"后天之本"。如果胃受纳和腐熟水谷的功能失常，可出现胃脘胀痛、纳呆厌食、嗳腐吞酸或多食善饥等证。

（2）主通降 主通降是指胃气宜保持通畅下降的运动趋势。饮食经胃腐熟之后，必须下传至小肠，经进一步消化吸收。胃气的通降，还延续到小肠将食物残渣下传到大肠及大肠传化糟粕。

胃主受纳和主通降相互关联。通降正常，可以促进胃肠之间的虚实更替，为胃的再一次受纳做好准备，故胃以降为和。临床胃病之治，常以降胃、和胃为法。

3. 小肠 小肠位于腹中，包括十二指肠、空肠和回肠，上端接幽门与胃脘相通；下连阑门与大肠相通。心与小肠有经脉相互络属，互为表里。小肠的主要生理功能有以下几点。

（1）受盛化物 包括受盛和化物两个方面：小肠接受由胃腑下传的食糜，即受盛作用；食糜在小肠内停留一段时间，由脾气与小肠的共同作用对其进一步消化，使之化为精微的功能，即为化物作用。小肠受盛化物功能失调，就会导致消化吸收障碍，表现为腹胀、腹泻、便溏等。

（2）泌别清浊 是指小肠对食糜进一步消化，并分为清、浊两部分。清者，即水谷精微和津液，由小肠吸收，经脾气的转输作用输布全身；浊者，即食物残渣和部分水液，经胃和小肠的作用通过阑门传送到大肠。小肠功能正常，则可将水谷精微吸收，将食物残渣传送至大肠，水液和糟粕各走其道而二便正常。若小肠泌别清浊功能失常，清浊不分，水液并于糟粕，就会导致泄泻。临床上治疗泄泻采用"利小便以实大便"的方法，其意在于让清、浊各走其道，恢复小肠的分清别浊的功能。

（3）小肠主液 小肠在脾的运化作用下，吸收了含有水谷精微的液体，故有"小肠主液"之说。

4. 大肠 大肠居腹中，包括结肠和直肠，其上口在阑门处上接小肠，其下端连肛门。肺与大肠有经脉相互络属，互为表里。大肠的主要生理功能是接受小肠传递的食物残渣，吸收其中的水液，也称"大肠主津"。通过大肠吸收水液，燥化糟粕形成粪便，最后经肛门排出体外。大肠是传导糟粕的通道，又有吸收水液使糟粕变化成形的作用。《素问·灵兰秘典论》说："大肠者，传导之官，变化出焉。"如果大肠传导功能失常，不能吸收水液，则会出现大便溏泻、肠鸣等症；大肠津亏，可见大便秘结。

5. 膀胱　膀胱位于小腹中央，为储尿的器官。膀胱与肾直接相通，两者又有经脉相互络属，故为表里。膀胱的主要生理功能是储存尿液和排泄尿液。尿是人体水液代谢的产物，为津液所化，在肾的气化作用下生成尿液，下输膀胱，而排出体外。因此，尿液的形成和排泄需经过肾和膀胱的气化作用而完成。若肾或膀胱发生病变，气化不利，储尿、排尿功能障碍，可见尿频、尿急、尿痛，或小便不利、尿少、尿闭，或尿失禁、遗尿等症。

6. 三焦　三焦是上焦、中焦、下焦的合称。三焦是包被脏腑器官的膜，表面积最大，又与五脏无表里配合关系，故有"孤腑"之称。

（1）三焦的主要生理功能

1）通行诸气　《难经·六十六难》说："三焦者，原气之别使也。"元气是人体生命活动的原动力，由藏于肾中的先天之精所化生，通过三焦而散布全身，激发和推动各脏腑组织的功能活动。《难经·三十八难》又说："三焦者，原气之别使，主持诸气。"三焦不但是元气之别使，更能主持诸气。除元气通过三焦而布达全身外，宗气以三焦为通路而下行，归丹田以资助元气；卫气循三焦，通腠理，走肌表，以温煦、控汗、卫外；脏腑之气的升降运动均以三焦为通路。所以，三焦正常，则气道通畅，气机通利，脏腑功能正常，气化运动正常。反之，三焦失常，气道壅滞，则必致气滞胀满。所以说，三焦有主持诸气、总司全身气机和气化的功能。

2）运行水液　三焦具有疏通水道、运行水液的功能。人体的水液代谢是由肺、脾、肾及胃、小肠、膀胱等脏腑共同协作完成的，但必须以三焦为通道，水液才能正常地升降出入。三焦运行水液的功能与三焦通行诸气的功能密切相关，水液的运行依赖气的升降出入，气行则水行。如果三焦水道不够通利，则可造成水液输布代谢紊乱，而出现病理变化。

（2）三焦的部位划分及功能特点

1）上焦　指膈以上的部位，包括心、肺和头面部。其生理功能主要是宣发卫气、布散水谷精微与津液，以营养肌肤、毛发及全身脏腑组织，如雾露之溉，故称"上焦如雾"。

2）中焦　指横膈至脐之间的部位。脏腑主要包括脾、胃、肝、胆等。中焦的主要生理功能是消化、吸收、输布水谷精微和化生气血。《灵枢·营卫生会》所说的"中焦如沤"形象地概括了中焦脾胃等的腐熟、化物作用，如酿酒时谷物的发酵腐熟。

3）下焦　指脐以下的部位。主要包括大肠、小肠、肾和膀胱等。其主要功能是调节水液运行、排泄粪便和尿液，如将水浊不断向下疏通、向外排泄一样，故称"下焦如渎"。

（三）奇恒之腑的主要功能

奇恒之腑是脑、髓、骨、脉、胆、女子胞的合称。由于形态多中空有腔而似腑，而功能则主要贮藏精气而类脏，又不与饮食物直接接触，除胆以外与五脏均无表里配合，似脏非脏，似腑非腑，故称奇恒之腑。髓、骨、脉胆另行论述，此处仅介绍脑与女子胞。

1. 脑　脑居颅内与脊髓相通，由髓汇集而成，故《灵枢·海论》说："脑为髓之海。"脑的主要生理功能有以下几点。

（1）主宰生命活动　脑系生命活动的中枢，统率人体的一切生命活动，诸如心脏的搏动、肺的呼吸、脾胃的消化及二便的排泄等生理活动，均由脑所主宰和调节。

（2）主司精神活动　《医林改错》中指出："灵机记性不在心而在脑。"说明中医学已认识到脑具有主司人体精神活动的功能。精髓充则脑得所养，而表现为精神饱满、思维敏捷、记忆力强、语言清晰、情志调和。若精髓亏虚，脑海不足，或邪扰于脑，则可出现精神意识、思维活动及情志方面的异常。

（3）主持感觉运动　眼、耳、口、鼻、舌等感官，皆位于头面，与脑相通。脑的功能正常，则感觉敏锐、耳聪目明、嗅觉灵敏、语言流畅而达意、肢体运动自如。脑功能失常，则可出现感觉迟钝、视物不明、听觉失聪、嗅觉不灵、语言艰涩、懈怠而卧、运动障碍等症。

2. 女子胞 女子胞又称胞宫、胞脏、子宫、子脏，位于小腹部，在膀胱之后，直肠之前，下口与阴道相连，是女性的内生殖器官。女子胞的主要生理功能有以下几点。

（1）主持月经 女子胞为女子月经发生的器官。女子在 14 岁左右，随着肾中精气的渐盛，产生了天癸，生殖器官发育成熟，气血充盈，冲、任二脉通盛，女子胞就会发生周期性出血，每月一次，称作"月经"或"月事"等。月经按时来潮，说明具备了生殖能力。这种生理状态一直持续到绝经。

（2）孕育胎儿 女子在其受孕后，女子胞即成为孕育胎儿的场所，此时月经停止来潮，大量气血注入冲任，到达胞宫以养胎，促进胎儿发育直至分娩。

二、脏腑之间的关系

人体是一个统一的有机整体，由脏腑、经络等许多组织器官所构成。各脏腑、组织、器官的功能活动不是孤立的，而是整体活动的一个组成部分。它们不仅在生理上互相联系、互相依赖、互相制约，还以经络为联系通道，在各脏腑之间相互传递各种信息，在气、血、津液环周于全身的情况下，形成了一个非常协调和统一的整体。在病理上，也按一定的规律相互传变、相互影响。

（一）脏与脏之间的联系

心、肝、脾、肺、肾五脏，不仅有各自的生理功能和相应的病理变化，彼此之间还存在着复杂的生理联系和病理影响。这里以各脏的生理功能及特性为依据，着重阐述脏与脏之间的功能联系与调节机制。

1. 心与肺 心、肺同居上焦，心主血而肺主气。心与肺的关系，主要体现为气和血之间的互根互用关系，即心主行血和肺主气司呼吸之间的协同调节关系。

心主一身之血，肺主一身之气，又朝百脉，两者相互协调，保证气血的正常运行。血液的正常运行，以心气的推动为主要动力，亦有赖于肺气的辅助。而心的功能正常，血行通利，又是肺主气司呼吸的重要保证。在肺的气化作用参与下形成积于胸中的宗气，是连接心、肺两脏功能的主要环节，宗气既能贯心脉以行气血，又可走息道而司呼吸，从而加强血液循行和呼吸运动之间的协调平衡。病理情况下，心肺的病变常相互影响。若肺气虚弱，宗气生成不足，行血无力，或邪犯而致肺气壅滞，均可影响心的行血功能，使血行受阻，出现胸闷、心悸、面唇青紫、舌质紫暗等瘀血症状；若心气不足，心阳不振，致使血行不畅，瘀阻心脉，也可影响肺的呼吸功能，出现咳嗽、气喘、胸闷等症状。

2. 心与脾 心与脾的关系主要反映在血液的生成和运行方面。

在血液的生成方面，脾为气血生化之源，脾气健旺则血液化源充足，可保证心血充盈。心为阳脏，心阳温脾以维持其正常的运化功能，脾化生的水谷精微则通过其转输升清作用，上输于心肺，贯注于心脉，并受心阳温煦而化赤为血。病理上，若脾失健运，化源不足，可导致血虚而心失所养；而劳神太过，既耗心血，又伤脾气，均可形成心脾两虚。表现为心悸、失眠、多梦、腹胀、食少、体倦乏力、精神萎靡、面色无华等症，治疗以补养心脾为法。

在血液运行方面，血液在脉中正常运行主要靠心气的推动以维持通畅而不迟缓，又赖脾气的统摄以使血行脉中而不外逸。心主行血与脾主统血的协调，是血液正常运行的重要条件。若心气不足，行血无力，或脾气虚损，统摄无权，均可导致血行失常的病理状态，或见气虚推动无力所致的血瘀，或见气虚统摄失职的出血。

3. 心与肝 心与肝的协同关系主要表现在血液运行及精神情志调节两个方面。

血液运行方面，心主血，是一身血液运行的枢纽；肝藏血，是贮藏和调节血液的重要脏器。两者相互配合，共同维持血液的运行。故王冰注《黄帝内经·素问》说："肝藏血，心行之。"

在神志活动方面，心主神志，肝主疏泄，人的精神、意识和思维活动，虽然主要由心主宰，但与肝的疏泄功能亦密切相关。血液是神志活动的基础。心血充足，肝有所藏，肝之疏泄正常，气机调畅，气血平和，精神愉快。肝血旺盛，心血亦能充盛，心得血养，神志活动正常。

在病理上，心与肝的病变常相互影响。一是心血不足与肝血亏虚互为因果的心肝血虚，表现为面白无华、头晕目眩、心悸、失眠、多梦、恍惚、健忘、目涩、手足麻木、妇女月量少等症；二是心神不宁与肝失疏泄相互影响而出现的心肝火旺或心肝阴虚，常表现为心烦失眠、急躁易怒等症。

4. 心与肾　心与肾的关系主要表现在心肾水火、阴阳的动态平衡及精、神互用两个方面。

在心肾相交方面，心位居于上，属阳，主火，其性主动；肾位居于下，属阴，主水，其性主静。心火必须下降于肾，与肾阳共同温煦肾阴，使肾水不寒。肾水必须上济于心，与心阴共同涵养心阳，使心火不亢。心肾之间这种相互依存、相互制约的关系，称之为"心肾相交"，亦称"水火既济"。

在精、神互用方面，心藏神，为人体生命活动的主宰，神全可以驭精；肾藏精，肾精可以化气生神，积精可以养神。若肾精亏虚，不能化气生神，或神衰不能驭精，则出现精神不振、头晕、耳鸣、健忘、失眠、多梦、遗精、滑精等心肾失调病证。

5. 肺与脾　肺与脾的关系，主要表现在气的生成、津液代谢中的协调配合。

气的生成方面，肺主呼吸，吸入自然界的清气；脾主运化，化生水谷精气。清气和水谷精气是生成人体之气（尤其是宗气）的主要物质。肺脾两脏协同作用，才能保证气的正常生成与敷布。故有"肺为主气之枢，脾为生气之源"之说。在病理上，脾气虚弱，生气不足，常导致肺气虚（母病及子）；或肺虚日久，影响脾的运化（子病及母），终致肺脾两虚，临床常表现出体倦乏力、食少、腹胀、便溏、咳嗽、气喘、少气懒言等症状。

津液代谢方面，脾主运化，参与津液的生成与输布，其输津于肺，是肺通调水道的前提；肺气宣发肃降，把津液布散周身，并影响着汗液的排泄和尿液的生成，亦有助于脾运化水液的功能。肺、脾两脏协调配合，是保证津液正常输布与排泄的重要环节。病理情况下，如脾气虚弱，水湿不运，聚成痰饮而犯肺，可影响肺的宣降功能，故有"脾为生痰之源，肺为贮痰之器"之说。而肺气虚弱，宣降失常，水液输布不利，困阻脾气，又可影响脾的运化而致肺脾同病。

6. 肺与肝　肺与肝的关系主要表现在气机的升降调节上。

肺主一身之气，调节气机；肝主疏泄，使气机调畅，两脏都与气运行密切相关。但肺主肃降，其气以降为顺；肝主升发，其气以升为宜。肝升肺降，相反相成，使人体的气机升降有序协调。

在病理情况下，肝肺气机的升降失调常相互影响。如肝火上炎灼肺，出现面红目赤、急躁易怒、咳嗽、胸胁灼痛、咯血等症，称"肝火犯肺"，又称"木火刑金"；反之燥热伤肺，肺失清肃，可使气机失常而致肝失疏泄，常在咳嗽的同时，出现口苦、面红目赤、易怒、胁肋胀痛等肺病及肝病的症状。

7. 肺与肾　肺与肾的关系主要表现在水液代谢、呼吸运动的协同和阴液互资三方面。

呼吸运动方面，肺主气司呼吸，肾主纳气。人体的呼吸运动虽然由肺所主，但需要肾的纳气作用来协调。只有肾气充盛，吸入之气才能经过肺的肃降，而下纳于肾。肺肾相互配合，共同完成呼吸的生理活动。所以说"肺为气之主，肾为气之根"。

水液代谢方面，肾为主水之脏，肺为"水之上源"，肺的宣发肃降和通调水道，有赖于肾的蒸腾气化。反之，肾的主水功能，亦有赖于肺的宣发肃降和通调水道的正常。

阴液互资方面，肺气正常，则精气输布于肾，而肾阴又为一身阴液之根本，肾阴充盛，上滋于肺，使肺阴充足，故有"金水相生"的说法。

在病理上，一是呼吸出纳失常，若肾的精气不足，摄纳无权，气浮于上，或肺气久虚，伤及肾气，均可出现气喘、动则尤甚的肾不纳气证。二是表现为水液代谢障碍，肾阳不足，不能化水，水溢肌肤，可以引起水肿，也会因水气停蓄，上迫于肺，出现咳嗽、喘息、不得平卧等症。三是肺肾阴液互损，肺阴虚可损及肾阴，肾阴虚则不能上滋肺阴，故肺肾阴虚常同时并见，出现颧红、潮热、盗汗、干咳音哑、腰膝酸软等症。

8. 肝与脾　肝与脾的关系主要表现为疏泄与运化、藏血与统血的相互协调关系。

在消化方面，肝主疏泄，分泌胆汁，输入肠道，帮助脾胃对饮食物的运化，脾得肝之疏泄则运化功能健旺。脾主运化，为气血生化之源，脾气健旺，水谷精微充足，才能不断地输送和滋养肝，肝才能发挥正常的生理作用。故有"土得木而达""木赖土以培之"之说。

在血液运行方面，血液的循行虽由心所主，与肝、脾亦有密切的关系。肝主藏血，脾主生血、统血。肝藏之血，赖于脾之化生。肝血充足，方能正常调节血量，使其疏泄正常，气血运行无阻；脾气健旺，摄血于脉中，不致血逸脉外。肝脾相互协作，共同维持血液的运行。

在病理上，肝脾两脏常互相影响。例如，脾气虚弱，血液化生之源不足，或脾不统血，失血过多，均可影响及肝，以致肝血不足，从而出现食欲不振、腹胀便溏、头晕目眩、面色淡白、妇女月经量少色淡等症。临床上称为"肝脾两虚"。若肝气郁结，疏泄失职，就会导致脾胃功能的紊乱，从而形成"肝脾不和"或"肝胃不和"的证候。临床上常见大怒之后，出现胸胁胀满、食欲不振、腹胀、嗳气等症。

9. 肝与肾　肝与肾的关系主要表现为精血同源、阴液相关和藏泄互用方面。

精血同源方面，肝藏血，肾藏精，精血相互资生。在正常生理状态下，肝血依赖肾精的滋养，肾精又依赖肝血的不断补充，肝血与肾精相互资生相互转化。精与血都化源于水谷精微，故称"精血同源"，亦称"肝肾同源""乙癸同源"。

阴液相关方面，肝属木，体阴而用阳，肾属水，水能生木。肾阴能滋养肝阴，使肝阳不致上亢，肝阴又可资助肾阴的再生。肝肾之阴，息息相通，相互制约，协调平衡。

藏泄互用方面，肝主疏泄，肾主闭藏，两者之间存在着相互为用、相互制约、相反相成的关系。肝气疏泄可使肾气闭藏而开合有度，肾气闭藏又可制约肝的疏泄太过。这种关系主要表现在月经生理和男子排精功能方面。

在病理上，肾精与肝血之间常相互影响。如肾精亏损，可导致肝血不足；反之，肝血不足，也可引起肾精亏损。肝肾之阴亦可相互影响，如肾阴不足可引起肝阴不足，阴不制阳而导致肝阳上亢。肝阴不足，可导致肾阴的亏虚，而致相火妄动。反之，肝火太盛也可下劫肾阴，形成肾阴不足的病理变化。

10. 脾与肾　脾与肾的关系主要体现在先后天相互资生和水液代谢过程中的相互协同两方面。

先后天相互资生方面，脾主运化水谷精微化生气血，为后天之本；肾藏精，主生殖，为先天之本。脾的运化须赖肾气的激发、推动，方能健运；肾中精气必靠脾运化的水谷精微源源不断地补养，才能不断充盛。后天与先天，相互资生，相互促进。

水液代谢方面，脾阳根于肾阳，脾运化水液，有赖肾阳的温煦激发；肾为主水之脏，又赖脾运化水液以协助。两脏相互配合，共同维持人体的水液代谢平衡。

（二）脏与腑之间的关系

脏与腑的关系主要表现为脏腑阴阳表里的配合关系。脏属阴主里，腑属阳主表，心与小肠、肺与大肠、脾与胃、肝与胆、肾与膀胱五对脏腑常有结构上的相连，更通过经脉相互络属，生理密切配合，病理相互影响而构成"脏腑相合"关系。治疗上便相应有脏病治腑、腑病治脏、脏腑同治诸法。

1. 心与小肠　心与小肠通过经脉络属，构成表里关系。心与小肠生理上相互为用，心阳的温煦，有助于小肠功能的正常发挥；小肠吸收水谷精微，上输于心肺则可以化生心血。病理上，两者相互影响，如果心火亢盛，可通过经脉下移于小肠，使小肠泌别清浊功能失常，出现尿频、尿黄、尿痛等症；

小肠有热，亦可循经上扰于心，使心火亢盛，而出现心烦、失眠、多梦、舌红、口舌生疮等症。

2. 肺与大肠　肺与大肠亦是通过经脉的络属而构成表里关系。在生理上，肺气的肃降，有助于大肠传导功能的发挥；大肠的传导功能正常，则有助于肺气的肃降。

在病理上，如肺气肃降失司，影响大肠的传导，可致大便困难；若大肠壅滞不畅，也会影响肺的肃降功能，引起咳喘、胸满等症。

3. 脾与胃　脾胃同在中焦，有经脉相互络属构成表里关系。二者构成表里相合关系。脾与胃的关系在生理上主要体现在纳运协调、升降相因、燥湿相济三个方面。

纳运协调方面，胃主受纳、腐熟水谷，为脾的运化提供物质基础；脾主运化水谷精微，保证胃进一步受纳。两者密切合作，相互协调，才能完成消化饮食物、输布精微，发挥供养全身之作用。

升降相因方面，脾气主升，胃气主降。脾气主升，则使清阳之气和水谷精微上升布散心肺；胃气主降，使饮食物下降进入肠道。因此脾升胃降，升降协调，一方面促进饮食物传化和精微物质输布；另一方面协调全身气机升降运动，脾胃为气机升降之枢纽。

燥湿相济方面，胃属燥土，喜润恶燥；脾属湿土，喜燥恶湿。故《临证指南医案·卷二》说："太阴湿土，得阳始运，阳明燥土，得阴自安。以脾喜刚燥，胃喜柔润故也。"燥湿相济协调，才能保证胃纳脾运，脾升胃降，从而促进饮食物的消化及精微、津液的吸收转输。

病理上，脾失健运，清气不升，可影响胃的受纳、通降；胃失和降，胃不受纳，也可影响脾的升清、运化，临床上可见食少、恶心、腹胀、泄泻等症。

4. 肝与胆　胆附于肝，有经脉互为络属，构成表里关系。在生理上，胆汁来源于肝之余气，肝的疏泄功能正常，保证了胆汁的排泄通畅；胆汁的排泄正常，又有助于肝的疏泄。

在病理上，肝病常影响及胆，胆病也常波及肝，终致肝胆同病。临床上，肝与胆的病变有些也不能截然分开，如肝火旺与胆火盛，都可出现胁痛、口苦、急躁易怒等症状。因此，在治疗用药方面也有很多相同之处。

此外，肝主谋虑，胆主决断，从情志意识过程来看，谋虑后方能决断，而决断又来自谋虑，两者亦是密切联系的。

5. 肾与膀胱　肾与膀胱有经脉相互络属，构成表里关系。在生理上膀胱的储尿和排尿功能，依赖于肾的气化，肾气充足，则固摄有力，膀胱开合有度，从而维持水液的正常代谢。

在病理上，如肾气不足，气化失常，固摄无权，则膀胱开合失度，可出现小便不利，或失禁，或遗尿，或尿频等症。例如老年人常见的小便失禁、多尿等，多为肾气衰弱所致。

（三）腑与腑之间的关系

六腑，以"传化物"为其生理特点，六腑之间的相互关系，主要体现于饮食物的消化、吸收和排泄过程中的相互联系和密切配合。

在生理上，饮食入胃，经胃的腐熟，初步消化，变成食糜，下移至小肠。小肠受盛胃腑下移的食糜，进一步消化，胆排泄胆汁进入小肠以助消化。通过小肠而泌别清浊，清者精微物质，经脾的转输，以营养全身，水液经肾，入膀胱为尿液；浊者为糟粕下达于大肠。入膀胱的尿液经肾的令膀胱开合作用及时排出体外；进入大肠的糟粕，经传导与燥化，而由肛门排出体外。在上述饮食物的消化、吸收和排泄过程中，还有赖于三焦。因此，人体对饮食物的消化、吸收和糟粕的排泄，是由六腑分工合作，共同完成的。由于六腑传化水谷需要不断地受纳、消化、传导和排泄，虚实更替，宜通不宜滞，前人有"六腑以通为用""腑病以通为补"的见解。

在病理上，六腑病变常相互影响，相互传变。如胃有湿热，消灼津液，则可致大肠传导不利，使大肠秘结不通；而大肠燥结，也可影响胃的通降，而使胃气上逆，出现恶心、呕吐等症。

三、精、气、血、津液

精、气、血、津液是构成人体的基本物质，是脏腑、经络等组织器官进行生理活动的物质基础。精、气、血、津液为脏腑功能活动所化生，在脏腑功能活动中，不断地被消耗，同时又不断地得到补充，从而维持有机的生命活动。

（一）精

1. 精的基本概念　精是构成人体和维持人体生命活动的基础物质。广义之精，泛指构成人体和维持人体生命活动的基本物质，包括水谷精微、血及津液等。狭义之精，指肾所藏之精，是促进人体生长发育和生殖等功能的物质基础。

2. 精的生成　精，根源于先天而充养于后天。从精的来源而言，有先天和后天两个方面，故精又分为先天之精与后天之精两类。

先天之精禀受于父母，来源于肾，是构成胚胎的原始物质。父母生殖之精结合，形成胚胎之时，便转化为胚胎自身之精，此即禀受于父母以构成脏腑组织的原始生命物质。《灵枢·经脉》说："人始生，先成精。"《景岳全书·小儿补肾论》说："精合而形始成，此形即精也，精即形也。"可见，父母遗传的生命物质是与生俱来的精，谓之先天之精。

后天之精来源于水谷，由脾胃运化的水谷精微所产生，是人出生后赖以维持生命活动的精微物质。脾胃运化的水谷之精由脾气转输至全身各脏腑形体官窍，以维持脏腑的生理活动。

人体之精的来源，以先天之精为本，先天之精不断为后天之精提供活力资助，后天之精不断充实先天之精，两者相互促进、相互依存。无论是先天之精或是后天之精的匮乏，均能引起精虚不足的病理变化。

3. 精的功能

（1）繁衍生命　由先天之精与后天之精合化而成生殖之精，具有繁衍生命的作用。人体之精主要藏于肾，生殖之精由肾精所化。肾精充盛而产生"天癸"，使人体具备生殖功能，有利于繁衍后代。肾精不足，就会影响到生殖功能。

（2）促进生长发育　人之生始于精，如《灵枢·经脉》说："人始生，先成精，精成而脑髓生，骨为干，脉为营，筋为刚，肉为墙，皮肤坚而毛发长。"在人体生长发育中，精是促进其生长发育的物质基础，其中肾中精气起着十分重要的作用。如果肾精不足，就会出现生长发育障碍或发育异常。

（3）濡养作用　精能滋润濡养脏腑组织。先天之精与后天之精充盛，则脏腑之精充盈，因而全身各脏腑组织官窍得到精的濡养，各种生理功能才能得到正常发挥。若先天之精不足，或后天之精化生有碍，则五脏六腑之精不足，脏腑组织官窍得不到精的濡养，其功能则不能正常发挥。故精的不足，机体会呈现虚弱状态。

（4）生髓化血　人体之精，主要藏于肾，肾精可以化生髓汁，髓充养骨髓，使骨骼健壮，牙齿坚固。脑为髓海，肾精充盛，则脑髓充足而肢体行动灵活，耳目聪明。因此，肾精不足，可导致髓的亏虚，进而影响脑和骨的生理功能。此外，精也是生成血液的主要物质之一。一方面水谷之精可以通过心肺而化赤为血；另一方面肾精可通过肝或化生骨髓后而生成血液。故精亏可导致血虚的病理变化。

（5）化气养神　精可化气。先后天之精充盛，则其化生的一身之气就充足，故精足则气充，整齐旺盛，抗病力强，不易受病邪侵袭。同时精也能化气养神，精旺则神明，精衰则神疲。

（二）气

1. 气的概念　气是细小难见、运动迅速、具有多种功能的精微物质。

气，在古代是人们对于自然现象的一种朴素认识。早在春秋战国时期的唯物主义哲学家，就认为

"气"是构成世界的最基本物质;并指出宇宙间的一切事物,都是由气的运动变化而产生的。这种朴素的唯物主义观点被引入医学领域,形成了中医学中的精气学说。

中医学认为,"气"是构成人体和维持人体生命活动的最基本物质。

2. 气的生成 人体的气来源于三个方面:一是禀受父母的先天之精气;二是饮食物中的营养物质(即水谷之精气);三是自然界的清气。通过肾、脾胃和肺等脏的综合作用,将三者结合起来而生成。先天之精气,依赖肾藏精气的作用,才能充分发挥先天之精气的生理效应,即化生元气;脾胃运化功能化生的水谷之精气,与肺吸入之自然界的清气,在胸中气海结合而成宗气。元气和宗气布散全身以生成一身之气。

在气的生成过程中,脾胃的运化功能尤为重要。因为水谷精气由脾胃所化生,先天之精气,又必须依赖于水谷精气的充养,才能发挥其生理作用。

3. 气的功能 气是维持人体生命活动的最基本物质,概括起来,主要有五个方面。

(1) 推动作用 指气的激发和推动的功能。气是活力很强的精微物质,它能激发和促进人体的生长发育及各脏腑、经络等组织器官的生理功能;能推动血的生成、运行,以及津液的生成、输布、排泄等。当气的推动作用减弱时,可影响人体的生长、发育;或出现早衰,亦可使脏腑经络等组织器官的生理活动减退,出现血和津液的生成不足,运行迟缓,输布、排泄障碍等病理变化。

(2) 温煦作用 气是人体热量的来源。人体正常体温的恒定,需要气的温煦作用来维持;各脏腑、经络等组织器官的生理活动,需要在气的温煦作用下进行;血和津液等液态物质,也需要在气的温煦作用下才能正常地循环运行,故说"血得温而行,得寒而凝"。当气的温煦作用失常时,可出现四肢不温,脏腑功能衰退,血和津液的运行迟缓等寒性病理变化。

(3) 防御作用 气的防御作用指气有护卫肌表、抗御邪气的作用。气的防御作用也体现在三个方面:一是抵御外邪的入侵;二是可以驱邪外出,减轻、消除病邪对机体的损害;三是有助于机体的康复。所以,气的防御功能正常时,邪气不可侵入,或虽有邪侵入,也不易发病;即使发病,也易康复。当气的防御功能减弱时,机体抵御邪气的能力就要降低,易于感邪发病。

(4) 固摄作用 气的固摄作用指气对体内精、血、津液等液态物质具有防止其无故流失的作用。具体表现在固摄血液,可使血液循脉而行,防止其逸出脉外;固摄汗液、尿液、精液等,控制其分泌排泄量,以防止其无故流失。若气的固摄作用减弱,能导致体内液态物质大量丢失。如气不摄血,可导致各种出血;气不摄津液,可致自汗、多尿等症;气不固精,可出现遗精、滑精等症。

(5) 气化作用 所谓气化,是指通过气的运动而产生的各种变化。具体地说,是指精、气、血、津液各自的新陈代谢及其相互转化。例如:精、气、血、津液生成,都需要将饮食物转化成水谷精气,然后再化生成精、气、血、津液等;津液经过代谢,转化成汗液和尿液;饮食物经过消化和吸收后,其残渣转化为糟粕等,都是气化作用的具体体现。如果气化作用失常,则能影响整个物质代谢过程。如影响饮食物的消化吸收,影响气、血、津液的生成、输布,影响汗液、尿液和粪便的排泄等。

4. 气的运动 气的运动称为气机。其运动形式即是升、降、出、入。气的升降出入运动,是人体生命活动存在的标志,气的运动一旦停止,也就意味着生命活动的终止。《素问·至真要大论》说:"故非出入,则无以生长壮老已;非升降,则无以生长化收藏。是以升降出入,无器不有。"

气的升降出入运动之间的协调平衡,称为"气机调畅"。升降出入的运动失调,即是"气机失调"的病理状态。"气机失调"有多种表现形式。气的运动受阻,在某些局部发生阻滞不通时,称作"气滞";气的上升太过或当降而反升者,称为"气逆";气的上升不当或当升反降者,称作"气陷";气不能内守而外越,称为"气脱";气不能外达而结聚于内,称为"气结"或"气闭"。

5. 气的分类 人体的气,从总体上说,是由肾中精气、饮食水谷精气和自然界清气三个部分在肾、脾、胃、肺等脏腑的共同作用下生成的。根据其来源、分布部位和功能特点的不同又可划分为元气、宗气、营气、卫气。

（1）元气　元气，又名"原气""真气"，是人体生命活动的原动力。与其他气相比较，元气是最根本、最重要的气。

1）生成　禀受先天之精气，经肾的化生作用和水谷精微的滋养而成。

2）分布　元气通过三焦而流行于全身，内至脏腑，外达肌肤腠理，作用于机体各个部分。

3）功能　推动人体的生长发育，温煦和激发各个脏腑、经络等组织器官的生理活动，是人体生命活动的原动力，是维持生命活动的最基本物质。因此，人体元气充沛，则脏腑组织器官的功能正常；元气不足，则易于出现生长发育迟缓，各脏腑组织器官功能低下。

（2）宗气　宗气是积于胸中之气。宗气在胸中积聚之处，称作"气海"，又称"膻中"。

1）生成　由脾胃化生的水谷之气和肺吸入的自然界的清气相结合而成。

2）分布　宗气聚集于胸中，贯注心肺。上出于肺，循喉咙而走息道；横贯于心而入于脉。

3）功能　宗气的功能主要表现在两个方面：一是司呼吸。宗气上走息道，促进肺的呼吸运动，并与语言、声音的强弱有关。二是行气血。宗气横贯心脉，协助心气推动血液运行，并影响着肢体的活动和寒温。

宗气不足在临床上多表现为心、肺两脏的功能减退，如呼吸微弱、语声低微、心动异常、血行缓慢及肢冷、倦怠等。

（3）营气　营气是行于脉中，富有营养作用的气。由于营气与血同行脉中，故常"营血"并称。营气与卫气相对而言属于阴，故又称"营阴"。

1）生成　营气主要来自饮食，是由脾胃运化吸收的水谷精微中最富有营养的部分所组成。营气化生于脾胃，水谷之精气是生成营气的物质基础。

2）分布　营气入于血脉之中，循脉运行上下，内通五脏六腑，外达皮肉肢节，周而复始。

3）功能　营气的主要功能是化生血液和营养周身。营气富含营养成分，与津液相合，可化生为血液，所以营气是生成血液的主要物质基础。血液运行于全身，将营气输布于各脏腑经络等组织器官，发挥营养作用，维持其正常的生理功能。故《灵枢·邪客》曰："营气者，泌其津液，注之于脉，化以为血，以荣四末，内注五脏六腑。"

营气充沛则机体得养；若营气亏虚，化生血液不足，可致血虚，可见面色不华、头晕目眩、舌淡、脉细等症。

（4）卫气　卫气是运行于脉外，具有保卫机体作用的气。卫气与营气相对而言，属性为阳，故又称"卫阳"。

1）生成　卫气的生成也主要来自饮食，由水谷精微中慓疾滑利部分所化生。因其性慓疾滑利，活动力强，流动迅速，故《素问·痹论》称："卫者，水谷之悍气也。"

2）分布　由于卫气具有很强的活力，故可不受脉道的约束，循行于脉外，与营气相伴而行，环周不休。

3）功能　卫气的主要功能包括以下三个方面：一是护卫肌表，防御外邪入侵。皮肤腠理是机体抗御外邪的重要屏障，肺气宣发卫气于体表，使肌腠固密，增强抵御外邪的能力。二是温养肌肉、皮毛及脏腑。卫气是产生热量的来源，其流布于体表乃至周身，对肌肉、皮毛和脏腑发挥着温养作用，使肌肉充实，皮肤润泽，脏腑功能正常发挥。三是调节腠理开阖，控制汗液排泄，维持体温恒定。卫气布散于肌表，可以调节腠理汗孔的开阖，控制汗液的排泄，从而维持人体相对恒定的体温。

若卫气虚则易感外邪，亦可致腠理开阖失司，汗液排泄失常，而见自汗、多汗、恶风等症。

营气和卫气都来源于脾胃化生的水谷精微，但同源而异流，在阴阳属性、组成成分、分布及主要功能等方面均有一定的区别（表 3 - 3）。因此，营气与卫气必须相互配合，协调互济，才能发挥各自正常的生理功能。

表 3 - 3　营气与卫气比较表

项目	营气	卫气
来源	水谷精微中精纯柔和的部分	水谷精微中剽悍滑疾的部分
阴阳	属阴	属阳
分布	行于脉中	行于脉外
功能	化生血液以营养周身	温养肌表、护卫人体、调控汗液排泄

人体之气除上述四种气外，尚有"脏腑之气""经络之气"等，其实质是人体之气分布到某一脏腑或某一经络，即成为某一脏腑或某一经络之气，激发与推动着该脏腑、经络的功能活动。

（三）血

1. 血的概念　血是运行于脉中的富有营养和滋润作用的红色液体，也是构成人体和维持生命活动的基本物质之一。血与气相对而言，属性为阴，故又称"阴血"。

2. 血的生成　血液的生成主要有两条途径：其一，水谷精微化血。饮食物通过中焦脾胃的腐熟和运化，转化为水谷精微。水谷精微中最富有营养的精粹部分化生成营气。营气与津液相合，化为赤色的血液。其二，肾精化血。精系生命之根本，闭藏于肾中，而肾精生髓，精髓也能够化生血液。

因脾胃运化的水谷精微是化生血液的最基本物质，而先天之肾精也要依赖后天水谷精微的充养，所以脾胃运化功能的强弱，在血液生成的过程中发挥着最为重要的作用。故有"脾胃为气血生化之源"之说。

3. 血的运行　血液沿脉道流行全身各处，环周不息，运行不止。所以，脉是维持血液正常运行的必要条件。同时，在心、肺、肝、脾四脏共同作用下维持血液的正常循行。

心主血脉，是血行的动力，血液能正常地在脉管中沿一定方向循行，主要靠心气的推动作用。"肺朝百脉"，肺主一身之气，能助心行血。脾主统血，脾气统摄血液在脉中运行，使之不致逸出脉外。肝主藏血，具有储藏血液和调节血量的功能。根据人体生理活动的需要，调节脉道中的血流量。此外，肝的疏泄能调畅气机，一方面保障着肝本身的藏血功能；另一方面，气行则血行，推动血液运行。

总之，血液在脉道中正常运行，需要两种力，即推动力和固摄力。推动力是血液循行的动力，具体体现在心肺推动及肝的疏泄。另一方面是固摄力，它是保障血液不致外逸的因素，具体体现在脾统血、肝藏血和脉道的约束作用。若推动力不足，则可出现血液流速迟缓，导致血瘀等病理变化；若固摄力不足，则可出现血液外逸，导致出血等病理变化。

4. 血的功能

（1）营养和滋润作用　血在脉中循行，内至脏腑，外达皮肉筋骨，运行不息，不断地将营养物质输送到全身各组织器官，发挥营养和滋润作用，以维持其正常的生理活动。当血虚不足时，濡养作用衰退，除脏腑功能低下外，还可见到面色不华或萎黄、肌肤干燥、肢体麻木等临床表现。

（2）血液是神志活动的物质基础　人的气血充盈，血能养神，才能神志清晰，精神旺盛。《素问·八正神明论》说："血气者，人之神。"《灵枢·平人绝谷论》说："血脉和利，精神乃居。"都指出了血与神志活动的密切关系。所以，不论何种原因所形成的血虚、血热或血液运行失常，均可出现精神衰退、健忘、失眠、烦躁，甚则可见神志恍惚、惊悸不安，以及谵妄、昏迷等神志失常的临床表现。

（四）津液

1. 津液的概念　津液是体内一切正常水液的总称，包括各脏腑组织器官的内在体液及其正常的分泌物，如胃液、肠液、涕、泪等。津液也是构成人体和维持人体生命活动的基本物质。

津与液虽同属水液，但在性状、功能及其分布部位等方面又有区别。一般地说，性质清稀，流动性大，主要布散于体表皮肤、肌肉和孔窍等部位，且易于耗散者，称为津；性质稠厚，流动性小，灌注于骨节、脏腑、脑、髓等组织的，且不易耗散者，称为液。

总之，津和液本属一体，同源于饮食水谷，均有赖于脾和胃的运化功能而成。两者在运行、代谢过程中可以相互转化，在病变过程中又可以互相影响，伤津可致耗液，脱液必定伤津，所以常津液并称。但"小肠主液""大肠主津"必须严格区分。而且，"伤津"和"脱液"的病理变化，在辨证论治时，也必须严格区别。

2. 津液的代谢　津液的生成、输布和排泄是一个由多个脏腑共同参与的复杂的生理过程。《素问·经脉别论》说："饮入于胃，游溢精气，上输于脾，脾气散精，上归于肺，通调水道，下输膀胱，水精四布，五经并行。"这是对津液的生成、输布、排泄过程的简明概括。

3. 津液的生成　津液的生成来源于饮食水谷。其生成是通过脾胃、小肠和大肠吸收饮食水谷中的水分和营养而生成。其中，脾胃运化水谷精微而升清；"小肠主液"，泌别清浊，吸收水液；"大肠主津"，吸收少量水液，共同影响津液的生成。

4. 津液的输布　主要通过脾、肺、肾、肝和三焦等脏腑生理功能的综合作用实现。

脾对津液的输布途径有二：一是脾直接散精，将津液布散于全身，濡养脏腑组织。二是脾气主升，津液由脾之运化，将其上归于肺。

肺为水之上源，主通调水道，在肺气的宣发肃降作用下，将津液进一步向上向外布散于头面肌表，以及向下向内输布于内脏，以供头面肌表和脏腑利用；利用后的水液在肺气的肃降作用下则下达于肾。

肾主水，通过肾中阳气的蒸腾气化作用，将其中之清者上升以利用，或复归于脾肺而再次敷布于周身。

三焦为津液运行的通道，三焦水道的通畅与否，也影响着津液的输布过程。另外，肝主疏泄，调畅气机，津液的输布也有赖于气的升降出入运动，故肝在津液代谢的过程中，也起着一定的协调作用。

5. 津液的排泄　津液输布于周身，被机体利用之后，其剩余水分和代谢废物的排泄，主要是肺、肾、大肠和膀胱功能协作的结果。肺气宣发，外合皮毛，促使津液从皮肤以汗液的形式排出和从呼吸道以水气形式被带出；肾为主水之脏，在其气化作用下，将浊者化为尿液，下注膀胱而外排；大肠主传导，粪便中也夹杂部分水分。因此，剩余水分和代谢废物的排泄途径包括出汗、呼气、排尿和排便四个方面，其中尿液的排泄又是调节津液代谢动态平衡的主要环节。

综上所述，津液代谢是个复杂的生理过程，涉及多个脏腑的功能活动。其中以肺、脾、肾三脏所起的作用为主，尤其是肾的功能最为关键。如肺、脾、肾三脏中任何一脏功能失常，都可引起津液代谢障碍，出现津液不足，或津液输布排泄障碍而形成水、湿、痰、饮等病理产物。

6. 津液的功能

（1）滋润濡养作用　输布于肌表、孔窍等处的津，能滋润皮毛肌肤和眼、鼻、口等孔窍；灌注于内脏、骨髓、脑等处的液，能濡养内脏，充养和濡润骨髓、脊髓、脑髓等。

（2）参与血液的生成　由水谷化生的津液与营气相结合，注入脉中便形成了血液，故津液也是血液的组成成分之一，是血液中液态成分的基础。

（五）精气血津液的关系

精、气、血、津液都是构成人体和维持人体生命活动的基本物质，虽然四者在性状、分布部位及功能上各有不同特点，但在生理活动中则相互依存、相互为用，发生病变时亦可互相影响，因此存在着极为密切的关系。

1. 精与气的关系　精与气的关系很密切，都是人体的精微物质，所以有时"精气"并称，如肾中之精气、水谷之精气等。精与气的阴阳属性不同，精属阴，气属阳。精与气之间存在着相互化生的关系。

（1）精能化气　人体之精包括先天之精和后天之精，两者均可化生人体之气。如先天之精可以化生元气，水谷之精可以化生营气和卫气，并参与宗气的生成。同时，水谷之精输布于五脏六腑之中即为脏腑之精，脏腑之精可以化生脏腑之气，因此，精对气有化生作用。精足则人体之气充盛，脏腑功能强健；精亏则人体之气不足，脏腑功能衰减。

（2）气能生精　人体之精的生成要依赖有关脏腑之气的气化作用。如脾胃之气旺盛，消化吸收功能健全，可将饮食物不断地转化为人体所需要的水谷精微。因此，气的气化作用使促进精化生的动力，气盛则精足，气虚则精亏。

此外，气对精还有固摄作用，如肾气虚则固摄无力，男子可见遗精、滑精，女子可见长期带下清稀等病症。

⊕ 知识链接

人身三宝：精、气、神

中医学认为，精、气、神是人身"三宝"，它们对维持人体生命活动发挥着重要的作用，相互之间有着十分密切的联系。精是人体内的精微物质，主要起着濡养周身、主生长发育和生殖的作用，其中先天之精又是生命产生的本源。气是活力很强的精微物质，各脏腑组织的功能活动均依赖气的推动、固摄、气化等作用来实现，气的升降出入运动是生命活动的象征，所以气是人体生命活动的动力。神具有主宰人体生理活动及精神意识思维活动的作用，而其功能的正常与否，则通过生命活动的外在表现来体现。因此，精和气是产生神的物质基础，神则能统御精气并为精气充足与否的外在反映。精能化气，精气化神，神驭精气。人体精气旺盛，脏腑功能强健，神的反映就正常，表现为精神振奋、面色红润、目光明亮、动作灵活、反应灵敏。故精充、气足、神旺是人体健康的标志。反之，人体精气亏虚，脏腑功能衰退，神的反映就异常，出现精神不振、面色无华、目光暗淡、动作缓慢、反应迟钝等各种病变。因此，精、气、神的保养对于个人健康生活具有重要意义。

2. 精与血的关系　精与血均来源于水谷，并经脾胃等脏腑一系列的生理活动而生成，两者之间存在着相互资生和互相转化的关系，所以有"精血同源"之说。

（1）精能化血　精是化生血液的主要物质基础，其中，水谷之精在脾、胃、肺、心的共同作用下化生为血液，肾精生髓也能化血，所以精足则血旺。如果水谷之精不足或肾精亏损，均可导致血液的生成不足，引起血虚的病变。

（2）血能生精　人体之精主要藏于肾，肾精首先来自先天，出生以后又依靠后天水谷之精的充养，在肾精的生成过程中，血液的滋养也不可忽略，如肝血可滋养肾精。因此，在精的化生过程中，血液也起到了一定的作用。故血旺则精足，血虚也可导致精亏。

3. 精与津液的关系　精与津液的关系主要是指水谷之精与津液之间的关系。水谷之精与津液均来源于水谷，生成于脾胃。饮食经脾胃的消化吸收功能而生成了水谷精微，其中既包含水谷之精，又包含津液在内，故两者是来源一致、同生同化的关系。

4. 气与血的关系 气属阳，无形而善动，主司温煦、推动作用；血属阴，有形而多静，具有营养、滋润等功效。两者均源于脾胃化生的水谷精微和肾中精气，生理上相互为用、相互资生，共同维系着人体生命活动。气与血的关系，通常概括为"气为血之帅，血为气之母。"

（1）气为血之帅

1）气能生血 指气参与并促进血液的生成。具体体现在两方面：一是营气能够化生血液，是血液生成的主要物质基础；二是从饮食物转化为水谷精微，水谷精微化生营气，营气和津液变化成赤色的血液，以及肾精化血，包括津液这一血中液态成分的化生等，均离不开脾胃、心、肺、肾等脏腑之气的气化作用，故气化作用是血液生成的动力。

2）气能行血 指气是推动血液在脉管中循行的动力。具体来说，心气可促进和加强心脏搏动而推动血行；肺气宣降敷布，助心行血；肝气调畅气机，维持血行。因此，血液必须依赖于气的推动方能运行不息，流布全身。若气虚推动无力或气机郁滞不畅，均可导致血行迟缓而形成瘀血；若气行逆乱，又可引起血随气逆；气陷者，血也随之而下。所以临床上治疗血行失常，常配以行气、降气、升气等药。

3）气能摄血 指气具有统摄血液在脉管中循行，防止其逸出脉外的功能。这主要与脾气统血的功能有关，是气的固摄作用的具体体现。如果脾气虚而固摄作用减弱，可出现多种出血病证。

（2）血为气之母

1）血能载气 指血液是气的载体，气依附于血而运行，可防止其行散不收。由于气的活力很强，运行较速，极易行而不止，散而不聚，所以必须依附于有形之血，才能正常地流通。临床上大出血患者，往往气随之而脱失，形成气随血脱的危证。

2）血能养气 指血液可以充养气，使气保持旺盛。各脏腑组织生理功能的维持，均依赖各脏腑组织之气推动、温煦、气化等作用的发挥，而这些过程均会耗气；血液循环流布于周身，能够不断地为气提供营养物质，使其持续地得到补充，保持充足调和，以维持生理活动。同时，与气生成有关的肺、脾、肾等脏，亦需得到血液的营养，方能使其气化功能保持强盛。

5. 气与津液的关系

（1）气能生津 气的运动变化是津液化生的动力。津液是脾胃、小肠、大肠之气运化水谷精微而生成。所以，气旺，则脾胃健运，津液充盛；气虚，则脾胃失于健运而致津液的生成不足。

（2）气能行津 气是津液输布排泄的动力。脏腑气机的升降出入运动正常，促进津液在体内的正常输布、排泄，即所谓"气行则水行"。当气的升降出入运动异常时，津液输布、排泄过程也随之异常。如气滞而导致的津液停滞，可形成内生水湿、痰饮，甚则形成水肿等病理产物。

（3）气能摄津 气的固摄作用调控津液的排泄，防止津液无故流失。若气的固摄作用减弱，则可出现多汗、自汗、多尿、遗尿等病理现象。

（4）津能载气 津液是气的载体，气须依附于津液而存在，随津液之输布而运行于全身。当津液大量流失，气也将失去依附而外脱，称"气随津脱"。

（5）津能化气 津液在运行过程中，通过气化作用而化气，以促进脏腑功能活动。因此，津液亏少的病变，常伴有气虚之证。

6. 津液与血的关系 津液与血在生理上的关系，可概括为"津血同源"。具体而论，一是两者来源一致，皆由水谷精微所化生，都依赖于脾胃的运化功能；同时津液又是血液的组成部分，经胃、脾消化吸收功能后生成的津液，与营气相合化生为血液。二是津血之间可以相互转化。脉外之津液渗入脉内，便成为血液的一部分；运行于脉内的血液，其液态成分释出脉外，便融于脉外的津液之中。故两者之间充分体现了相互依存、相互转化的关系。

由于津液和血液在生理上密切联系，故在病理上也常相互影响。如失血过多，脉外之津液大量渗入脉内，在血虚的同时，可出现口干、咽燥、尿少、皮肤干燥等津伤之症。因此，对于失血患者，治疗上不宜妄用汗法，历来有"夺血者无汗""衄家不可发汗"之说。反之，津液大量耗损时，脉内的液态成分也会较多地渗出于脉外，从而形成血脉空虚、津枯血燥或津亏血瘀等病变。所以，对于大汗等导致津液亏损的患者，也不可轻用破血逐瘀之峻剂。

四、形体官窍

形体官窍是躯干、四肢、头面等部组织器官的统称，亦即指除脏腑、经络之外的一些组织器官。它们是人体结构的组成部分。

形体官窍的内容，主要包括五体和五官九窍两部分，其次还有五脏外的部位等。

形体官窍各有不同的结构、部位和生理功能，而其生理功能的产生，除它们自身的结构外，主要依赖于脏腑、经络的生理活动，以提供气血阴阳等物质，发挥其推动、营养等作用，其中尤其与五脏的关系最为密切。因而脏腑、经络的病变，也可以影响到形体官窍，而出现种种症状和体征。临床上，诊察形体官窍的异常变化，除可以了解其局部的病变外，还可以测知其相关的内在脏腑、经络病变，从而确定针对性的治疗方法。同时，这些内容也是辨证论治的理论基础之一。

（一）五体

五体指脉、筋、肌肉、皮肤、骨五种组织器官。它们与内脏之间的关系，从总的方面来说，任何一种组织器官都与各个内脏有关，任何一个内脏又与五体有关，不过其间有主次的不同，有直接间接关系的区别。就其主要联系而言，《黄帝内经》称为"五脏所主"。《素问·宣明五气》说："五脏所主：心主脉，肺主皮，肝主筋，脾主肉，肾主骨，是谓五主。"但对此不能机械的理解，因为五脏与五体这种相对应的联系，只是说明主要联系关系，而不是唯一的联系，五体与其他脏腑还存在着多种联系关系。

1. 脉　脉，即脉管，主要指血管，属于经络的实质内容之一。脉是气血阴阳流通的管道，它能把血液限制在其中运行。如《素问·脉要精微论》说："脉者，血之府也"。《灵枢·决气》说："壅遏营气，令无所避，是谓脉。"《风劳臌膈四大证治》指出："人之一身，经络贯串为之脉；脉者，血之隧道也。"

心主脉，是说心脏与脉管之间存在着密切的联系。心与脉在结构上相连，在功能上心脏推动血液循环，而血液在血管中流通，由于心与脉的共同作用，保证了血液的正常循环。脉搏，是动脉的搏动，由心脏搏动所引起。《灵枢·五阅五使》说："脉出于气口。"气口，又名"寸口"，在掌后桡动脉搏动处，是常用的切脉部位。因此，血液的正常循环，必须以心的阳气充沛、血液充盈和脉道通利为最基本的条件。如果心的阳气不足、血液亏虚或脉道不利，势必成血流不畅或血脉空虚，而见面色灰暗、脉涩，或面色无华、脉细弱无力等症。

此外，脉与肺的关系也比较密切，如《素问·经脉别论》说："肺朝百脉。"由于心主脉，肺朝百脉，心与肺之间有脉管相连，所以心肺间的血液循环，脉管是其通道和结构基础。

2. 筋　筋是联结肌肉、骨和关节的一种组织，包括肌腱、韧带等。筋主要附着于关节间，如《素问·五脏生成》说："诸筋者，皆属于节。"《风劳臌膈四大证治》说："筋者，周布四肢百节，联络而束缚之。"筋与人体运动功能有着密切关系，即筋的收缩和弛张，维持着关节运动的屈伸和转侧，故《素问·痿论》说："宗筋主束骨而利机关也。"

肝主筋，是说肝与筋的关系特别密切。这是因为筋有赖于肝之阴血的滋养。肝的阴血充盈，筋得其养，关节才能灵活而有力。《风劳臌膈四大证治》指出，筋"属肝木，得血以养之，则和柔而不拘急。"

如果肝血不足，筋失其养，可见关节活动不利，或易于疲劳，所以《素问·六节藏象论》称肝为"罢极之本"。若因热病而耗伤肝阴，筋失其养，可见四肢抽搐等症。

此外，脾胃与筋的关系也较密切。因胃主腐熟，脾主运化，其所吸收转输的水谷精微，可以滋养筋。若脾胃被湿困，或久病脾胃虚弱，水谷精微吸收不足，气血生化乏源，可致筋失所养，出现肢体软弱无力，甚则萎废不用。

3. 肌肉 肌肉，泛指肢体的肌肉和脂肪组织。肌肉能储存水谷精微物质，其收缩能产生运动，故是运动的动力来源。

脾主肌肉，是指肌肉的营养来自脾所吸收转输的水谷精微，所以《素问·痿论》说"脾主身之肌肉"。人体肌肉丰满、壮实与否，与脾胃的运化、腐熟功能密切相关。凡胃的腐熟与脾的运化功能正常，则水谷精微充盈，使肌肉丰满、壮实。如胃纳、脾运失常，长期食欲不振、便溏，必致肌肉消瘦、软弱无力，甚至萎废不用。《中藏经·论肉痹》说："脾者，肉之本。脾气已失，则肉不荣。"《脾胃论》说："脾胃俱旺，则能食而肥；脾胃俱虚，则不能食而瘦，或少食而肥，虽肥而四肢不举。"这也是《素问·痿论》所说："治痿独取阳明"的基本原理。

此外，脾又主四肢。四肢，又叫"四末"，是与躯干相对而言的。四肢是肌肉比较集中的部位，也是产生运动动力的主要所在，所以《素问·阳明脉解》说："四肢者，诸阳之本也"。脾与四肢的关系，也和脾与肌肉的关系一样，是从四肢的营养来源以分析其与脾的关系的。因此说"四肢为脾之外候也"（《体仁汇编》）。脾气健运，则四肢营养充足，肌肉壮实，表现为活动轻劲有力；脾失健运，四肢营养不足，久则肌肉瘦削，可见倦怠无力，甚或萎废不用。正如《素问·太阴阳明论》说："四肢皆禀气于胃，而不得至经，必因于脾，乃得禀也。今脾病不能为胃行其津液，四肢不得禀水谷气，气日以衰，脉道不利，筋骨肌肉皆无气以生，故不用焉。"这是从生理与病理的对比中，来说明脾与四肢的关系。

4. 皮肤 皮肤包括汗腺、毫毛等皮肤的附属器，所以又称为"皮毛"。皮肤是一身之表，被覆在人体的表面，直接和外界环境相接触。皮肤具有保护、感觉、排泄等功能。

肺主皮，又称"肺主身之皮毛"（《素问·痿论》）。肺与皮肤的关系，主要体现在两方面：一是肺具有宣发卫气和津液以营养皮肤的作用。皮肤的营养，当然与脾胃的消化吸收功能有关，但必须依赖肺气的宣发作用，才能使营养到达体表的皮肤。《难经·二十四难》说："太阴者肺也，行气温于皮毛者也。"《中藏经·论肺脏虚实寒热生死逆顺脉证之法》说："肺者……生气之源……外养皮毛。"一是汗孔排泄汗液有协助肺排泄废物的作用。汗孔为汗腺直接开口于皮肤表面的一端（排泄部）。汗孔排泄汗液，有调节体温的作用，同时也排出部分代谢废物。皮肤之汗孔排泄废物，与肺之呼出浊气排泄废物，有其共通之处，所以把汗孔又称为"气门"。《存存斋医话稿》说："遍身毛窍，俱暗随呼吸之气以为鼓伏。"《读医随笔·论喘》说："凡人之气，由口鼻呼吸出入者，其大孔也；其实周身八万四千毛孔，亦莫不从而嘘噏。"嘘噏，呼吸、吐纳的意思。由于皮肤具有协助肺排泄废料的作用，所以《医经精义》中指出皮毛有"宣肺气"的功能。

因此，在正常情况下，肺气肺阴充足，则皮肤致密，汗液排泄适度，抗御外邪侵袭的能力亦强。如果肺病而气阴不足，可致皮肤疏松，多汗，并易于感冒。外邪侵袭，常由皮毛而犯肺，出现恶寒、发热、鼻塞、咳嗽等肺气不宣的症状。

5. 骨 骨即骨骼。骨对人体主要起着支架的作用，故《灵枢·经脉》有"骨为干"之说。骨骼还有保护内脏、供肌肉附着和作为肌肉运动的杠杆作用。

肾主骨，是说肾与骨的关系非常密切。骨的生长发育及其功能的发挥，均依赖于肾中精气的充养，所以《素问·六节藏象论》说肾"其充在骨"。人从幼年到青壮年时期，由于肾中精气逐渐充盛，促进了骨的生长发育，使形体达到一定的高度；中年至老年以后，肾中精气逐渐衰减，因而骨骼就脆弱易折。临床上见到的小儿囟门迟闭、骨软无力行走等，都与肾中精气虚弱有关。

另外，"齿为骨之余"，是说齿与肾的关系也很密切。牙齿是人体内最坚硬的器官，由牙骨质等所构成，所以人的牙齿是全身最硬的骨组织。牙齿具有磨碎食物和辅助发音的功能。牙齿与骨同属肾所主，即牙齿主要由肾中精气所充养，故《万病回春》说："齿者，肾之标，骨之余也。"牙齿的生长与脱落，与肾中精气的盛衰密切相关。肾中精气充盛，则牙齿坚固而不易脱落；肾中精气不足，则牙齿易松动，甚至早脱。此外，由于手足阳明经均循行至齿龈中，因此，牙齿的某些病变，也与手足阳明经及肠胃的功能失调有关。

（二）五官九窍

五官，指耳、目、口、鼻、舌五种器官。耳、目、鼻各有两窍，口、舌合为一窍，通称七窍；再加前阴、后阴二窍，共为九窍。窍，即孔窍的意思。

内脏与五官九窍之间的关系，也是比较复杂的。就其主要联系而言，《黄帝内经》称为五脏"开窍"。《素问·金匮真言论》说："心开窍于舌""肝开窍于目""脾开窍于口""肺开窍于鼻""肾开窍于二阴"；又《素问·阴阳应象大论》说肾"在窍为耳"。意即某一脏与某一官窍之间存在着密切的联系。但实际上远不止这种联系，而是每一官窍都与多个脏腑存在着直接或间接的关系。又七窍的功能，都与"神"有关，如《素灵微蕴》说："七窍者，神气之所游行而出入也。"

1. 舌　舌具有搅拌食物、辅助发音等功能，《灵枢·忧恚无言》说："舌者，音声之机也。"舌还与味觉功能密切相关，《医宗金鉴》说："舌者，司味之窍也"。

心开窍于舌，说明了内脏与舌的主要联系。这种联系体现在以下几方面。在结构上，心经的别络，联系到舌，如《灵枢·经脉》说："手少阴之别……系舌本"。在生理功能方面，心主血脉和神明，与舌的色泽、运动、味觉、语言有关。《灵枢·脉度》说："心气通于舌，心和则舌能知五味矣。"如心的功能正常，则舌质红润，舌体柔软灵活，味觉灵敏，语言流利。在病理方面，心病可在舌上反映出异常状态。如心血不足，可见舌质淡白少华，味觉功能减退；心神失常，可见舌卷、舌强、语謇等症。所以，《类证治裁·内景综要》说："舌者，心之苗。"

舌不仅与心有关，而且与许多脏腑经脉有联系。如《知医必辨·论诊病须知四诊》说："舌乃心之苗，脾脉连舌本，肾脉夹舌本，肝脉绕舌本。"加之脏腑及其经脉之间的错综复杂关系，故舌与内脏之间的联系是多方面的，不能仅仅局限于心开窍于舌一个方面。所以临床诊察舌质的色泽、形态和舌苔的情况，可以了解脏腑经络等的病理变化，在诊断上有重要意义。如《望诊遵经》说："舌者心之外候也。是以望舌，而可测其脏腑经络寒热虚实也。"

2. 目　目又称"精明"，是视觉器官。如《素问·脉要精微论》说："夫精明者，所以视万物，别白黑，审短长。"《医宗金鉴》说："目者，司视之窍也。"目包括眼球及眼睑、泪器等辅助结构。

肝开窍于目，说明了内脏与目的主要联系。这种联系体现在以下几方面。在结构上，肝的经脉联系到目，如《灵枢·经脉》说："肝足厥阴之脉……连目系"。在生理功能方面，肝之藏血与疏泄功能，与目的视觉功能密切相关，如《素问·五脏生成》说："肝受血而能视"，《灵枢·脉度》说："肝气通于目，肝和则目能辨五色矣。"在病理方面，肝病可在目上反映出异常状态。如肝之阴血不足，不能濡养于目，可见两眼干涩、视物模糊等症；肝气不舒，气郁化火，肝火上炎，可见目赤肿痛等症。

目不仅与肝有关，而且与其他各脏腑经脉都有联系。《灵枢·大惑论》说："五藏六府之精气，皆上注于目而为之精。"《灵枢·口问》说："目者，宗脉之所聚也。"其中以五脏与目的关系较为密切，如《证治准绳》说："大抵目窍于肝，主于肾，用于心，运于肺，藏于脾。"中医学认为，目主要由白睛、黑睛、瞳人、两睑、两眦五个部分所组成。它们与五脏有分属关系，如《罗氏会约医镜》说："大眦属心，白睛属肺，乌珠属肝，上下睑胞属脾，瞳人属肾。"白睛，指巩膜部分。黑睛，指虹膜部分。

瞳人，即瞳孔。两睑，指上下眼皮（又称眼胞），上睑为上眼皮，下睑为下眼皮。两眦，指内外眼角（包括其内之血络）；眦裂外侧称外眦，又叫大眦；眦裂内侧称内眦，又叫小眦（有属心包之说）。眼之视觉功能，与肾、肝的关系尤为密切。如《罗氏会约医镜》说："然所重则在乎瞳人，而其窍则出于肝也。肾属水，肝属木，水能生木，子母岂能相离乎？故肝肾之气充，则精彩光明；肝肾之气衰，则昏蒙眩晕。"

目之各部分属于五脏，始见于《灵枢·大惑论》，这是后世眼科"五轮"学说的理论依据。如《证治准绳》说："五轮：金之精腾结而为气轮，木之精腾结而为风轮，火之精腾结而为血轮，土之精腾结而为肉轮，水之精腾结而为水轮。"此五行是代表五脏。具体地说，气轮指目之白睛，属肺；风轮指目内青（黑）睛，属肝；血轮指大小眦，属心；肉轮指上下睑，属脾；水轮指瞳人，属肾。五轮学说在眼科辨证论治上具有重要的指导意义。

3. 口　口即口腔，包括齿龈、舌、悬雍垂等。口腔是消化管的起端，食物由此下咽以至食管。口腔具有咀嚼、尝味、初步消化，并参与吞咽和发音等功能。《灵枢·忧恚无言》说："口唇者，音声之扇也……悬雍垂者，音声之关也。"《医宗金鉴》说："口者，司言、食之窍也。"又说"咽者，饮食之路也，居喉之后。"

脾开窍于口，说明了内脏与口的主要联系。脾的运化功能强健与否，可以反映口味食欲是否正常。凡脾运强健，则口味正常，食欲良好；脾运失健，可见口淡无味，或口有甘味，食欲不振等症。脾与胃相合，胃的功能正常与否，同样可以在口腔有所反映。如胃火可见口臭等症。

此外，口与其他脏腑也有一定的联系。如《罗氏会约医镜》说："口者，五脏六腑之所贯通也。脏腑有偏胜之疾，则口有偏胜之症。"例如心火亢盛与肝胆湿热，均可见到口苦之症。

4. 鼻　鼻与喉相通，喉下连气管以至于肺。鼻是气体的通道，又是嗅觉器官。喉口有会厌，喉腔内有声带，因此喉不仅是呼吸道的一部分，而且也是个发音器官。《灵枢·口问》说："口鼻者，气之门户也。"《医宗金鉴》说："鼻者，司臭之窍也……喉者，通声息之路也，居咽之前。"《灵枢·忧恚无言》说："喉咙者，气之所以上下者也。会厌者，音声之户也。"

肺开窍于鼻，又主喉，说明了内脏与鼻、喉的主要联系。肺司呼吸，其气与鼻、喉息息相通。鼻之嗅觉灵敏与否，与肺气的是否通利有关，如《灵枢·脉度》说："肺气通于鼻，肺和则鼻能知臭香矣。"外邪袭肺，多从鼻喉而入。肺的病变，可见鼻喉的症状，如鼻塞、流涕、喉痒、喉痛及嗅觉减退等。

人之发音正常与否，虽直接关系到喉，但从其与内脏的关系来分析，则主要与肺有关。古人比喻为"金空则鸣"，故肺之气阴充足，肺气通利，则喉之发音正常。如出现音哑或失音等症，多属于肺的病变，《景岳全书·内伤咳证治》说："金实则不鸣，金破亦不鸣。"当然，发音正常与否，与肾也有关。《万病回春》说："声音者，根出于肾也。"《类证治裁·失音》说："肺为音所自出，而肾为之根。以肺通会厌，而肾脉挟舌本也。"

5. 耳　耳的主要功能是管听觉，如《医宗金鉴》说："耳者，司听之窍也。"另外，耳也是人体的平衡器官。

肾开窍于耳，说明了内脏与耳的主要联系。耳的听觉功能灵敏与否，与肾中精气的盈亏有密切关系。肾中精气充盈，髓海得养，则听觉灵敏，故《灵枢·脉度》说："肾气通于耳，肾和则耳能闻五音矣。"反之，肾中精气不足，髓海失养，则可见听力减退，或出现耳鸣、耳聋等症。人到老年，肾中精气逐渐衰减，髓海空虚，多见耳鸣、耳聋。

耳不仅与肾密切相关，而且与各脏腑经脉有一定的联系。《灵枢·口问》说："耳者，宗脉之所聚也。"《灵枢·邪气藏府病形》说："十二经脉，三百六十五络……其别气走于耳而为听。"《临证指南医案》说："肾开窍于耳，心亦寄窍于耳，胆络脉附于耳。体虚失聪，治在心肾；邪干窍闭，治在胆经。"

《万病回春》说："耳得血而能听也。"故人体许多脏腑的病变，都可以见到耳部的症状。如心血不足、心神不安，可见耳鸣、心悸；肝血不足、肝风内动，可见耳鸣、眩晕；肝胆湿热，可见耳内流脓水，甚则耳聋等。

此外，耳廓是耳针、按摩、按压及其他刺激方式来治疗疾病的部位。因为人体各部位和脏腑在耳廓上都有一定的"反映区"。这些区域按一定的顺序有规律地分布在耳廓上。当人体某一部分发生病变时，就能通过经络反映于耳部，在耳廓相应区域出现压痛，电阻降低，并伴有形态和色泽的改变。因此，在耳廓的这些区域加以一定的刺激，可以治疗相应部位的疾病。这也说明耳与全身脏腑经络有密切的联系。

6. 二阴 二阴即前阴和后阴。前阴指外生殖器（包括尿道），后阴指肛门。前阴与排尿和生殖功能有关，后阴与排便功能有关。

肾开窍于二阴，说明了内脏与二阴的主要联系。

肾与前阴的关系，可联系肾主水、主生殖的功能来理解。小便的排泄，虽直接关系到膀胱和尿道，但必须依赖于肾的气化才能完成。因此，尿频、遗尿、尿失禁、尿闭等，均与肾的气化功能失常有关。肾主生殖，也包括外生殖器的功能在内，所以外生殖器方面的一些病症，如男性的阳痿、早泄、遗精，女性的白带过多等，均能影响生殖功能，而其病理变化，仍属于肾之精气阴阳失常所致。此外，肝与前阴的关系也较密切。肝主流泄，与女性月经和男性排精有关，又肝经循行分布于前阴。因此，疝气及女性月经不调、男性不排精等，都与肝的疏泄功能失常有关。

肾与后阴的关系，主要是肾的阴阳不足，能影响到大便。大便是否正常，直接关系到脾胃和大肠、小肠的功能，而肾阴肾阳是其他脏腑阴阳的根本，故其间的关系也是很密切的。如肾阴不足，可致肠液枯涸而便秘；肾阳虚弱，可致脾阳虚弱而腹泻。此外，由于大便久秘，气血郁滞于肛门，可发生痔疮；久泻、久痢，导致中气下陷，可发生脱肛等。

五、经络

经络学说，是研究人体经络系统的组成，经络的循行路线、生理功能、病理变化及其与脏腑关系的学说，是中医学理论体系的重要组成部分。它不仅是针灸、推拿等学科的理论基础，而且对指导中医临床各科，均有十分重要的意义。历代医家十分重视经络学说，甚至有"不诵十二经络，开口动手便错"之说（《医学入门》）。

（一）经络的概念和经络系统的组成

1. 经络的概念 经络是通行气血、联络脏腑肢节、沟通人体上下内外的联络通路或联络组织。

经络是经脉和络脉的总称。经脉是主干，络脉是分支。经，有路径的意思；络，有网络的意思。经脉有一定的循行路径，而络脉则纵横交错，网络全身。通过经络的沟通联系，把人体所有的脏腑器官、孔窍及皮肉筋骨等组织联结成一个统一的有机整体。

2. 经络系统的组成 经络系统是由经脉、络脉及其联属部分组成。在内连属于脏腑，在外连属于筋肉、皮部，所以《灵枢·海论》说它"内属于脏腑，外络于肢节"。

经脉可分为十二正经、奇经八脉和十二经别。正经十二，即手足三阴经和手足三阳经，合称"十二经脉"，是气血运行的主要通道。十二经脉有一定的循行部位和交接顺序，在肢体的分布和走向有一定的规律，与体内的脏腑有直接的络属关系。奇经有八条，即督脉、任脉、冲脉、带脉、阴跷脉、阳跷脉、阴维脉、阳维脉，合称"奇经八脉"，有统率、联络和调节十二经脉的作用。十二经别是从十二经脉别出的经脉，它们分别起于四肢，循行于体腔脏腑深部，上出于颈项浅部。阳经的经别从本经别出而循行于体内后，仍回到本经；阴经的经别从本经别出而循行于体内后，与相为表里的阳经相合。十二经别的作用，主要是加强十二经脉中相为表里两经之间的联系，还由于它到达某些正经未循行到的器官与形体部位，因而能补正经之不足。

络脉是经脉的分支，有别络、浮络和孙络之分。别络是较大的络脉。十二经脉与督脉、任脉各有一支别络，再加上"脾之大络"，合为"十五别络"。别络的主要功能是加强相为表里两条经脉之间在体表的联系。浮络是循行于人体浅表部位的络脉。孙络是最细小的络脉。

经筋和皮部，是十二经脉与筋肉和体表的联属部分。经络学说认为，经筋是十二经脉之气"结、聚、散、络"于筋肉、关节的体系，是十二经脉的附属都分，称为"十二经筋"。经筋有连缀四肢百骸、主司关节运动的作用。全身的皮肤，按十二经脉循行划分为十二个区域，是十二经脉的功能活动反映于体表的部位，也是经络之气的散布所在，分属于十二经脉，称"十二皮部"。

（二）十二经脉

1. 十二经脉的名称　十二经脉对称分布分别循行于上肢和下肢的内侧或外侧，每一条经脉分别隶属于一个脏或一个腑，因此，十二经脉中每一条经脉的名称，均冠以手足，配以阴阳，隶属脏腑。其中，阴经行于四肢内侧，属脏；阳经行于四肢外侧，属腑（表3-4）。如手太阴肺经，行于上肢内侧（冠以手足），属于阴经（配以阴阳），隶属于肺（隶属脏腑）。

表3-4　十二经脉名称、分类、循行部位归纳表

	阴经（属脏）	阳经（属腑）	循行部位	
				（阴经行于内侧，阳经行于外侧）
手	太阴肺经	阳明大肠经	上肢	前缘
	厥阴心包经	少阳三焦经		中线
	少阴心经	太阳小肠经		后缘
足	太阴脾经	阳明胃经	下肢	前缘
	厥阴肝经	少阳胆经		中线
	少阴肾经	太阳膀胱经		后缘

注：在小腿下半部和足背部，肝经在前缘，脾经在中线。至内踝上8寸交叉之后，脾经在前缘，肝经在中线

2. 十二经脉的走向、交接、分布规律、表里关系及流注次序

（1）走向和交接规律　十二经脉的走向和交接是有一定规律的。《灵枢·逆顺肥瘦》说："手之三阴，从脏走手；手之三阳，从手走头；足之三阳，从头走足；足之三阴，从足走腹。"即：手三阴经从胸腔走向手指末端，交手三阳经；手三阳经从手指末端走向头面部，交足三阳经；足三阳经从头面部向下走向足趾末端，交足三阴经；足三阴经从足趾末端向上走向腹腔、胸腔，交手三阴经。这样就构成了一个"阴阳相贯，如环无端"（《灵枢·营卫生会》）的循环路线（图3-1）。

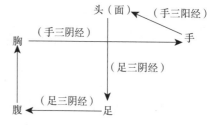

图3-1　手足阴阳经脉走向
交接规律示意图

由于手三阳经上达头面部，足三阳经起于头面部，且手三阳经与足三阳经在头面部交接，所以说"头为诸阳之会"。

（2）分布规律　十二经脉在体表的分布（循行部位），有一定的规律，即：在四肢部，阴经分布在内侧，阳经分布于外侧。大体上，太阴、阳明分布于内外两侧的前缘，少阴、太阳分布在内外两侧的后缘，厥阴、少阳在内外两侧的中线。在头面部，阳明经行于面部、额部；太阳经行于面颊、头顶及头后部；少阳经行于头侧部。在躯干部，手三阳经行于肩胛部；足三阳经则是阳明经行于前（胸、腹面），太阳经行于后（背面），少阳经行于侧面。循行于腹部的经脉，以脐为中心，自内向外依次为足少阴肾

经、足阳明胃经、足太阴脾经、足厥阴肝经。

（3）表里关系　手足三阴经、三阳经，通过各自经别和别络互相沟通，组合成六对"表里组合"关系。《素问·血气形志》说："手太阳与少阴为表里，少阳与心主为表里，阳明与太阴为表里，是为手之阴阳也；足太阳与少阴为表里，少阳与厥阴为表里，阳明与太阴为表里，是为足阴阳也。"相为表里的两条经脉，都在四肢末端交接，分别循行于四肢内外两侧相对位置，通过经别、别络沟通联络，并分别络属于相为表里的脏腑。

（4）流注次序　十二经脉中的气血运行是循环贯注的，即从手太阴肺经开始，依次传至足厥阴肝经，再传至手太阴肺经，首尾相贯，如环无端。其流注次序如图3-2所示。

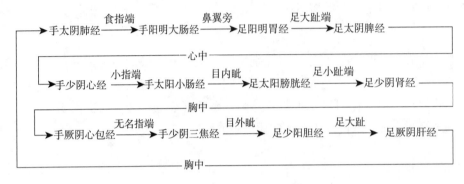

图3-2　十二经脉流注次序图

（三）奇经八脉

奇经八脉，即督脉、任脉、冲脉、带脉、阴跷脉、阳跷脉、阴维脉、阳维脉的总称。由于它们的分布不像十二经脉那样有规律，且与脏腑之间没有直接的络属关系，不同于十二正经，故称"奇经"。奇经八脉纵横交叉于十二经脉之间，具有如下三方面的作用。

1. 密切十二经脉之间的联系　如督脉能总督一身之阳经，为"阳脉之海"；任脉能总任一身之阴经，又称"阴脉之海"；冲脉通行上下前后，渗灌三阴三阳，为全身气血的要冲，故又有"十二经脉之海"之称；带脉围腰一周，约束纵行诸脉；阴跷脉、阳跷脉能"分主一身左右之阴阳"；"阴维维于阴""阳维维于阳"，分别维系联络全身的阴经和阳经。

2. 调节十二经脉的气血　十二经脉气血满溢时，则流注于奇经八脉，蓄以备用；十二经脉气血不足时，奇经中所蓄之气血则溢出给予补充，以保持十二经脉气血的相对恒定状态，有利于维持机体生理功能的需要。

3. 与某些脏腑关系密切　奇经与肝、肾等脏及女子胞、脑髓等奇恒之腑的关系较为密切，相互之间在生理、病理上均有一定的联系。

（四）经络的生理功能及经络学说的应用

1. 经络的生理功能　经络的功能活动，称为"经气"。其生理功能主要表现在沟通表里上下，联系脏腑器官；通行气血，濡养脏腑组织；感应传导及调节人体各部分功能协调等方面。

（1）沟通联系作用　人体五脏六腑、四肢百骸、五官九窍、皮肉筋脉骨虽各有其不同的生理功能，但又共同进行着有机的整体活动，使机体内外，上下保持协调统一，构成一个有机的整体。这种有机配合、相互联系，主要是依靠经络的沟通、联络作用实现的。由于十二经脉及其分支的纵横交错，入里出表，通上达下，络属脏腑及奇经八脉的联系沟通，和十二经筋、十二皮部联络经脉皮肉等，从而使人体的各个脏腑组织器官有机地联系起来，构成了一个表里上下彼此间紧密联系的统一体。

（2）通行气血作用　人体各个器官，必须依赖气血的濡养，才能维持其正常的生理活动。经络是人体气血运行的通路，通过经络的营运，气血才能通达全身，发挥其濡养脏腑组织器官、抵御外邪、保卫机体的作用。所以《灵枢·本脏》说："经脉者，所以行气血而营阴阳，濡筋骨，利关节者也。"

（3）感应传导作用　感应传导是指经络系统对针刺或其他刺激的感觉传递和通导作用，针刺中的"得起"现象和"行气"现象就是经络传导感应的表现。此外，内在脏腑的生理活动或病理变化也可通过经络而反映于人体外部某些官窍组织。

（4）调节平衡作用　经络能运行气血和协调阴阳，使人体机体活动保持相对的平衡。当人体发生疾病时，出现气血不和及阴阳偏盛偏衰的证候，也可运用针灸等治法以激发经络的调节作用，以"泻其有余，补其不足，阴阳平复"（《灵枢·刺节真邪》）。

2. 经络学说的应用

（1）阐释病理变化　在生理情况下，经络有运行气血感应传导的作用，而在发生病变时，经络就成为传递病邪和反映病变的途径。《素问·皮部论》说："邪客于皮肤，则腠理开，开则邪入客于络脉，络脉满则注于经脉，经脉满则入舍于脏腑也。"指出经络是外邪从皮毛腠理内传至五脏六腑的传变途径。由于脏腑之间通过经脉沟通联系，所以经络还可成为脏腑之间病变相互影响的途径。如足厥阴肝经挟胃、注肺中，所以肝病可以犯胃、犯肺；大肠实热，腑气不通，可使肺气不利而咳喘胸满等。

经络也是脏腑与体表组织之间病变相互影响的途径。通过经络的传导，内脏的疾病可以反映于体表，表现于某些特点的部位或与其相应的孔窍。如肝气郁结常见两胁、少腹胀痛，即是因为足厥阴肝经抵少腹、布胁肋；真心痛，不仅表现为心前区疼痛，且常放射至上肢内侧尺侧缘，即是因为手少阴心经行于上肢内侧后缘之故。

（2）指导疾病的诊断和治疗　由于经络有一定的循行部位和络属脏腑，可以反映所属脏腑的病变，临床上可以根据疾病症状出现的部位，结合经络循行及所联系的脏腑，作为疾病诊断的依据。例如，两胁疼痛，多为肝胆疾病；缺盆中痛，常是肺脏的病变。又如头痛一证，痛在前额者，多与阳明经有关；痛在两侧者，多与少阳经有关；痛在后头颈部及项部者，多与太阳经有关；痛在颠顶者，多与厥阴经有关。

经络学说被广泛地应用于临床各种治疗，特别是对针灸、按摩和药物治疗，更具有较大的指导意义。针灸疗法与按摩疗法，首先必须按经络学说来进行辨证，断定疾病属于何经后，再根据经络的循行分布路线和联系范围来选定针灸穴位。古代医家创立并形成的"药物归经"理论，就是指药物作用通过经络的传输，直达病所，发挥其选择性治疗作用。金元医家张元素还根据经络学说，创立"引经报使"理论，如治头痛，属太阳经的可用羌活，属阳明经的可用白芷，属少阳经的可用柴胡。羌活、白芷、柴胡，不仅分别归于太阳、阳明、少阳经，且能作为他药的向导，引导他药归入上述各经而发挥治疗作用。

此外，当前被广泛用于临床的耳针、电针、穴位敷贴、穴位注射等治疗方法，亦都是在经络理论的指导下所创立和发展起来的。

第二节　中医学的病理观

一、病因

病因，泛指一切能导致人体发生疾病的原因，又称为致病因素、病邪。《医学源流论》说："凡人之所苦，谓之病；所以致此病者，谓之因。"病因是多种多样的，包括六淫、疠气、七情、饮食、劳逸、外伤、虫兽咬伤、寄生虫、药邪、医过、胎传、病理产物等。病因学说，是中医学理论体系中的重要组成部分。它是研究和阐释各种致病因素的概念、形成、性质、致病特点及其对人体结构和功能的主要影响的理论。掌握中医病因学说，对于审证求因、随因施治具有重要的临床指导意义。

中医病因学说起源很早。春秋战国时期的《左传》即有提及："天有六气，降生五味，发为五色，徵为五声，淫生六疾。六气曰阴、阳、风、雨、晦、明也。分为四时，序为五节，过则为灾：阴淫寒疾，阳淫热疾，风淫末疾，雨淫腹疾，晦淫惑疾，明淫心疾。"《黄帝内经》根据各种病因侵袭人体部位和致病特点的不同，将其归纳为阴阳两大类。东汉张仲景在《黄帝内经》病因分类的基础上，结合各种病因的致病途径和传变规律，提出将病因分为三类。"千般疢难，不越三条：一者，经络受邪，入脏腑，为内所因也；二者，四肢九窍，血脉相传，壅塞不通，为外皮肤所中也；三者，房室、金刃、虫兽所伤。以此详之，病由都尽。"可以说是"三因分类"的雏形。后世南北朝陶弘景著有《肘后百一方》，提出将病因分为"内疾""外发""他犯"三种。发展到宋代，陈无择加以引申，在《三因极一病证方论》中明确提出"三因学说"，比较合理地将六淫外邪归属于外因，将七情内伤归属于内因，将有悖常理的意外因素归属于不内外因，后世医家多宗其说。明代吴又可在《瘟疫论》中提出："夫瘟疫之为病，非风、非寒、非暑、非湿，乃天地间别有一种异气所感。"认为疠气是一种自然界的毒疠之气，与普通的六淫邪气不同，它具有传染性强、易于流行、发病较急、病情严重等特点，并首次提出"一气一病"之说，对于中医病因学的发展做出了卓越的贡献。元代朱丹溪的"百病皆有痰作祟"和清代王清任的"瘀血论"，则补充了体内病理产物可转化成致病因素的内容，不断充实和完善了中医病因学说。

病因的现代分类方法，在"三因学说"的基础上，根据致病途径、形成过程等，分为四大类：一是外感因素，包括六淫、疠气；二是内伤因素，包括七情内伤、饮食失宜、劳逸失度；三是病理产物性病因，包括痰饮、瘀血、结石等；四是其他病因，包括外伤、虫兽伤、寄生虫、胎传等。

中医学对病因的认识有三个途径：一是通过发病的客观条件认识，如感受自然界异常的风寒暑湿，情志刺激引发的变化，饮食损伤脾胃等，这些都是可见、可感知的病因；二是通过"取象比类"认识，如自然界中的风，善行数变，清扬开泄，能动摇树木，当人感邪出现头痛、恶风、汗出、病位游移不定、症状动摇不定等特征时，与自然界风气雷同，因此认为是感受了风邪；三是审证求因，这是认识病因的主要方法。不同的病因作用于人体，可以出现不同的症状和体征。临床上可以运用中医病因学说关于病因的性质与致病特点，根据不同临床表现，推求病因。如跌仆损伤，出现某一部位包块、刺痛、固定不移、拒按、舌紫暗、苔有瘀点瘀斑、脉涩等，通过审证，即可诊断为瘀血所致，治以活血化瘀。因此，学习和研究中医病因学说，必须重点掌握各种常见病因的性质和致病特点，及不同病因所致病证的临床表现特征，才能更好地指导临床诊断和治疗。

（一）外感病因

外感病因，是指来源于自然界，多从肌表、口鼻入侵人体，导致人体疾病发生的外感性致病因素，包括六淫和疠气。

1. 六淫 即风、寒、暑、湿、燥、火（热）六种外感病邪的总称。正常情况下，自然界中存在风、寒、暑、湿、燥、火六种气候变化，称为六气，是万物生长的自然条件，也是人类赖以生存的自然条件。《黄帝内经》云："人以天地之气生，四时之法成。"人类在长期的生活实践中，对各种气候变化有一定的适应能力。一般情况下，气候因素不会使人致病。若气候变化异常，非其时而有其气（如秋天应凉而反热），或者气候变化过于急骤（如骤冷、骤热），超过人体的适应能力；或者因为人体正气不足，抵抗力下降，不能适应气候变化而发病，此时六气就成为致病因素，即六淫，侵袭人体导致发病。由此可见，自然界中的气候变化，既是人类生长生存的重要条件，也是产生疾病的因素之一。六气与六淫皆为自然界中的气候变化，区别的关键在于致病与否。如气候异常变化，正气充盛者能自我调节而不发病，此时异常气候仍为六气；正气不足者不能适应而发病，此时异常气候即为六淫。反之，即使气候正常变化，正气不足者无法适应仍可发病，此时致病的六气也可视为六淫。

六淫致病多具有以下共同特点。①外感性：六淫多由肌表、口鼻入侵人体，由表入里，由浅到深，初期常见恶寒发热、舌苔薄白、脉浮等外感表证。②季节性：六淫多为六气太过或不及，非其时而有其气，在人体正气不足时入侵而致病。不同的季节，导致的病证不同。春季多风病，夏季多热病、暑病，长夏多湿病，秋季多燥病，冬季多寒病。③地域性：气候变化与地域（生活、工作所处环境）密切相关，如西北地区居民易患燥、寒病，东南沿海居民易患湿、热病。④相兼性：六淫既可单独致病，如伤风、伤寒等，又可合而为病，如外感风寒、温燥、风寒湿痹等。⑤转化性：六淫在致病过程中，由于患者体质或用药等影响，其证候可以发生转化。如阳盛之人感受寒邪，可由表寒证转化为表热证或里热证；热病过用苦寒之品，也可转化为寒证。

（1）风邪　风邪为病，春季多见，是六淫中最重要的致病因素。①风为阳邪，其性轻扬开泄，易袭阳位：风邪具有轻扬、升散、向上、向外的特性。清扬开泄指风邪侵人体易使腠理疏泄开张；易伤阳位是指风邪伤人易犯人体上部（头面）、阳经、肌表。因此，风邪致病多见头痛、项背痛、汗出、恶风等临床表现。②善行而数变：善行是指风邪致病病位游移，发无定处，如以游走性关节疼痛为特征的风（行）痹；数变是指风邪致病起病迅速、变化无常，如风疹起病急骤，旋即波及它处，或此起彼落，发无定处。③风性主动：风邪具有使物体及人体身形动摇的特点。感受风邪，人体可出现眩晕、震颤、惊风抽搐等出动摇不定的症状。④风易兼邪，为百病之长：风邪致病极为广泛，六淫之中的寒、暑、燥、湿、火又多依附于风邪而侵入人体，如风寒、风湿等，故称风为百病之长。

（2）寒邪　寒为冬季主气，寒病多发于冬季。外感寒邪，伤于肌表者，称为"伤寒"；直中脏腑者，则为"中寒"。①寒为阴邪，易伤阳气：寒为阴气盛的表现，其性属阴，故寒为阴邪。阳气本可以制阴，但阴寒偏盛，则阳气不仅不足以驱除寒邪，反为阴寒所伤，故云"阴盛则寒""阴盛则阳病"。所以寒邪最易损伤人体阳气。阳气受损，失于温煦之功，故全身或局部可出现明显的寒象。②寒性凝滞，主痛：凝滞，即凝结阻滞之谓。人身气血津液的运行，赖阳气的温煦推动，才能畅通无阻。寒邪侵袭，经脉气血失于阳气温煦，易使气血凝结阻滞，涩滞不通，不通则痛，故疼痛是寒邪致病的重要特征。因寒而痛，其痛得温则减，逢寒增剧，得温则气升血散，气血运行无阻，故疼痛缓解或减轻。③寒性收引：收引，即收缩牵引之义。寒性收引是指寒邪具有收引拘急之特性。"寒则气收"，寒邪犯及肌肤，则毛窍收缩，出现恶寒、无汗、脉紧等症状；寒邪客于经络关节，则经脉收引，出现筋肉拘急痉挛，关节屈伸不利等症状。

（3）暑邪　暑为火热之邪，具有明显的季节性，暑邪独见于夏令，故有"暑属外邪，并无内暑"之说。①暑为阳邪，其性炎热：暑为夏月炎暑，盛夏之火气，具有酷热之性，火热属阳，故暑属阳邪。暑邪伤人多表现出一系列阳热症状，如高热、心烦、面赤、烦躁、脉洪大等，轻者谓伤暑，重者谓中暑。②暑性升散，最易伤津耗气：升散，即上升发散之意。暑为阳邪，阳性升发，故暑邪侵犯人体，可致腠理开泄而多汗。汗出过多，易伤津液，津伤则口渴喜饮；大汗出往往气随津脱而气虚。③暑多夹湿：暑季不仅气候炎热，且常多雨而潮湿，热蒸湿动，湿热弥漫空间，人身之所及，呼吸之所受，均不离湿热之气。暑令湿胜必多兼感。其临床特征，除发热、烦渴等暑热症状外，常兼见其致病常见四肢倦怠、胸闷、纳呆、便溏等症状。

（4）湿邪　湿为长夏的主气。长夏湿气最盛，故多湿病。①湿为阴邪，易阻气机，损伤阳气：湿性类水，水属于阴，故湿为阴邪。湿邪侵及人体，留滞于脏腑经络，常常阻遏气机，使气机升降失常，出现胸脘痞闷，小便短涩，大便溏而不爽等症状。由于湿为阴邪，阴胜则阳病，故湿邪为害，易伤阳气。脾为阴土，喜燥而恶湿，湿邪侵袭人体，必困于脾，使脾阳不振，运化无权，水湿停聚，发为泄泻、水肿、小便短少等症。②湿性重浊："重"，即沉重、重着之意；"浊"，即秽浊垢腻之意。湿邪致病，其临床症状有沉重的特性，易于出现排泄物和分泌物秽浊不清的现象。若湿邪犯表，则令人头重身困，四肢酸楚，身热不扬；若湿滞经络，流注关节，则关节酸痛、沉重、活动不利，痛处不移；若湿流下焦，则小便混浊、不利、大便溏泄，或下利脓血，甚至妇人带下黏稠腥秽等。③湿性黏滞："黏"，即黏腻；"滞"，即停滞。这种特性主要表现在两个方面：一是湿病症状多黏腻不爽，如患者表现为小便不畅、大便黏滞不爽等；二反映在病程上，迁延时日，缠绵难愈，如风湿病、湿温病。④湿性趋下，易伤阴位：湿类于水，其质重浊，故湿邪有下趋之势，易于伤及人体下部。正如《黄帝内经》有云："伤于湿者，下先受之。"其病多见下部的症状，如水肿多以下肢较为明显。临床上的带下、小便浑浊、泄泻、下痢等，亦多由湿邪下注所致。

（5）燥邪　燥为秋季主气。燥邪为病，有温燥、凉燥之分。初秋尚热，易感温燥；深秋气凉，易感凉燥。①燥性干涩，易伤津液：燥与湿对，湿气去而燥气来。燥为秋季肃杀之气所化，其性干涩枯涸，故曰"燥胜则干"。燥邪为害，最易耗伤人体的津液，临床常见鼻燥咽干、唇裂口渴、干咳少痰、大便干燥或皮肤干涩皲裂、毛发失荣等症状。②燥易伤肺：肺为娇脏，喜润恶燥，司呼吸，外合皮毛，开窍于鼻。故燥邪伤人，自口鼻而入，最易犯肺。燥伤肺津，多见干咳少痰，或无痰，痰中带血，无汗或少汗，鼻干口燥、咽干便秘等症状。

（6）火（热）邪　凡具有火之炎热特性的外邪，均称为热邪，其气旺于夏季。与热邪相近的病因还有暑邪、温邪、火邪。其中暑邪仅见于夏季数月致病，纯为外感，绝无内生，最易鉴别。温、热、火等邪气并不像暑邪那样具有明显的季节性，也不受季节气候的限制。温、热、火三者均属阳邪，异名同类，常统称为火热、温热之邪，然其在程度上有所不同，即所谓温为热之渐，火为热之极。①火热为阳邪，其性上炎：火性燔灼，为阳邪，其性升腾向上。故致病以阳气过盛为其主要病理机制，临床上表现出高热、恶热、脉洪数等热盛之征。其明显的炎上特性，导致症状多表现于上部。如心火上炎，则见舌尖红赤疼痛，口舌糜烂、生疮；肝火上炎，则见头痛如裂、目赤肿痛；胃火炽盛，可见齿龈肿痛、齿衄等。②火热易伤津耗气：火热之邪，蒸腾于内，最易迫津外泄，消灼津液，使人体阴津耗伤。故火邪致病，其临床表现除热象显著外，往往出现发热、口渴、喜冷饮、舌红少津、小便短赤、大便燥结等症状；同时，火太旺而气反衰，阳热亢盛之壮火，最能损伤人体正气，导致全身性的生理功能减退。此外，气生于水，水可化气，火迫津泄，津液虚少无以化气，亦可导致气虚，如火热炽盛，在壮热、汗出、口渴喜饮的同时，又可见少气懒言、肢体乏力等气虚之症。③火热易生风动血：火热之邪侵犯人体，耗劫阴液，可使筋脉失其滋养濡润，而出现四肢抽搐、目睛上视、颈项强直、角弓反张等症状，亦属于肝风内动的范围；热入血分，则灼伤脉络，迫血妄行，而致各种出血，如吐血、衄血、便血、尿血、皮肤发斑及妇女月经过多、崩漏等症状。④火热易致肿疡：火热之邪入于血分，聚于局部，腐肉败血，则发为痈肿疮疡，临床表现以疮疡局部红肿热痛为特征。⑤火热易扰心神：火与心气相应，心主血脉而藏神。故火之邪伤于人体，最易扰乱神明，出现心烦失眠，狂躁妄动，甚至神昏谵语等症。

2. 疠气　疠气，即疫疠之气，是一类具有强烈传染性的病邪。在中医文献中，又有"瘟疫""疫毒""戾气""异气""毒气""乖戾之气"等名称。疠气主要通过空气和接触、经过口鼻等途径，由外入内，故属于外感病因。其致病特点如下。①传染性强，易于流行：疫疠之气具有强烈的传染性和流行性，可通过口鼻等多种途径在人群中传播。疫疠之气致病可散在发生，也可以大面积流行。因此，疫疠具有传染性强、流行广泛、病死率高的特点。如大头瘟、虾蟆瘟、疫痢、白喉、烂喉丹痧、天花、霍乱等。正如《素问·刺法论》所说："五疫之至，皆相染易，无问大小，病状相似。"②发病急骤，病情危笃：疫疠之气，其性急速、燔灼，且热毒炽盛。故其致病具有发病急骤、来势凶猛、病情险恶、变化多端、传变快的特点。③一气一病，症状类似：疠气种类不同，所致之病各异。一气一病，是指每一种疠气所致之疫病，均有各自的临床特征和传变规律。

疫疬的发生与流行，多与下列因素有关。①气候因素：自然界气候的反常变化，如久旱、酷热、湿雾瘴气等。②环境和饮食：如空气、水源、食物的污染。③没有及时做好预防隔离工作。④社会因素影响：疫疬的流行，与社会的经济、文化状况有关。一般来说，经济、文化较落后的国家和地区，疫疬较易流行；经济、文化发达的国家和地区，疫疬较少流行。

从现代研究来看，由于气候因素可以为细菌、病毒等病原微生物的生长、繁殖、传播提供条件。因此，六淫、疬气从临床表现来分析，不仅包括气候因素，还可以包括上述各种病原微生物在内。

（二）内伤病因

内伤病因是相对外感病因而言的，此类病因直接伤及脏腑，导致脏腑气血阴阳失调而发病，故称为内伤病因，主要包括七情内伤、饮食失宜、劳逸失度等。

1. 七情内伤　七情是指喜、怒、忧、思、悲、恐、惊七种正常的情志活动，是人的精神意识对外界事物的反应。七情与人体脏腑功能活动有密切的关系。七情分属于五脏，以喜、怒、思、悲、恐为代表，就称为五志。在正常的活动范围内，七情一般不会使人致病。只有突然强烈或长期持久的情志刺激，超过人体本身的正常生理活动范围，使人体气机紊乱，脏腑阴阳气血失调，才会导致疾病的发生。七情致病不同于六淫，六淫主要从口鼻或皮毛侵入人体，而七情则直接影响有关脏腑而发病。七情不仅可以引起多种疾病的发生，而且对疾病的发展有重要影响，它可促进病情的好转与恶化。因此，这种过于强烈、持久或突然的情志变化，导致脏腑气血阴阳失调而发生疾病的情志活动，是造成内伤病的主要致病因素之一，故称"七情内伤"。

七情内伤的致病特点如下。①直接伤及脏腑：《黄帝内经》曰："怒伤肝""喜伤心""思伤脾""忧伤肺""恐伤肾"。临床上不同的情志刺激，可对各脏有不同的影响。但并非绝对如此，因为人体是一个有机的整体，"心者，五脏六脏之主也……故悲哀愁忧则心动，心动则五脏六腑皆摇。"这里即指出了各种情志刺激都与心脏有关，心是五脏六腑之大主，心神受损可涉及其他脏腑。故情志所伤的病证，以心、肝、脾三脏气血失调为多见。②影响脏腑气机：七情损伤，使脏腑气机紊乱，血行失常，阴阳失调。不同的情志变化，其气机逆乱的表现也不尽相同。即《黄帝内经》所谓："怒则气上，喜则气缓，悲则气消，恐则气下……惊则气乱……思则气结。"怒则气上，是指过度愤怒可使肝气横逆上冲，血随气逆，并走于上。临床可见气逆，面红目赤，或呕血，甚则晕厥猝倒；喜则气缓，包括缓解紧张情绪和心气涣散两个方面。在正常情况下，喜能缓和紧张，使营卫通利，心情舒畅。但暴喜过度，又可使心气涣散，神不守舍，出现精神不能集中，甚则失神狂乱等症；悲则气消，是指过度悲忧，可使肺气抑郁，意志消沉，肺气耗伤；恐则气下，是指恐惧过度，可使肾气不固，气泄于下，临床可见二便失禁，或恐惧不解则伤精，发生骨酸痿厥、遗精等症；惊则气乱，是指突然受惊，以致心无所倚，神无所归，虑无所定，惊慌失措；思则气结，是指思虑过度，伤神损脾，可导致气机郁结。古人认为思发于脾，而成于心，故思虑过度不但耗伤心神，也会影响脾气。思虑过度，则伤心脾，暗耗阴血，心神失养则心悸、健忘、失眠、多梦；气机郁结阻滞，脾则运化无力，胃的受纳腐熟失职，便会出现纳呆、脘腹胀满、便溏等症。③影响病势变化：病势变化，与情志活动密切相关。情绪乐观，有利于病情好转乃至痊愈；反之，意志消沉，情绪悲观，会导致病情加重恶化。根据临床观察，在许多疾病的过程中，若患者有较剧烈的情志波动，往往会使病情加重，或急剧恶化。如有高血压史的患者，若遇事恼怒，肝阳暴涨，血压可以迅速升高，发生眩晕，甚至突然晕厥，或昏仆不语，半身不遂，口眼歪斜。

2. 饮食失宜　饮食是健康的基本条件。合理饮食，才能化生水谷精微，生成气血，维持人体生长、发育。正常饮食，是人体维持生命活动之气血津液的主要来源之一，饮食失宜，能导致疾病的发生，为内伤病的主要致病因素之一。饮食物主要依靠脾胃消化吸收，如饮食失宜，首先可以损伤脾胃，导致脾胃的腐熟、运化功能失常，引起消化功能障碍；其次，还能生热、生痰、生湿，产生种种病变，成为疾病发生的一个重要原因。饮食失宜包括饮食不节、饮食不洁、饮食偏嗜等。①饮食不节：饮食贵在有节，进食定量、定时谓之饮食有节。饮食应以适量为宜，过饥过饱均可发生疾病。明显低于本人的适度的饮食量，称为过饥；明显超过本人的适度的饮食量，称为过饱。过饥，则摄食不足，化源缺乏，终致气血衰少。气血不足，则形体消瘦，正气虚弱，抵抗力降低易于继发其他病症。反之，暴饮暴食，过饱，超过脾胃的消化、吸收功能，可导致饮食阻滞，出现脘腹胀满、嗳腐泛酸、厌食、吐泻等食伤脾胃之病。故有"饮食自倍，肠胃乃伤"之说。饥饱失常，在小儿尤为多见，因其脾胃较成人为弱，食滞日久，可以郁而化热；伤于生冷寒凉，又可以聚湿、生痰。婴幼儿食滞日久还可以出现手足心热、心烦易哭、脘腹胀满、面黄肌瘦等症，称之为"疳积"。成人如果久食过量，还常阻滞肠胃经脉的气血运行，发生下利、便血、痔疮等。过食肥甘厚味，易于化生内热，甚至引起痈疽疮毒等。总之，不宜极饥而食，食不可过饱；不宜极渴而饮，饮不可过多。饮食过多，则生积聚；渴饮过多，则聚湿生痰。此外，饮食无时，亦可损伤脾胃，而变生他病。②饮食偏嗜：饮食结构合理，五味调和，寒热适中，无所偏嗜，才能使人体获得各种需要的营养。若饮食偏嗜或膳食结构失宜，或饮食过寒过热，或饮食五味有所偏嗜，可导致阴阳失调，或某些营养缺乏而发生疾病。若饮食结构不适，调配不宜，有所偏嗜，则味有所偏，脏有偏胜，从而导致脏腑功能紊乱。如过嗜醇酿之品，则导致水饮积聚；过嗜瓜果乳酥，则水湿内生，发为肿满泻利。饮食宜寒温适中，否则多食生冷寒凉，可损伤脾胃阳气，寒湿内生，发生腹痛、泄泻等症。偏食辛温燥热，可使胃肠积热，出现口渴、腹满胀痛、便秘，或酿成痔疮。长期嗜好某种食物，会使该脏腑功能偏盛偏衰，久之可以按五脏间相克关系传变，损伤他脏而发生疾病。如多食咸味的东西，会使血脉凝滞，面色失去光泽；多食苦味的东西，会使皮肤干燥而毫毛脱落；多食辛味的东西，会使筋脉拘急而爪甲枯槁；多食酸味的东西，会使皮肉坚厚皱缩，口唇干薄而掀起；多食甘味的东西，则骨骼疼痛而头发脱落。此外，嗜好太过，可致营养不全，缺乏某些必要的营养，而殃及脏腑为病。例如，脚气病、夜盲症、瘿瘤等都是五味偏嗜的结果。所以，饮食五味应当适宜，平时饮食不要偏嗜，病时应注意饮食宜忌，食与病变相宜，能辅助治疗，促进疾病好转，反之，疾病就会加重。只有"谨和五味"才能"长有天命"。③饮食不洁：进食不洁，会引起多种胃肠道疾病，出现腹痛、吐泻、痢疾等；或引起寄生虫病，如蛔虫、蛲虫、寸白虫等，临床表现为腹痛、嗜食异物、面黄肌瘦等症。若蛔虫窜进胆道，还可出现上腹部剧痛、时发时止、吐蛔，四肢厥冷的蛔厥证。若进食腐败变质有毒食物，可致食物中毒，常出现腹痛、吐泻，重者可出现昏迷或死亡。

3. 劳逸失度　劳逸，包括过度劳累和过度安逸两个方面。正常的劳动和体育锻炼，有助于气血流通，增强体质。必要的休息，可以消除疲劳，恢复体力和脑力，不会使人致病。只有比较长时间的过度劳累，或体力劳动，或脑力劳动或房劳过度，过度安逸，完全不劳动、不运动，才能成为致病因素而使人发病。①过劳：过劳是指过度劳累，包括劳力过度、劳神过度和房劳过度三个面。劳力过度，是指较长时间的过度用力而积劳成疾。劳力过度则伤气，久之则气少力衰，神疲消瘦，即所谓"劳则气耗"。劳神过度指思虑劳神过度。劳神过度可耗伤心血，损伤脾气，可出现心神失养的心悸、健忘、失眠、多梦及脾不健运的纳呆、腹胀、便溏等症。房劳过度是指性生活不节，房事过度。肾藏精，主封藏。肾精不宜过度耗泄，若房事过频则肾精耗伤，临床常出现腰膝酸软，眩晕耳鸣，精神萎靡，男子则遗精、早泄，甚则阳痿，女子则月经不调、痛经、闭经等病症。②过逸：过逸是指过度安逸，不参加劳动，又不运动，易使人体气血不畅，脾胃功能减弱，可出现食少乏力，精神不振，肢体软弱，或发胖臃肿，动则心悸、气喘、汗出等症，或继发他病。

（三）病理产物性病因

病理产物性病因是指继发于其他病理过程而产生的致病因素。在疾病发生和发展过程中，由原始致病因素所引起的后果，可以在一定条件下转化为另一些病理变化的原因，因而成为继发性致病因素。痰饮、瘀血、结石都是在疾病过程中所形成的病理产物。它们滞留体内而不去，又可成为新的致病因素，作用于机体，引起各种新的病理变化，因其常继发于其他病理过程而产生，故又称"继发性病因"。

1. 痰饮　痰饮是机体水液代谢障碍所形成的病理产物。这种病理产物一经形成，就作为一种致病因素作用于机体，导致脏腑功能失调而引起各种复杂的病理变化，故痰饮是继发性病因之一。一般说来，痰得阳气煎熬而成，炼液为痰，浓度较大，其质稠黏；饮得阴气凝聚而成，聚水为饮，浓度较小，其质清稀。故有"积水为饮，饮凝为痰""饮为痰之渐，痰为饮之化""痰热而饮寒"之说。在传统上，痰饮可分为有形和无形。有形之痰饮是指视之可见、触之可及、闻之有声的实质性的痰浊和水饮而言。如咳咯而出的痰液，呕泄而出之水饮痰浊等。无形之痰饮是指由痰饮引起的特殊症状和体征，只见其症，不见其形，看不到实质性的痰饮，因无形可征，故称无形之痰饮。其作用于人体，可表现出头晕目眩、心悸气短、恶心呕吐、神昏谵狂等，多以苔腻、脉滑为重要临床特征。

痰饮的致病特点如下。①阻碍经脉气血运行：痰饮随气流行，机体内外无所不至。若痰饮流注经络，易使经络阻滞，气血运行不畅，出现肢体麻木、屈伸不利，甚至半身不遂等。若结聚于局部，则形成瘰疬、痰核，或形成阴疽、流注等。②阻滞气机升降出入：痰饮为水湿所聚，停滞于中，易于阻遏气机，使脏腑气机升降失常。例如，肺以清肃下降为顺，痰饮停肺，使肺失宣肃，可出现胸闷、咳嗽、喘促等。胃气宜降则和，痰饮停留于胃，使胃失和降，则出现恶心、呕吐等。③影响津液代谢：痰饮本为水液代谢失常的病理产物，其一旦形成之后，便作为一种致病因素反过来作用于机体，进一步影响肺、脾、肾功能。如寒饮阻肺，可致宣降失常，水道不通；痰湿困脾，可致水湿不运；饮停于下，影响肾阳的功能，可致蒸化无力。从而影响人体津液的输布和排泄，使水液进一步停聚于体内，导致津液代谢障碍更为严重。④症状复杂，变幻多端：从发病部位言，饮多见于胸腹四肢，与脾胃关系较为密切。痰之为病，则全身各处均可出现，无处不到，与五脏之病均有关系，其临床表现也十分复杂。痰饮在不同的部位表现出不同的症状，变化多端，其临床表现，可归纳为咳、喘、悸、眩、呕、满、肿、痛八大症。⑤易于蒙蔽神明：痰浊上扰，蒙蔽清阳，则会出现头昏目眩、精神不振。痰迷心窍，或痰火扰心、心神被蒙，则可导致胸闷心悸、神昏谵妄，或引起癫、狂、痫等病证。

2. 瘀血　瘀血是指因血行失度，使机体某一局部的血液凝聚而形成的一种病理产物。瘀血一旦形成，则又可称为继发性的致病因素，既会影响血液的运行，又能导致脏腑功能失调而引起各种病证。

严格来说，瘀血和血瘀的含义有所区别。一般认为，瘀血既是病理产物，又是继发性病因，属于病因学概念；血瘀是指血液运行不畅或瘀阻不通的状态，属于病机学概念，两者互为因果。临床上瘀血可以导致血瘀证，血瘀亦可生成瘀血。

瘀血的形成，一般多见于下列因素。①外伤：各种外伤，诸如跌打损伤、负重过度等，或外伤肌肤，或内伤脏腑，使血离经脉，停留体内，不能及时消散或排出体外，或血液运行不畅，从而形成瘀血。②出血：因出血之后，离经之血未能排出体外而为瘀，所谓"离经之血为瘀血"。或因出血之后，专事止涩，过用寒凉，使离经之血凝，未离经之血郁滞不畅而形成瘀血。③气虚：载气者为血，运血者为气。气行血行，气虚运血无力，血行迟滞致瘀。或气虚不能统摄血液，血逸脉外而为瘀，此为因虚致瘀。④气滞：气行则血行，气滞血亦滞，气滞必致血瘀。⑤血寒：血得温则行，得寒则凝。感受外寒，或阴寒内盛，使血液凝涩，运行不畅，则成瘀血。⑥血热：热入营血，血热互结，或使血液黏滞而运行不畅，或热灼脉络，血溢于脏腑组织之间，亦可导致瘀血。可见，寒热伤及血脉均可致瘀。⑦情绪和生活失宜：情志内伤，亦可导致血瘀，多因气郁而致血瘀。此外，饮食起居失宜也可导致血瘀而变生百病。

瘀血的致病特点如下。①疼痛：一般多刺痛，固定不移，且多有昼轻夜重的特征，病程较长。②肿块：肿块固定不移，在体表色青紫或青黄，在体内为癥积，较硬或有压痛。③出血：血色紫暗或夹有瘀块。④发绀：面部、口唇、爪甲青紫。⑤舌质紫暗（或瘀点瘀斑）：是瘀血最常见的也是最敏感的指征。⑥脉细涩沉弦或结代。此外，面色黧黑、肌肤甲错、皮肤紫癜、精神神经症状（善忘、狂躁、昏迷）等也较为多见。

3. 结石 结石是指多种原因引起的体内某些部位形成并停滞为病的砂石样病理产物。其形态各异，大小不一，停滞体内，又可成为继发的致病因素，引起一些疾病。

结石的成因较为复杂，机制亦不甚清楚，临床一般多从以下因素考虑。①饮食不当：偏嗜肥甘厚味，影响脾胃运化，蕴生湿热，内结于胆，久则可形成胆结石；湿热下注，蕴结于下焦，日久可形成肾结石或膀胱结石。若空腹吃柿子过多，影响胃的受纳通降，可形成胃结石。此外，某些地域的饮水中含有过量或异常的矿物及杂质等，也可能是促使结石形成的原因。②情志内伤：情欲不遂，肝气郁结，疏泄失职，胆气不达，胆汁郁结，排泄受阻，日久可煎熬而成结石。③服药不当：长期过量服用某些药物，致使脏腑功能失调，或药物潴留残存体内，诱使结石形成。④其他因素：体质差异、外感六淫、过度安逸等，也可导致气机不利，湿热内生，形成结石。此外，结石的发生还与年龄、性别、体质和生活习惯有关。

结石的致病特点如下。①多发于胆、胃、肝、肾、膀胱等脏腑：肝气疏泄，关系着胆汁的生成和排泄；肾的气化，影响尿液的生成和排泄，故肝肾功能失调易生成结石。且肝合胆，肾合膀胱，而胃、胆、膀胱等均为空腔性器官，结石易于停留，故结石为病，多为肝、胆结石，肾、膀胱结石和胃结石。也可发生于眼（角膜结石、前房结石）、鼻（鼻石）、耳（耳石）等部位。②病程较长，轻重不一：结石多半为湿热内蕴，日久煎熬而成，故大多数结石的形成过程缓慢而漫长。结石的大小不等，停留部位不一，其临床表现各异。一般来说，结石小，病情较轻，有的甚至无任何症状；结石过大，则病情较重，症状明显，发作频繁。③阻滞气机，损伤脉络：结石为有形实邪，停留体内，势必阻滞气机，影响气血津液运行。可见局部胀闷酸痛等，程度不一，时轻时重，甚则结石损伤脉络而出血。④疼痛：结石引起的疼痛，以阵发性为多，亦呈持续性，或为隐痛、胀痛，甚或绞痛。疼痛部位常固定不移，亦可随结石的移动而有所变化。结石性疼痛具有间歇性特点，发作时剧痛难忍，而缓解时一如常人。

（四）其他病因

在中医病因学中，除了外感病因、内伤和病理性因素以外，还有外伤、虫兽伤、寄生虫、胎传等。因其不属外感内伤和病理性因素，故称其为其他病因。

1. 外伤 外伤是指因受外力或其他外在因素作用于人体引起的损伤。包括枪弹、金刃、跌打损伤、持重努伤、烧烫伤、冻伤等。

枪弹、金刃、跌打损伤、持重努伤等外伤，可引起皮肤肌肉瘀血肿痛，出血，或筋伤骨折，脱臼。重则损伤内脏，或出血过多，可导致昏迷、抽搐、亡阳虚脱等严重病变。

烧烫伤，多由高温物品、沸水、热油或烧烫等引起。轻者损伤肌肤，在受伤部位红、肿、热、痛、皮肤干燥或起水疱、剧痛；重度烧烫伤则可损伤肌肉、筋骨使痛觉消失，创面如皮革样，或蜡白、焦黄或炭化；严重烧烫伤，则伤面过大，除有局部症状外，常因剧烈疼痛、火毒内攻、体液蒸发或渗出，可出现烦躁不安、发热、口干渴、尿少等，甚至死亡。

冻伤，是指人体遭受低温侵袭所引起的全身性或局部性损伤。全身性冻伤，因寒为阴邪，易伤阳气，阴寒过盛，阳气受损，失于温煦和推动血行，则寒战，体温逐渐下降，面色苍白，唇青，指甲青紫，感觉麻木，神疲乏力，或昏睡，呼吸减弱，脉迟细。如不救治，易致死亡。局部冻伤，多发生在手、足、耳廓、鼻尖和面额部位。发病初起，受冻部位因寒主收引，经脉挛急，气血凝滞不畅，影响受冻局部的温煦和营养，致使局部皮肤苍白，冷麻，继则肿胀青紫，痒痛灼热，或出现大小不等的水疱等，溃破后常易感染。

2. 虫兽伤 虫兽伤包括毒蛇、猛兽、狂犬咬伤，或蝎、蜂蜇伤等。轻则局部损伤，出现肿痛、出血等；重则损伤内脏，或出血过多而死亡。毒蛇咬伤则出现全身中毒症状，如不及时救治，常导致中毒死亡。疯狗咬伤，初起仅见局部疼痛、出血，伤口愈合后，经一段潜伏期，然后可出现烦躁、惶恐不安、牙关紧闭、抽搐、恐水、恐风等症。

3. 寄生虫 泛指各种动物性寄生虫。中医学早已认识到寄生虫能引起疾病，并将之称为"虫积"，多由饮食不慎、恣食生冷瓜果及不洁食物等所致湿热内生，酝酿生虫，久而成积。虫积常见腹痛、食欲不佳、面黄形瘦等症状；严重者，还会出现厥逆、腹胀不通、呕吐、甚至酿成蛊症。寄生于人体内的虫类颇多，一般有蛔虫、蛲虫、绦虫、血吸虫、囊虫等。其发病各有特征，如蛔虫寄生于肠道，则腹痛时作；钩虫病常表现为面黄肌瘦、嗜食异物；蛲虫病患者常主诉肛门、会阴瘙痒，并可在这些部位直接找到白色细小线状蛲虫；绦虫病症状较轻，常因粪便中发现白色带状或虫节片而就医；血吸虫病因其肝脾大，血行不畅，而致水液停聚形成"臌胀"。

4. 胎传 胎传是指禀赋与疾病由亲代经母体而传及子代的过程。禀赋和疾病经胎传使胎儿出生之后易于发生某些疾病，成为一种由胎传而来的致病因素。胎传因素引起的疾病称之为胎证、胎病，包括胎弱和胎毒两类。

胎弱，又称胎怯、胎瘦，为小儿禀赋不足，气血虚弱的泛称。胎儿禀赋的强弱主要取决于父母的体质。

胎弱的表现是多方面的，如皮肤脆薄、毛发不生、形寒肢冷、面黄肌瘦、筋骨不利、腰膝酸软，及五迟、五软、解颅等病证。

胎弱的主要病机为五脏气血阴阳不足。胎儿在母体能否正常生长发育，除与禀受于父母的精气有关外，还与母体的营养状态密切相关。如母体之五脏气血阴阳不足，必然会导致胎儿气血阴阳的不足，而出现五脏系统的病变。如禀肺气为皮毛，肺气不足，则皮薄怯寒，毛发不生；禀心气为血脉，心气不足，则血不华色，面无光彩；受脾气为肉，脾气不足，则肌肉不生，手足如消；受肝气为筋，肝气不足，则筋不束骨，机关不利；受肾气为骨，肾气不足，则骨节软弱，久不能行。

胎毒指婴儿在胎妊期间受自母体毒火，因而出生后发生疮疹和遗毒等病的病因。胎毒多由父母恣食肥甘，或多郁怒悲思，或纵情淫欲，或梅疮等毒火蕴藏于精血之中，隐于母胞，传于胎儿而成。胎毒为病，一指胎寒、胎热、胎黄、胎搐、疮疹等；二指遗毒，又名遗毒烂斑，即先天性梅毒，系胎儿染父母梅疮遗毒所致。

胎传因素所导致的疾病，也是可以防治的。除早期诊治这类疾病外，早期预防显得更加重要，注意护胎与孕期卫生，对保证胎儿正常生长发育、避免发生胎传疾病是十分重要的。

二、病机

病机，指疾病发生、发展及其变化的机制，又称病理，包括病因、病性、证候、脏腑气血虚实的变化及其机制，它揭示了疾病发生、发展与变化、转归的本质特点及其基本规律。中医病机学是研究和掌握疾病发生、发展与变化、转归的本质特点及其基本规律，以期对疾病进行正确诊断和有效防治的学说。

中医学认为，疾病的发生、发展和变化，与体质强弱和致病邪气的性质密切相关。病邪作用于人体，人体正气奋起而抗邪，引起正邪相争。斗争的结果，邪气对人体的损害居于主导地位，破坏了人体阴阳的相对平衡，或使脏腑气机升降失常，或使气血功能紊乱，并进而影响全身脏腑组织器官的生理活动，从而产生了一系列的病理变化。

"病机"二字，首见于《黄帝内经》，该书从临床常见的病证中，总结归纳出"病机十九条"，内容非常广泛，对于邪正和阴阳之盛衰，气血和脏腑之虚实，以及某些病证（如疼痛、痿、痹、厥、痛疽等）的病机，均有详尽的论述。历代医家对于病机学说均非常重视。汉代张仲景的《伤寒杂病论》在《黄帝内经》基础上，结合临床实践阐述了热病的虚实、寒热、表里、阴阳的进退变化，对不少病证的病机进行了阐述。隋代巢元方的《诸病源候论》对1729种病候的病因、病机及其临床证候进行了阐述，成为我国历史上最早的病因病机学专著。金元时期的刘完素提出"六气皆从火化"和"五志过极，皆为热甚"的观点；李东垣论述了"内伤脾胃，百病由生"和"火与元气不两立"的病机；张从正提出了"邪气"致病的病机；朱丹溪阐释了"阳有余而阴不足"和"湿热相火"等病机。

中医学认为，疾病的发生、发展与变化，与机体的体质强弱和致病邪气的性质有密切关系。体质不同，病邪各异，可以产生全身或局部的多种多样的病理变化。尽管疾病的种类繁多，临床征象错综复杂，千变万化，各种疾病、各个症状都有其各自的机制，但从整体来说，总不外乎邪正盛衰、阴阳失调、气血津液失常、内生五邪等病机变化的一般规律。

（一）邪正盛衰

邪正盛衰，是指在疾病过程中，致病邪气与机体正气之间的盛衰变化，决定着病机的虚或实，并直接影响着疾病的发展变化及其转归。

邪正盛衰与病机虚实的关系，首见于《黄帝内经》中的"邪气盛则实，精气夺则虚"。也就是说，实的病机主要是邪气盛；虚的病机主要是正气虚，然而疾病的种类极多，疾病的过程亦较复杂，使邪正之间的盛衰变化呈现错综复杂。

1. 邪气偏盛　即为实证。是指邪气盛而正气尚未虚衰，以邪气盛为主要矛盾的一种病理变化。症状表现为亢盛有余的实证。实证必有外感六淫或痰饮、食积、瘀血等病邪滞留不解的特殊表现。一般多见于疾病的初期或中期，病程一般较短，如外感热病进入热盛期阶段，出现了以大热、大汗、大渴、脉洪大等"四大"症状，或潮热、谵语、狂躁、腹胀满坚硬而拒按、大便秘结、手足微汗出、舌苔黄燥、脉沉数有力等症状，前者称"阳明经证"，后者称"阳明腑证"。

2. 正气偏衰　即为虚证。是指正气不足，抗病能力减弱，以正气不足为主要矛盾的一种病理变化。症状上多表现为虚损不足的证候。虚证必有脏腑机能衰退的特殊表现，一般多见于疾病的后期和慢性疾病过程中。如大病、久病等，消耗精气，或大汗、吐、利、大出血等耗伤人体气血津液、阴阳，均会导致正气虚弱，出现阴阳气血虚损之证。如崩漏，由于大量出血，其症状除了出血之外，同时伴有面色苍白或萎黄、神疲乏力、心悸、气短、舌淡、脉细等，称作"脾不统血"。就邪正关系而言，心脾生理功能低下，既有脾虚之证，又有心血不足之候，属虚证。

3. 虚实错杂　在疾病过程中，邪正的消长盛衰，不仅可以产生单纯的虚或实的病理变化，而且由于疾病的失治或治疗不当，以致病邪久留，损伤了人体的正气；或因正气本虚，无力驱邪外出，而致水湿、痰饮、瘀血等病理产物的凝结阻滞，往往可以形成虚实同时存在的虚中夹实、实中夹虚等虚实错杂的病理变化。

（1）虚中夹实　是指以虚为主，又兼夹实候的病理变化。如脾阳不振之水肿即属于此。脾阳不振，运化无权，皆为虚候；水湿停聚，发为浮肿为实。上述病理变化以虚为主，实居其次。

（2）实中夹虚　是指以实为主，兼见虚候的一种病理变化。如外感热病在发展过程中，常见实热伤津之象，因邪热炽盛而见高热、汗出、便秘、舌红、脉数之实象，又兼口渴、尿短赤等邪热伤津之征，病本为实为热，津伤源于实热，而属于虚，此为实中夹虚。

分析虚实错杂的病机，应根据邪正之孰缓孰急，虚实之孰多孰少，来确定虚实之主次。

4. 虚实真假　病机的虚、实，在临床上均有一定的征象。但必须指出，临床上的征象，仅仅是疾病的现象，在一般情况下，即现象与本质相一致的情况下，可以反映病机的虚或实。但在特殊情况下，即现象与本质不完全一致的情况下，在临床上往往会出现与疾病本质不符的许多假象，因而有"至虚有盛候"的真虚假实和"大实有羸状"的真实假虚的病理变化。

（1）真虚假实　其病机本质为虚，而实则是表面现象，是假象。如正气虚弱的人，因脏腑虚衰，气血不足，运化无力，有时反出现类似实的表现。一方面可以见到纳呆食少、疲乏无力、舌胖嫩苔润、脉虚无力等正气虚弱的表现，同时又可见腹满、腹胀、腹痛等一些类似实的症状。

（2）真实假虚　其病机本质为实，而虚则是表面现象，为假象。如热结肠胃、痰食壅滞、湿热内蕴、大积大聚等，使经络阻滞，气血不能畅达，反而出现一些类似虚的假象。如热结肠胃，里热炽盛的患者，一方面见到大便秘结、腹满硬痛拒按、潮热谵语、舌苔黄燥等实证的表现，有时又可出现精神萎靡、不欲多言，但语声高亢气粗，肢体倦怠，但稍动则舒适；大便下利，但得泄而反快。究其本质，是实而不是虚。

5. 虚实转化　疾病发生后，邪正双方力量的对比经常发生变化，因而疾病在一定条件下也常常发生实证转虚，因虚致实的病理变化。

（1）由实转虚　疾病在发展过程中，邪气盛，正气不衰，由于误治、失治，病情迁延，虽然邪气渐去，但是人体的正气、脏腑的生理功能已受到损伤，因而疾病的病理变化由实转虚。例如，外感性疾患，疾病初期多属于实，如表寒证或表热证等，由于治疗不及时或治疗不当，护理失宜，或年高体弱，抗病能力较差，从而病情迁延不愈，正气日损，可逐渐形成肌肉消瘦、纳呆食少、面色不华、气短乏力等肺脾功能衰减之虚象，这是由实转虚。

（2）因虚致实　所谓因虚致实，是由于正气本虚，脏腑生理功能低下，导致气、血、水等不能正常运行，产生了气滞、瘀血、痰饮、水湿等实邪停留体内之害。此时，虽然邪实明显，但正气亦不足，脏腑亦衰，故谓之因虚致实。如肾阳虚衰，不能主水，而形成的阳虚水停之候，既有肾脏温化功能减退的虚象，又有水液停留于体内的一派邪实之象，这种水湿泛滥乃由肾阳不足，气化失常所致，故称之为因虚致实。实际上，因虚致实是正气不足，邪气亢盛的一种虚实错杂的病理变化。

总之，在疾病的发生和发展过程中，病机的虚和实，都只是相对的而不是绝对的。由实转虚、因虚致实和虚实夹杂，常常是疾病发展过程中的必然趋势。因此，在临床上不能以静止的、绝对的观点来对待虚和实的病机变化，而应以运动的、相对的观点来分析虚和实的病机。

（二）阴阳失调

阴阳失调，是机体阴阳消长失去平衡的统称，是指机体在疾病过程中，由于致病因素的作用，导致机体的阴阳消长失去相对的平衡，所出现的阴不制阳、阳不制阴的病理变化。

阴阳失调的病理变化，其主要表现不外阴阳盛衰、阴阳互损、阴阳格拒、阴阳转化以及阴阳亡失等几个方面，其中阴阳偏盛偏衰则是各种疾病最基本的病理变化，这种变化通过疾病性质的寒热而表现出来。

1. 阴阳偏盛　是指阴邪或阳邪偏盛，属于"邪气盛则实"的病理变化。"阳盛则热，阴盛则寒"是阳偏盛和阴偏盛病机的特点。前者病属实热证，后者病属实寒证。

（1）阳盛则热　阳盛是指机体在疾病发展过程中，所出现的阳气偏亢，脏腑经络功能亢进，邪热过盛的病理变化。阳盛则热是由于感受温热阳邪，或感受阴邪而从阳化热，或七情内伤，五志过极而化火，或因气滞、血瘀、痰浊、食积等郁而化热化火所致。阳盛则热的病机特点，多表现为阳盛而阴未虚的实热证。阳以热、动、燥为其特点，故阳气偏盛产生热性病变，以及燥、动之象，出现发热、烦躁、舌红苔黄、脉数等。故曰："阳盛则热"。由于阳的一方偏盛会导致阴的一方相对偏衰，所以除上述临床表现外，同时还会出现口渴、小便短少、大便干燥等阳盛伤阴，阴液不足的症状，故称"阳盛则阴病"，但矛盾的主要方面在于阳盛。

（2）阴盛则寒　阴盛，是指机体在疾病过程中所出现的一种阴气偏盛，功能障碍或减退，阴寒过盛及病理性代谢产物积聚的病理变化。阴盛则寒多由感受寒湿阴邪，或过食生冷，寒湿中阻，阳不制阴而致阴寒内盛之故。一般地说，阴盛则寒的病机特点，多表现为阴盛而阳未虚的实寒证。阴以寒、静、湿为其特点，故阴偏盛产生的寒性病变及湿、静之象，表现为形寒、肢冷、喜暖、口淡不渴、苔白、脉迟等。所以说："阴盛则寒"。由于阴的一方偏盛，常常耗伤阳气，会导致阳的一方偏衰，从而出现恶寒、腹痛、溲清便溏等。这种阳气偏衰的表现是由于阴盛所引起的，所以又称"阴盛则阳病"。

2. 阴阳偏衰 是指阴精或阳气偏衰，属于"精气夺则虚"的病理变化。"阴虚则热，阳虚则寒"是阴偏衰和阳偏衰病机的特点。前者病属虚热证，后者病属虚寒证。

（1）**阴虚则热** 阴虚，是指机体精、血、津液等物质亏耗，以及阴不制阳，导致阳相对亢盛，功能虚性亢奋的病理变化。形成阴偏衰的主要原因，多由于阳邪伤阴，或因五志过极，化火伤阴，或因久病耗伤阴液所致。一般地说，其病机特点多表现为阴液不足及滋养、宁静功能减退，以及阳气相对偏盛的虚热证。临床上多有全身性虚热、五心烦热、骨蒸潮热、消瘦、盗汗、口干、舌红、脉细数等热症。

（2）**阳虚则寒** 阳虚，是指机体阳气虚损，失于温煦，功能减退或衰弱的病理变化。形成阳偏衰的主要原因，多由于先天禀赋不足，或后天饮食失养，或劳倦内伤，或久病损伤阳气所致。一般地说，其病机特点多表现为机体阳气不足，阳不制阴，阴相对亢盛的虚寒证。临床上多见面色苍白、畏寒肢冷、倦卧神疲、小便清长、下利清谷、舌淡、脉迟等寒象。

3. 阴阳互损 是指在阴或阳任何一方虚损的前提下，病变发展影响到相对的一方，形成阴阳两虚的病理变化。

（1）**阴损及阳** 指由于阴液（精、血、津液）亏损，累及阳气生化不足，或阳气无所依附而耗散，从而在阴虚的基础上又导致了阳虚，形成了以阴虚为主的阴阳两虚病理状态。如临床上遗精、盗汗、失血等慢性消耗性病证，严重地耗伤了人体阴精，因而化生阳气的物质基础不足，发展到一定阶段就会出现自汗、畏冷、下利清谷等阳虚之候。

（2）**阳损及阴** 指由于阳气虚损，无阳则阴无以生，久之则阴液生化不足，从而在阳虚的基础上又导致了阴虚，形成了以阳虚为主的阴阳两虚病理状态。如水肿患者，其病机主要为阳气不足，气化失司，水液代谢障碍，津液停聚而水湿内生，溢于肌肤所致。但其病变发展则又可因阴无阳生使阴阳日益亏耗，而见形体消瘦、烦躁升火，甚则瘀疬等阴虚症状。

4. 阴阳格拒 是阴盛至极或阳盛至极而壅遏于内，使阴气与阳气或阳气与阴气相互阻隔不通的病理变化。阴阳格拒是阴阳失调中比较特殊的一类病机，包括阴盛格阳和阳盛格阴两方面。

（1）**阴盛格阳** 指阴寒之邪盛极于内，逼迫阳气浮越于外，相互格拒、排斥的一种病理状态。其疾病的本质虽然是阴寒内盛，但由于其格阳于外，故其临床表现，反见面红烦热、欲去衣被、口渴、狂躁不安等热象。因其阴寒内盛，格阳于外所致，故为真寒假热。

（2）**阳盛格阴** 指邪热内盛，深伏于里，阳气郁闭于内，格阴于外的一种病理状态。多见于热病的热盛至极，反见"热极似寒"的四肢厥冷、脉沉伏等寒象。由于其疾病之本质是热盛于里，而格阴于外，故称为真热假寒。

5. 阴阳亡失 阴阳亡失，是机体的阴液或阳气因大量消耗而亡失，是生命垂危的一种病理状态。主要包括亡阳和亡阴两类。

（1）**亡阳** 是指机体的阳气发生突然性脱失，导致全身功能突然衰竭的一种病理状态。多由外邪过盛，正不敌邪，阳气突然大量耗伤而脱失；或由于素体阳虚，正气不足，又加疲劳过度等多种因素所诱发；或过用汗法，阳随津枯，阳气外脱等所致。慢性消耗性疾病之亡阳，多由于阳气严重耗散而衰竭，虚阳外越所致。主症是大汗淋漓、汗稀而凉、肌肤手足逆冷、精神疲惫、神情淡漠，甚则昏迷、脉微欲绝等阳气欲脱之象。

（2）**亡阴** 是指机体的阴液大量消耗或丢失，而致全身功能严重衰竭的一种病理状态。多由热邪炽盛，或邪热久留，煎灼阴液，或因慢性消耗性疾病，阴液耗竭所致。主症多见汗出不止、汗热而黏、手足温、喘渴烦躁，甚则昏迷谵妄、脉数无力、舌光绛无苔等。

由于阴与阳相互依存，故阴亡，则阳必无所依附而浮越于外，阴亡之后可迅速导致亡阳，"阴阳离决，精气乃绝"，生命亦告终结。

（三）气血失常

气血失调，是指气或血的亏损和各自的生理功能异常，以及气血之间互根互用的关系失调等病理变化，临床上可分为气的失常、血的失常和气血关系失常。

1. 气的失常 气的失常主要包括气的生化不足、耗损过多或气的某些功能减退所导致的气虚，以及气的运动失常（即气机失调），形成气滞、气逆、气陷、气闭或气脱等病理状态。

（1）气虚 指由于气的生成不足或耗损过多，导致气的功能活动减弱。气虚多见于慢性疾患、老年患者、营养缺乏、疾病恢复期及体质衰弱等病变。其临床表现以少气懒言、疲倦乏力、脉细软无力等症为重要特点。

（2）气滞 指由于情志内郁，或痰、湿、食、积、瘀血等阻滞，以及外伤侵袭、用力努伤、跌仆闪挫等因素，使气机阻滞而不畅，从而导致某些脏腑经络的功能失调或障碍所致，以闷胀、疼痛为其临床特点。

（3）气逆 指由于情志所伤，或饮食寒温不适，或痰浊壅阻等，导致气机逆乱、失常之统称。最常见于肺、胃和肝等脏腑，相应表现为咳逆上气、恶心、呕吐、嗳气、呃逆、头目胀痛，甚或咯血、晕厥。

（4）气陷 是以气的升举无力为主要特征的一种病理状态，多由气虚发展而来。若素体虚弱，或因久病耗伤，脾气虚损不足，致使清阳不升，中气下陷，则可产生胃下垂、肾下垂、子宫脱垂、脱肛等病证。

（5）气闭 多由风、寒、湿、热、痰浊等邪毒深陷于脏腑或郁闭于经络，导致脏腑经络气机闭塞不通的一种病理变化。如心气内闭则谵语癫狂、神昏痉厥。

（6）气脱 是指气虚之极而有脱失消亡之危的一种病理变化。由于体内气血津液严重损耗，以致脏腑生理功能极度衰退，真气外泄而陷于脱绝危亡之境。临床多出现猝然昏仆、冷汗淋漓、四肢厥逆、脉微细欲等症。

2. 血的失常 血的失常，主要表现在两个方面：一为血的生化不足或耗伤太过，或血的濡养功能减退，从而形成血虚的病理状态。二为血的运行失常，或为血行迟缓，或为血行逆乱，从而导致血瘀、血寒、血热、出血等病理变化。

（1）血虚 指血液不足，或血的濡养功能减退，以致脏腑经脉失养的病理状态。多由于失血过多，新血未能及时补充；或因脾胃虚弱，饮食营养不足，生化血液功能减退而血液生成不足，以及久病不愈，慢性损耗而致血液暗耗等，均可导致血虚。

（2）血瘀 指血液循行迟缓或郁滞流通不畅，甚则血液瘀结停滞。多由于气机阻滞而血行受阻，或气虚无力行血；或痰浊阻滞脉道，血行不畅；或寒邪入血，则血寒而凝；或邪热入血，煎灼津液而成瘀；或因离经之血、瘀血阻滞血脉等。

（3）血寒 指血分有寒，血行迟缓的一种病理变化，多因寒邪侵袭或阳虚内寒所致，以肢体手足麻木冷痛、畏寒肢冷、腹有块痛、得温则减、女子月经不调为其病变特征。

（4）血热 指血分有热，血行加速甚则瘀阻的一种病理变化。血热多由外感热邪侵袭机体，或外感寒邪入里化热，伤及血分，情志郁结，郁久化火，火热内生，伤及血分所致。由于血得温则行，故在血热的情况下，血液运行加速，甚则灼伤脉络，迫血妄行，邪热又可煎熬阴血和津液。所以，血热的病理变化，以既有热象，又有耗血、动血及伤阴为其特征。

（5）出血 是指血液溢于脉外的一种病理变化。其形成多由火气上逆，或热邪迫血妄行，或气虚不能摄血，或瘀血停滞，或因外伤损伤脉络等，使血液不能正常循行而溢于脉外所致。出血之候，随处可见，由于出血部位、原因及出血量之多寡和血的颜色之不同，可表现出不同的病理现象。

3. 气血失常　气和血的关系极为密切，生理上相互依存，相互为用，故病理上也相互影响而致气血同病。临床主要表现为气滞血瘀、气虚血瘀、气不摄血、气随血脱、气血两虚等几方面。

（1）气滞血瘀　是指由于气的运行郁滞不畅，以致血液循行障碍，继而出现血瘀的病理状态。多由于情志内伤，抑郁不遂，气机阻滞而成血瘀。亦可因闪挫外伤等因素伤及气血，而致气滞和血瘀同时形成。

（2）气虚血瘀　是指气虚而运血无力，血行瘀滞，气虚与血瘀并存的一种病理变化。临床常见肌肤干燥、瘙痒、欠温，甚则肌肤甲错等气血不荣经脉的具体表现。

（3）气不摄血　主要指气虚不足，固摄血液的功能减退，而致血不循经，逸出于脉外，从而导致各种出血的病理状态。多与久病伤脾，脾气虚损，中气不足有关。临床常见便血、尿血、妇女崩漏等症，还见于皮下出血或紫斑等。

（4）气随血脱　是指在大出血的同时，气亦随着血液的流失而脱散，从而形成虚脱的危象。临床常见冷汗淋漓、四肢厥冷、晕厥、脉芤或沉细而微。

（5）气血两虚　是指气虚和血虚的同时存在的病理状态。多因久病耗伤，或先有失血，气随血衰；或先因气虚，血无以生化而日渐亏少，从而形成气血两虚病证。临床常见面色淡白或萎黄、少气懒言、疲乏无力、形体瘦怯、心悸失眠、肌肤干燥、肢体麻木等气血不足症状。

（四）津液失常

津液代谢，是肌体新陈代谢的重要组成部分。津液的正常代谢，不仅仅是维持着津液在生成、输布和排泄之间的协调平衡，而且也是机体各脏腑组织器官进行正常生理活动的必要条件。津液代谢失常，是津液的输布失常、津液的生成和排泄之间失去平衡，从而出现津液的生成不足，或是输布失常、排泄障碍，以致津液在体内的环流缓慢，形成水液潴留、停阻、泛滥等病理变化。其临床主要表现为津液不足、津液输布与排泄障碍两方面。

1. 津液不足　是指体内津液在数量上的减少，导致内则脏腑，外则皮肤，孔窍缺乏津液，失其濡润滋养，产生一系列干燥失润的病理现象。多由于燥热之邪，或脏腑之火、五志过极化火灼伤津液；或因久病、精血不足而致津液枯涸；或过用燥热之剂，耗伤阴液所致。

一般来说，如炎夏多汗，高热时的口渴引饮，气候干燥季节中常见的口、鼻、皮肤干燥等，均属于津液不足的表现；如热病后期或久病精血不足等，可见舌质光红无苔，形体瘦削等，均属于液枯的临床表现。

2. 津液输布与排泄障碍　津液的正常输布，有赖于肺、脾、肝、肾、三焦等脏腑的正常生理功能，一旦脏腑的功能失调，津液得不到正常输布，导致津液在体内环流迟缓，或在体内某一局部发生潴留，因而津液不化，水湿内生，酿成痰饮的病理变化。

（五）内生五邪

内生五邪是指在疾病的发展过程中，气血、津液和脏腑等生理功能变化而产生类似于风、寒、湿、燥、火外邪致病的五种病理状态。由于病起于内，不是由外邪所引起，故称作为内生五邪，属于病机范畴，具体包括内风、内寒、内湿、内燥、内火。

1. 内风　即"风气内动"，是机体阳气亢逆变动而形成的一种病理状态。因其与肝的关系甚为密切，故又称为"肝风内动"。可分为热极生风、肝阳化风、阴虚风动和血虚生风四型。

（1）热极生风　多见于热性病的极期。常见痉厥、抽搐、颈项强直、角弓反张、目睛上吊，并伴有高热、神昏、谵语等症。

（2）肝阳化风　多由情志内伤，或操劳过度耗伤肝肾之阴，以致阴虚阳亢，为水不涵木，浮阳不潜，久之则阳愈浮而阴愈亏，终至阴不制阳，肝之阳气升动无制，阳化为风，形成风气内动。其症状轻则可见筋惕肌肉颤动，肢麻震颤，眩晕欲仆，或为口眼歪斜，或为半身不遂；甚则血随气逆而猝然仆倒，或为闭厥，或为脱厥。

（3）阴虚风动　多见于热病后期，阴液亏损，或由于久病耗伤阴液所致。临床可见筋挛肌肉颤动，手足蠕动等症，以及阴液不足虚热内生之症。

（4）血虚生风　多由于生血不足或失血过多，或久病耗伤营血，因而肝血不足，筋脉失养，或血不荣络，则虚风内动，临床可见肢体麻木不仁，筋肉跳动，甚则手足拘挛，或屈伸不利。

2. 内寒　即"寒从中生"，是指机体阳气虚衰，温煦气化功能减退，寒从内生，或阴寒之邪弥漫的病理状态。多因阳气虚损，机体脏腑组织失于温煦，阴寒内盛所致。其产生多与脾肾阳气不足有关，尤以肾阳虚衰为关键，正如《内经》所言"诸寒收引，皆属于肾"。

内寒病机，主要表现在两个方面：一是阳虚则阴盛，阴盛则内寒。常见畏寒肢冷，面色苍白，蜷卧喜暖，腹泻便溏，舌润不渴等温煦不足之症，以畏寒喜暖为基本特征。二是阳气虚衰，气化功能减退，而致阴寒内盛。临床多见尿频清长，涕、唾、痰、涎澄澈清冷，或大便泄泻，或发水肿等病症。此外，不同脏腑的内寒病变，其临床表现也各有特点：如心阳虚，则见心胸憋闷或绞痛，面唇青紫等；脾阳虚，则腹泻便溏；肾阳虚则腰膝冷痛，下利清谷，小便清长，男子阳痿，女子宫寒不孕等。另外，阳虚内寒发展到一定的阶段，有时还会出现真寒假热的病理表现，如面色反见潮红，但头汗出，脉虚大或滑数等。主要是元阳衰微，阴寒内盛，格阳于外，故见外热之假象。

3. 内湿　即"湿浊内生"，是指由于脾的运化功能（运化水谷和运化水湿）及输布津液功能减退或障碍，从而导致水谷不能化为精微而化生水湿痰浊。

内湿的形成，多因素体阳气不足，痰湿过盛；或因恣食生冷，过食肥甘，内伤脾胃，致使脾阳不振或脾气损，失其健运之职，不能为胃行其津液；津液的输布代谢发生障碍，而致水液不化，聚而成湿，停而成痰，留而为饮，或积而成水。因此，脾的运化失职可导致湿浊内困，《黄帝内经》有云："诸湿肿满，皆属于脾。"

湿性重浊黏滞，易于阻遏气机，故在内湿形成之后，常随其湿邪阻滞部位的不同而各有其不同的病理现象。如湿邪留滞于经脉，则症见头重如裹，肢体重着，或关节屈伸不利。若湿犯上焦则胸闷咳嗽；湿阻中焦，则脘腹痞满，食欲不振，口腻或口甜，舌苔厚腻；湿滞下焦则腹胀便溏，小便不利；若水湿泛滥，溢于皮肤肌腠之间，则发为水肿。

4. 内燥　即"津伤化燥"，是指机体津液不足，机体各部组织器官和孔窍失其濡润，从而产生干燥枯涩的病理状态。

多由于久病、久热，耗伤阴液；或高热而灼伤津液；或湿邪化燥等所致，由于体内津液亏少，不能内溉脏腑，外润腠理孔窍，故临床多见干燥不润之现象。

一般来说，阴液亏损可产生内燥，而实热伤津亦可导致燥热内生。内燥病症，虽可发生于各脏腑组织，但以肺、胃及大肠为多见。

内燥的临床表现多为一系列津液枯涸失润现象，诸如形体消瘦，肌肤干燥不泽，起皮落屑，甚则皲裂，口燥咽干唇焦，舌上无津，甚或光红龟裂，鼻干目涩，爪甲脆折，大便燥结不通，小便短赤不利，干咳无痰，或痰中带血等症。

5. 内火　即"火热内生"，是指由于阳盛有余，或阴虚阳亢，或由于气血郁滞，或由于热邪的郁结，因而产生火热内扰，功能亢奋的病理状态。

阳气过盛化火，即机体阳盛有余，功能亢奋，热极化火的病变。

邪郁化火，邪郁化火包括两方面内容：一是外感六淫风、寒、燥、湿等病邪皆能入里郁滞，并从阳而化热化火，如寒郁化热、湿郁化热等。二是体内的病理性代谢产物（如痰湿、瘀血等）和食积、虫积等，均能郁而化火，主要机制是以上这些因素，易于导致阳气的郁滞，气郁则生热化火，因而形成实热内结。

五志过极化火，又称为"五志之火"。多指由于精神情志的刺激，影响机体的阴阳、气血和脏腑生理的平衡，导致气机郁结，气郁久则从阳而化热，因而火热内生。如临床常见的情志抑郁不畅，肝失疏泄，则常能导致肝郁气滞，气郁则化火，发为"肝火"病证。

阴虚火旺，此属虚火，多由精亏血少，阴液大伤，阴虚则阳亢，因而虚热、虚火内生。一般来说，阴虚内热多见全身性的功能虚性亢奋的虚热征象。而阴虚火旺，其火热征象则往往集中于机体的某一部位。如阴虚火旺所引起的牙痛、咽痛、骨蒸、颧红等，即为虚火上炎所致。

答案解析

目标检测

1. 何谓藏象？简述心的生理特性及其含义。
2. 简述肝藏血的生理意义和肝主疏泄对津液代谢的影响。
3. 为什么说"六腑以通为用"？
4. 人体之精的生成来源有哪几方面？化生血液的物质基础有哪些？
5. 人体之气的生成与哪些脏腑生理功能有关？气的生理功能归纳为哪几个方面？
6. 试述津液在体内生成后的输布过程。
7. 简述经络的主要功能。
8. 试述六淫邪气各自的性质及其致病特点。
9. 何谓疠气？其致病特点如何？七情内伤的致病特点有哪些？
10. 瘀血与血瘀的概念有何不同？
11. 常见的基本病机有哪些？试述外感六淫与内生五邪的异同。

（韩晶岩　秦建平）

书网融合……

本章小结

微课1

微课2

题库

第四章　中医学诊疗概述

PPT

学习目标

1. **掌握**　中医诊法基本原理与运用原则；望神的重点，得神、失神、少神的判断标准及临床意义；五色所主病证；正常舌象和常见异常舌象的表现及其临床意义；音哑、失音、谵语、郑声、喘、哮、咳嗽、呕吐、呃逆、嗳气、太息等术语的含义及临床意义；问诊的基本内容及问现病史的内容；寒热、汗、疼痛、睡眠、饮食、二便等症状的问诊要点及临床意义；寸口脉诊的方法、正常脉象的特征、12 种常见脉象的特征与临床意义；辨证论治、八纲辨证、脏腑辨证及治病求本、扶正祛邪和治疗八法的概念与基本内容；表证、里证、寒证、热证、虚证、实证、阴证、阳证的概念及辨证要点。

2. **熟悉**　常色和病色的概念；排出物色质变化的一般规律和临床意义；气味变化的一般规律；寸口诊脉法及脉象要素，脉象的生理变异，相兼脉的主病规律。气、血、津液辨证、六经辨证、卫气营血辨证、三焦辨证及因人因时因地制宜、表里同病治则概念与基本内容。表证、里证、寒证、热证、虚证、实证、阴证、阳证的病因病机。

3. **了解**　神乱的概念及临床意义；经带、小儿的问诊要点及临床意义；脉象形成的原理；按诊的含义及基本内容；辨证论治的体系、特点，辨病与辨证及预防原则的基本内容；表证与里证、寒证与热证、阴证与阳证、虚证与实证之间的鉴别及其关系。

第一节　中医诊法

一、中医诊法基本原理与运用原则

（一）基本原理

诊法是中医诊察疾病、收集病情资料的基本方法，包括望、闻、问、切四法，简称"四诊"。

1. **司外揣内**　指观察掌握疾病外在的病理现象，从而分析推测内脏的变化，认识疾病的病理本质。《灵枢·本脏》说："视其外应，以知其内脏，则知所病矣。"说明脏腑与体表是内外相应的，所以观察外部的表现，则可以测知内脏的变化，从而也就可以了解内脏所发生的疾病。

2. **见微知著**　指机体的某些局部，常包含整体的生理、病理信息，通过微小的变化，可以测知整体的情况。如耳为宗脉之所聚，耳廓的不同部位能反映全身各部的变化；舌为心之苗，与其他脏腑也有密切联系，故舌的变化可以反映脏腑气血的盛衰及邪气的性质。

3. **以常衡变**　《素问·玉机真脏论》说："五色脉变，揆度奇恒，道在于一。"指要认识疾病，必须通过观察比较，知常达变。中医诊法中的望色、闻声、问病、切脉等，均是从正常中发现异常，从对比中找出差别，进而认识疾病的本质。

4. **因发知受**　是根据机体在疾病中所反应的证候特征，确定是寒是热，是风是湿，这种寒、热或风、湿，不是根据气候变化或气温、湿度高低做出判断的。各种外来的邪气作用于人体，是否发病取决于邪正斗争的结果。邪气的性质主要是通过对证候的辨别确定的，如天气突然变化，并非所有的人都会感受外邪，是否感受外邪、感受何种邪气，主要是由机体的反应能力、反应状态决定的，必须通过人体表现的证候做出判断。正如清代钱潢《伤寒溯源集》言："外邪之感，受本难知，发则可辨，因发知受。"

（二）运用原则

1. 整体审查　由于人是一个有机的整体，内在的脏腑与体表的形体官窍之间是密切相关的，整个人体又受到社会环境和自然环境的影响。因此要求在诊病过程中，从整体上观察分析疾病的病因病机和脏腑的气血阴阳变化，从而全面地认识疾病。

2. 四诊合参　指诊察疾病时，应将望、闻、问、切诸法参用，诸诊并重，综合收集分析病情资料。望、闻、问、切是从不同的角度来检查病情和收集临床资料，各有其独特的方法与意义，不能互相取代，故强调诊法合参的原则。

3. 病证结合　指辨病与辨证相结合进行疾病诊断。辨病是探求病变全过程总的发展规律，认识贯穿疾病始终的基本矛盾；而辨证则是识别疾病某一阶段的主要病理症结，抓住当前疾病的主要矛盾。中医既强调辨证，又重视辨病，病证合参，为论治提供立法处方的依据。

二、四诊 🄴 微课

（一）望诊

望诊是指医生对患者神、色、形态、五官、舌象等进行有目的地观察，借以了解健康状况，测知病情的方法。望诊的内容主要包括全身望诊（神、色、形、态）、局部望诊（望头面、望五官、望颈项、望皮肤）、望排出物、望小儿食指络脉和望舌五个部分。

1. 望神　是通过观察神的得失有无，以分析病情及判断预后等的诊察方法。望神之"神"，是指机体生命活动及精神意识状态的综合表现。

由于心主血藏神，其华在面，五脏六腑之精气皆上注于目，故人的面部色泽、精神意识及眼神为望神之重点，尤其是诊察眼神的变化。通过望神，可以了解脏腑功能的盛衰，精、气、血之盈亏，判断疾病的轻重及预后等。

望神主要观察以下五种情况。

（1）得神　即神气充足的表现。可见于常人，表示精气充足，体健无病；若见于患者，则说明精气未衰，脏腑未伤，病情轻浅，预后良好。

（2）少神　即神气不足的表现。提示正气受损，见于一般虚证，或脏腑失和，气血不畅之证。

（3）失神　是神气衰败之象。表示正气大伤，精气衰竭，病情深重，预后不良。

（4）假神　是垂危患者出现精神暂时好转的假象。此为阴阳即将离决的危笃之象，是精气衰竭已极，阴不敛阳，以致虚阳外越而出现一时"好转"的假象，多见于临终之前。

得神、少神、失神、假神的鉴别要点见表4-1。

表4-1　得神、少神、失神、假神的鉴别要点

观察项目	得神	少神	失神	假神
目光	目光明亮，顾盼灵活	目光乏神，双目少动	目光晦暗，瞳神呆滞	目光忽亮，但浮光外露
神情	神志清楚，表情丰富	精神不振，思维迟钝	精神萎靡或神志昏迷	突然神清，但躁动不安
面色	面色荣润	面色少华	面色无华	两颧泛红如妆
体态	肌肉不削，动作自如	肌肉松软，动作迟缓	大肉已脱，动作艰难	久病卧床，忽思活动

续表

观察项目	得神	少神	失神	假神
饮食	食欲旺盛	食欲稍减	食欲不佳	突然食欲增强
语言	语言清晰 对答如常	声低懒言	低微断续 言语失伦	本不言语 突然言语不休

（5）神乱　是精神意识失常的表现。常见于脏躁、痴呆、癫、狂、痫等患者。

2. 望色　是通过观察面部与肌肤的颜色和光泽，以了解病情的诊察方法。望色可推测脏腑气血盛衰，辨别疾病的性质及判断预后。

（1）常色　即人无病时的面色。常色的特征是光明润泽、含蓄不露。常色有主色、客色之分。

1）主色　是个人生来所有、一生基本不变的肤色。我国正常人的面色为红黄隐隐，明润含蓄。

2）客色　是指随生活环境及劳作等因素而发生相应变化的面色。人的面色随昼夜四时、气候等变化也会有所改变。因职业、劳逸、情绪、运动等导致面色的短暂改变，亦属客色范畴。

（2）病色　即疾病状态下面部色泽的异常变化。病色的特征是晦暗枯槁或暴露浮现。

五色主病，五色即青、赤、黄、白、黑，五色变化见于面部，可反映不同脏腑的病变及病邪的性质。

1）青色　主寒证、气滞、血瘀、疼痛、惊风。为气血不通，经脉瘀阻所致。

主惊风：小儿于眉间、鼻梁、口唇四周出现青灰色，是惊风先兆或发作。

主气滞、寒、痛、瘀：面色多见淡青、青紫或青黑晦暗。由于气滞血瘀；或外感寒邪，寒性凝滞，气血不畅；或阳气亏虚，气血瘀滞，经脉不利。

2）赤色　主热证，亦可见于真寒假热之戴阳证。为血液充盈于脉络所致。

面色红赤或满面通红，多见于外感发热或脏腑阳盛之实热证，热盛则血行疾速，脉络扩张而充盈故见赤色；两颧潮红为阴虚阳亢之虚热证；若面色苍白，忽见颧红如妆，游移不定，多见于久病重病之人，为虚阳浮越于上的"戴阳"证，属危重证候。

3）黄色　主脾虚、湿证。与脾虚气血化源不足，或脾虚湿蕴有关。

面色淡黄无泽，枯槁无华，称为萎黄，是脾胃气虚，气血不足所致；面色黄而虚浮，为脾失健运，水湿泛溢肌肤所致，称为"黄胖"；若面目肌肤俱黄，称为"黄疸"，其黄色鲜明如橘皮者，属"阳黄"，是湿热熏蒸，胆汁外溢所致；黄色晦暗如烟熏者，属"阴黄"，为寒湿郁阻，气血不荣所致。

4）白色　主虚证、寒证、失血、夺气。为气血不荣，脉络空虚所致。

面色苍白无华，是失血证或血虚，血脉空虚所致；面色㿠白为阳气虚；面色淡白无华略带黄色为脾虚，气血俱亏；若暴病突现面色苍白，常为阳气欲脱之象。寒证伴有剧烈疼痛时，亦可见面色苍白，是阴寒凝滞，经脉拘急所致。

5）黑色　主肾虚、寒证、水饮、血瘀、疼痛。是阳虚寒盛、气血凝滞或水饮停留所致。

面黑多属肾病。面黑而浅淡者，为肾阳衰微；面黑而干焦，多为久病肾精亏耗；面色黧黑、肌肤甲错属瘀血；目眶色黑，常为肾虚水泛之痰病，或寒湿下注的带下病。

3. 望形体　主要是观察患者形体的强弱、胖瘦等情况（表4-2）。

表4-2　形体强弱胖瘦的特征和临床意义

形体	特征	临床意义
体强	筋骨强健，胸廓宽厚，肌肉丰满，皮肤润泽	内脏坚实，气血充盛，抗病力强
体弱	筋骨不坚，胸廓狭窄，肌肉瘦削，皮肤不荣	内脏虚弱，气血不足，抗病力弱

续表

形体	特征	临床意义
体胖	体胖能食，肌肉坚实有力，动作灵活	形气俱盛，精气充足
	体胖超常，肌肉松弛，神疲乏力，动作笨拙	形盛气衰，多痰多湿
体瘦	体瘦无力，神疲倦怠	脾胃虚弱，后天不充
	颧红皮肤干枯	阴血不足，虚火内生
	久病极度消瘦，骨瘦如柴	气虚至极，津液干枯，脏腑衰败

4. 望姿态　是观察患者身体的姿势和动态以诊察病情的方法。病理情况下，姿态的表现主要有动静，或强弱，或屈伸，或俯仰，称为"姿态八法"。若见动、强、伸、仰为主要表现，则为阳、热、实证；若见静、弱、屈、俯为主要表现，则为阴、寒、虚证（表4-3）。

表4-3　姿态异常的表现和临床意义

姿态	主要表现	临床意义
行	以手护腹，身体前倾	腹痛
	以手护腰，曲背弯腰，步履艰难	腰腿病
	身体震动，或步态蹒跚	肝风内动，或筋骨受损
坐	坐而仰首，胸满气急	痰壅气逆的肺实证
	坐而俯首，气短懒言	肾虚或肾不纳气
	坐而不得卧，卧则气逆	肺气壅滞，气逆于上，或心阳不足，水气凌心
	坐则昏眩，不耐久坐	肝风内动或气血俱虚
卧	身重不能转侧，面常向里	阴证、寒证、虚证
	身轻自能转侧，面常向外	阳证、实证、热证
	蜷卧缩足，喜加衣被	虚寒证
	仰卧伸足，掀去衣被	实热证
站	站立不稳，其态似醉，并见眩晕	肝风内动
	不耐久站，站立时常需它物支撑	气血阴阳虚衰，不能滋养筋骨肌肉

5. 望头面　头为诸阳之会、精明之府，内藏脑髓，脑为元神之府、髓之海，为肾所主；发为肾之华，血之余。故望头部的情况，可以诊察脑、肾的病变和精气的盛衰。

（1）望头部　头部异常表现及临床意义见表4-4。

表4-4　头部异常的表现及临床意义

	主要表现	临床意义
头形	巨颅，智力低下	先天不足，肾精亏损，水液停聚
	小颅，智力低下	先天肾精不足，颅骨发育不良
	方颅	肾精不足或脾胃虚弱
囟门	囟门凸出（囟填）	多属实证，因温病火邪上攻，或脑髓病变，或颅内水液停聚
	囟门凹陷（囟陷）	多属虚证，因吐泻伤津、气血不足或先天肾精亏虚、脑髓失充
	囟门迟闭（解颅）	肾气不足，或后天失调所致，常见于小儿佝偻病
动态	头摇不能自主	肝风内动之兆，或老年人气血亏虚
头发	发黄干枯，稀疏易落	精血不足
	青少年白发	肾虚或劳神伤血
	小儿头发稀疏黄软	先天不足或后天失养
	小儿发结如穗，枯黄无泽	疳积
	斑秃	血虚受风或七情内伤，暗耗精血
	顶秃	劳神过度，耗伤精血或先天遗传

（2）望面部　面部异常的表现及临床意义见表4-5。

表4-5　面部异常的表现及临床意义

	主要表现	临床意义
面肿	面部浮肿	水肿病
	焮红灼热，肿胀疼痛，色如涂丹，压之褪色	抱头火丹，重者称大头瘟，为风热或天行时疫，火毒上攻所致
腮肿	腮部以耳垂为中心肿起，边缘不清，皮色不红，疼痛或触之有痛感	外感温毒所致
	颐颌部肿胀疼痛，张口受限，伴有寒热	阳明热毒上攻
口眼㖞斜	单见一侧口眼㖞斜，表现为面肌弛缓、额纹消失、眼不闭合、鼻唇沟平坦、口角下垂，而无半身瘫痪者	面瘫
	上述症状兼半身不遂者	卒中

6. 望五官　是通过观察头面器官目、舌、口、鼻、耳等的异常变化，以察知疾病的方法。

（1）望目　是指对目的形态、色泽等方面的观察以诊病的方法。目的各部分与五脏相对应，即瞳仁属肾，称水轮；黑睛属肝，称风轮；白睛属肺，称气轮；目眦的血络属心，称血轮；眼睑属脾，称肉轮。根据五轮变化可推测所对应之脏的病变。望目时应注意其神、色、形、态之常变（图4-1，表4-6）。

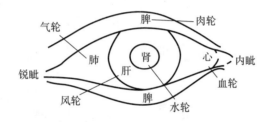

图4-1　目部五脏分属图

表4-6　目异常的表现及临床意义

	主要表现	临床意义
目色	目赤肿痛	实热证
	白睛变黄	黄疸
	目眦淡白	血虚
	目胞色黑晦暗	肾虚
目形	目胞浮肿	水肿的先兆
	眼窝凹陷	吐泻伤津、气血亏虚或脏腑精气衰竭
	眼球突出	肺胀或瘿病
目态	瞪目直视	脏腑精气衰竭
	目睛上视	肝风内动
	斜视	肝风内动、先天发育不良、外伤

（2）望耳　是通过观察耳部变化，以测知疾病的方法。望耳对于诊察肾、肝胆及全身的病变具有一定意义。正常人耳廓厚大，外形对称，是肾气充足的表现（表4-7）。

表 4-7　耳异常的表现及临床意义

	主要表现	临床意义
色泽	耳轮淡白	气血亏虚
	耳轮红肿	肝胆湿热或热毒上攻
	耳轮青黑	阴寒内盛或剧痛
	耳轮干枯焦黑	肾精亏耗
	小儿耳背、发际处若有玫瑰红色的丘疹	麻疹先兆
形态	耳廓瘦薄	先天亏虚，肾气不足
	耳轮干枯萎缩	肾精耗竭
	耳轮肌肤甲错	瘀血日久
耳内病变	耳道局部红肿疼痛（耳疖）	邪热搏结
	耳道流脓液（脓耳）	风热上扰或肝胆湿热上蒸；或肾阴虚损，虚火上炎

（3）望鼻　是通过观察鼻的形色变化及排出物，以诊察疾病的方法。主要可诊察肺、脾胃等脏腑的病变。健康人鼻色红黄隐隐，明润含蓄，是胃气充足的表现（表 4-8）。

表 4-8　鼻异常的表现及临床意义

	主要表现	临床意义
色泽	鼻头色白	气血亏虚、亡血
	鼻头色赤	肺脾蕴热
	鼻头色黄	湿热
	鼻头色青	阴寒腹痛
	小儿山根青筋	肝经气滞寒凝、肝脾不和、乳食积滞
形态	鼻头红肿生疖	胃热或血热
	鼻头及鼻翼部色红生粉刺者（酒渣鼻）	肺胃湿热，侵入血络
	鼻翼扇动	痰、热阻肺，见于哮病、喘病
	鼻柱溃陷	梅毒
	鼻柱塌陷，兼眉毛脱落	麻风恶候
鼻道变化	鼻流清涕	外感风寒或阳气虚弱
	鼻流浊涕	外感风热或肺胃蕴热
	鼻流腥臭脓涕，日久不愈（鼻渊）	肺经风热或肝胆湿热上蒸
	鼻腔出血（鼻衄）	肺胃蕴热，或阴虚肺燥，伤及鼻络
	鼻内赘生物（鼻痔）	湿热邪毒壅结鼻窍

（4）望口唇　是通过观察口唇色泽和形态变化，以诊察疾病的方法。口唇变化可反映脾胃及相关脏腑和经脉的病变（表 4-9）。

表 4-9　口唇异常的表现及临床意义

	主要表现	临床意义
色泽	唇色淡白	血虚或失血
	唇色红赤	热盛
	唇色青紫	血瘀
	呈樱桃红色	煤气中毒
	唇色青黑	寒凝血瘀，或痛极血络郁阻

	主要表现	临床意义
形态	口唇干燥	津液已伤
	口唇糜烂	脾胃积热上蒸或虚火上炎
	唇边生疮，红肿疼痛	心脾积热
动态	口张	虚证
	口闭而难开，牙关紧急（口噤）	肝风内动
	上下口唇紧聚（口撮）	邪正交争
	口角向一侧歪斜（口僻）	风邪中络，或风中脏腑
	战栗鼓颔，口唇振摇（口振）	疟疾初起
	口频繁开合，不能自禁	胃气虚弱
	口角掣动不止	动风之象

（5）望齿龈　是通过观察齿龈的色泽形态，以诊察疾病的方法。主要可以诊察肾、胃的病变及津液的盈亏（表4-10）。

表4-10　齿龈异常的表现及临床意义

主要表现	临床意义
牙齿光燥如石	胃热炽盛，津液大伤
牙齿燥如枯骨	肾阴枯竭
睡中啮齿	胃热、食滞或虫积，亦可见于正常人
齿龈淡白	血虚或气血两虚
齿龈红肿疼痛	胃火亢盛
齿龈出血（齿衄）	胃火炽盛、阴虚火旺、脾虚血失统摄
牙齿干燥	胃阴已伤
久病牙齿枯黄脱落（骨绝）	病重
牙关紧急	风痰阻络或热极动风
上下牙齿相互磨切，格格有声	热盛动风，或见于痉病
龈肉萎缩，牙根暴露，牙齿松动，常有渗血和脓液（牙宣）	肾虚或胃阴不足，或气血不足
牙龈溃烂，流腐臭血水，牙齿脱落，口气腐臭者（牙疳）	平素胃腑积热，复感风热或疫疠之邪，邪毒上攻牙龈

（6）望咽喉　是通过观察咽喉部色泽、形态及分泌物，以诊察疾病的方法。主要可以诊察肺、胃、肾的病变（表4-11）。

表4-11　咽喉异常的表现及临床意义

主要表现	临床意义
咽部红肿灼痛	风热邪毒或肺胃热盛
咽部色红，肿痛不显	肺肾阴虚
喉核红肿灼痛，甚则溃烂或有黄白脓点	乳蛾（肺胃热毒壅盛）
咽喉灰白色假膜，不易剥离，剥则出血，很快复生	白喉（外感火热疫邪）
咽部淡红漫肿，疼痛轻微	痰湿凝聚
咽喉部红肿高突，疼痛剧烈，吞咽、言语困难，身发寒热	（喉痈）脏腑蕴热，复感外邪

7. 望颈项　是通过观察颈项部的外形和动态，以诊察疾病的方法。颈项内有呼吸饮食之路径，又是经脉上达头面必经之处，故观察颈项，对局部及某些全身病证的诊断具有一定意义（表4-12）。

表4-12 颈项异常的表现及临床意义

	主要表现	临床意义
瘿瘤	颈前结喉处有肿块，可随吞咽上下移动	肝郁气滞痰凝，或与地方水土有关
瘰疬	颈侧颌下有肿块如豆，累累如串珠	肺肾阴虚，虚火炼液为痰，或时毒夹痰
项强	项部拘急或强硬，活动受限	风寒侵袭太阳经或温病火邪上攻或脑髓有病
项软	颈项软弱，抬头无力	肾精亏损或脏腑精气衰竭
颈脉怒张	颈部脉管明显胀大，平卧时更甚	心血瘀阻，肺气壅滞或心肾阳衰、水气凌心

8. 望皮肤 是通过观察皮肤色泽与形态，以诊察疾病的方法。除了可以诊察皮肤局部的病症，亦可测知内脏的病变和气血津液的盛衰（表4-13）。

表4-13 皮肤异常的表现及临床意义

病症		主要表现	临床意义
斑	阳斑	色深红或紫红，形似锦纹，兼身热、面赤、脉数等	外感温热邪毒，内迫营血
	阴斑	色淡青或淡紫，隐隐稀少，兼神疲、脉虚等	脾气虚衰，血失统摄
疹	麻疹	疹色桃红，形似麻粒，先见于耳后发际，渐延及颜面、躯干和四肢，疹发透彻后按出疹顺序依次消退	外感时邪
	风疹	疹色淡红，细小稀疏，瘙痒不已，时发时止	外感风热时邪
	瘾疹	皮肤上出现淡红色或苍白色风团，大小形态各异，瘙痒，搔之融合成片，高出皮肤，发无定处，出没迅速，时隐时现	外感风邪或过敏
水疱	白㾦	皮肤出现白色小疱疹，晶莹如粟，高出皮肤，擦破流水，多发于颈胸部，四肢偶见，面部不发	外感湿热，郁于肌表，汗出不彻
	水痘	皮肤出现粉红色斑丘疹，迅即为椭圆形小水疱，晶莹明亮，顶满无脐，浆液稀薄，皮薄易破，分批出现，大小不等	外感时邪，内蕴湿热所致，属儿科常见传染病
	湿疹	皮肤初起红斑，瘙痒，迅速肿胀，形成丘疹、水疱，破后渗液，形成红色湿润之糜烂面	风、湿、热邪蕴结，郁于肌肤
	缠腰火丹	多见于一侧腰部或胸胁部，初起皮肤灼热刺痛，继之出现粟米至黄豆大小簇集成群的水疱，排列如带状，局部刺痛	肝经湿热熏蒸
	热气疮	口唇、鼻孔周围、面颊及外阴等皮肤黏膜交界处，出现针头至绿豆大小簇集成群的水疱，灼热瘙痒，溃后结痂	外感风温热毒，阻于肺胃，湿热蕴蒸皮肤；或肝经湿热下注，阻于阴部

9. 望排出物 是指通过观察患者排泄物、分泌物及某些排出体外的病理产物的形、色、质、量等的变化，以诊察病情的方法。排出物望诊的总规律：凡色白、清稀者，多属虚证、寒证；色黄、稠浊者，多属实证、热证。望排出物包括痰、涎、涕、唾、呕吐物、大便、小便等。

（1）望痰涎 其意义见表4-14。

表4-14 痰涎的临床表现及意义

	临床表现	临床意义
痰	痰白，质稀量多（寒痰）	寒邪客肺，津凝成痰，或脾阳不足
	痰白，质稠量多，滑而易咯出（湿痰）	脾失健运，水湿内停
	痰黄，质稠（热痰）	邪热内盛，炼液为痰
	痰少而黏，难于咯出（燥痰）	燥邪伤肺，或肺阴亏虚
	痰中带血或咯血	热伤肺络
	咯吐脓血痰，气腥臭（肺痈）	痰热壅肺，血败肉腐

续表

临床表现		临床意义
涎	口中清涎量多	脾胃虚寒，气不摄津
	口吐黏涎	脾胃湿热，湿浊上泛
	睡中流涎	脾虚，胃热，食积

（2）望呕吐物　其意义见表4-15。

表4-15　呕吐物的临床表现及意义

临床表现	临床意义
呕吐物清稀（寒呕）	胃阳不足或寒邪犯胃
呕吐物酸腐，夹杂不消化食物（伤食）	食滞胃脘
呕吐黄绿色苦水	肝胆湿热或郁热
呕吐物暗红有血块，或吐血鲜红	胃有积热，或肝火犯胃，或胃腑瘀血
呕吐清水痰涎，伴胃脘振水声（痰饮）	饮停胃脘，胃失和降

（3）望二便　其意义见表4-16。

表4-16　二便的临床表现及意义

临床表现		临床意义
大便	大便清稀如水样	寒湿泄泻
	大便黄褐如糜，味臭	湿热泄泻
	大便稀溏，完谷不化，或如鸭溏	脾虚或脾肾亏虚
	大便如黏胨，夹有脓血（痢疾）	湿热邪毒蕴结大肠
	大便干燥硬结，排出困难，甚则燥结如羊屎	热盛伤津或阴血亏虚
	大便出血（便血）	肠络受损
小便	小便清长	虚寒证
	小便短黄	实热证
	尿中带血	下焦热盛或阴虚火旺，或脾肾不固
	尿有砂石	湿热蕴结膀胱，煎熬津液
	小便浑浊如米泔	肾气亏虚，固摄无力；或下焦湿热，气化不行

10. 望小儿食指络脉　是指通过观察小儿食指掌侧前缘浅表络脉的形色变化，以诊察疾病的方法。适用于3岁以内的小儿。

（1）方法　三关的划分：食指第一节（掌指横纹至第二节横纹之间）为风关，第二节（第二节横纹至第三节横纹之间）为气关，第三节（第三节横纹至指端）为命关（图4-2）。

家属抱小儿向光，医生用左手拇指和食指固定小儿食指，以右手拇指从小儿食指指尖向指根部以轻柔适中的力度推擦几次，观察络脉的形色变化。

（2）临床意义　正常络脉在食指内侧（掌侧）桡侧，隐现于风关之内，淡紫色，其形态多为斜形、单支，粗细适中。其辨证要领可概括为：浮沉分表里，红紫辨寒热，淡滞定虚实，三关测轻重（表4-17）。

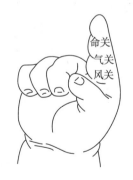

图4-2　小儿食指络脉三关图

表4-17　小儿食指络脉的异常表现及临床意义

临床表现		临床意义
浮沉	络脉浮露	外感表证
	络脉沉隐	内伤里证

续表

	临床表现	临床意义
色泽	络脉色淡	脾虚，气血不足
	络脉鲜红	外感风寒表证
	络脉紫红	里热证
	络脉色青	疼痛，惊风
	络脉紫黑	血络郁闭
	络色深浓而暗滞	实证
	络色浅淡而枯槁不泽	虚证
形态	络脉增粗，分支显见	实证
	络脉变细分支不显	虚证
长短	络脉仅显于风关	邪气入络，病情轻浅
	络脉达于气关	邪气入经，病位较深
	络脉达于命关	邪入脏腑，病情较重
	络脉直达指端（透关射甲）	病多凶险

11. 望舌 是通过观察人体舌质、舌苔和舌下络脉的变化，了解人体生理功能和病理变化的诊察方法，简称舌诊，是中医特色诊法之一。

舌诊的原理主要有二：一是舌与脏腑密切相关。心开窍于舌，手少阴心经之别系于舌；足太阴脾经连舌本、散舌下，舌又为脾胃之外候，舌苔乃胃气上蒸而成；肾为先天之本而藏精，足少阴肾经挟舌本。二是舌与精气血津液关系密切。故观察舌象可以推测脏腑盛衰、气血盈亏、邪正消长及病情顺逆，对判断正气盛衰、区别病邪性质、分辨病位深浅及推断病情及预后具有重要意义。

舌质又称舌体，指全舌的肌肉脉络组织。舌体的上面称舌背（或舌面），下面称舌底。舌尖候心肺，舌边候肝胆，舌中候脾胃，舌根候肾。舌苔是指舌面上的苔状物，禀胃气而生成。

舌诊要求：一是光线充足，在自然光线或白炽灯下，患者取坐位或卧位，面向光亮；二要伸舌自然，使舌面平坦舒展，便于观察；三是察舌苔时应注意排除"染苔"，如某些饮食或饮料可使苔色失真；四是察舌顺序一般先舌质后舌苔，由舌尖至舌根。

正常舌象为"淡红舌，薄白苔"，表现为：舌质荣润，舌色淡红，大小适中，舌体柔软灵活自如；舌苔薄白均匀，苔质干湿适中，不黏不腻，揩之不去，其下有根。

（1）望舌质 主要观察舌体的神、色、形、态及舌下络脉。

1）望舌神 即观察舌质的荣枯。舌质红活荣润，为有神，是脏腑气血充盛，生机旺盛之象；舌体干枯晦暗无华，为无神，是脏腑气血阴阳衰败，邪气壅盛之象，病势危重，预后不良。

2）望舌色 见表4-18。

表4-18 舌色特征及临床意义

舌色	特征	临床意义
淡红舌	舌色淡红明润	见于常人。或疾病初起，病较轻浅，尚未伤及脏腑气血
淡白舌	舌色较正常浅淡	主虚证、寒证。淡白而润，舌体胖嫩，多为阳虚证；舌色淡白，舌体瘦薄者，属气血两虚证
红绛舌	舌色深于正常，鲜红者，称红舌；深红者，称绛舌	主热证。若舌色鲜红，苔黄燥者，属气分实热；舌质深绛，为热入营血；舌质嫩红或绛，少苔或无苔，主阴虚火旺
青紫舌	舌色如皮肤上暴露之青筋者，为青舌；舌质色紫，为紫舌	主血行瘀滞。舌绛紫而干枯少津，主热毒炽盛；淡紫或青紫而润，是阴寒内盛；舌色紫暗或青紫，或局部有紫斑、瘀点，是瘀血之征

3）望舌形　指观察舌体的形状。常见的有老嫩、胖瘦、裂纹、点刺、齿痕等（表4-19）。

表4-19　舌形特征及临床意义

舌形		特征	临床意义
老嫩	老舌	舌体纹理粗糙，形色坚敛	实证
	嫩舌	舌体纹理细腻，形色浮胖娇嫩	虚证
胖瘦	胖大舌	舌体大于正常，伸舌满口	主水肿、痰饮。舌淡白胖嫩，苔白而水滑，多属脾肾阳虚；舌红而胖大，苔黄腻，是脾胃湿热，或痰热为病
	瘦薄舌	舌体瘦小而薄	主阴血亏虚之证。若舌色浅淡而瘦薄，属心脾血虚；舌色红绛瘦薄，乃阴虚火旺
	肿胀舌	舌体肿大满嘴，甚至不能闭口，伸出则难以缩回	主湿热、热毒上壅
裂纹舌		舌面有明显的数目不等、形状各异、深浅不一的裂沟	主阴血亏虚、脾虚湿侵。正常人群中约0.5%的人有先天性裂纹，称先天性舌裂
点、刺舌		舌面突起红色、白色或黑色星点；或舌乳头突起如刺，摸之棘手，称为芒刺舌	主脏腑热极，或血分热盛。若舌尖有点刺，为心火亢盛；舌边有点刺，属肝胆火旺；舌中有点刺，主胃肠热盛
齿痕舌		舌体边缘有牙齿挤压的痕迹	主脾虚湿盛。常与胖大舌并见

4）望舌态　指观察舌体的动态。常见的病理舌态有萎软、强硬、歪斜、颤动、吐弄、短缩等异常变化（表4-20）。

表4-20　舌态特征及临床意义

舌态		特征	临床意义
萎软舌		舌体软弱无力，不能随意伸缩回旋	气血两虚、热灼津伤
强硬舌		舌体板硬强直，运动不灵	热入心包，或高热伤津，或风痰阻络
歪斜舌		舌体不正，伸舌时偏向一侧	卒中或卒中先兆
颤动舌		舌体震颤抖动，不能自主	肝风内动
吐弄舌	吐舌	舌伸口外，不立即回缩	心脾有热
	弄舌	反复吐而即回，或舌反复舐弄口唇四周	
短缩舌		舌体卷短、紧缩，不能伸长，甚至舌不抵齿	寒凝筋脉、热极动风、气血亏虚、肝风夹痰

（2）望舌苔　主要观察苔色和苔质。

1）望苔色　即观察舌苔的颜色。常见有白苔、黄苔、灰黑苔（表4-21）。

表4-21　常见苔色特征及临床意义

苔色	特征		临床意义
白苔	苔色白，透过舌苔可见舌体者为薄白苔；不能见舌体者为白厚苔	多主表证、寒证特殊情况也主热证	舌淡苔白而湿润，多为里寒证或寒湿证苔白厚如积粉，扪之不燥者，外感浊邪疫气，热毒内盛所致，常见于瘟疫或内痈
黄苔	有淡黄、深黄、焦黄	多主里证、热证，也可见于表证、虚证和寒证	淡黄热轻，深黄热重，焦黄热结苔薄微黄，见于风热表证或风寒化热；舌苔黄滑而润，舌质淡胖而嫩者，为阳虚水湿不化
灰黑苔	苔色呈浅黑色为灰苔深灰色为黑苔	见于里热证，亦主里寒证主里证，或热极或寒盛，常见于疾病严重阶段	苔灰而润，主痰湿内停或寒湿中阻；苔灰而干燥，主热炽伤津或阴虚火旺苔黑而燥裂，芒刺，为热极津枯；苔黑而滑润，为寒盛阳衰

2）望苔质　即观察舌苔的质地。主要观察舌苔之薄厚、润燥、腻腐、剥落、偏全、真假等变化（表4-22）。

表4-22 苔质的特征及临床意义

苔质		特征	临床意义	
厚薄	薄苔	透过舌苔能隐隐见到舌体者，又叫见底苔	主病初起在表，邪浅病轻	观察舌苔的厚薄，有助于了解病位的深浅、感邪的轻重及病情的进退。舌苔由薄变厚，多为邪盛病进；舌苔由厚变薄，则提示正胜邪退，或邪气消散外达
	厚苔	透过舌苔不能见到舌体者，又叫不见底苔	主病邪在里，病情较重	
润燥	润苔	润泽有津，干湿适中者	正常舌苔，津液未伤	察舌苔之润燥，可以了解津液的盈亏及其输布的常与变。舌苔由润变燥，表明津液渐伤；由燥转润，则提示热退津复
	滑苔	舌面水分过多，伸舌欲滴	寒湿内蕴，或阳虚水饮不化	
	燥苔	苔面干燥少津，望之枯涸	热盛津伤或湿邪内郁，气不化津上承	
腻腐	腻苔	苔质颗粒细腻致密，紧贴舌面，刮之难去	主湿浊、痰饮、食积	
	腐苔	苔质颗粒粗大疏松，形如豆渣堆积舌面，刮之易去	主胃气衰败，湿浊上泛	
剥落		舌苔部分或全部剥落，剥落处舌面光滑无苔。若完全没有舌苔，舌面光洁如镜者，称镜面舌	主胃气匮乏，胃阴枯竭或气血两虚。观察舌苔剥脱变化，既可测知胃气、胃阴的存亡，也可反映邪正的盛衰，判断疾病的预后。如舌苔从有到剥苔，是胃的气阴不足，正气渐衰的表现；舌苔剥落之后，复生薄白苔者，乃邪去正胜，胃气渐复之佳兆	
偏全		舌苔遍布舌面，称为全苔。舌苔半布，偏于前、后、左、右某一局部，称为偏苔	病中见全苔，常主邪气散漫，多为湿痰中阻之征。舌苔偏于某处，常提示该处所候脏腑有邪气停聚	
真假		舌苔坚敛着实，紧贴舌面，刮之难去，像从舌体上长出者，称为有根苔，属真苔。若舌苔不着实，似浮涂舌上，刮之即去，不像舌上自生出来的，称为无根苔，即是假苔	对辨别疾病的轻重、预后有重要意义	

（二）闻诊

闻诊是通过听声音和嗅气味以了解患者病情的诊察方法。听声音是指诊察患者的声音、语言、呼吸、咳嗽、呕吐、呃逆、嗳气、太息、喷嚏、肠鸣等声响。嗅气味是指嗅病体内所散发的各种气味及分泌物、排泄物和病室的气味。

1. 听声音 正常声音具有发音自然、音调和谐、言语清楚、应答自如、言与意符等特点。病变声音可从以下方面辨证。

（1）发声 凡患者发音高亢，声音连续，前轻后重的多属实证、热证；发声低微，声音断续，前重后轻的多属虚证、寒证（表4-23）。

表4-23 发声的异常表现及临床意义

名称	特征	临床意义
声重	语声重浊	外感风寒，或湿浊阻滞或鼻疾
音哑失音	语声嘶哑者，为音哑；欲语而无声者，为失音	新病——多属实证（金实不鸣）
		久病——多属虚证（金破不鸣）
		暴怒叫喊或持续高声宣讲——气阴耗伤

（2）语言 言为心声，语言的异常主要是心神的病变。沉默寡言者，多属虚证、寒证；烦躁多言者，多属热证、实证（表4-24）。

表4-24　语言的异常表现及临床意义

名称	特征	临床意义
谵语	神志不清,语无伦次,声高有力	多属热扰心神之实证,可见于温病邪入心包或阳明腑实证
郑声	神志不清,语言重复,时断时续,声音低弱	心气大伤,精神散乱的虚证
独语	自言自语,喋喋不休,首尾不续,见人则止	心气不足,神失所养,或气郁生痰、蒙蔽心窍所致
错语	语言颠倒错乱,或言后自知说错,不能自主	心气不足,神失所养,或痰浊、瘀血、气郁等阻碍心神
狂言	声嘶力竭,出言快,声音高,骂詈不休,神志清楚,思维正常,但语言不流利,吐字不清晰,喧扰妄动	痰火内扰心神的狂证
语言謇涩	神志清楚,思维正常,但语言不流利,吐字不清晰	多因风痰阻络所致,为卒中先兆或卒中后遗症
夺气	语声低微,气短不续,欲言而无力复言	宗气大虚
惊呼	患者突然发出惊叫声	剧痛或惊恐

（3）呼吸　听呼吸是诊察患者呼吸的快慢,是否均匀通畅,气息的强弱粗细,呼吸音的清浊等变化。外感邪气有余,呼吸气粗而快,属热证、实证。内伤正气不足,呼吸气微而慢,属虚证、寒证。

1）喘　是呼吸困难、短促急迫的表现,甚者张口抬肩,鼻翼扇动,不能平卧。喘有虚实之分,实喘发作急骤,气粗声高息涌,唯以呼出为快,仰首目突,形体壮实,脉实有力,多属肺有实热,或痰饮内停。虚喘发病徐缓,喘声低微,吸少呼多,息短不续,动则喘甚,但以引长一息为快,形体虚弱,脉虚无力,是肺肾虚损,气失摄纳所致。

2）哮　指呼吸喘促,喉间有哮鸣音,常反复发作,缠绵难愈。多因内有痰饮宿疾,复感外邪引动诱发;或久居寒湿之地,或过食酸、咸、生冷,或闻刺激性气味等,皆可诱发。

3）少气　指呼吸微弱而声低,气少不足以息,言语无力。主诸虚不足。

（4）咳嗽　是肺失宣降,肺气上逆所致。有声无痰谓之咳,有痰无声谓之嗽,有痰有声谓之咳嗽（表4-25）。

表4-25　常见咳声的特点及临床意义

咳声	兼症	临床意义
重浊	痰白清稀,鼻塞不通	外感风寒
不扬	痰稠色黄,不易咳出,兼咽喉疼痛	肺热
干咳	无痰,或痰少黏稠,咽喉干燥	燥邪犯肺,或肺阴亏虚
轻清低微	气促	肺虚

咳呈阵发,连续不断,咳止时常有鸡鸣样回声,称为顿咳;因其病程较长,缠绵难愈,又称"百日咳",多因风邪与痰热搏结所致,常见于小儿。咳声如犬吠,常兼音哑,吸气困难,喉中有白膜生长,擦破流血,随之复生,多为白喉,因时行疫毒攻喉,闭塞气道所致。

（5）呕吐　由胃气上逆所致。呕吐是指有声有物;有声无物,又称干呕。

呕吐声音微弱、吐势徐缓,吐物呈清水痰涎,多属虚证、寒证。呕吐声音壮厉,吐物呈黏痰黄水,或酸或苦,多属热证、实证。

呕吐酸腐味的食糜,多因暴饮暴食,以致食滞胃脘而致。

（6）其他　其他异常声音的特征及其临床意义,见表4-26。

表 4-26　其他异常声音的特征及其临床意义

概念	特征		临床意义
呃逆	气从咽部冲出，发出一种不由自主的冲击声，声短而频	呃声频作，高亢而短，其声有力	实证
		呃声低沉，声弱无力	虚证
		新病呃逆，其声响亮有力	寒邪或热邪客于胃
		久病、重病呃逆不止，声低气怯无力	胃气衰败之危候
嗳气	气从胃中向上出于咽喉而发出的声音，声长而缓	嗳气酸腐，兼脘腹胀满而厌食	食滞胃脘，胃气上逆
		嗳气频作响亮，随情志变化而增减	肝气犯胃
		嗳气低沉断续，无酸腐气味，伴纳呆食少	脾胃气虚，胃失和降
		嗳气频作，兼脘腹冷痛，得温症减	寒邪犯胃，或为胃阳亏虚
太息	患者情绪抑郁时，胸胁胀闷不畅，不自觉地发出的长吁或短叹声		情志不遂，肝气郁结

2. 嗅气味　见表 4-27。

表 4-27　常见病体之气及其临床意义

病气	特征	临床意义
口臭	口臭	口腔不洁，龋齿及消化不良
	酸臭	食积胃肠
	臭秽	胃热
	口气腐臭，或兼咳吐脓血	内有溃腐脓疡
	口气臭秽难闻，牙龈腐烂	牙疳
汗气	腥膻	风湿热久蕴皮肤
	腋下汗气膻臊	湿热内蕴（狐臭病）
	腥臭	瘟疫，或暑热火毒炽盛
痰涕之气	咳吐浊痰脓血腥臭	肺痈
	鼻流浊涕腥秽，状如鱼脑	鼻渊
	咳吐痰涎清稀量多，无特异气味	寒证
	咳痰黄稠味腥	肺热壅盛
	鼻流清涕无气味	外感风寒或鼻鼽
排泄物之气	大便酸臭难闻	肠中郁热
	泄泻臭如败卵	伤食
	小便黄赤浑浊臊臭	膀胱湿热
	经血臭秽	热证
	经血气腥	寒证
	带下臭秽而黄稠	湿热
	带下腥而清稀	寒湿
	大便溏泄而腥	脾胃虚寒
	尿液散发出烂苹果样气味	消渴病后期

（三）问诊

问诊是医生对患者或陪诊者进行有目的的询问，了解疾病的发生、发展、诊治经过、现在症状及其他与疾病有关的情况，以诊察疾病的一种方法。

1. 问诊的内容 主要包括一般情况、主诉、现病史、既往史、个人生活史、家族史等。

（1）一般情况 包括姓名、性别、年龄、婚况、民族、职业、籍贯或出生地、现住址、工作单位、联系方式及发病节气等。

（2）主诉 指患者就诊时感受最明显或最痛苦的主要症状、体征及其持续时间。如发热、咳嗽3天。

（3）问现病史 指从疾病的发生到此次就诊时病情演变的全过程，以及对疾病诊治的经过。包括起病情况、病变过程、诊治经过、现在症状。其中，现在症状是问诊的主要内容，列于后专门讨论。

（4）既往史 指患者平素的身体健康状况和过去的患病情况。

（5）个人生活史 包括患者的生活经历，平素的饮食起居、精神情志及婚育状况等。

（6）家族史 询问患者直系亲属（如父母、子女、兄弟姐妹等）及与本人生活有密切关系的亲属（如配偶等）的健康与患病情况。

2. 问现在症状 是指对患者就诊时所感到的痛苦和不适，以及与其病情相关的全身情况进行详细询问。包括问寒热、汗、疼痛、饮食口味、二便、睡眠、耳目等。

（1）问寒热 是询问患者有无怕冷或发热的症状。寒即怕冷，临床有四种表现形式：恶寒是指患者感到寒冷，但加衣被或近火取暖仍不能缓解；恶风是指患者遇风觉冷，避之则缓，常较恶寒为轻；畏寒是患者感到寒冷，加衣被或近火取暖则能缓解；寒战是指患者恶寒严重，而伴有全身发抖。发热除指体温高于正常外，还包括体温正常但患者自觉全身或局部有发热的主观感觉。

由于"阳胜则热，阴胜则寒；阳虚则寒，阴虚则热"，所以寒热的产生是因病邪的性质和机体阴阳盛衰变化所决定的。临床常见有恶寒发热、但寒不热、但热不寒、寒热往来四个类型。

1）恶寒发热 恶寒与发热同时并见，是外感表证的主要症状。由于外邪性质不同，恶寒与发热又有轻重的区别（表4-28）。

表4-28 恶寒发热常见类型及其临床意义

类型	兼症	临床意义
恶寒重发热轻	无汗，头身疼痛，脉浮紧	外感寒邪所致表寒证
发热重恶寒轻	口渴，面红，脉浮数	外感热邪所致表热证
发热轻而恶风	自汗，脉浮缓	外感风邪所致伤风表证

2）但寒不热 指患者只感怕冷而不觉发热的症状，见于里寒证（表4-29）。

表4-29 但寒不热常见类型及其临床意义

类型	临床表现	临床意义	病机
新病恶寒	突感恶寒肢冷，伴有脘腹冷痛，喜温拒按，或咳喘痰鸣，脉沉迟有力	里实寒证	感受寒邪较重，阳气郁遏，机体失于温煦
久病畏寒	畏寒肢冷，得温则缓，舌淡嫩、脉沉迟无力	里虚寒证	阳气虚衰，形体失于温煦

3）但热不寒 患者只觉发热、恶热而无怕冷的症状，称为但热不寒。主要见于阳盛或阴虚的里热证（表4-30）。

表4-30 但热不寒常见类型及其临床意义

类型	含义	临床特征	临床意义
壮热	高热（体温39℃以上）持续不退，不恶寒反恶热	面赤、汗多、烦渴饮冷、舌红苔黄	属里实热证，常见于伤寒阳明经证或温病气分证

续表

类型	含义		临床特征	临床意义
潮热	发热如潮汐之有定时，即按时发热或按时热甚	日晡潮热	日晡即申时（下午3~5时）发热明显或热势更甚，伴腹满硬痛、大便秘结、苔黄厚燥	阳明腑实证
		阴虚潮热	午后及夜间低热，表现为五心烦热或骨蒸发热，伴颧红盗汗、口燥咽干、舌红少津	阴虚证
		湿温潮热	身热不扬（肌肤初扪之不觉很热，但扪之稍久，即感到灼手），午后发热明显，兼见脘痞身重、舌红苔黄腻	湿温病
微热	体温不超过38℃，或仅自觉发热	气虚发热	长期微热，劳累则甚，兼疲乏、少气、自汗	温热病后期和某些内伤杂病
		气郁发热	每因情志不舒而时有微热，兼胸闷、急躁易怒	
		阴虚发热	长期低热，兼颧红、五心烦热等症	
		小儿夏季热	小儿于夏季气候炎热时长期发热，兼有烦渴、多尿、无汗等症，至秋凉可自愈	

4）寒热往来　患者恶寒与发热交替发作，是邪在半表半里的特征。其中寒热往来，发无定时者，见于少阳证；如寒战与高热交替而作，发有定时，每日发作1次，或2~3日发作1次，并兼有头痛、多汗等症者，常见于疟疾。

（2）问汗　汗为阳气蒸化津液，出于体表而成。通过询问患者的汗出与否和汗出时间、部位、性质、多少、颜色及主要兼症等，可以了解人体的阴阳盛衰、津液盈亏及邪正斗争的情况。

1）汗出有无　见表4-31。

表4-31　汗出有无的临床意义及病机

类型		临床意义	病机
表证	有汗	太阳中风证或风热表证	风性开泄，热性升散，风热袭表，腠理疏松
	无汗	风寒表证	寒性收引，腠理致密，汗孔闭塞
里证	有汗	里热证，或阳气亏虚，或阴虚内热	里热炽盛，迫津外泄；或阳气亏虚，肌表不固；阴虚内热，蒸津外泄
	无汗	久病虚证	阳气不足，蒸化无力；或因津血亏耗，生化乏源

2）汗出性质　见表4-32。

表4-32　汗出性质及临床意义

类型	临床特征	临床意义
自汗	经常日间汗出，活动后尤甚	气虚或阳虚证
盗汗	入睡时汗出，醒后汗止	阴虚内热或气阴两虚证
绝汗	在病情危重的情况下，出现大汗不止的症状	亡阴或亡阳
战汗	先恶寒战栗，而后汗出	外感热病或伤寒邪正剧烈斗争的阶段，是疾病发展的转折点
黄汗	汗出沾衣，色如黄柏汁	风湿热邪交蒸

（3）问疼痛　疼痛是临床上最常见的自觉症状之一。实性疼痛，即"不通则痛"，多因外邪侵入，或气滞血瘀，或痰浊阻滞，或食积、虫积或结石等实邪阻滞脏腑经络，使气血运行不畅而致；虚性疼痛，即"不荣则痛"，多因气血不足或阴精亏损，使脏腑经络失养所致。

1）疼痛性质　见表4-33。

表 4-33 常见疼痛性质的特征及临床意义

疼痛性质	特征	临床意义
胀痛	疼痛伴有胀满感	多为气滞
刺痛	痛如针刺	主瘀血
走窜痛	痛处游走不定或走窜攻痛	气滞或痹证（行痹）
固定痛	痛处固定不移	瘀血或痹证（痛痹、着痹、热痹等）
冷痛	疼痛伴有冷感而喜暖	寒证
灼痛	疼痛伴有灼热感而喜凉	热证
绞痛	疼痛剧烈如刀绞	有形实邪闭阻气机或寒邪凝滞气机
隐痛	疼痛较轻微，但绵绵不休	虚证
重痛	疼痛伴有沉重之感	湿邪困阻气机
掣痛	疼痛而兼牵掣感，往往一处痛而连及他处	邪气阻滞，筋脉不通或筋脉失养
空痛	痛有空虚感	气血精髓亏虚
酸痛	痛伴有酸楚不适感	湿邪侵袭，气血运行不畅，或肾虚
闷痛	疼痛伴有满闷或憋闷感	痰浊或痰瘀阻滞，心脉不通，气机不畅

新病疼痛、持续不解、痛而拒按者，多属实证；久病疼痛、时有缓止、痛而喜按者，多为虚证。

2）疼痛部位 见表 4-34。

表 4-34 不同部位疼痛的临床意义

疼痛部位		临床意义
头痛	根据头痛的具体部位，结合经络的循行部位，确定头痛属于何经	前额连眉棱骨痛者，属阳明经
		后枕痛连项背者，属太阳经
		侧头痛者，属少阳经
		颠顶痛者，属厥阴经
胸痛	多属心肺病变	胸痛，壮热，咳吐脓血腥臭痰者，为肺热壅盛
		胸痛，干咳或痰少，颧红盗汗，午后潮热，为阴虚内热
		胸痛彻背，痛如刀绞者，多属胸痹
		胸闷痛而痞满者，多为痰饮
胁痛	多为肝胆疾病	肝郁气滞、肝胆湿热、肝胆火盛、肝阴亏虚及饮停胸胁
脘痛	胃脘疼痛	进食后疼痛加剧者，多属实证
		进食后疼痛缓解者，多属虚证
		寒邪犯胃、食滞胃脘、肝气犯胃等
腹痛	脐以上的腹部统称大腹，属脾胃及肝胆；脐周围称脐腹，属脾和小肠；脐以下为小腹，属膀胱、大小肠及胞宫；小腹两侧为少腹，是肝经所过之处	寒、热、寒湿、湿热、气滞、瘀血、结石、虫积和食积等所致者，多属实证，其疼痛较剧而拒按
		因气虚、血虚、阳虚等所致者多属虚证，其疼痛较缓而喜按
腰痛	分虚实	虚证多责之于肾虚
		实证，常由风寒湿邪阻滞经脉，或瘀血阻络所致
四肢痛	有关节痛、肌肉痛、筋骨痛等之别	常见于痹证
		疼痛独见于足跟者多属肾虚

（4）问饮食 口味是指询问口渴与饮水，食欲与食量及口中味觉等情况。

1）口渴与饮水 主要询问有无口渴、饮水多少、喜冷喜热等，以此分析体内津液的盈亏和输布状况（表4-35）。

表4-35 常见的渴饮特征及临床意义

	特征	病因病机	临床意义
口不渴饮	口不渴，不欲饮	津液未伤	寒证、湿证
口渴多饮	口渴且饮水量多	津液不足	热证、燥证，或汗、吐、下太过津伤
	大渴喜冷饮		里热亢盛，耗伤津液
	大渴引饮，伴有小便量多、能食易饥		消渴
渴不多饮	喜冷饮	津液输布失常	湿热内蕴
	喜热饮		痰饮内停，津不上承
	但欲漱水而不欲咽		瘀血阻滞，气不化津
	口渴欲饮，但水入即吐		"水逆"证

2）食欲与食量　了解患者的食欲及食量，对判断其脾胃功能的强弱及疾病的预后转归有重要的意义（表4-36）。

表4-36 常见食欲与食量异常的特征及临床意义

食欲与食量	特征	临床意义
不欲食	食欲减退，兼有神疲倦怠、面色萎黄、舌淡、脉虚	脾胃气虚
	食少纳呆，伴有头身困重、脘痞腹胀、舌苔厚腻	湿盛困脾
饥不欲食	虽有饥饿感，但不欲食或进食不多	胃阴不足，虚火内扰
厌食	嗳气酸腐、脘腹胀满疼痛	食积胃脘
	厌油腻食物，兼脘痞腹胀、呕恶身重、便溏不爽	脾胃湿热
	厌食油腻厚味，伴胁肋胀痛灼热、口苦尿黄、身目发黄	肝胆湿热
消谷善饥（多食易饥）	伴牙龈肿痛、口渴心烦、尿赤便秘	胃火炽盛，腐熟太过
	形体消瘦，伴多饮、多尿	消渴
偏嗜	生米或泥土等异物	虫积
胃脘嘈杂	胃中空虚，似饥非饥，似痛非痛，热辣不宁	肝气不舒，郁久化热，肝火横逆，克伐胃腑

3）口味　口中味觉异常，大多提示脾胃及其他脏腑的功能失常（表4-37）。

表4-37 常见口味异常的特征及临床意义

口味	特征	临床意义
口淡	自觉口中无味	脾胃气虚，纳运失健，或属寒证
口苦	自觉口中有苦味	心火，胃热，肝胆火旺，胆气上逆
口甜	口中甜而黏腻不爽，舌苔黄腻	湿热蕴脾
	口甜但舌苔薄，口中涎沫稀薄	脾虚
口酸	自觉口中有酸味或闻之有酸腐气味	食滞胃脘或肝气犯胃
口咸	自觉口中有咸味	肾虚及寒水上泛
口涩	自觉口中有涩味，如食生柿，燥涩不适	燥热伤津，或脏腑热盛
口黏腻	自觉口中黏腻不适	湿浊困阻中焦

（5）问二便　是指通过询问患者大小便的性状、颜色、气味、时间、次数、排泄量，以及排便时的异常感觉和伴随症状等，以了解患者的身体状况，作为判断病证寒热虚实依据的诊病方法。

1）大便　健康人一般每日大便一次或隔日一次，为黄色成形软便，排便通畅，便内无脓血、黏液及未消化的食物等，常见异常大便见表 4 - 38。

表 4 - 38　常见大便异常的特征及临床意义

类型	病症	特征	临床意义
便次异常	便秘	排便困难，便次减少或排便时间延长，欲便而艰涩不畅者	热结肠道；或阴寒内盛，传导失司；或气机闭阻，腑气不通；或津血亏虚
	泄泻	便次增多，便质稀软不成形，甚至如水样	大肠湿热，或食滞胃肠，或脾胃虚寒，或肾虚命门火衰
便质异常	完谷不化	大便中有较多未消化的食物	脾肾阳虚或伤食
	溏结不调	大便时干时稀或先干后稀	肝郁脾虚或脾胃虚弱
	黏液脓血便	大便中夹有脓血黏液	痢疾
	便血	便中带血，或便血混杂，或便后滴血，便下全血	先便后血，便血紫暗（远血）先血后便，便血鲜红，粪血不融（近血）	胃肠瘀血伤络或脾虚气不摄血
			肠热内盛，灼伤血络
排便感异常	肛门灼热	排便时肛门有灼热不适感	热泻或湿热痢
	里急后重	腹痛窘迫，时时欲便，肛门重坠，频频登厕，便出不爽	痢疾，湿热内阻，肠道气滞所致
	排便不爽	排便不畅快，有滞涩难尽之感	大肠湿热，肝郁乘脾，伤食
	滑泄失禁	大便不能控制，从肛门流出不能自止，甚则便出而不知	久病属脾肾虚衰；新病多属热迫大肠
	肛门气坠	自觉肛门有下坠感	脾虚中气下陷

2）小便　健康成人白天排尿 3 ~ 5 次，夜间 0 ~ 1 次，一昼夜总尿量 1000 ~ 2000ml。尿次和尿量常受饮水量、气温、出汗、年龄等因素的影响（表 4 - 39）。

表 4 - 39　常见小便异常的临床表现及意义

	病症	临床表现		临床意义
尿量异常	尿量增多	尿次、尿量明显超过正常量次		虚寒证，消渴病
	尿量减少	尿次、尿量明显少于正常量次	尿赤量少	因热盛津伤或汗吐下伤津
			尿少浮肿	水肿
尿次异常	小便频数	排尿次数增多，时欲小便	短赤而急迫	膀胱湿热
			量多色清，夜间尤甚	肾阳不足，气化不及
	癃闭	小便不畅，点滴而出为癃		虚证多为肾阳不足，无力气化，津液内停
		小便不通，点滴不出为闭		实证多为膀胱湿热，肺热气壅，或瘀血、结石阻塞
排尿感异常	小便涩痛	小便排出不畅，淋沥涩痛，或伴急迫、灼热等感觉		常见于淋证，湿热蕴结，膀胱气化不利所致
	余沥不尽	小便后仍有少许尿液点滴流出不尽		肾气不固，膀胱开合失司
	小便失禁	小便不能随意控制而自遗		肾气不固或下焦虚寒，膀胱失约
	遗尿	睡眠中小便自行排出		肾气不足，膀胱失约
尿色质异常	小便清长	小便色清量多		寒证
	小便短黄	小便色黄而短少		热证
	尿中带血	小便色赤，混有血液，甚至血块		热伤膀胱血络，或心火亢盛移热小肠；或脾不统血，或肾气不固

（6）问睡眠　睡眠的情况与人体卫气的循行、阴阳的盛衰、气血的盈亏及心肾的功能密切相关。问睡眠主要询问睡眠时间的长短、入睡的难易、是否易醒、做梦的多少和伴随症状。主要有失眠和嗜睡两种（表 4 - 40）。

表 4 - 40　失眠与嗜睡特征及临床意义

病症	特征	病机	临床意义
失眠	经常不易入睡，或睡而易醒不能再睡，或睡而不酣时易惊醒，甚至彻夜不眠	阳不入阴，神不守舍	心烦不寐，甚至彻夜不眠——心肾不交
			睡后易醒，不易再睡——心脾两虚
			睡眠时时惊醒，不易安卧——胆郁痰扰
			夜卧不安，腹胀嗳气——食滞内停
嗜睡	不论昼夜，神疲困倦，睡意很浓，经常不自主地入睡	阳虚阴盛	困倦嗜睡，伴头目昏沉，胸闷脘痞，肢体困重——痰湿困脾，清阳不升
			饭后嗜睡，兼神疲倦怠，食少纳呆——中气不足，脾失健运
			精神疲惫，伴畏寒肢冷，蜷卧喜温者——阳气衰微

（7）问耳目　可诊察局部病变及解肝、胆、肾、三焦和其他脏腑的病变情况。

1）问耳　其意义见表 4 - 41。

表 4 - 41　耳鸣、耳聋的特征及临床意义

病症	特征	临床表现	临床意义
耳鸣	耳内鸣响，妨碍听觉	突发耳鸣，声大如潮，按之鸣声不减或加重	实证，肝胆火盛，上扰清窍
		渐觉耳鸣，声音细小，如闻蝉鸣，按之鸣声减轻	多虚证，肝肾阴虚，肝阳上扰所致；或肾虚精亏，髓海不充，耳失所养
耳聋	听力减退，或听觉丧失	新病暴聋	多实证，肝胆火逆，或邪壅上焦，耳窍失灵
		久病或年老渐聋	多虚证，肝肾亏虚，精气不能上荣清窍

2）问目　其意义见表 4 - 42。

表 4 - 42　常见目疾的特征及临床意义

病症	特征	临床意义
目痛	单目或双目疼痛	实证，肝阳上亢、肝火上炎、风热侵袭
目眩	眼前发黑、发花，其则视物旋转	肝阳上亢或痰湿上蒙清窍；气血阴精亏虚，目失濡养
目昏	视物昏暗模糊	肝肾虚损，精血不足
雀盲	暗时视物不清	
目痒	自觉眼睑、眦内或目珠瘙痒	肝火上扰或风热上袭；血虚

（8）问经带　妇女问诊应注意询问经、带、胎、产等方面的情况。

1）问月经　月经是指规律性、周期性的子宫出血。健康而发育成熟的女性，一般每月定期行经，月经周期通常为 28 天左右，行经 3～5 天，经量中等，经色鲜红，经血不稀不稠，无血块。

问月经时应注意了解月经的周期、行经天数和月经的量、色、质及有无闭经、痛经等情况，必要时须询问末次月经的日期，以及初潮或停经的年龄（表 4 - 43）。

表 4 - 43　常见月经异常的临床表现及意义

	病症	临床表现	临床意义
经期异常	月经先期	连续 2 个月月经周期提前 7 天以上	热盛迫血妄行，或气虚不能摄血
	月经后期	连续 2 个月月经周期推迟 7 天以上	寒凝气滞，血不畅行；或血液亏少，血海不充；或痰郁血瘀，冲任受阻
	月经不定期	经期错乱，或前或后在 7 天以上而无定期	肝气郁滞，气机不调或瘀血内阻，气血不畅；或脾肾虚损，气血不足

续表

	病症	临床表现	临床意义
经量异常	月经量多	月经周期正常，行经量明显超过正常	血热妄行，冲任受损；或气虚不能摄血；或瘀血阻络，络伤血溢
	月经量少	月经周期正常，经量明显减少	阴精不足，血海空虚；或寒凝、血瘀、痰湿阻滞，血行不畅
	闭经	指女子年逾16周岁，月经尚未来潮，或已行经，未受孕、不在哺乳期，而又停经达6个月以上	气虚血少，气滞血瘀，血寒凝滞
	崩漏	非行经期，阴道内大量出血，或持续淋漓不断出血	热伤冲任，迫血妄行；或脾肾气虚，冲任不固；或瘀阻冲任，血不归经
经色、经质异常		经色淡红质稀	气血不足
		经色深红质稠	血热内炽
		经色紫暗有块	寒凝血瘀
痛经		经期或行经前后，出现周期性小腹疼痛，或痛引腰骶，甚至剧痛难忍	气滞、血瘀、寒凝、阳虚、气血两虚

2）问带下　带下是指妇女阴道内的白色或无色透明无臭的黏性液体，具有润泽阴道、防御外邪入侵的作用（表4-44）。

表4-44　常见带下异常的临床表现及意义

类型	临床表现	临床意义
白带	带下色白量多，质稀如涕无臭者	脾虚湿注或脾肾阳虚，寒湿下注
黄带	带下色黄，黏稠而臭秽	湿热下注，或湿毒蕴结
赤白带	白带夹有血液，微有臭味者	肝经郁热或湿毒蕴结

（9）问小儿　儿科古称"哑科"，主要是通过询问陪诊者，以获得有关的病情资料。主要了解出生前后的情况，预防接种情况及传染，小儿常见致病因素有易感外邪、易伤饮食、易受惊吓等。

（四）切诊

切诊是医生用手在患者体表的一定部位进行触、摸、按、压，以获取病理信息，了解疾病内在变化和体表反应的一种诊察方法。切诊分脉诊和按诊两部分。

1. 脉诊　是医者运用手指对患者身体某些特定部位的浅表动脉进行切按，体验脉动应指的形象，以了解身体状况，辨别病证的一种诊察方法。

脉诊的基本原理，主要在于脉为人体气血运行的通道。脉为血之府，与心相连，心气推动血液在脉中运行；血液除属心所主外，又由脾所统，归肝所藏，且赖肺气的辅心行血，通过经脉灌溉脏腑，肾精又能化血而不断充养血脉。所以五脏均与血脉密切相关。

（1）切脉部位　目前临床常用寸口诊脉法。

1）寸口诊法　寸口是腕后桡动脉搏动处。寸口分寸、关、尺三部，以腕后高骨（桡骨茎突）内侧为关部，关前一指为寸部，关后一指为尺部，两手共六部脉。

2）寸口诊法的原理　第一，寸口属手太阴肺经，为脉之大会（肺朝百脉，全身的气血通过经脉均会合于肺而变见于寸口）。第二，肺经起于中焦，还循胃口，与脾经同属太阴，脾的精微上输于肺而灌注五脏六腑，此后从百脉又朝于气口。所以寸口诊法可以诊察脏腑气血阴阳的盛衰和整体的情况。

3）寸口分部候脏腑　右手寸部候肺，关部候脾胃，尺部候命门（肾）；左手寸部候心，关部候肝，尺部候肾。

（2）切脉方法

1）时间　《黄帝内经》认为平旦诊脉最为相宜，现在认为只要在内外环境安静的条件下随时都可诊脉，但医生一定要调匀呼吸，在一呼一吸之际计算被测者的脉搏跳动次数，每次诊脉的时间不应少于1分钟，以2~3分钟为宜。

2）姿势　切脉时，不论患者取坐位或卧位，其手臂须平展，直腕仰掌，使手臂与心脏保持同一水平，以免气血运行受阻而影响脉象。

3）布指　医生先用中指在患者的腕后高骨内侧定关部，后用食指在关前定寸部，无名指在关后定尺部。布指的疏密可视患者身材的高矮作适当的调整，即身高臂长者疏、身矮臂短者密。

4）指法　切脉时三指平齐呈弓状，以指目（指端隆起螺纹处）按脉。三指平布后以同样的指力切三部脉，称"总按"；仅一指用力，重点辨某部脉，称"单按"。

5）指力　用指轻按在皮肤上叫"举"，又叫"浮取"或"轻取"；用指重按在筋骨间，叫"按"，又叫"沉取"或"重取"；指力从轻到重，从重到轻，左右前后推寻，以寻找脉动最明显的特征，称为"寻"。

（3）正常脉象　即健康人的脉象，又称平脉、常脉。

1）平脉的形象　脉位：不浮不沉，中取即得；速率：一息4~5至（60~90次/分）；强度：从容和缓，应指有力；形态：不大不小，不滑不涩；节律：均匀无歇止。

2）平脉的特点　平脉具有胃、神、根三个特点。所谓脉有胃气，是指脉象不浮不沉，不疾不徐，从容和缓，节律一致；所谓脉有神，即脉象柔和有力，节律整齐；所谓脉有根，即指尺脉有力、沉取不绝。

3）平脉的变异因素　因四季气候、地理环境、性别、年龄、体质、情志、劳逸、饮食、昼夜而异。此外尚有因桡动脉异位，脉不见于寸口而从尺部斜向合谷穴的称为"斜飞脉"，或脉出现在寸口背部的称为"反关脉"，均不作病脉论。

（4）常见脉象

1）浮脉

脉象：轻取即得，重按稍减而不空。

主病：表证。亦主虚证。

脉理：外邪袭表，邪正相争于肌腠。脉气鼓动于外，故脉位浅显而呈浮脉。但久病体虚脉见浮大无力者，是虚阳外越的重证，不可误作外感论治。

2）沉脉

脉象：轻取不应，重按始得。

主病：里证。有力为里实，无力为里虚。

原理：邪郁于里，气血内困，故脉沉有力。若脏腑虚弱，阳虚气陷，脉气鼓动不足，则脉沉无力。

3）迟脉

脉象：脉来迟慢，1息不足4至（脉搏在60次/分以下）。

主病：寒证。有力为实寒，无力为虚寒。

原理：寒则凝滞，气血运行缓慢，故脉迟而有力。若阳气亏虚，无力运行气血，则脉迟而无力。邪热结聚，阻滞血脉流行，也见迟脉，但迟而有力，按之必实，如伤寒阳明病脉迟可下之类，故迟脉不可概认为寒证，当脉症合参。

4）数脉

脉象：脉来急促，1息5~6至（脉搏在90次/分以上）。

主病：热证。有力为实热，无力为虚热。

原理：邪热亢盛，血行加速，故脉数有力；久病阴虚，虚热内生，脉也见数，必脉而无力；此外心气不足而致脉气散乱，也可表现为脉数而无力。

5）虚脉

脉象：三部脉举之无力，重按空虚。

主病：虚证。多为气血两虚。

原理：气不足以鼓动，则脉来无力；血不足以充脉，故按之空虚。

6）实脉

脉象：三部脉举按皆有力。

主病：实证。

原理：邪气亢盛而正气未虚，正邪相搏，气血充盈，脉道坚满，故应指有力。

7）滑脉

脉象：往来流利，如珠走盘，应指圆滑。

主病：痰饮、食积、实热。

原理：邪气壅盛，气实血涌，血行流利，故脉应指圆滑。但青壮年脉滑而冲和是气血充实之象；妇女妊娠也常见滑脉，是气血充盛养胎之征，均属生理现象。

8）涩脉

脉象：往来艰涩不畅，如轻刀刮竹。

主病：精伤、血少、痰食内停、气滞血瘀。

原理：精伤、血少，脉失濡润，血行不畅，脉气往来艰涩，多见脉涩而无力。气滞血瘀或痰食胶固，脉气不畅，血行受阻，则脉涩而有力。

9）洪脉

脉象：脉形宽大，如波涛汹涌，来盛去衰。

主病：气分热盛。

原理：热邪充斥，脉道扩张，故脉形宽大；又因热邪燔灼，气盛血涌，沸腾似波涛，则脉有大起大落。若久病气虚，或虚劳、失血、久泄等病症见洪脉，则多属邪盛正衰的危候。

10）细脉

脉象：脉细如线，应指明显。

主病：气血两虚，又主湿证。

原理：营血亏虚不能充盈脉道，气不足则无力鼓动血液运行，故脉体细小而软弱无力；湿邪阻压脉道，也可见细脉。

11）濡脉

脉象：浮而细软。

主病：虚证，也主湿证。

原理：因气血亏虚，气虚不敛，精血虚脉道不充，故脉来浮而细软。湿邪阻压脉道，也可见濡脉。

12）弦脉

脉象：端直以长，挺然指下，如按琴弦。

主病：肝胆病、疼痛、痰饮，或胃气衰败。

原理：肝失疏泄，气机不利，致使脉道拘急而显弦脉。痛则气乱，或痰饮内停，致使气机输转不利，故也见弦脉。

13）紧脉

脉象：劲急有力，左右弹指，状如牵绳转索。

主病：寒、痛、宿食。

原理：邪实寒盛，血脉敛缩，气血壅迫，脉道紧张，正邪相搏，而见左右弹指的紧脉。

14）缓脉

脉象：1 息 4 至，来去怠缓。

主病：湿病、脾胃虚弱。

原理：湿邪黏滞重着，阻遏气机，或脾胃虚弱，气血不足以充盈鼓动脉气所致。

15）结脉

脉象：脉来缓而时一止，止无定数。

主病：阴盛气结、寒痰血瘀、气血虚衰。

原理：阴盛而阳不和，故脉缓慢而时一止，凡寒痰瘀血，气郁不舒，脉气阻滞，故见结脉。若久病气血衰弱，尤其是心气、心阳虚衰，鼓动无力，气血运行不畅，脉气不续，故脉来缓慢而时有一止，且为结而无力。

16）代脉

脉象：脉来一止，止有定数，良久方来。

主病：脏气衰微、痹病疼痛、跌打损伤、七情过极。

原理：脏气衰微，气血亏损，元气不足，以致脉气不能衔接而有歇止。若痹病疼痛，跌打损伤或七情过极等而见代脉，则是邪气阻抑脉道，血行涩滞所致，脉歇止而应指有力。体质异常或妊娠，也可见到代脉，而无其他病态者，不应以病论治。

17）促脉

脉象：脉来数而时一止，止无定数。

主病：阳盛实热、气血、痰饮、宿食停滞；亦主脏气虚弱，阴血衰少。

原理：阳盛热结，阴不和阳，故脉来急数有力而时见歇止。若真元衰惫，脏气虚弱，阴血衰少，以致脉气不相接续，则脉促而细小无力，多属虚脱之象。

（5）相兼脉的主病规律　凡两种或两种以上的单因素脉相兼出现，复合构成的脉象，即称为"相兼脉"或"复合脉"。相兼脉的主病，多为组成该相兼脉的各单脉主病的相合。如浮为表，数为热，故浮数脉主表热证；沉为里，迟为寒，故沉迟脉主里寒证。

临床上常见的相兼脉及其主病举例如下。

浮数脉：主风热袭表的表热证。

浮缓脉：主太阳中风的表虚证。

浮紧脉：主外感寒邪之表寒证，或风寒痹证疼痛。

沉紧脉：主里寒证。

沉细脉：主阴虚或血虚。

沉弦脉：主肝郁气滞，或水饮内停。

滑数脉：主痰热、湿热，或食积内热。

弦数脉：主肝郁化火、肝胆湿热、肝阳上亢。

弦细脉：主肝肾阴虚，或血虚肝郁，或肝郁脾虚。

沉细数脉：主阴虚内热或血虚。

2. 按诊　是对患者的肌肤、手足、脘腹及腧穴等部位进行触、摸、按、叩，以测知病变的一种诊断方法。触，是以手指或手掌轻轻接触患者局部，以了解寒热、润燥等情况的诊察方法。摸，是以手抚摸局部，以探明局部的感觉情况及肿物的形态、大小等的诊察方法。按，是以手轻压局部，以了解肿块的界限、质地，肿胀的程度、性质等的诊察方法。叩，是以手叩击病变部位，同时听其声响，以了解相关情况的诊察方法。

（1）按肌肤　见表4-45。

表4-45　按肌肤的内容及临床意义

内容	特征	临床意义
辨寒热	肌肤热	热盛
	肌肤寒	阳衰
察润燥	皮肤滋润	津液未伤
	湿润	身已汗出
	皮肤干燥	汗尚未出
	干瘪	津液耗伤较重
诊肿胀	按之凹陷没指，举手不能即起	水肿
	按之凹陷，举手即起	气肿

（2）按手足　见表4-46。

表4-46　按手足的内容及临床意义

内容	特征	临床意义
辨手足冷热	疾病初起，手足俱冷	阴寒盛
	久病或体弱，手足常冷不温	阳虚有寒
	壮热，手足俱热	阳热炽盛
	胸腹灼热而四肢厥冷	热厥

（3）按脘腹　脘腹泛指心下（剑突）至毛际（耻骨联合）的体表部位。剑突的下方称为心下，反映心、膈功能；心下至脐上为大腹，其上半部称为胃脘部；脐周部位称脐腹；脐下至毛际为小腹，为肠、胞宫、膀胱所居；小腹两侧称为少腹，主要为肝经所络。

按脘腹可辨满痛、肿胀、肠痈、积聚和蛔虫等。

1）辨满痛　腹中胀而不舒为满，痛可因致病原因的不同而有不同的痛感。凡按之充实，应手有抵抗感，或满痛加剧、拒按，扣之呈浊音的，属实证；若按之空虚，应手柔软，压痛不甚，或满痛反而减轻、喜按，叩之呈空声的，属虚证。

2）辨肿胀　全腹肿胀如鼓状，当辨水臌或气臌。以手分置腹之两侧，一手轻扣腹壁，如贴于对侧腹壁的手掌有波动感的，表示腹中有积水，同时若用手按之如囊裹水，且腹壁有凹痕者，为水臌；若无波动感，无凹痕，叩之如鼓者，为气臌。

3）辨肠痈　右少腹疼痛，伴恶寒发热，按之有包块应手，且除了局部压痛外，当缓慢地由浅至深按压患处时，患者疼痛不甚，突然抬手放松时，疼痛明显加剧（反跳痛）者，是肠痈。

4）辨积聚　腹中有肿块称为积聚，又称癥瘕。按之坚硬，推之不移，痛有定处的，为积为癥，多属血瘀；按之无形，聚散不定，痛无定处的为聚为瘕，多属气滞。

（4）按腧穴　腧穴是脏腑经络之气转输之处，是内脏病变在体表的反应点。按腧穴是按压身体某些特定穴位，通过探查穴位局部的某些变化来判断内脏病变的方法。

按腧穴要注意发现穴位上是否有结节或条索状物，有无压痛或其他敏感反应，然后结合望、闻、问诊所得的资料综合判断内脏疾病。如肺俞穴摸到结节，或按中府穴有压痛者，为肺病的表现；按上巨虚穴有明显压痛者，为肠痈（阑尾炎）的表现等。

⊕ **知识链接**

1. 《辨舌指南·辨舌之神气》：荣者谓有神。凡舌质有光有体，不论黄、白、灰、黑，刮之而里面红润，神气荣华者，诸病皆吉。若舌质无光无体，不拘有苔无苔，视之里面枯晦，神气全无者，诸病皆凶。凡舌质坚敛而苍老，不论苔色白、黄、灰、黑，病多属实；舌质浮胖兼娇嫩，不拘苔色灰、黑、黄、白，病多属虚。

2. 《景岳全书·传忠录·十问篇》：一问寒热二问汗，三问头身四问便，五问饮食六问胸，七聋八渴俱当辨。九因脉色察阴阳，十从气味章神见。鉴定虽然事不难，也须明哲毋招怨。右十问者，乃诊治之要领，临证之首务也。明此十问，则六变具存，而万病形情俱在吾目中矣。医之为难，难在不识病本，而误施治耳。误则杀人，天道可畏，不误则济人，阴德无穷。学者欲明是道，必须先察此要，以定意见，以为阶梯，然后再采群书，广其知识，又何误焉。有能熟悉之胸中，运之掌上。非止为人，而为已不浅也，慎之宝之。

第二节　中医学辨证论治概述

一、辨证论治体系

辨证论治是中医诊断疾病和治疗疾病的基本原则，是中医学对疾病特殊的研究和处理方法，辨证论治是中医学的精华所在，也是中医学的基本特点之一。

辨证，具体是将望、闻、问、切"四诊"所收集的临床资料，运用中医学理论进行综合、分析、判断，做出正确诊断的过程，并为治疗用药提供依据。论治，是依据辨证的结果，选择和确定相应的治疗原则和治疗方法。它是论证和实施治疗的过程。辨证是确定治则、治法的前提和依据；论治则是实施辨证的结果。治疗效果又可检验辨证的正确与否。因此，辨证和论治是不可分割的两个环节，是理论和实际的有机结合，是理、法、方、药在临床上的融会运用。所以说，辨证论治是中医诊断疾病和治疗疾病的基本原则，是中医学对疾病特殊的研究和处理方法，是中医学的精华所在和基本特点之一。

辨证论治的过程，是在中医学术思想和理论指导下诊疗疾病的过程。从这一过程本身来看，主要包含以下几方面的具体内容：以望、闻、问、切等为诊察疾病的基本方法；以阴、阳、表、里、寒、热、虚、实八纲为辨证纲领；以脏腑辨证为辨证基础；以经络辨证、卫气营血辨证、三焦辨证、病因辨证、气血津液辨证、情志辨证等为辨证内容；以未病先防、既病防变与治病求本、扶正祛邪、调整阴阳、因时因地因人制宜为防治原则；以汗、吐、下、和、温、清、消、补为基本治疗方法；以中药、方剂、针灸、导引、推拿、按摩等为防治手段。

二、辨证论治特点

从患者的实际情况出发，具体问题，具体分析，是中医辨证论治的基本精神所在。从诊治原则和方法的角度分析，中医辨证论治具有以下几方面的特点。

（一）病治异同

临床上病和证是一种辩证的关系，即一种病可以包括几种不同的证，而不同的病在发展过程中也可以出现同一种证。因此，临床治疗必须在辨证论治的原则指导下，采取"同病异治"或"异病同治"的方法加以处理。

同病异治是指同一种疾病由于发病时间、地区及患者的反应性不同，或处于不同的发展阶段，其表现出的证不同，因而应采取不同的治法加以治疗。

异病同治是指不同的疾病，在其发展过程中，出现相同的病机，表现为相同的证，则应采用相同的方法进行治疗。

由此可见，中医治疗的主要着眼点，不是病的异同，而是证的区别。相同的证，用基本相同的方法；不同的证，必须用不同的治法。

（二）强调个体特异性

辨证论治十分重视人、病、证三者之间的辨证关系，强调因人、因病、因证而异。从中医学的整体观念出发，辨证的内容是多方面的，除了发病原因、发病经过、当前临床表现外，发病的时间、地点以及患者的性别、年龄、体质和地方风土、季节、气候等都包括在内，证就是综合上述各个方面而做出关于疾病本质的判断，因此辨证论治的重点是因人而异的"证"。中医辨证论治从证入手正是强调了个体差异，由于中医辨证论治所面临的主要对象是患病的人，而不仅仅是所患的疾病，病同而人异，故可见病同而证异。

（三）恒动变化的观点

同一疾病的不同发展阶段可表现出不同的证，表明证具有运动和变化的特点，决定了辨证论治是一种动态的诊疗体系。疾病是发展变化的，所以在患病的过程中，可以表现为不同的证，临床上根据变化着的脉象、表现，动态地辨析疾病就成为临床辨证的主要任务。中医学的辨证论治，既要用阴、阳、表、里、寒、热、虚、实来概括疾病过程中的不同病理情况，更应注意表里出入、寒热进退、虚实转化、阴阳消长等多种病理转化。证变则治亦变，药随证出，随证施治，从而把对一个病的治疗转化为对一个证的治疗。随证治之，体现了对疾病的动态治疗。

三、辨证与辨病

在介绍辨证之前，首先要对"症""证""病"这三个既相关又不同的概念有一个了解。

症，即症状，主要是指单一的症状，是疾病发展过程中出现的某一个临床表现，是患者众多主诉之一，如头痛即是症状，可出现在不同的疾病中，也可以由多种病因引起，其病机和疾病的性质可完全不同。

证，即证候，是指疾病发展过程中所表现出的一组综合征，是所有症状、体征的概括，也是病因、疾病性质、邪正情况等多方面病理特性的总体现。这些证候特点可反映出疾病某一阶段的病理变化本质。

症和证，是两个既有密切联系又有严格区别的概念。症状是疾病的临床表现，是辨证的主要依据；证是机体在疾病过程中的某一阶段出现的各种症状所反映的病理机制的概括，是辨证所得出的结论。因此，证比单纯的症状或病名都更全面、更深刻、更确切地揭示某阶段疾病变化的本质。

中医学中的病，是对在病史及临床表现上具有一定共同特征，不因患者个人和地域差异而改变的一组临床表现的定义。它通常是从总的方面反映人体功能、形质异常变化或病理状态的诊断学概念，是对某种疾病矛盾运动全过程的综合概括。而证则是对疾病过程中某一时间段主要矛盾的概括，这就是病与证的主要联系与区别。

中医诊断治疗疾病时，既辨病又辨证，辨病与辨证相结合。辨证就是要辨识某一疾病的具体证候，只有首先着眼于证的分辨，才能有针对性地正确施治。由于中医辨证所追求的证候，实际上是从另一个重要的侧面反映着疾病的本质和不同患者的个体差异，是一种倾向于重点揭示人体病理生理状态的综合性诊断概念。因此，只有彻底弄清患者属于何种证候，才有可能抓住其当前病机发展的关键，采取针对性的治疗措施，从而获得疾病基本矛盾的解决。由此可见，辨证论治既区别于见痰治痰、见血止血、头痛医头、脚痛医脚的局部对症疗法，有别于那种不分主次、不分阶段、一方一药对一病的治疗方法。

四、辨证方法

中医学辨证的基本方法包括八纲辨证、脏腑辨证、气血津液辨证、六经辨证、卫气营血辨证、三焦辨证、病因辨证等。

（一）八纲辨证

八纲，即阴、阳、表、里、寒、热、虚、实八种辨证纲领。阴阳是八纲的总纲，它概括了其他三对纲领，即表、热、实属阳；里、寒、虚属阴。一切病证，尽管千变万化，就其属性来说，不外阴证和阳证两类。

八纲辨证，是根据四诊收集的资料，进行分析综合，归纳为表里、寒热、虚实、阴阳八类证候，用来说明疾病的部位、性质、邪正盛衰等情况的一种辨证方法，为指导治疗提供重要的依据，是各种辨证的总纲。运用八纲辨证在临床诊断疾病的过程中，可以起到执简驭繁、提纲挈领的作用。

（二）脏腑辨证

脏腑辨证，是运用脏腑的生理病理理论，对四诊所收集的病情资料进行分析归纳，判断疾病的部位、病因病机、性质和正邪盛衰的一种辨证方法。实际上是以脏腑学说为基础，运用四诊的方法，结合脏腑的病理反应来分析各种病证，用以指导临床治疗的辨证方法。

中医学具有以五脏为中心的整体观，因此，脏腑辨证是中医辨证的重点。八纲辨证是辨证的纲领，若要进一步分析疾病的具体病理变化，必须与脏腑联系起来，用脏腑辨证的方法才能解决。

（三）气、血、津液辨证

气、血、津液辨证，就是分析气、血、津液各方面的病理变化，从而辨识其所反映的不同证候。

气、血、津液是人体生命活动的物质基础，其生成代谢与发挥作用都依赖于脏腑的正常生理活动；而机体的脏腑经络等组织器官又都是依靠气、血、津液的滋养才能进行正常的生理活动。因此，气、血、津液辨证就是对气、血、津液的各种病理变化所表现的证候，进行提纲挈领的概括，为脏腑辨证等其他辨证方法打下基础。

（四）六经辨证

六经辨证是《伤寒论》对外感热病在发生发展过程中所反映的证候进行分类归纳的一种辨证方法。

六经辨证把外感热病的各种临床表现，结合八纲、联系经络、脏腑、气血进行分类归纳，概括为太阳病、少阳病、阳明病、太阴病、少阴病、厥阴病六类病证，用以说明病变部位、性质、邪正盛衰、病势趋向和六类病证之间的传变关系，以此来概括伤寒病发展过程中的六个不同阶段。因此，六经辨证既是辨证的纲领，又是论治的准则。

（五）卫气营血辨证

卫气营血辨证是对外感温热病的一种辨证方法。简单地说，就是把外感温热病在其发生、发展过程中所表现的不同证候进行分析、归纳、概括为卫、气、营、血四个不同阶段，以此来说明病位深浅、病情轻重、各阶段的病理变化和疾病的传变规律。

（六）三焦辨证

三焦辨证是针对湿热性质的温病所创立的一种辨证方法。

三焦辨证概括了湿热病发展过程中的病机变化，不同阶段中三类不同证候又反映了湿热邪气致病的发展规律。

（七）病因辨证

病因辨证是中医辨证论治的一个重要组成部分，根据上述各种病因所表现的不同分证，运用辨证求因这一诊断方法，为"审因求治"提供依据。病因辨证，无论是"外因"和"内因"均应与其他辨证相结合，特别是脏腑辨证互相参辨，在临床上才能诊断更为准确，治疗更为有效。

五、论治原则和方法

（一）论治原则

治则，即治疗疾病的总原则。它是在中医学的整体观念和辨证论治理论指导下制定的，对临床治疗立法、处方、用药具有普遍指导意义。治法，是在治疗总原则指导下治疗疾病的具体方法。因此，任何具体的治疗方法，都是在治则的指导下产生的，并从属于一定的治疗法则的。一般临床遵循的治则有治病求本、扶正祛邪、调整阴阳、因人因时因地制宜、表里同病治则、调整脏腑功能、调理气血关系等基本治则。

1. 治病求本　治病求本是指临床治疗疾病时，必须抓住疾病的本质进行治疗，这是辨证论治的根本原则。因为疾病的发生和发展都是通过若干症状和体征表现出来的，而这些表露于外的现象，还不是疾病的本质。医生必须仔细地观察，综合分析，才能准确地判断疾病发生的根本原因，然后针对其本质进行治疗。只有从根本上去除发病原因，疾病的各种症状才会得以消除。

（1）治标与治本　标本是一个相对的概念，用以说明治疗疾病时的先后主次关系。标，指现象；本，指本质。但标本的含义是多方面的，就正邪而言，正气为本，邪气为标；就病因和症状而言，病因为本，症状为标；从病变部位来分，内脏为本，体表为标；就病程来说，旧病为本，新病为标。在复杂多变的病证中，标本和矛盾双方的主次关系，往往在不断地运动变化着，所以，临床运用本法则可分为"急则治其标""缓则治其本"及"标本同治"。

急则治其标：当标病危急，如若不先治其标病，就会危及患者生命或影响对本病的治疗时，所采取的一种暂时性急救措施。

缓则治其本：针对疾病本质进行治疗的一个原则，适用于慢性病或急性病恢复期的治疗。

标本同治：指标病与本病俱重的情况下，采用标本兼治的一种方法。

（2）正治与反治　一般来说，在疾病发生发展的过程中现象和本质是一致的，但有时也出现一些假象，即现象与本质完全相反的表现，如真热假寒、真寒假热等。因此针对疾病的现象（包括假象）而言，就有正治与反治的区别。

1）正治　又称逆治，逆者正治，是指在疾病的临床表现和其本质相一致时，逆其证候性质进行治疗的一种法则。常用的正治法有以下几种。

"寒者热之"，是指寒性疾病在出现寒象时，采用温热的药物进行治疗，即以热治寒。

"热者寒之"，是指热性疾病在出现热象时，采用寒凉的药物进行治疗，即以寒治热。

"虚者补之"，是指虚弱性疾病在出现虚象时，采用相应的补益药物进行治疗，即气虚补气，血虚补血，阴虚补阴，阳虚补阳。

"实者泻之"，是指邪气实的疾病在出现实象时，采用泻法，泻其实邪。如消导法、远水法、活血化瘀法、驱虫法等。

2）反治　又称从治，从者反治，是指当疾病的临床表现和其本质不一致，表现出一些假象时，采用顺从其假象进行治疗的一种法则。常用的反治法有以下几种。

"寒因寒用"，是指用寒性的药物治疗具有假寒症状的病证。适用于真热假寒证。

"热因热用"，是指用温热性的药物治疗具有假热症状的病证。适用于真寒假热证。

"塞因塞用"，是指用补益的药物来治疗具有闭塞不通症状之病证，即"以补开塞"。适用于真虚假实证，亦适用于脾虚便秘、血虚闭经证等。

"通因通用"，指采用具有通利作用的药物，治疗具有实性通泄症状之病证。适用于实热停滞（热结旁流）或食积引起的腹泻，下焦湿热所致的尿频、尿急、尿痛、带下，瘀血所致的崩漏等。

2. 扶正祛邪　正与邪是一对矛盾，是一切疾病过程中自始至终存在着的一对基本矛盾，疾病的发生发展及其表现形式，是由邪正矛盾双方斗争力量的消长所决定的。因此，祛邪和扶正，是解决正邪矛盾的基本方法。

（1）祛邪　就是用各种方法，祛除病邪，消除致病因素及其作用，达到邪祛正安、恢复健康的目的。祛邪用攻法，适用于实证。临床常用的汗法、吐法、下法、清热、利尿、消导等治法均属于祛邪范畴。

（2）扶正　就是用扶助正气的药物，或针灸、营养、锻炼等其他方法，以增强体质，提高机体的抗病能力和自然修复能力，从而达到祛除邪气，恢复健康的目的。扶正用补法，适用于虚证。临床常用的益气、养血、滋阴、补阳等方法均属于扶正范畴。

扶正与祛邪的基本原则是"扶正不留邪，祛邪不伤正"。临床上应根据正与邪的辩证关系和具体情况，分别采用"扶正""祛邪"或"正邪兼顾"的方法。祛邪法适用于邪气亢盛，正气未衰的实证，新病者多属此类情况。治疗时应以祛邪为主，邪气退则病自愈，即所谓"邪去正自安"。扶正法适用于正气已虚，邪气不实，正不胜邪的虚证，久病者多属此类情况。治疗时应以扶正为主，正气旺盛，邪气自除，即所谓"扶正以除邪"。攻补兼施法适用于正气已虚，邪气亢盛的病证。如单纯去邪，则更伤正，单纯扶正，又会助邪，故应根据病情先攻后补、先补后攻或攻补兼施。总的原则是"扶正不留邪，祛邪不伤正"。

3. 调整阴阳　疾病的发生，究其本质是机体阴阳相对平衡遭到破坏，出现阴阳偏盛偏衰，即阴阳失调的结果。对于其治疗，《素问·至真要大论》中说："谨察阴阳所在而调之，以平为期"，因此，调整阴阳、补偏救弊、恢复阴阳的相对平衡，是治疗疾病的根本原则之一。从广义来说，适用于一切疾病。在具体应用上，有"损其有余""补其不足"两个原则。

（1）损其有余　主要适用于阴或阳的一方过盛有余的病证，临床采用"损其有余"的方法治疗。如阳热亢盛的实热证，可用"热者寒之"的方法，以清泻其阳热；阴寒内盛的实寒证，可用"寒者热之"的方法，以温散其阴寒。

（2）补其不足　主要适用于阴或阳的一方偏衰不足的病证，临床采用"补其不足"的方法治疗。如阴虚、阳虚、阴阳两虚的病证，可用滋阴、补阳、阴阳双补的治法。

4. 因时因地因人制宜　疾病的发生发展过程中，经常受时令气候、地理环境、情志、饮食、起居等因素的影响。特别是患者的体质因素对疾病影响较大。因此，在治疗疾病时要根据当时的季节、环境、患者的性别、年龄、体质等状况，制定出适当的治疗方法。

（1）因时制宜　即根据不同的季节气候特点，来指导治疗用药的原则。因为气候寒温的变化，对人体的生理和病理均有重要影响。如夏季人体腠理疏泄，冬季致密，同为风寒外感，夏天就不宜过用辛温，以防发汗太过，损伤气阴，而冬天则可重用辛温解表，使邪从汗解。

（2）因地制宜　即根据不同的地理环境，来指导治疗用药的原则。由于地理环境的差异，人们的生活习俗、机体的生理活动和病理变化也有差异，故治病用药也不尽相同。如西北地高气寒少雨，病多燥寒，治宜辛温而润之剂；东南地低气温多雨，病多温热或湿热，治宜清热化湿。

（3）因人制宜　即根据患者年龄、性别、体质、生活习惯等，来指导治疗用药的原则。患者年龄不同，用药剂量要相应增减；男女性别不同，各有生理特点，妇女有经带胎产等情况，治疗用药应加以考虑；患者体质有强弱与寒热之偏的不同，治疗用药也应有所变通。此外，患者素有某些慢性病或职业病，以及情志因素、生活习惯差异等，在诊治时也应注意。

5. 表里同病治则　表里同病时，应按表里证的先后缓急，采用不同治法。一般先表后里，此为常法；若里证重急，则先里后表，此为变法；若表里证俱急，则表里同治，此为惯用方法。临床上疾病的发生和发展大多情况下以外感为诱因，所以掌握表里同病的辨治法则尤为重要。

（二）论治方法

1. 汗法　又称解表法，是指运用具有解表发汗作用的方药来开泄腠理、驱邪外出、解除表证的一种治疗方法。主要适用于一切外感表证，某些水肿和疮疡病初起及麻疹透发不畅而兼表证者。

2. 吐法　又称催吐法，是利用药物涌吐的性能引导病邪或有毒物质从口中吐出的一种治疗方法。主要适应于食积停滞胃脘、顽痰阻滞胸肺、痰涎阻塞咽喉而病邪有上涌之势者，或误食毒物尚留在胃中等病证。

3. 下法　又称泻下法，是运用泻下作用的方药，以泻下通便，攻逐实邪，排除积滞而治疗里实证的一种治疗方法。主要适用于寒、热、燥、湿等邪气内结肠道，以及宿食、水结、积痰、瘀血等里实证，目前下法广泛应用于各种急腹症。

4. 和法　又称和解法，是运用和解疏泄作用的方药，以祛除病邪，调整脏腑气血，助正达邪的一种治疗方法。本法应用范围颇广，如半表半里的少阳证及肝脾不和、肠胃不和等证。

5. 温法　又称温里法或祛寒法，是运用温热性质的方药，以达到祛除寒邪，补益阳气以治疗里寒证的一种治疗方法。主要适用于中焦虚寒，阳衰阴盛，亡阳欲脱，寒凝经脉等证。

6. 清法　又称清热法，是运用寒凉性质的方药，通过清热、泻火、凉血、解毒等作用，以清除热邪的一种治疗方法。本法主要适用于各种里热证。

7. 消法　又称消散法或消导法，是用具有消导、行气、化痰、祛湿、利水等方药或其他治疗手段，使留滞体内的实邪得以消导或消散的一种治疗方法。主要适用于气、血、食、痰、湿、火等邪气郁滞所形成的积滞、癥瘕、痞块及脏腑结石等病证。

8. 补法　又称补益法，是运用具有补益作用的方药，以扶助正气、消除虚弱证候的一种治疗方法。主要适用于先天不足，或后天失调引起的阴、阳、气、血、津液等不足的虚证。

六、预防原则

（一）未病先防

未病先防，是指在疾病发生之前，做好各种预防工作，以防止疾病的发生。由于疾病的发生与机体的正气和邪气密切相关，因而对于疾病的预防要从两方面入手。一方面应注重调养整齐，提高机体的抗邪能力，从而抵御疾病的发生。其途径包括调养精神情志，适应自然环境，调摄饮食起居，加强身体锻炼、药物预防及人工免疫等。另一方面，还应注意防止邪气的侵害，如搞好卫生，防止环境、水源和食物的污染，以及避免六淫、疫疠、七情、饮食与劳逸等致病邪气的侵袭，也是未病先防的有效手段和方法。

（二）既病防变

即病防变，是指如果疾病已经发生，应早期诊断，早期治疗，防止疾病的发展、变化和流行。一方面要早期诊断，防止病邪深入而加重病情。另一方面是根据疾病的传变规律，先安未受邪之地，做好预防。

（三）愈后防复

愈后防复，指在疾病初愈、缓解或痊愈时，要注意从整体上调理阴阳，维持并巩固阴阳平衡的状态，预防疾病复发及病情反复。《素问·至真要大论》指出："谨察阴阳所在而调之，以平为期。"

第三节　八纲辨证

一、辨表里

表里是辨别病位深浅、病情轻重和病势趋向的两个纲领。表是指人体的皮毛、肌肉、经络等在外部分，里是指人体的脏腑、气血、骨髓等在内的部位。

（一）表证

概念：表证是指六淫、疫疠等邪气，经皮毛、口鼻侵入机体的初期阶段，正气抗邪于肌表，以新起恶寒发热为主要表现的证。表证多具有起病急，病程短，病位浅的特点。

病因病机：感受六淫、疫疠等邪气所致。

辨证要点：发热恶寒（或恶风），舌苔薄白，脉浮。

（二）里证

概念：里证是指病变部位在内，脏腑、气血、骨髓等受病，以脏腑受损或功能失调症状为主要表现的证。

病因病机：因表邪不解内传入里，或外邪直接侵犯脏腑，或因情志内伤、饮食不节、劳逸过度等因素引起脏腑气血功能失调所致。

辨证要点：不恶风寒，脉象多沉，并伴有舌质及舌苔的改变。

（三）表证与里证的鉴别

表证不具有里证所表现的脏腑或气血津液功能紊乱的临床征象。表证多为新病，病程短，发热恶寒，舌苔常无变化，脉浮。里证多为久病，病程长，发热不恶寒，或但寒不热，舌苔有异常变化，脉沉。

（四）表证与里证的关系

1. 表里同病　临床将同时出现表证和里证的证候，称之为表里同病。如患者既出现发热、恶寒、头痛、无汗等表证，同时表现腹胀、便秘、小便短赤等里证。辨证属表里同病。该病证多见于表证未解，邪已入里；或病邪同时侵犯表里，或旧病未愈，复感外邪。

2. 表里转化　表证和里证可以相互转化，即所谓"由表入里"和"由里出表"。相互转化主要取决于正邪斗争的结果。机体抵抗力不足，或邪气过盛，或护理不当，或失治误治等因素，均能导致表证转化为里证。如外感表邪不解，病情发展。出现高热不退，咳喘痰黄稠或带血，说明病邪由表入里，留阻于肺，形成痰热壅肺的里实热证。若经及时治疗，患者热势渐减，咳喘渐平，则表示里邪外透，由里出表。凡病邪由表入里表示病势加重；病邪由里出表，表示病势减轻。

二、辨寒热

寒热是辨别病性的纲领。通过辨寒热，判断阴阳之盛衰，是辨证论治中立法用药的依据之一。

（一）寒证

概念：寒证是指感受寒邪或阴寒内盛，或阳气虚损所表现出的一类证候。包括表寒、里寒、虚寒、实寒等证候。

病因病机：多因外感寒邪，或久病内伤，阳气耗伤，或过服生冷寒凉，阴寒内盛所致。

辨证要点：恶寒畏寒，溲清便溏，舌淡苔白，脉迟或紧。

（二）热证

概念：热证是感受火热之邪或阳热亢盛或阴虚阳亢所表现的一类证候。

病因病机：多因外感温热之邪，或寒邪入里化热，或七情过激、五志化火，或饮食不节、内生化火，或房事劳伤、劫夺阴精、阴虚阳亢所致。

辨证要点：身热，烦躁，口渴口干，小便黄赤，大便秘结，面红目赤，舌红苔黄而干，脉数或洪大。

（三）寒证与热证的辨别

寒证表现为面色苍白，四肢不温，怕冷，不渴或热饮不多，大便稀溏，小便清长，舌淡，苔白润，脉迟。热证表现为面色红赤，四肢燥热，发热，口渴喜冷饮，大便干结，小便短赤，舌红，苔黄干，脉数。

（四）寒证与热证的关系

寒证与热证虽有阴阳盛衰的本质区别，但又互相联系。它们既可同时出现于同一患者，表现出寒热错杂的证候，又在一定条件下互相转化，在疾病的危重阶段，还可出现假象。

1. 寒热错杂　寒证和热证同时并存，称为寒热错杂。临床所见上热下寒、上寒下热、表寒里热、表热里寒等。如患者在同一时间内，既可见胸中烦热，频频呕吐的上热证，同时又可见腹痛喜暖，大便稀溏的下寒证，便是上热下寒证。

2. 寒热转化　先出现寒证，后出现热证，热证出现，寒证消失，是寒证转化为热证。反之即为热证转化为寒证。如风寒束肺初起表现为咳嗽、咳痰清稀，苔白滑，但因失治、误治，寒邪郁久化热而见发热、胸痛、咯黄稠痰、苔黄等痰热壅肺症状，即是寒证转化为热证。寒热转化是病情进一步发展的表现。

3. 寒热真假　在疾病的危重阶段，有时出现热证见寒象的真热假寒证和寒证见热象的真寒假热证，因其临床症状与疾病本质不一致，故需要细心辨别。

真热假寒即阳盛格阴。由于内热过盛，阳气被郁不能外达，会出现一些假寒的现象。如四肢厥冷、脉沉等，似属寒证，但身寒不喜加衣被，脉沉而有力，并且又见口渴喜冷饮、咽干口臭、谵语、小便短赤、大便燥结等热象，说明内热炽盛是真，外呈寒象是假。

真寒假热即阴盛格阳。由于阴寒内盛迫阳于外，临床可见身热、面红、口渴、脉大，似为热证，但身热而欲加衣被，面红而四肢冷，口渴而喜热饮，饮不多，脉大无力，并且又见小便清长、大便稀、舌淡、苔白等寒象，阴寒内盛是真，外呈热象是假。

三、辨虚实

虚实是辨别邪正盛衰的纲领。虚是指正气虚，实是指邪气盛。辨别证候的虚实，是确定扶正或祛邪治疗原则的主要依据。

（一）虚证

概念：虚证是指人体正气不足所表现出来的一类证候，其中人体正气包括气、血、阴、阳、津、液、精、髓等，故虚证包括气虚、血虚、阴虚、阳虚等证候。

病因病机：多由先天禀赋不足或后天失养所致，但以后者为主。如饮食失调，气血生化之源不足；

思虑太过、劳倦过度、悲哀忧愁等，俱耗伤气血；房事不节，肾精、元气亏损；久病失治、误治，正气虚衰；大吐、大泻、大汗、出血、失精等阴液气血丧失，均可致虚证。

辨证要点：以气、血、阴、阳等虚损的主要证候为特征。

1. 气虚证

概念：气虚证是指人体之气不足导致气的基本功能减退的虚弱证候。这里的"气"，指全身的元气，也涵盖各脏腑、组织之气。

病因病机：常因先天禀赋不足或后天失养，或劳倦内伤、久病不复，耗散太过所致。

辨证要点：神疲乏力，气短息弱，声低懒言，动则加重，易自汗，舌质淡，脉虚弱。

2. 血虚证

概念：血虚证是指血液亏虚导致脏腑百脉、组织、器官失养所表现的虚损证候。

病因病机：多因禀赋不足；或脾胃虚弱，生化乏源；或各种急慢性出血；或久病不愈；或思虑过度，暗耗阴血；或瘀血阻络新血不生；或因患肠寄生虫病而致。

辨证要点：面唇淡白或萎黄，头晕眼花，心悸失眠，舌质淡，脉细。

3. 阴虚证

概念：阴虚证是人体阴液亏虚致脏腑组织失于濡养，阴不制阳而虚热内生所表现的证候。

病因病机：多由热病之后或杂病日久耗伤阴液，或因五志过极、房事不节、过服温燥之品，或大吐、大泻、大汗、出血、失精等使阴液丧失而致。

辨证要点：五心烦热，或骨蒸潮热，颧红盗汗，口燥咽干，消瘦，舌质红，少苔，脉细数。

4. 阳虚证

概念：阳虚证是指人体阳气亏损，其温养、推动、气化等功能减退，以畏寒肢冷为主要表现的虚寒证。

病因病机：因素体阳气虚弱，或病邪损伤阳气所致。

辨证要点：畏寒肢冷，面色㿠白，嗜睡蜷卧，尿清便溏，舌质淡胖，苔白滑，脉沉迟或细弱。

（二）实证

概念：实证是指邪气亢盛所表现出来的证候。

病因病机：多因六淫邪气、疫气侵犯人体，正邪剧烈相争所致；或因脏腑功能失调，代谢障碍，气机阻滞，水湿痰饮内停，瘀血内阻；或因食积、虫积等停聚体内所致。

辨证要点：本证具有邪气亢盛、正气未衰，邪正交争剧烈的病机。具有起病急、病程短的特点。由于致病邪气不同，因此临床表现各异。

（三）虚证与实证的鉴别

虚证多为久病，体质虚弱，精神萎靡，身倦乏力，气弱懒言，隐痛喜按，大便稀溏，小便清长，舌质淡嫩，少苔，脉细弱。实证多为新病，体质壮实，精神亢奋，声高气粗，疼痛拒按，大便秘结，小便短赤，舌苔厚腻，脉实而有力。

（四）虚证与实证的关系

疾病的变化是一个复杂的过程，常由于体质、治疗、护理等各种因素的影响，使虚证和实证发生虚实夹杂、虚实转化等证候。

1. 虚实夹杂　虚证和实证同时出现，即为虚实夹杂。如肝硬化腹水患者，可见腹部膨隆、青筋暴露（腹壁静脉曲张）、二便不利的实象，但又有形体消瘦，气弱乏力，脉沉细弦的虚象。而虚实夹杂的证候，或以实证为主夹有虚证，或以虚证为主夹有实证，或表现为虚实并重。

2. 虚实转化 在疾病发展过程中，由于正邪相争，在一定的条件下，虚证和实证可相互转化。实证转化为虚证，多由实证失治或误治，或邪气过盛伤及正气而成。例如高热、口渴、烦躁、脉洪大等实证日久不愈，邪气久留损伤正气，即可出现消瘦、少气无力、面色苍白、脉细无力等虚证。与之相对，虚证转化为实证，临床较为少见。先为虚证，后转化为虚实夹杂证者则多见。如脾虚食滞可见食少、纳呆、身倦乏力等脾虚证，由于脾失健运，继而出现脘腹痞满、嗳腐吞酸、大便臭秽、舌苔厚腻等虚实夹杂证。

四、辨阴阳

阴阳是概括病证类别的纲领，是八纲辨证的总纲。它概括其他三对纲领，即表、热、实属阳；里、寒、虚属阴。一切病证，尽管千变万化，但总不外乎阴证和阳证两大类。

（一）阳证

概念：阳证是体内热邪壅盛，或阳气亢盛的证候，机体反应多呈亢盛的表现。

病因病机：因素体热邪壅盛，或阳气亢盛所致。

辨证要点：烦躁，面色赤，口渴喜冷饮，气壮声高，身热喜凉，大便秘结，小便短赤，舌红绛，苔黄，脉洪滑实。

（二）阴证

概念：阴证是体内阳气虚衰，或寒邪凝滞的证候，机体反应多呈衰退的表现。

病因病机：因素体阳气虚弱，或寒邪凝滞所致。

辨证要点：精神萎靡，面色㿠白，气短声低，畏寒肢冷，大便溏，小便清长，舌淡胖嫩，苔白，脉迟弱。

（三）亡阳证

概念：亡阳证是指人体阳气极度衰微而欲脱，以冷汗、肢厥、面白、脉微等为主要表现的危重证。

病因病机：亡阳一般是在阳气虚衰基础上恶化所致，也可因阴寒极盛而阳气暴伤，或因大汗、大泻、大失血等而致阳随阴脱，或因中毒、严重外伤等使阳气暴脱而致。

辨证要点：冷汗淋漓、汗质稀淡，神情淡漠或呆滞，肌肤不温，肢冷畏寒，呼吸气微，面色苍白，舌质淡而润，脉微欲绝。

（四）亡阴证

概念：亡阴证是指体内阴液大量消耗，而表现阴液衰竭的病变和证候。

病因病机：亡阴可以是在病久或阴液亏虚基础上的进一步发展，也可因壮热不退、大吐大泻、大汗不止、严重烧伤使阴液暴失而致。

辨证要点：汗热味咸而黏、如珠如油，身体灼热、恶热，虚烦躁扰或昏谵，口渴欲饮，皮肤皱瘪，小便极少或无尿，面赤唇焦，舌质红、干瘦，脉细数疾。

第四节　脏腑辨证

脏腑辨证，是运用脏腑的生理病理理论，对四诊所收集的病情资料进行分析归纳，判断疾病的部位、病因病机、性质和正邪盛衰的一种辨证方法。实际上是以脏腑学说为基础，运用四诊的方法，结合脏腑的病理反应来分析各种病证，用以指导临床治疗的辨证方法。

一、心与小肠病辨证

(一) 心气虚证

【主证】心悸怔忡，心痛，胸闷气短，神疲乏力，动则诸症加重，自汗，面色淡白，舌质淡，苔白，脉弱。

【分析】心气不足，鼓动乏力，致心失所养，心神不宁，则心悸怔忡。心居胸中，心气亏虚，胸中宗气运转无力，气机不畅，则胸闷气短。气虚不能濡养，心神失养，则神疲乏力，动则气耗，心气虚加重，故动则诸症加重。汗为心之液，心气虚则心液不固而外泄，故自汗。气虚则运血无力，络脉不充，故面色淡白，舌质淡，脉弱。

【治则治法】补气养心。

(二) 心阳虚证

【主证】心悸怔忡，心胸憋闷，或心痛，唇舌青紫，气短自汗，畏寒肢冷，面色㿠白，舌质淡，体胖，苔白滑，脉沉迟无力，或微细，或结代。

【分析】心阳不振，鼓动无力，心动失常，则心悸怔忡。胸阳不振，阳虚则寒凝，寒凝则经脉气血不通，轻则胸闷气短，重则心痛而唇舌青紫。心阳虚衰，卫外不固，则自汗。阳气亏虚，形体失于温煦，则畏寒肢冷。心阳虚衰，无力运血上荣，故面色㿠白。舌质淡，体胖，苔白滑，脉沉迟无力，或微细均为阳虚寒盛之象。阳虚寒凝，脉气不相接续，则脉结或代。

【治则治法】温补心阳。

(三) 心血虚证

【主证】心悸怔忡，失眠多梦，健忘，眩晕，面色淡白或萎黄，唇舌色淡，脉细弱。

【分析】心血不足，心失所养，心动不安，则心悸怔忡。血不养心，心神不宁，故失眠多梦。血虚不能上荣头面，故见眩晕、健忘，面色淡白或萎黄，唇舌色淡。血虚不能充盈脉道，则脉细弱。

【治则治法】补血养心。

(四) 心阴虚证

【主证】心悸怔忡，失眠多梦，五心烦热，潮热，盗汗，颧红，咽干，舌质红，少苔，脉细数。

【分析】心阴亏虚，心失所养，心动不安，则心悸怔忡。心阴亏虚，心神失养，虚热上扰心神，均可致心神不安，故失眠多梦。阴液亏虚，阴不制阳，虚热内生，则五心烦热，午后潮热；虚火上炎，则颧红；热扰营阴，迫津外泄，故盗汗；阴虚津不上承咽喉，则咽干。舌红少苔，脉细数均为阴虚之象。

【治则治法】滋阴养心。

(五) 心火炽盛证

【主证】心胸烦热，口渴面赤，心烦失眠，口舌生疮，甚则赤烂疼痛，或小便赤涩热痛，舌红苔黄，脉数。

【分析】本证多因情志不遂、过食辛辣肥甘之品而致化热生火，火热之邪循经上冲所致。心火亢盛，扰动心神则心烦失眠；舌为心之苗，心火循经上炎，则口舌生疮，甚则赤烂疼痛；心胸烦热，口渴面赤，舌红苔黄，脉数均为心经有热之象。心与小肠相表里，心经之热下移小肠则小便赤涩热痛。

【治则治法】清心泻火，导热下行。

(六) 痰火扰心证

【主证】急躁易怒，发热，头痛，失眠心烦，面赤气粗，口苦，痰黄，或神志错乱，哭笑无常，狂躁谵语，甚则打人骂人，大便燥结，舌质红，苔黄腻，脉滑数。

【分析】暴怒伤肝，肝火上炎，鼓动痰热之邪上扰神明，因此性情急躁易怒，头痛失眠。痰邪蒙蔽神窍，见神志迷糊，狂乱无知，打人毁物。痰热壅盛，腑气不通，见大便燥结。舌质红，苔黄腻，脉象弦数，均为痰热之象。

【治则治法】镇心涤痰，清肝泻火。

（七）痰迷心窍证

【主证】面色晦滞，喉有痰声，脘闷作呕，精神抑郁，表情淡漠，甚则神志痴呆，喃喃自语，或不省人事，舌体胖大，有齿痕，苔白腻，脉滑。

【分析】痰浊阻塞气机，则面色晦滞，喉有痰声，脘闷作呕，苔腻脉滑；痰浊壅盛，闭阻心神，上蒙清窍，脑髓失聪，神机失运，致见精神抑郁，神志痴呆，喃喃自语。重则出现突然昏倒，不省人事。舌体胖大，有齿痕，苔白腻，脉滑均为痰涎壅盛之象。

【治则治法】健脾化浊，豁痰开窍。

（八）心血瘀阻证

【主证】胸部刺痛，固定不移，入夜加重，伴胸闷心悸，时作时止，日久不愈，或眩晕，或因恼怒而致心胸剧痛，舌质紫暗，或有瘀斑，苔薄白，或白腻，或黄腻，脉沉涩，或弦涩，或结、代。

【分析】瘀血阻于心脉，络脉不通，不通则痛，故见胸部刺痛，固定不移。血属阴，夜亦属阴，故入夜加重。心脉瘀阻，心失所养，故胸闷心悸。恼怒则肝气郁结，气滞则加重血瘀，故常因情志波动而疼痛加重，时作时止，日久不愈。肝郁化热伤阴，肝肾阴虚，肝阳上亢则眩晕或头痛。舌质紫暗或有瘀斑，脉沉涩，或弦涩，或结代，皆为瘀血内停，气机阻滞之候。舌苔白腻或黄腻，为痰浊或痰热内结之征。

【治则治法】活血化瘀、通脉止痛。

（九）小肠实热证

【主证】小便赤涩，尿道灼痛，尿血，心烦，渴喜凉饮，口舌生疮，舌红苔黄，脉数。

【分析】本证多由心热下移小肠所致。心与小肠相表里，心火移热于小肠，故小便赤涩，尿道灼痛；热盛灼伤血络，故见尿血；心火炽盛，内扰心神，则心烦；心火上炎则见口舌生疮；热盛伤津，故渴喜凉饮；舌红苔黄，脉数，为里热证之征。

【治则治法】清热泻火，通利小便。

二、肺与大肠病辨证

（一）肺气虚证

【主证】咳喘无力，咳痰色白清稀，气短声低，动则益甚，神疲体倦，自汗，怕风，易于感冒，面色淡白，舌质淡，苔白，脉虚。

【分析】肺气虚弱，宣降失职，气机上逆，故咳喘无力。"肺为水之上源"，肺主通调水道，肺气亏虚，津液失于通调，津聚而成痰饮，痰饮蕴肺，故咳痰色白清稀。宗气不足，则气短声低，动则益甚，神疲体倦。肺合皮毛，肺气虚则卫外不固，腠理疏松，外邪易侵，则自汗，怕风，易于感冒。气虚则面色淡白，神疲体倦，舌质淡，苔白，脉虚。

【治则治法】补肺益气。

（二）肺阴虚证

【主证】干咳无痰，或痰少而黏，甚至痰中带血，口燥咽干，声音嘶哑，形体消瘦，五心烦热，午后潮热，颧红盗汗，舌质红，少苔，脉细数。

【分析】肺主宣降，性喜清润，肺阴亏虚，阴不制阳，虚热内生，肺为热灼，肺失滋润，肃降无权，肺气上逆，则干咳。虚火灼津为痰，故痰少而黏，肺络损伤，则痰中带血。阴液亏虚，津液不能上润咽喉，则口燥咽干，声音嘶哑。阴精不能充养肌肤，则形体消瘦。虚火内炽，则午后潮热，五心烦热；虚火上炎，则颧红。热扰营阴，迫津外泄，故盗汗。舌质红，少苔，脉细数，均为阴虚之象。

【治则治法】滋阴润肺。

（三）风寒束肺证

【主证】恶寒发热，头身疼痛，无汗而喘，咳嗽，痰稀色白，鼻塞流清涕，舌苔薄白，脉浮紧。

【分析】风寒之邪侵袭肌表，腠理闭塞，阻遏卫气的正常宣发，郁而发热；卫气受遏，肌表得不到正常的温煦，故恶寒；寒邪阻滞经络，气血流行不畅不通，故头身疼痛；毛窍闭塞，肺气失宣，故无汗而喘；肺失宣降，肺气上逆而咳嗽；寒属阴，故痰液稀薄色白。鼻为肺窍，肺气失宣，故见鼻塞流清涕。邪未入里，舌象尚无明显变化，为薄白苔；脉浮为正邪相搏于表，脉紧为卫阳闭遏，营阴郁滞不利之象。

【治则治法】发汗解表，宣肺平喘。

（四）风热束肺证

【主证】发热，微恶风寒，咳嗽气喘，身痛或咽痛，口微渴，舌尖红，苔薄黄，脉浮数。

【分析】风热之邪侵袭卫表，正邪相争则发热，卫气被伤，失于温煦肌表而微恶风寒；温热病邪从口鼻而入，邪犯肺络，肺失清肃，故咳嗽气喘；热邪阻滞经脉则身痛，风热之邪炎上则咽痛，受邪轻浅，灼伤津液亦轻，故口微渴。舌尖红苔薄黄，脉浮数均为邪热在表之象。

【治则治法】疏风清热，宣肺止咳。

（五）燥邪犯肺证

【主证】干咳无痰，或痰少而黏，不易咳出，唇、舌、咽、口、鼻干燥欠润泽，或身热恶寒，或胸痛咯血，大便干结，舌红苔薄黄，或舌干苔薄白，脉浮数或浮紧。

【分析】燥邪犯肺，耗伤肺津，津亏液少，肺失滋润，清肃失职，故干咳无痰，痰少黏不易咳出。燥伤肺津，则唇、舌、口、鼻、咽喉干燥，大便干结。肺合皮毛，燥邪袭肺，肺卫失宣，故身热恶寒脉浮。燥邪化火，灼伤肺络，则胸痛咯血。燥邪有凉燥、温燥之分，若为温燥，舌尖红，苔薄黄，脉数，或细数；若为凉燥，则见舌干，苔薄白。

【治则治法】疏风清肺，润燥止咳或疏风散寒，润肺止咳。

（六）痰热壅肺证

【主证】咳嗽气喘，呼吸气促，甚则鼻翼扇动，痰黄黏稠，或痰中带血，或咳脓血痰，气味腥臭，发热，胸痛，烦躁不安，口渴，小便黄，大便秘结，舌红苔黄腻，脉滑数。

【分析】热邪壅肺，炼液成痰，痰热郁阻，肺气不利，宣降失常，故有咳喘，呼吸气促，鼻翼扇动，痰黄黏稠。痰热阻滞肺络，则胸痛。血腐化脓，则咳吐血腥臭痰。热扰心神，则烦躁不安。热邪郁遏于里，肺热炽盛，内灼阴津，故发热，口渴，小便黄，大便秘结；舌红苔黄腻，脉滑数，均为痰热内壅之象。

【治则治法】清热化痰，肃肺止咳。

（七）痰湿阻肺证

【主证】咳嗽反复发作，咳嗽痰多，色白易咳出，每于晨起咳痰甚多，伴胸膈满闷，恶心欲吐，纳呆食少，肢体困倦，舌苔白腻，脉象滑。

【分析】本证基本病机为脾失健运，聚湿成痰。痰湿犯肺，肺气失宣，故见咳嗽痰多，色白易咳出。痰阻气机，胃失和降，故见胸膈痞闷，恶心呕吐，纳呆食少。脾为湿困，运化失职，阳气枢机不利，故见肢体困倦。舌苔白腻，脉滑均为痰湿内盛之象。

【治则治法】燥湿化痰，理气和中。

（八）大肠湿热证

【主证】腹痛，腹泻，肛门灼热，或暴注下泻，色黄味臭；或下痢赤白脓血，里急后重，口渴，小便短赤；或伴恶寒发热，或但热不寒；舌红苔黄腻，脉滑数或濡数。

【分析】湿热侵袭大肠，壅阻气机，故见腹痛；湿热内迫肠道，大肠传导失常，故见腹泻，肛门灼热；湿热蕴积大肠，热迫津液随湿浊下注，可见便次增多，泻如黄水；湿热熏灼肠道，脉络损伤，血腐成脓，则见痢下脓血；湿热蒸迫肠道，肠道气机阻滞，故见里急后重；水液从大便外泄，故见小便短赤；热盛伤津，则见口渴；若属外感，表邪未解，则见恶寒发热；热盛于里，则但热不寒；舌红苔黄腻，脉滑数或濡数，皆为湿热内蕴之象。

【治则治法】清热利湿。

三、脾与胃病辨证

（一）脾气虚证

【主证】胃脘隐痛喜按，腹胀纳呆，食后胀甚，大便溏薄，少气懒言，倦怠乏力，面色萎黄或淡白，消瘦或肢体浮肿，舌质淡，苔白，脉缓弱。

【分析】脾主运化，胃主受纳腐熟，脾胃气虚，运化失职，则胃脘隐痛喜按，腹胀纳呆，食后脾气益困，则腹胀更甚。脾虚运化失职，水湿不运，流注肠中则大便溏薄，浸淫肌肤则肢体浮肿。脾气亏虚，生化乏源，肢体失养，则倦怠乏力，逐渐消瘦。中气不足，则少气懒言。气血不荣，络脉失养，则面色萎黄或淡白。舌质淡，苔白，脉缓弱，均为脾气虚之象。

【治则治法】益气健脾。

（二）脾阳虚证

【主证】脘腹冷痛绵绵，喜暖喜按，泛吐清水，口淡不渴，纳呆腹胀，形寒肢冷，大便清稀或完谷不化，小便短少，或肢体浮肿，或带下清稀色白量多，舌质淡胖，边有齿痕，苔白滑，脉沉迟无力。

【分析】阳虚生内寒，寒性收引凝滞，阳气凝结不通，则脘腹冷痛绵绵，喜温喜按；阳虚不能温煦肌肤、肢体，则形寒肢冷。脾阳亏虚，运化失职，气机阻滞则纳呆腹胀。中焦虚寒，不能温化津液，水湿内停则口淡不渴；水饮阻胃，胃失和降，则泛吐清水。脾阳虚运化失职，水谷不化，下注大肠，则大便清稀或完谷不化；水湿溢于肌肤，则肢体浮肿而尿少；脾虚水湿下注，带脉不固，则带下清稀色白量多。舌质淡胖，边有齿痕，苔白滑，脉沉迟无力，均为阳虚内寒之征。

【治则治法】温中祛寒，补气健脾。

（三）脾气下陷

【主证】脘腹有坠胀感，食后益甚，或便意频数，肛门坠重，或久痢不止，甚则脱肛，或内脏下垂，或小便混浊如米泔。伴头晕目眩，少气无力，肢体倦怠，食少便溏，舌淡苔白，脉虚弱。

【分析】脾气虚升举无力，内脏无以维持恒定位置，故脘腹坠胀，便意频数，或见脱肛，内脏下垂；固摄无权，故久痢不止，小便混浊如米泔。清阳不升，故头晕目眩。少气无力，肢体倦怠，食少便溏，舌淡苔白，脉虚弱，均为脾气虚弱之征。

【治则治法】补中益气，升阳举陷。

（四）脾不统血证

【主证】便血，吐血，尿血，肌衄，齿衄，或妇女月经过多、崩漏，面白无华或萎黄，食少便溏，食后腹胀，神疲乏力，少气懒言，舌质淡，苔白，脉细弱。

【分析】脾主统血，脾气亏虚，统血无权，血溢脉外则见各种出血：溢于肠则便血，溢于胃则吐血，溢于下焦则尿血，溢于肌肤则肌衄，溢于牙龈则齿衄，溢于胞宫则妇女月经过多或崩漏。脾气虚弱，运化失职，则食少便溏，食后腹胀。脾虚气血生化乏源，又加出血，必然气血亏虚，故面色无华或萎黄，神疲乏力，少气懒言。舌质淡，苔白，脉细弱，均为气血亏虚之象。

【治则治法】益气摄血。

（五）胃阴虚证

【主证】胃脘隐隐灼痛，嘈杂不舒，饥不欲食，口燥咽干，干呕呃逆，大便干结，小便短少，舌质红，少苔，脉细数。

【分析】胃阴亏虚，虚热内生，热郁胃中，胃气失和，则胃脘隐隐灼痛，嘈杂不舒。胃阴亏虚而胃失濡润，纳化失常，则饥不欲食。胃失和降，胃气上逆，则干呕呃逆。阴亏津不上承，则口燥咽干；肠失濡润，则大便干结；津液不足，则小便短少。舌质红，少苔，脉细数，为阴虚内热之象。

【治则治法】滋阴益胃。

（六）胃火炽盛证

【主证】胃脘灼痛、拒按，消谷善饥，口气臭秽，齿龈红肿疼痛，甚则化脓、溃烂，或见齿衄，渴喜冷饮，大便秘结，小便短黄，舌红苔黄，脉滑数。

【分析】邪热内扰胃腑，胃气壅滞不畅，故胃脘灼痛而拒按；胃火炽盛，受纳、腐熟太过，则消谷善饥；胃火内盛，蒸腾胃中浊气上冲，则口气臭秽；胃火循经上炎，上蒸齿龈，气血壅滞，则齿龈红肿疼痛，甚至化脓、溃烂；邪热灼伤脉络，迫血妄行，则齿衄；热盛伤津，则口渴喜冷饮，小便短黄，大便秘结；舌红苔黄，脉滑数，为火热内盛之象。

【治则治法】清热保津。

（七）食滞胃肠证

【主证】胃脘部、腹部疼痛胀满，嗳腐吞酸，或呕吐不消化食物，或大便不爽，或大便秘结，或肠鸣泄泻，舌苔厚腻，脉象滑。

【分析】暴食多饮，停滞胃肠，导致胃肠气机阻滞，故见胃脘部、腹部胀满疼痛。脾失健运，胃失降浊，谷气不得下行，所以嗳腐吞酸，或呕吐不消化食物，或肠鸣泄泻。肠道传导受制，故见大便不爽，或大便秘结。

【治则治法】消食导滞。

四、肝与胆病辨证

（一）肝气郁结证

【主证】精神抑郁，闷闷不乐，郁郁寡欢，善叹息；或胸胁部、脘腹部、小腹部胀满不适，或走窜疼痛；或腹胀纳呆，呕吐；或女子月经失调。舌苔白腻，脉弦。

【分析】情志所伤，肝失疏泄，故精神抑郁，情绪不宁。足厥阴肝经循经少腹，挟胃，分布于两胁部，肝气郁结，气机不畅，所以胸胁、脘腹、小腹部胀满窜痛，女子月经失调。若肝气犯胃，则会纳呆，呕吐。

【治则治法】疏肝理气解郁。

（二）肝火上炎证

【主证】发热口渴，烦躁易怒，头痛，或目赤肿痛，或耳暴鸣暴聋，或吐血衄血，面赤，舌红苔黄，脉弦数。

【分析】本证多由情志不遂，肝气郁而化火，或肝阳亢盛化火，或嗜酒酪辛辣化热生火，或火热之邪内犯肝经所致。肝经气郁化火，肝失条达，则烦躁易怒，循经上冲，则头痛、目赤肿痛；足少阳胆经入耳中，肝火循胆经上炎，清窍受阻，则耳暴鸣、暴聋；火邪灼伤血络，血热妄行，则吐血、衄血；发热口渴，舌红苔黄，脉弦数，均为肝经实火炽盛所致。

【治则治法】清肝泻火。

（三）肝血虚证

【主证】眩晕耳鸣，面白无华，视物模糊，爪甲不荣；或肢体麻木，关节拘急不利，手足震颤，肌肉瞤动；妇女月经量少色淡，甚则闭经；舌质淡，苔白，脉细。

【分析】肝血不足，不能上荣头面，则眩晕耳鸣，面白无华。肝开窍于目，肝血亏虚，目失所养，则视物模糊。肝主筋，肝血虚筋脉失养，故爪甲不荣，肢体麻木，关节拘急不利。血虚生风，则手足震颤，肌肉瞤动。女子以肝为本，肝血亏虚，冲任空虚，则妇女月经量少色淡，甚则闭经。舌质淡，苔白，脉细，均为血虚之象。

【治则治法】养血补肝。

（四）肝阴虚证

【主证】头晕耳鸣，两目干涩，视力减退，面部烘热或颧红，口燥咽干，五心烦热，潮热盗汗，或胁肋隐隐灼痛，或手足蠕动，舌质红，少津，脉弦细数。

【分析】肝主筋，开窍于目，肝阴亏虚，不能上滋头目，则头晕耳鸣，两目干涩，视力减退。络脉失养，虚火内灼，则胁肋隐隐灼痛。筋脉失养，虚风内动，故手足蠕动。阴亏津不上承，则口燥咽干。阴虚不能制阳，虚火上炎，则面部烘热或颧红。虚热内蒸，则五心烦热、潮热。虚火内灼营阴，则盗汗。舌质红，少津，脉弦细数，均为肝阴亏虚，虚热内扰之象。

【治则治法】滋阴养肝。

（五）肝阳上亢证

【主证】眩晕耳鸣，头目胀痛，面红目赤，急躁易怒，失眠多梦，腰膝酸软，头重脚轻，舌红少津，脉弦或弦细数。

【分析】肝阳亢逆，气血上冲，故头目胀痛，眩晕耳鸣，面红目赤；肝肾亏虚，肝阳亢盛，肝失柔和，故急躁易怒；阳热内扰，神魂不安，故失眠多梦；肝肾阴亏，腰膝失养，则腰膝酸软；肝肾阴亏于下，肝阳亢逆于上，上盛下虚，故头重脚轻；舌红少津，脉弦或弦细数，为肝肾阴亏，肝阳上亢之象。

【治则治法】平肝潜阳。

（六）肝胆湿热证

【主证】胁肋胀痛，纳呆腹胀，泛恶欲呕，口苦厌油，身目发黄，大便不调，小便短黄；或寒热往来，舌红，苔黄腻，脉弦滑数；或阴部潮湿、瘙痒、湿疹，阴器肿痛，带下黄臭等。

【分析】肝主疏泄，调节胆汁分泌。湿热内蕴，肝胆疏泄失职，气机不畅，故胁肋胀痛；湿热阻滞，脾胃纳运失司，则纳呆腹胀，厌油，泛恶欲呕；若湿浊下注偏盛则大便稀溏，若湿阻气滞则排便不爽，热偏盛则大便干结；湿热郁蒸，胆汁不循常道，泛溢肌肤，则身目发黄；胆气上溢，则口苦；湿热内蕴肝胆，少阳枢机不利，正邪相争，则寒热往来；若湿热循肝经下注，则阴部潮湿、瘙痒，或男子睾丸肿胀热痛，或妇人带下黄臭；舌红，苔黄腻，脉弦滑数，为湿热常见之征。

【治则治法】清热利湿，佐以泻下。

（七）热极生风证

【主证】高热不退，头痛头胀，烦闷躁扰，甚则神昏，手足抽搐，颈项强直，甚则角弓反张，肌肤发斑，甚或窍道出血，舌绛苔黄或干而绛，脉弦数。

【分析】邪热炽盛，热毒燔灼，故高热不退，头痛头胀；邪热上扰心神，则烦闷躁扰，甚至神昏；肝经热盛，灼伤肝阴，热极风动则发痉，表现为手足抽搐，颈项强直，甚则角弓反张；热毒损伤血络，迫血妄行，则肌肤发斑，甚或窍道出血；舌绛苔黄或舌干绛，脉弦数，均为热盛风动之象。

【治则治法】凉肝息风，增液舒筋。

（八）寒滞肝脉证

【主证】少腹冷痛，或阴器收引疼痛，或颠顶疼痛，遇寒痛增，得温痛缓，恶寒肢冷，呕吐清涎，苔白，脉弦紧等。

【分析】足厥阴肝脉绕阴器抵少腹，并与督脉会合于颠顶，寒邪侵袭肝经，凝滞肝脉，阳气被遏，气血运行不利，故少腹冷痛或颠顶疼痛；寒性收引，筋脉拘急，可致阴器收引疼痛；寒则气血凝涩，热则气血通利，故疼痛遇寒加剧，得热痛减；寒邪循经犯胃，胃失和降，浊阴上逆，故呕吐清涎；阴寒内盛，阳气不达四肢，故见恶寒肢冷；苔白，脉弦紧为寒邪凝滞肝脉之象。

【治则治法】暖肝散寒，温阳行气。

五、肾与膀胱病辨证

（一）肾阳虚证

【主证】腰膝酸软、冷痛，畏寒肢冷，下肢尤甚，面色㿠白或黧黑，神疲乏力；或见性欲冷淡，男子阳痿、遗精、早泄，女子宫寒不孕、白带清稀量多；或大便稀溏，或五更泄泻，尿频清长，夜尿多，舌质淡，苔白，脉沉细无力，尺部尤甚。

【分析】肾主骨，腰为肾之府，肾阳虚衰，不能温养筋骨、腰膝，故腰膝酸软、冷痛。肾居下焦，为阳气之根，肾阳不足，失于温煦，则畏寒肢冷，下肢尤甚。阳虚无力运行气血，面络不充，故面色㿠白；若肾阳衰惫，阴寒内盛，则本脏之色外现，出现面色黧黑。阳虚不能鼓舞精神，则神疲乏力。肾主生殖，肾阳为生殖的动力，肾阳亏虚，则性欲冷淡，男子阳痿，女子宫寒不孕。肾主封藏，为固摄之本，肾阳亏虚，固摄之力减退，则男子遗精、早泄，女子白带清稀量多，尿频清长，夜尿多。肾阳亏虚，火不生土，致脾阳亏虚，则大便稀溏或五更泄泻。舌质淡，苔白，脉沉细无力，尺部尤甚，为肾阳亏虚之征。

【治则治法】补肾助阳。

（二）肾气虚证

【主证】腰膝酸软，耳鸣耳聋，头晕健忘，神疲乏力，短气自汗，阳痿早泄，或经少闭经，舌质淡，苔白，脉细弱。

【分析】腰为肾之府，肾主骨生髓，开窍于耳，脑为髓海，肾气亏虚，骨髓、耳窍失养，脑海失充，故腰膝酸软，耳鸣耳聋，头晕健忘。气虚不能濡养全身则神疲乏力，气虚卫外不固，则短气自汗。肾藏精，为封藏之本，主生殖，肾气虚精关不固、生殖能力低下，故男子阳痿、早泄，女子经少闭经。舌质淡，苔白，脉细弱均为肾气虚之象。

【治则治法】补肾益气，固本培元。

（三）肾阴虚证

【主证】腰膝酸软而痛，眩晕耳鸣，失眠多梦，形体消瘦，潮热盗汗，五心烦热，咽干颧红，男子阳强易举，遗精早泄，女子经少经闭，或见崩漏，舌红少苔或无苔，脉细数。

【分析】肾阴为人身阴液之根本，具有滋养、濡润各脏腑组织器官，并制约阳亢之功。肾阴不足，脑、骨、耳窍失养，则腰膝酸软，眩晕耳鸣。心肾为水火相济之脏，肾水亏虚，水火失济则心火偏亢，致心神不宁，则失眠多梦。肾阴亏虚，阴不制阳，虚火内生，则形体消瘦、潮热盗汗、五心烦热、咽干颧红。肾阴不足，相火妄动，则男子阳强易举，精室被扰则遗精、早泄；女子以血为用，阴亏则经血来源不足，则经少或经闭；阴虚火旺，迫血妄行，则见崩漏。舌质红，少苔或无苔，脉细数，均为阴虚内热之象。

【治则治法】滋阴补肾。

（四）膀胱湿热证

【主证】小便短数，灼热刺痛，尿色黄赤，小腹部拘急疼痛，或伴有腰痛拒按，或有大便秘结，舌苔黄腻，脉象数。

【分析】湿热蕴结下焦，膀胱气化失职，则见小便短数，灼热刺痛，尿色黄赤。膀胱位于小腹部，湿热蕴结，故见小腹拘急疼痛。腰为肾之府，如若湿热之邪侵犯于肾，可见腰痛拒按。热邪波及大肠，可见大便秘结。舌苔黄腻，脉数，均为湿热之象。

【治则治法】清热利湿通淋。

目标检测

答案解析

1. 中医诊法的基本原理和运用原则是什么？

2. 临床上如何鉴别得神、少神、失神？

3. 简述五色主病的主要内容和临床意义。

4. 中医舌诊包括哪些内容？各有何临床意义？

5. 如何鉴别谵语和郑声？

6. 中医寒热的类型有哪些？各有何临床意义？

7. 疼痛的性质有哪些？

8. 平脉的表现和特点是什么？

9. 试述六纲脉的脉象特点和临床意义。

10. 中医寒热的类型有哪些？各有何临床意义？

11. 疼痛的性质有哪些？

12. 平脉的表现和特点是什么？

13. 试述六纲脉的脉象特点和临床意义。

14. 何谓辨证论治？

15. 症与证的区别与联系是什么？辨病与辨证的区别与联系是什么？

16. 中医学中常用的辨证方法有哪些？

17. 八纲辨证和脏腑辨证的概念及意义各是什么？

18. 中医学中常用的论治原则和方法各有哪些？

19. 如何理解治病求本的治疗原则？

20. 简述表证、里证、寒证、热证、阴证、阳证、虚证、实证的概念。

21. 简述寒证、热证、阴证、阳证的辨证要点。

22. 简述寒证与热证的区别。

23. 简述表证与里证的区别。

24. 如何鉴别虚证与实证？

25. 气虚证、血虚证、阴虚证及阳虚证的辨证要点是什么？

26. 心气虚证的主证和代表方剂是什么？

27. 肝气郁结证的主证和代表方剂是什么？

28. 脾气虚证的主证和代表方剂是什么？

29. 肝血虚证的主证和代表方剂是什么？

30. 肺阴虚证的主证和代表方剂是什么？

31. 脾阳虚证的主证和代表方剂是什么？

32. 肝阴虚证和肝血虚证的区别（主证、治则治法及代表方剂）有哪些？

33. 肾阴虚证和肾阳虚证的区别（主证、治则治法及代表方剂）有哪些？

34. 肝胆湿热证和大肠湿热证的区别（主证、治则治法及代表方剂）有哪些？

（谢 甦 叶 菁）

书网融合……

本章小结

微课

题库

第五章　中药学概述

PPT

学习目标

1. **掌握**　常用中药的性味、归经、功效、主治和用量用法。
2. **熟悉**　中药配伍理论及其禁忌。
3. **了解**　中药炮制方法及中药的基本知识。

　　中药是我国传统药物的总称。凡是以中医传统理论为指导，进行采收、加工、炮制、制剂，以利于临床应用的药物，称为中药。中药来源于天然药及其加工品，主要包括植物药、动物药、矿物药等。由于中药以植物药居多，故自古以来人们习惯把中药称为"本草"。

　　历代医药学家在长期医疗实践中，大胆探索，不懈努力，积累了丰富的用药经验与方法，并逐步形成了独特的理论体系和应用形式。中药是中医学的重要组成部分，数千年来，中药作为防病治病的主要武器，在保障我国人民健康和民族繁衍中发挥了巨大作用。

第一节　中药的基本知识

一、中药的产地、采集、干燥和贮存

中药的产地、采集、干燥及贮存方法，对于保证中药的质量和药效十分重要。

（一）产地

　　同一种药物由于产地不同，其质量存在着显著差异。这是由于各地区的土壤、水质、气候、日照、雨量、肥料等自然条件不同所致，特别是土壤成分的差异对中药质量的影响尤为突出，故逐渐形成了"道地药材"的概念和使用"道地药材"的用药原则。

知识链接

道地药材

　　"道地药材"是指产地历史悠久、品种优良、疗效突出，带有地域特点的一些药物，如吉林的人参，辽宁的细辛，云南的三七，内蒙古的甘草、黄芪，四川的川芎、川乌、川贝母等。由于中药的质量依赖于产地的自然条件，因此选择使用"道地药材"是保证药效的重要前提。

（二）采集

　　中药的采收时节与方法对保证药物质量关系密切。一般而言，药材的采收应该在药物有效成分含量最高的时候进行。

　　植物药的采收时节和方法，根据用药部位不同，可归纳为：全草大多在枝叶茂盛，花朵初开时采集；叶类通常在花蕾将放或盛开时采收；花及花粉一般在含苞未放时采摘花蕾；果实及种子大都在成熟时采摘；根及根茎一般在初春或秋末采收；树皮及根皮通常在春夏之间采剥。

动物药应在生长、活动季节捕捉采集。如石决明、牡蛎、蛤壳、瓦楞子等贝壳类多在夏秋季捕捉；桑螵蛸、露蜂房多在秋季卵蛸、蜂巢形成后采集；蝎子、土鳖虫、蟋蟀、斑蝥等大多在夏末秋初捕捉。

矿物类药，全年皆可采挖，只需注意方法，择优采用。

（三）干燥

干燥是保存药材的基本条件，其方法有晒干、阴干、烘干和用石灰干燥等。晒干法主要适用于肉质类药材；阴干法主要适用于芳香性花类、叶类及草类药材；烘干法主要适用于阴雨天急需干燥或一些特殊要求的药材。有些药物不适合上述方法干燥，特别是易变质的药材，则适宜于石灰干燥法。近年来，远红外干燥和微波干燥技术广泛应用于中药的干燥中，具有干燥速度快、脱水率高、加热均匀且能杀灭微生物等优点。

（四）贮存

药材贮藏保管的好坏，直接影响药材的质量，如果贮存不当，就会发生虫蛀、霉烂、变色、走油等现象，导致药材变质，甚至失效。为确保疗效，必须消除上述因素的影响，通常采用干燥、低温、避光、密闭保存及化学药物熏杀等方法处理贮存。一般药物与剧毒药物必须分别贮存。对剧毒药材，宜写明"剧毒药"标签并专人保管后，以免发生中毒事故。

二、中药的炮制

炮制是指药物在应用或制成各种剂型前必要的加工处理过程，包括对原药材进行的一般修制整理和部分药物的特殊处理。炮制是否得当，对保证药效、用药安全及制剂等有十分重要的意义。

（一）炮制目的

1. 消除或降低毒副作用　有毒中药经炮制后，能够减低或消除药物的毒性或副作用，能更安全地服务于临床。如川乌、草乌及附子等，经炮制后，有毒成分乌头碱水解为乌头原碱，毒性大为降低。

2. 增强药效　有些药物经炮制后，可增加有效成分的溶出，或产生新的有效成分，使药效增强。经加工炮制后的中药饮片有效成分溶出率往往高于生药。如生黄连中小檗碱在水中的溶出率为58.2%，而酒制黄连为90.8%，炮制品明显高于生品。许多种子，如莱菔子、紫苏子等炒制后，种皮爆裂，有效成分溶出增加。

3. 改变药物性能　炮制可影响药物的归经、四气五味及升降浮沉，使应用范围改变或扩大。如生地黄清热凉血、滋阴生津，炮制成熟地黄则能滋阴补血、填精补髓。生莱菔子升多于降，用于涌吐风痰；炒莱菔子降多于升，用于降气化痰、消食除胀。

4. 利于贮存药物　经纯净修制、除去杂质、制成饮片、干燥等方法炮制处理后，有利于药材贮藏和保存药效。如蒸制桑螵蛸，杀死虫卵后，更利于贮存。

5. 便于服用　一些动物药、动物粪便及有特殊臭味的药，经炮制后可矫味矫臭。如醋炒五灵脂及麸炒白僵蚕，可避免因服药引起的恶心呕吐而利于服用。

（二）炮制方法

1. 修制法　主要包括纯净、粉碎和切制三道工序，为进一步加工、贮存、调剂、制剂做准备。

2. 水制法　用水或其他辅料处理药材的方法称为水制法。其作用主要在于清洁药物、除去杂质、降低毒性、软化药物便于切制等。常用方法有漂洗、焖润、浸泡、喷洒、水飞等。

3. 火制法　用火对药物进行加热处理的一种方法称火制法。根据加热的方法、温度、时间的不同，可分为炒、炙、烫、煅、煨、炮、燎、烘八种。火制法是应用最广泛的一种炮制方法。

4. 水火共制法 本法既要用水，又要用火。基本方法有蒸、煮、淬、炖。

5. 其他制法 主要有制霜、发酵、发芽、药拌等。

此外，中药炮制过程中，常会应用炮制辅料。常用的辅料主要有两大类，液体辅料如酒、醋、蜂蜜、生姜汁、甘草汁、黑豆汁、胆汁、米泔水、麻油等，固体辅料白矾、食盐、稻米、麦麸、豆腐、羊脂、土、蛤粉、滑石粉、朱砂等。

三、中药的性能 🅔 微课1

中药的性能即中药药性理论，是历代医家在数千年医疗实践中，根据药物作用于人体所反馈出来的各种生理病理信息，经不断推测、判断、总结出来的用药规律；并在长期临床实践中不断发展的药性理论，使原有的药性理论得到不断充实和完善。中药的性能是中医药学理论体系中一个重要的组成部分，是学习、运用、研究中药所必须掌握的基本理论知识。

中药的性能主要包括四气、五味、升降浮沉、归经及毒性等内容。

（一）四气

四气是指药物具有寒、热、温、凉四种不同的药性，又称四性。药物的寒、热、温、凉是从药物作用于机体所发生的反应概括出来的。温次于热，凉次于寒。凡能治疗温热性疾病的药物，多属凉性或寒性；凡能治疗寒凉性疾病的药物，多属热性或温性。此外，还有一些寒、热之性不甚明显，作用平和的药物，称平性药。

（二）五味

五味是指药物具有酸、苦、甘、辛、咸五种滋味。药味不同，则作用不同，现分述如下。

1. 辛 "能散、能行"，即具有发散、行气、行血作用。如解表药、理气药、活血药，大多具有辛味，故辛味药多用于治疗表证、气滞及血瘀等病证。

2. 甘 "能补、能和、能缓"，即具有补益、调和、缓急的作用。补益药、调和药及止痛药多具有甘味，故甘味药多用于虚证、脏腑不和及拘挛疼痛等病证。

3. 酸 "能收、能涩"，即具有收敛、固涩作用。如固表止汗、敛肺止咳、涩肠止泻、涩精缩尿、固崩止带的药物多具有酸味，故酸味药大多用于治疗体虚多汗、肺虚久咳、久泻滑脱、遗精遗尿、崩漏带下等病证。

4. 苦 "能泄、能燥"，即具有通泄、燥湿等作用。如清热燥湿药大多具有苦味，故能泄热燥湿，常用于实热火证及湿热等病证。

5. 咸 "能下、能软"，即具有泻下通便、软坚散结等作用。如泻下药、软坚药大多具有咸味，故咸味药常用于治疗大便秘结、瘰疬瘿瘤、癥瘕痞块等病证。

此外还有"淡"味药，本类药无明显味道。"淡"则"能渗、能利"，即能渗湿利小便，常用于水肿、小便不利等病证。"涩"与"酸"味药作用相似，大多具有收敛固涩作用，常用于虚汗、久泄、遗精、出血等病证。

（三）升降浮沉

升、降、浮、沉是指药物在治疗疾病时对人体的作用有不同的趋向性。升，即上升提举；降，即下达降逆；浮，即向外发散；沉，即向内收敛。也就是说，升、降、浮、沉是指药物对机体有向上、向下、向外、向内四种不同作用趋向。药物的这种性能可用于调整机体气机紊乱，使之恢复正常的生理功能，或因势利导，驱邪外出，达到治愈疾病的目的。

一般而言，凡具有升阳发表、驱散风邪、涌吐开窍等功效的药物，药性大多是升浮的；而具有清热泻下、重镇安神、利尿渗湿、消食导滞、息风潜阳、止咳平喘及降逆收敛的药物，其药性大多是沉降的。但是，也有少数药物存在着双向性或升降浮沉的性能不明显，如麻黄既能发汗，又能平喘利水，此时在临床应用时，应根据药性灵活掌握。

升浮药，大多性主温、热，味属辛、甘、淡，多为气厚味薄之品，总的属性为阳。本类药物质地轻清空虚，其作用趋向特点多为向上、向外；沉降药，大多性主寒、凉，味属酸、苦、咸，多为气薄味厚之品，总的属性为阴。其质地多重浊坚实，药物趋向多为向下、向内。

药物的升降浮沉受多种因素的影响，主要与气味厚薄、四气、五味、用药部位、质地轻重、炮制、配伍等有关。

（四）归经

药物对某经（脏腑或经络）或某几经有特殊的亲和作用，这种对某部分机体的选择性作用称归经。如酸枣仁能安神，治心悸失眠，归心经；麻黄止咳平喘，归肺经；肝经病变每见胁痛、抽搐等，全蝎能解痉止痛，归肝经。有一些药物，可以同时归入数经，说明该药对数经病变均有治疗作用。如山药能补肾固精、健脾止泻、养肺益阴，归肾、脾、肺经。因此，归经指明了药物治病的应用范围，药物的归经不同，治疗的范围也就不同。

⊕ 知识链接

引经药

不但能自入某经，而且还能引导他药进入某经的药物，称为引经药。引经药起"向导"作用，能引导"诸药直达病所"。如桔梗、升麻、葱白、辛夷花等能引药入手太阴肺经；白芷、石膏能引药入手阳明大肠经；细辛、黄连能引药入手少阴心经；木通、竹叶能引药入手太阳小肠经；升麻、苍术能引药入足太阴脾经；白芷、石膏、葛根能引药入足阳明胃经；肉桂、细辛能引药入足少阴肾经；羌活能引药入足太阳膀胱经；柴胡、川芎、青皮、吴茱萸能引药入足厥阴肝经；柴胡、青皮能引药入足少阳胆经；柴胡、牡丹皮能引药入手厥阴心包经；连翘、柴胡能引药入手少阳三焦经。

（五）中药毒性

正确认识中药毒性，是安全用药的重要保证。有毒中药大多效强功捷，临床用之得当，则可立起沉疴；若用之失当，则可引起中毒。

1. 毒性分级　根据中毒表现的严重程度，可将有毒中药分成三级，即大毒、有毒及小毒。

（1）大毒　中毒症状严重，常引起主要脏器严重损害，甚至造成死亡者，归为"大毒"。如生草乌、生川乌、马钱子、斑蝥、雷公藤、巴豆、升药等。

（2）有毒　当用量过大或用药时间过久，出现严重中毒症状，并引起重要脏器损害，甚至造成死亡者，归为"有毒"。如附子、商陆、牵牛子、常山、洋金花、蜈蚣、白花蛇、雄黄、轻粉等。

（3）小毒　中毒症状轻微，一般不损害组织器官，不造成死亡者，归为"小毒"。如吴茱萸、细辛、猪牙皂、鸦胆子、苦杏仁、密陀僧、干漆等。

2. 中毒原因　了解中药中毒的原因，对于预防中药中毒十分必要。

（1）剂量过大　超过常规剂量或超大量服用是引起中毒的重要原因之一，如一次大量服用乌头、附子、雪上一枝蒿、马钱子等，即可引起中毒。即使毒性不大的一些常用药物，如果超大量服用，亦可造成中毒，甚至死亡。如服用关木通 60～100g，可引起急性肾衰竭；服用苍耳子100g可引起急性肝坏死和全身广泛出血。

（2）服用太久　超疗程长期服用，容易蓄积中毒。如长期服用朱砂可引起中枢神经系统和肾损害，出现痴呆及血尿、蛋白尿等；长期服用雷公藤、火把花根可引起性腺损害，导致闭经、阳痿。

（3）炮制不当　不少中药，特别是有毒中药，如川乌、草乌、附子、半夏、天南星等，使用前必须经过严格炮制，以降低药物毒性或消除药物副作用，方能入药。如使用上述炮制不当或未经炮制的生品，即会引起中毒。

（4）配伍失误　临床处方中，违背了"十八反""十九畏"配伍禁忌，如将甘遂与甘草同用；或配伍不当，如朱砂与碘化物或溴化物类药物同用，产生有毒的碘化汞或溴化汞，可引起中毒性腹泻。

（5）制剂不妥　药物因制剂不同，其药效、毒性也不同。酒能使川乌、草乌、附子等毒性增加。如将其制成药酒服用，则极易中毒。在制剂过程中，煎煮时间甚为重要。煎煮时间适宜，可以消除或缓解毒性。如乌头、附子、商陆等，先煎久煮可使有毒成分乌头碱、商陆毒素等破坏，毒性下降；若煎煮时间太短，即会引起中毒。

（6）外用失控　外用中药可经皮肤、黏膜吸收引起中毒，甚至死亡。此类药物常有斑蝥、蟾皮、蟾酥、砒霜、轻粉、巴豆、生南星、芫花、闹羊花等，主要为大面积广泛、长期使用所致。

（7）误食误用　民间常因自采、自购、自用而误食；医界常因错收、错买、错发而误用。如木通误用关木通，天仙子误作菟丝子，商陆误为人参用等。

3. 预防措施　应用有毒药物时，除在炮制、配伍、制剂等环节尽量减轻或消除其毒副作用外，还应做到以下几点，以保证安全用药。首先，应掌握有毒中药的品种及其使用的特殊要求和注意事项；其次，要根据患者体质强弱和病情轻重，严格控制使用剂量和服药时间；再次，要在治疗过程中严密观察可能出现的毒副反应，做到早诊断、早停药、早处理。

四、中药的用法

（一）配伍

根据不同病情和临床辨证，有选择地将两种或两种以上药物组合在一起应用，称为配伍。在长期临床用药实践中，把单味药的应用和药物的配伍关系总结为"七情"，以表示药物之间的相互作用。现将"七情"配伍关系分述如下。

1. 单行　用一味药治疗疾病谓单行。如人参治疗气虚欲脱证，马齿苋治疗痢疾。

2. 相须　两种性能、功效相同或近似的药物合用，以增强疗效的一种配伍方法，称为相须。如麻黄配桂枝，增强了发汗解表、祛风散寒作用；陈皮配法半夏加强了燥湿化痰、理气和中作用。

3. 相使　两种药合用，一种药物为主，另一种药物为辅，辅药可以提高主药功效的配伍方法谓相使。如吴茱萸配生姜，后者可增强主药吴茱萸暖肝温胃、下气止呕的作用。

4. 相畏　一种药物的毒副作用，被另一种药物所抑制，使其毒副作用减轻或消失的配伍方法，称为相畏。如半夏畏生姜，即生姜可抑制半夏的毒副作用。

5. 相杀　一种药物能够清除另一种药物毒副作用的配伍为相杀。如金钱草杀雷公藤毒，防风杀砒霜毒，绿豆杀巴豆毒，麝香杀杏仁毒等。

6. 相恶　一种药物能破坏另一种药物的功效，使其作用减弱，甚至消失的一种配伍谓相恶。如生姜恶黄芩，黄芩能削弱生姜的温胃止呕作用。

7. 相反　两种药物配伍应用后，产生毒性反应或副作用，即谓之相反。如贝母反乌头、附子，甘草反甘遂等，详见用药禁忌"十八反""十九畏"。

七情配伍关系中，除单行外，相须、相使可以起到协同作用，能提高药效；相畏、相杀可以减轻或消除毒副作用；相恶是一种药物抵消或削弱了另一种药物的功效；相反是药物配伍后，产生毒性反应或副作用。临床用药时，相须相使、相畏相杀是常用的配伍方法，而相恶相反则是配伍禁忌。

⊕ 知识链接

中药七情

中药七情首见于《神农本草经》，书中提到："药有阴阳配合……有单行者，有相须者，有相使者，有相畏者，有相恶者，有相反者，有相杀者，凡此七情，合和视之。"后人据此把单行、相须、相使、相畏、相杀、相恶和相反七个方面，称为"七情"。中药七情不同于人体的七种情志活动，喜、怒、忧、思、悲、恐、惊，要注意区别。

（二）用药禁忌

为了保证用药安全和药物疗效，应当注意用药禁忌。中药用药禁忌主要包括配伍禁忌、妊娠用药禁忌、证候用药禁忌及服药食忌四方面的内容。

1. 配伍禁忌 所谓配伍禁忌，是指某些药物配伍使用，会产生或增强毒副作用，或破坏和降低原药物的药效，因此临床应当避免配伍使用。

（1）中药配伍禁忌 中药配伍禁忌的范围主要包括药物七情中相反、相恶两个方面的内容。历代医家对配伍禁忌药物的认识都不一致，金元时期才把药物的配伍禁忌概括为"十八反""十九畏"，并编成歌诀传诵至今。"十八反"歌最早见于金·张子和《儒门事亲》："本草明言十八反，半蒌贝蔹及攻乌，藻戟遂芫俱战草，诸参辛芍叛藜芦。""十九畏"歌首见于明代刘纯《医经小学》："硫黄原是火中精，朴硝一见便相争；水银莫与砒霜见，狼毒最怕密陀僧；巴豆性烈最为上，偏与牵牛不顺情；丁香莫与郁金见，牙硝难合荆三棱；川乌草乌不顺犀，人参最怕五灵脂；官桂善能调冷气，若逢石脂便相欺。大凡修合看顺逆，炮爁炙煿莫相依。"

（2）中西药联合应用的配伍禁忌 中西药联合应用不当时也会产生不良反应，出现毒副作用而影响临床疗效。在中西药并用，或中西药在一日之内交替使用时，都必须严格掌握中西药的配伍禁忌。

1）形成难溶性物质 如四环素类及异烟肼等能与石膏、海螵蛸、石决明、龙骨、牡蛎、瓦楞子等所含钙、镁、铁、铝等离子产生反应，生成难溶于水的络合物，影响前者的吸收，从而降低疗效。

2）影响药物的分布与排泄 如磺胺类药物与富含有机酸的乌梅、蒲公英、五味子、山楂等同用，可致磺胺在尿中形成结晶；这类中药还可增加呋喃妥因、利福平、阿司匹林、吲哚美辛等药在肾中重吸收，引起蓄积中毒。

3）抑制酶活性 砷可与酶结合形成不溶化的沉淀而使酶失活，故酶类西药如胃蛋白酶、多酶片、乳酶生、淀粉酶、胰酶等不能与含砷中成药六神丸、牛黄解毒丸、小儿奇应丸、解毒消炎丸等合用。

4）酸碱中和 如山楂、山茱萸、五味子及乌梅丸、山楂丸、保和丸、六味地黄丸等酸性中药不应与氨茶碱、碳酸氢钠、胃舒平等碱性药合用，两者疗效均受影响。

5）产生毒性反应 如含汞的朱砂安神丸、六神丸、人丹、七厘散、紫雪丹、苏合香丸、冠心苏合丸等，不能与溴化钾、溴化钠、碘化钾、碘化钠、硫酸亚铁等同服，因可发生还原反应，生成有毒的溴化汞、硫化汞、碘化汞等。

6）拮抗作用 含水牛角、珍珠的中成药六神丸、六应丸、小儿化毒散、回春丹等不宜与黄连素同用，因前者所含蛋白质水解生成的氨基酸与黄连素有拮抗作用。

7）产生酶促作用，加速体内代谢且含乙醇的中药制剂 如国公酒、骨刺消痛液等，不能与苯巴比妥、苯妥英钠、安乃近、水合氯醛、胰岛素、苯乙双胍、甲苯磺丁脲（D860）等同服，因乙醇可加速上述药品的代谢过程，使半衰期缩短，疗效降低。

8）产生酶抑作用，增加副作用　如麻黄或含有麻黄的中成药大活络丸、人参再造丸、气管炎丸、哮喘冲剂、半夏露、气管炎糖浆等不宜与呋喃唑酮、帕吉林、苯乙肼、异卡波肼等合用。因后者对单胺氧化酶有抑制作用，可使去甲肾上腺素等神经递质不被酶破坏，而大量贮存于神经末梢中。麻黄中的麻黄碱可促使贮存于神经末梢的去甲肾上腺素大量释放，导致血压急剧增高。

9）作用类似，易致中毒　含有强心苷的中药及中成药万年青、福寿草、夹竹桃、蟾酥及救心丹、活心丸、麝香保心丸、营心丹、护心丹、心益好等不宜与西药强心苷合用。因两者同时使用，剂量难于掌握，易致洋地黄中毒。

2. 妊娠用药禁忌　所谓妊娠禁忌药，是指对妊娠母体或胎儿具有损害作用，干扰正常妊娠的药物。根据药物作用的强弱，一般分为禁用和慎用两类。禁用的药物大多毒性强、药性猛烈，如巴豆、牵牛、斑蝥、麝香、虻虫、水蛭、三棱、莪术、芫花、大戟、甘遂、商陆、水银、轻粉、雄黄等。慎用的药物主要有活血破血、攻下通便、行气消滞及大辛大热之品，如桃仁、红花、乳香、没药、王不留行、大黄、枳实、附子、干姜、肉桂、天南星等。

3. 证候用药禁忌　由于药物具有寒热温凉和归经等特点，因而一种药物只适用于某种或某几种特定的证候，而对其他证候无效，甚或出现反作用。此时，对其他证候而言，即为禁忌证。如便秘有阴虚、阳虚、热结等不同，大黄只适用于热结便秘，而阴虚、阳虚便秘就是大黄的禁忌证。一般药物大多有证候禁忌，其内容详见于每味药物的"使用注意"项内。

4. 服药时的饮食禁忌　饮食禁忌是指服药期间对某些食物的禁忌，简称食忌。食忌包括病证食忌和服药食忌两方面的内容。

（1）病证食忌　病证食忌是指治疗疾病时，应根据病情的性质忌食某些食物，以利于疾病的痊愈。如温热病应忌食辛辣油腻煎炸之品，寒凉证应忌食生冷寒凉之品。

（2）服药食忌　服药食忌是指服药时，不宜同吃某些食物，以免降低疗效或加剧病情或变生他证。如服人参时忌食萝卜，常山忌葱，鳖甲忌苋菜，地黄、何首乌忌葱、蒜、萝卜，土茯苓、使君子忌茶等。

（三）中药用量

中药的用量即剂量，是指用药的分量。用量是否得当，是直接影响药效及临床疗效的重要因素之一。中药绝大多数来源于生药，药性平和，安全剂量幅度大。但对于一些药性猛烈和有剧毒的药品，必须严格控制用量。一般而言，确定中药的剂量，应根据以下几方面因素来考虑。

1. 药物性质　剂量毒性大、作用峻烈的药物，如马钱子、砒霜、洋金花等，用量宜小；质坚体重的药物，如矿物、介壳类，用量宜大；质松量轻的药物，如花、叶、皮、枝等，用量宜小；鲜药含水分较多，用量宜大；而干品用量宜小。

2. 药物配伍　单方剂量比复方重；复方中，君药比辅药重；入汤剂要比入丸、散剂量重。

3. 年龄、体质、病情与剂量　一般而言，小儿、妇女产后及体质虚弱者均要减少用量。5岁以上用成人量的1/2；5岁以下用成人量的1/4；病情轻、病势缓、病程长者用量宜小；病情重、病势急、病程短者用量宜大。

4. 季节、地域与剂量　如发汗解表药夏季用量宜小，冬季用量宜大；苦寒泻火药夏季用量宜重，冬季用量宜轻。解表药在严寒冬天的北方，用量宜重；在炎热夏天的南方，用量宜轻。

（四）中药煎服法 🅴 微课2

中药汤剂是临床最常用的口服剂型，其煎法和服法对保证药效有重要影响。

1. 煎药法　煎药法主要是指中药汤剂的煎煮方法。煎煮质量的好坏直接影响治疗效果和用药安全。

（1）煎药用具　以砂锅、瓦罐为最好，搪瓷罐次之，忌用铜、铁锅，以免发生化学反应而影响疗效。

（2）煎药用水　古时曾用井水、雨水、泉水、米泔水煎煮。现在多用自来水、井水等水质洁净新鲜的水。

（3）煎煮火候　有文火及武火之分。使温度上升及水液蒸发迅速的火候谓武火；使温度上升及水液蒸发缓慢的火候称文火。

（4）煎煮方法　正确的煎煮方法是先将药物放入容器内，加冷水漫过药面，浸泡30~60分钟，使有效成分易于煎出。一般煎煮2~3次，煎液去渣滤净，混合后分2~3次服用。煎药火候的控制根据药物性能而定。一般而言，解表药、清热药宜武火急煎；补益药需文火慢煎。有些药物因质地不同，煎法特殊，归纳如下。①先煎：介壳、矿石类药，如龟甲、鳖甲、代赭石、石决明、牡蛎、龙骨、磁石及生石膏等应打碎先煎，煮沸20~30分钟后，再下其他药物同煎，以使有效成分完全析出。对乌头、附子等毒副作用较强的药物，宜先煎45~60分钟，以降低毒性，保证用药安全。②后下：薄荷、青蒿、香薷、木香、砂仁、沉香、豆蔻、草豆蔻等气味芳香，久煮有效成分易于挥发；钩藤、大黄及番泻叶等，久煎有效成分破坏，故此两类药物均宜后下。③包煎：对于蛤粉、滑石、青黛、旋覆花、车前子、蒲黄及灶心土等黏性强、粉末及带有绒毛的药物，宜先用纱布包好，再与其他药物同煎，可避免药液混浊，或刺激咽喉引起咳嗽，或沉于锅底焦化。④另煎：对于人参、羚羊角（代）、鹿角等贵重药品，往往单独另煎2~3小时，以便能更好地煎出有效成分。⑤溶化：又称烊化。如阿胶、龟胶、鹿角胶、鳖甲胶、鸡血藤胶及蜂蜜、饴糖等为避免入煎粘锅，往往用水或黄酒加热溶化兑服。

2. 服药法　主要包括服药时间及服药方法。

（1）服药时间　汤剂一般每日1剂，分2~3次服。急性病可不拘时间，慢性病应定时服。一般而言，病在胸膈以上宜饭后服，病在胸膈以下宜饭前服；补益药多滋腻碍胃，宜早晚空腹服；对胃有刺激的药物宜饭后服；驱虫药及泻下药宜空腹服；宁神安眠药宜睡前服。

（2）服药方法　一般汤剂宜温服，但解表药宜偏热服。寒证用热药宜热服；热证用寒药宜冷服。服用丸、散剂均可用温开水吞服。

第二节　中药分类及常用中药

清代程钟龄在《医学心悟》中，总结前人的经验，依据疾病的阴、阳、表、里、寒、热、虚、实的八类不同性质，把常用的治疗方法归纳为八法：汗法、吐法、下法、和法、温法、清法、消法、补法。它概括了许多具体治法共性，在临床上具有普遍意义，后世医家亦常用此八法来归类方药，以体现理法方药的统一性。

一、汗法

汗法，也叫解表法，是运用发汗解表的方药，以开泄腠理，调和营卫，逐邪外出，解除表证；亦可祛除留着于肌肉、经络、筋骨间风湿，治疗风湿痹证。适用的有解表药、祛风湿药两类。

（一）解表药

凡具有发散功效，以发散表邪为主要作用，解除表证的药物，称解表药。针对表证的寒热，解表药分辛温解表药和辛凉解表药两类。解表药通过发汗解除表证，若用之不当，汗出过多，则伤津耗气。因此，本类药物不可久用或过量使用，应中病即止。凡阳虚自汗、阴虚盗汗、泻痢呕吐、吐血下血、麻疹已透、疮疡已溃、热病后期津液已亏等病证，均宜慎用。

1. 辛温解表药　辛温解表药又称发散风寒药。这类药物大多味辛性温。辛能散，温能通，故发汗作用强，适用于外感风寒表证。有些辛温解表药还具有温经通脉、祛风除湿、透疹止痒等功效，可用于治疗风寒湿痹及风疹、麻疹等病证。

麻　黄

麻黄为麻黄科植物草麻黄 *Ephedra sinica* Stapf、木贼麻黄 *Ephedra equisetina* Bge. 及中麻黄 *Ephedra intermedia* Schrenk et C. A. Mey. 的草质茎。草麻黄主产于河北、山西等地；中麻黄主产于甘肃、青海等地；木贼麻黄主产于宁夏、新疆、内蒙古等地。

【性味归经】辛、微苦，温。归肺、膀胱经。

【功效主治】

（1）发汗解表　用于外感风寒表实证，常与桂枝等配伍，以增强发汗解表作用。

（2）宣肺平喘　用于风寒外束、肺气失宣的寒喘，常与干姜、苦杏仁等同用；风热犯肺，喘咳痰多，常与生石膏、黄芩、苦杏仁等配伍。

（3）利水消肿　用于风水泛滥证。风寒偏盛，常与生姜、苏叶等同用；风热偏盛，常与生石膏、白术等同用。

【用法用量】煎服，3～10g。生用发汗力强，常用于发汗解表、利水消肿；蜜炙或捣绒用发汗力弱，多用于止咳平喘。

【使用注意】麻黄发汗力强，用量不宜过大。体虚多汗、肺虚咳喘者忌用。

桂　枝

桂枝为樟科植物肉桂 *Cinnamomum cassia* Presl 的嫩枝。主产于广西、广东等地。

【性味归经】辛、甘，温。归心、肺、膀胱经。

【功效主治】

（1）发汗解肌　用于外感风寒表证。属表实证者，常与麻黄同用；属表虚证者，常与白芍、生姜同用。

（2）温通经脉　用于寒凝经脉所致的胸痹，常与瓜蒌、丹参、川芎等同用；痛经者，常与桃仁、牡丹皮同用；风寒湿痹者，常与附子、独活、黄芪等同用。

（3）助阳化气　用于脾肾阳虚所致的水湿内停，常与白术、茯苓同用。

【用法用量】煎服，3～10g。切成薄片或小段使用。

【使用注意】温热病、阴虚火旺、血热妄行及孕妇忌用。

防　风

防风为伞形科植物防风 *Saposhnikovia divaricata*（Turcz.）Schischk. 的根。主产于黑龙江、吉林、重庆、内蒙古、河北、四川、辽宁、山西等地。

【性味归经】辛、甘，微温。归膀胱、肝、肺、脾经。

【功效主治】

（1）辛温解表　用于外感风寒表证，常与羌活、荆芥等配伍。

（2）除湿止痛　用于寒湿性关节疼痛，常与草乌、独活、秦艽及温经活血通络药川芎、细辛、桂枝等同用。

（3）祛风止痉　用于风痰闭阻经络所致口眼㖞斜，常与白附子、僵蚕、胆南星等同用。

（4）透疹止痒　用于麻疹初起难以透发者，常与升麻、葛根同用；风疹瘙痒久治难愈者，常与乌梢蛇、蝉蜕、金银花、荆芥等同用。

【用法用量】煎服，3~10g。

荆 芥

荆芥为唇形科植物荆芥 *Schizonepeta tenuifolia* （Benth.） Briq. 的全草。主产于江苏、浙江、江西、湖北、湖南等地。

【性味归经】辛，微温。归肺、肝经。

【功效主治】

（1）祛风解表　用于外感风寒表证，常与防风、羌活等配伍；用于外感风热表证，常与金银花、连翘、薄荷等配伍。

（2）透疹止痒　用于麻疹疹出不透及风疹瘙痒，常与蝉蜕、防风等同用。

（3）散瘀止血　用于跌打损伤，常与白芷、天花粉、川芎等同用。

【用法用量】煎服，3~10g。解表透疹生用，止血炒炭用。

羌 活

羌活为伞形科植物羌活 *Notopterygium incisum* Ting ex H. T. Chang. 或宽叶羌活 *Notopterygium forbesii* Boiss. 的根及根茎。主产于四川、甘肃、云南等地。

【性味归经】辛、苦，温。归膀胱、肝、肾经。

【功效主治】

（1）散寒解表　用于外感风寒表证，常与细辛、防风等配伍。

（2）祛风除湿　用于风湿痹证，常与独活、防风等同用。

【用法用量】煎服，6~10g。

【使用注意】血虚痹痛者慎用。

细 辛

细辛为马兜铃科植物北细辛 *Asarum heterotropoides* Fr. Schmidt var. *mandshuricum* （Maxim.） Kitag、汉城细辛 *Asarum sieboldii* Miq. var. *seoulense* Nakai 或华细辛 *Asarum sieboldii* Miq. 的全草。前两种习称"辽细辛"，主产于辽宁、吉林、黑龙江等地；后一种主产于陕西、四川、湖南等地。

【性味归经】辛，温。有小毒。归肺、心、肾经。

【功效主治】

（1）解表散寒　用于素体阳虚外感风寒表证，常与桂枝、附子等同用。

（2）祛风止痛　用于外感风寒湿痹所致四肢关节疼痛，常与羌活、独活等同用；用于风寒头痛，常与川芎、附子等同用。

（3）温肺化饮　用于风寒引动内饮，常与麻黄、半夏、干姜同用。

（4）通窍　用于鼻塞、流涕、头痛等鼻科疾患，常与辛夷花、苍耳子、白芷同用。

【用法用量】煎服，1~3g；入丸散，0.5~1g。

【使用注意】本品辛散力强，凡气虚多汗、阴虚阳亢、肺燥干咳及肺热咳嗽均忌用。反藜芦。有小毒，需严格控制用量，大剂量使用时，应先煎45分钟，再入他药合煎。

2. 辛凉解表药　辛凉解表药又称发散风热药。本类药物多味辛性凉，发汗解表作用和缓，主要适用于外感风热表证。有些辛凉解表药还有透疹、解毒功效，可用于风疹、麻疹和疮疡肿毒初起。

薄　荷

薄荷为唇形科植物薄荷 *Mentha haplocalyx* Briq. 的地上部分。全国各地均产，其产量居世界第一。主产于江苏、安徽、江西、浙江、河北、四川、云南等地。

【性味归经】辛，凉。归肺、肝经。

【功效主治】

（1）辛凉解表　用于外感风热表证，常与金银花、连翘、板蓝根等同用。

（2）清利头目　用于风热上攻所致头痛目赤，常配菊花、栀子等同用。

（3）利咽透疹　用于热邪壅滞于上的咽喉肿痛，常配金银花、牛蒡子等同用。麻疹不透及风疹瘙痒，常与蝉蜕、防风、僵蚕等同用。

（4）疏肝解郁　用于肝郁所致胸胁胀痛、月经不调，常与柴胡、白芍等同用。

【用法用量】煎服，3～10g，鲜品15～30g。

【使用注意】本品含挥发油，不宜久煎。

菊　花

菊花为菊科植物菊 *Chrysanthemum morifolium* Ramat. 的头状花序。因产地、花色、加工方法不同，分为白菊花、黄菊花、野菊花。前两者为栽培品，主产于浙江、安徽、河南、四川等地；后者各地均产。

【性味归经】辛、甘、微苦，微寒。归肺、肝经。

【功效主治】

（1）疏散风热　用于外感风热表证，常与桑叶、连翘、薄荷等同用。肝经风热所致目赤肿痛，常与黄芩、白蒺藜、木贼等同用。

（2）平肝明目　用于肝阳上亢之头痛眩晕，常与石决明、钩藤、白芍等同用；肝肾阴虚所致目暗不明、视物昏花，常配枸杞子、熟地黄、山茱萸同用。

（3）清热解毒　用于疔疮痈疽，常与蒲公英、金银花等同用。

【用法用量】煎服，6～10g。

【使用注意】疏散风热常用黄菊花，平肝明目用白菊花，疔疮痈疽用野菊花。

桑　叶

桑叶为桑科植物桑 *Morus alba* L. 的经霜树叶。全国各地均产，但南方产量为多。

【性味归经】苦、甘，寒。归肝、肺经。

【功效主治】

（1）疏散风热　用于外感风热表证，常与金银花、薄荷、连翘等同用。

（2）清肺润肺　用于燥热伤肺所致干咳痰少、咽痛口渴，常与苦杏仁、沙参、贝母等同用；若痰中带血，常与桑白皮、牡丹皮、地骨皮、川贝母等同用。

（3）清肝明目　用于肝经风热证之目赤肿痛，常与菊花、决明子等同用。肝阴不足所致视物昏花，可与黑芝麻炼蜜为丸服用。

【用法用量】煎服，6～12g。单味洗眼可用至30～120g。

柴　胡

柴胡为伞形科植物柴胡 *Bupleurum chinense* DC. 或狭叶柴胡 *Bupleurum scorzonerifolium* Willd. 的根或全草。前者习称"北柴胡"，主产于河北、辽宁、黑龙江、吉林、陕西等地；后者习称"南柴胡"，主产于湖北、四川、江苏等地。

【性味归经】微苦、微辛，微寒。归肝、胆、脾、胃、三焦经。

【功效主治】

(1) 疏散风热　用于外感风热表证，常与葛根、黄芩、升麻等同用。

(2) 和解表里　用于邪入少阳的半表半里证，常与法半夏、黄芩等同用。

(3) 疏肝解郁　用于肝气郁结，常与白芍、当归等同用。

(4) 升阳举陷　用于气虚下陷的久泻、脱肛、阴挺等，常与升麻、黄芪同用。

【用法用量】煎服，3~10g。酒炒可增强升提之力；醋炒可增强止痛之功。

【使用注意】本品药性升发，凡气逆不降、肝阳上亢者均当慎用。

葛　根

葛根为豆科植物野葛 *Pueraria lobata*（Willd.）Ohwi 或甘葛藤 *Pueraria thomsonii* Benth. 的根。葛根主产于四川、重庆、浙江、河南、湖南等地；甘葛藤习称"粉葛"，主产于广东、广西等地。

【性味归经】甘、辛，凉。归脾、胃经。

【功效主治】

(1) 发表解肌　用于外感表证。属风寒者，常与麻黄、桂枝等同用；属风热者，常与柴胡、黄芩等同用。

(2) 生津止渴　用于热病口渴或消渴，可单用或与天花粉、麦冬等同用。

(3) 透发麻疹　用于麻疹初起或疹出不畅，常与升麻、白芍等同用。

(4) 升阳止泻　用于脾虚泄泻，常与党参、白术等配伍；湿热泻痢，常与黄芩、黄连等同用。

【用法用量】煎服，6~15g。发表解肌、生津止渴生用；脾虚泄泻煨用。

【使用注意】夏日表虚汗多及胃寒者慎用。

其他解表药，见表5-1，表5-2。

表5-1　其他辛温解表药

药名	性味归经	功效	主治		用量（g）	备注
紫苏	辛温 归肺脾胃经	散寒解表 行气和胃 化痰平喘 安胎解毒	外感风寒 脾胃气滞 痰壅气逆 胎动不安 鱼蟹中毒	身痛头痛 嗳气呕吐 咳嗽气喘 胎漏下血	6~10	苏叶可解鱼蟹毒，长于解表散寒；苏梗长于安胎；苏子长于化痰止咳平喘
白芷	辛温 归肺胃大肠经	散寒解表 消肿排脓 通窍止痛 祛风除湿	外感风寒 痈疡疮疖 鼻渊脓涕 风湿痹证	恶寒头痛 已溃未溃 窍闭不通 寒湿带下	6~10	长于治鼻渊
苍耳子	辛苦温 有小毒 归肺经	散寒解表 通窍止痛 祛风除湿	外感风寒 鼻渊头痛 风寒湿痹	头痛鼻塞 鼻流浊涕 关节疼痛	3~10	一次用量过大超过100g可中毒致死
辛夷花	辛温 归肺胃经	散寒解表 宣通鼻窍	外感风寒 鼻渊头痛	头痛鼻塞 浊涕腥臭	3~10	
生姜	辛微温 归肺脾经	散寒解表 温中止呕 温肺化饮 解毒	外感风寒 虚寒呕吐 寒痰湿痰 半夏、南星等中毒	恶寒无汗 腹痛腹胀 咳喘痰壅	3~10	生姜长于发散表邪；干姜功专温中散寒
藁本	辛温 归肺膀胱经	散寒解表 祛风止痛	外感风寒 颠顶头痛	恶寒发热 头晕目眩	3~10	血虚头痛及热证头痛忌用

表 5-2　其他辛凉解表药

药名	性味归经	功效	主治		用量（g）	备注
牛蒡子	辛苦寒 归肺胃经	疏风散热 宣肺透疹 解毒利咽	外感风热 肺热咳嗽 痈疽疔疖	头痛发热 麻疹不透 咽喉肿痛	6~12	热毒壅滞兼大便秘结尤宜
升麻	辛甘微寒 归肺脾胃大肠经	辛凉解表 宣毒透疹 升阳举陷 清热解毒	外感风热 麻疹初起 中气下陷 胃热口疮	阳明头痛 疹出不畅 久泻脱肛 牙痛咽痛	3~10	常与柴胡同用以加强升阳举陷之力
蔓荆子	辛苦微寒 归肺肝胃膀胱经	疏风散热 清肝明目 祛风除湿	外感风热 风热上扰 风湿热痹	头痛头晕 目赤肿痛 肿胀作痛	6~12	本品长于治风热头痛
蝉蜕	甘寒 归肺肝经	疏风散热 透疹止痒 明目退翳 息风止痉	外感风热 疹出不畅 目赤肿痛 小儿惊风	咳嗽音哑 风疹瘙痒 翳膜遮睛 神昏抽搐	3~9	孕妇慎用
淡豆豉	苦辛凉 归肺胃经	解表除烦 宣发郁热	外感表证 热郁懊恼	胸中烦闷 虚烦不眠	6~12	本品发散而不伤正

（二）祛风湿药

凡具有祛风除湿功效，以祛除风湿为主要作用，治疗风湿痹证的药物，称祛风湿药。本类药物能祛除留滞于肌肉、经络、筋骨间风湿，部分药物还兼有活血舒筋、通络止痛及补肝肾、强筋骨等作用，故适用于风寒湿痹及肝肾不足所致筋骨痿痿弱等病证。祛风湿药大多辛散温燥，阴虚血亏患者应慎用。

独　活

独活为伞形科植物重齿毛当归 *Angelica pubescens* Maxim. f. biserrata Shan et Yuan 的根。主产于湖北、重庆、四川、安徽、浙江、江西、广东等地。

【性味归经】辛、苦，微温。归肾、膀胱经。

【功效主治】

（1）祛风除湿　用于风寒湿痹证，常与秦艽、桑寄生、防风、细辛、怀牛膝等同用。

（2）散寒止痛　用于外感风寒夹湿证，常与羌活、蔓荆子、藁本等同用。

【用法用量】煎服，3~10g。可浸酒或入丸散用。

【使用注意】本品辛散温燥，阴虚及气血不足者慎用。

秦　艽

秦艽为龙胆科植物秦艽 *Gentiana macrophylla* Pall. 麻花秦艽 *Gentiana straminea* Maxim. 粗茎秦艽 *Gentiana crassicaulis* Duthie ex Burk. 或小秦艽 *Gentiana dahurica* Fisch. 的根。主产于甘肃、陕西、内蒙古、四川、云南、西藏、青海、宁夏及东北等地。

【性味归经】辛、苦，微寒。归胃、肝、胆经。

【功效主治】

（1）祛风除湿　用于风湿痹证，常与防风、独活等同用。

（2）清热除蒸　用于阴虚内热证，常与青蒿、鳖甲、地骨皮等同用。

（3）清利湿热　用于湿热黄疸，常与茵陈、栀子等同用。

【用法用量】煎服，3~10g。

威灵仙

为毛茛科植物威灵仙 *Clematis chinensis* Osbeck、棉团铁线莲 *Clematis hexapetala* Pall. 或东北铁线莲 *Clematis manshurica* Rupr. 的根茎。主产于我国的江苏、河南、四川、安徽、云南、福建、台湾、贵州、内蒙古及东北等地。

【性味归经】辛、咸，温。归膀胱经。

【功效主治】

(1) 祛风除湿　用于风湿痹证，常与秦艽、独活、桑枝、羌活、牛膝、当归等同用。

(2) 通络止痛　用于跌打损伤所致瘀滞疼痛，可单用或与川乌、五灵脂、乌药等同用。

(3) 软坚消鲠　用于诸骨鲠喉，常与乌梅、醋同用。

【用量用法】煎服，3～10g；治骨鲠可用至30g。

【使用注意】本品性急善走窜，耗伤气血、损伤正气，故气血虚者忌用。

五加皮

为五加科植物细柱五加 *Acanthopanax gracilistylus* W. W. Smith 及无梗五加 *Acanthopanax sessiliflorus* (Rupr. et Maxim.) Seem. 的根皮。前者主产于中南、西南及山西、陕西、福建等地；后者主产于东北、华北及陕西等地。

【性味归经】辛、苦，温。归肝、肾经。

【功效主治】

(1) 祛风除湿　用于风寒湿痹证，常与当归、木瓜、松节等配伍。

(2) 强筋健骨　用于肝肾不足证，常与龟甲、续断、杜仲、牛膝等同用。

(3) 利水消肿　用于水肿、小便不利，常与茯苓皮、大腹皮、生姜皮等同用。

【用法用量】煎服，5～15g。可浸酒或入丸散用。

【使用注意】阴虚火旺者慎用。五加皮习称南五加，香五加习称北五加。北五加亦有祛风除湿止痛之功，并具有强心、镇静、利水作用，但有一定毒性，用量不宜过大。

其他祛风湿药，见表5-3。

表5-3　其他祛风湿药

药名	性味归经	功效	主治		用量（g）	备注
海风藤	辛苦微温 归肝肾经	祛风除湿 通络止痛	风湿痹痛 跌打损伤	关节肿胀 瘀肿疼痛	6～12	有抗内毒素和抗氧化作用
桑寄生	苦甘平 归肝肾经	祛风除湿 强筋健骨 养血安胎	风湿痹痛 肝肾不足 血虚胎漏	关节不利 筋骨痿软 妊娠下血	6～15	本品有扩血管、降压及降血脂作用
木瓜	酸温 归肝脾经	祛风除湿 舒筋活络 化湿和胃	风寒湿痹 筋脉挛急 夏伤暑湿	肢节疼痛 吐泻转筋 恶心呕吐	6～10	
豨莶草	辛苦寒 归肝肾经	祛风除湿 舒筋活络 清热解毒	风湿热痹 风中经络 痈肿疔疮	骨节肿痛 半身不遂 湿热黄疸	6～12	有抗疟、抗早孕作用
伸筋草	辛苦温 归肝肾脾经	祛风除湿 舒筋活络	风寒湿痹 筋脉拘急	关节肿痛 屈伸不利	6～12	可浸酒服。孕妇慎用
防己	苦辛寒 有小毒 归肺脾膀胱经	祛风除湿 利水消肿 清热利湿	风湿热痹 风水腹满 膀胱湿热	关节肿痛 肢肿尿少 小便不利	6～10	木防己含马兜铃酸，有毒，慎用

续表

药名	性味归经	功效	主治		用量（g）	备注
马钱子	苦温 有大毒 归肝脾经	祛风除湿 散结消肿 通络止痛	风湿顽痹 疗毒痈疽 跌打损伤	麻木瘫痪 咽喉肿痛 瘀血疼痛	0.3~0.6	炮制后入丸散用。过量易致中毒，不可多服久服
昆明山 海棠	苦涩温 有大毒 归肝肾经	祛风除湿 续筋接骨 祛瘀通络	风寒湿痹 骨折筋伤 跌打损伤	关节肿痛 赤肿疼痛 瘀血疼痛	6~10	服用过量，易致中毒。孕妇禁用有免疫抑制作用
川乌	辛苦热 有大毒 归心肝肾脾经	祛风除湿 温经止痛	风寒湿痹 关节肿胀 胸腹冷痛 骨节冷痛	肌肤麻木 屈伸不利 寒疝作痛 阴疽肿毒	1.5~3	内服用制川乌，先煎1小时。反半夏、白及、白蔹、瓜蒌、贝母、天花粉 草乌同川乌，毒性比川乌更大
桑枝	微苦平 归肝经	祛风除湿 通络消肿 祛风止痒	风湿痹痛 中风不遂 风客皮肤	关节不利 水肿脚气 风疹瘙痒	10~15	能提高淋巴细胞转化率
络石藤	苦微寒 归心肝肾经	祛风通络 凉血消肿	风湿热痹 热毒疮疡	筋脉拘挛 喉痹痈肿	6~12	阳虚畏寒、便溏者慎用
乌梢蛇	甘平 归肝经	祛风通络 定惊止痉 祛风杀虫	风湿顽痹 抽搐痉挛 干湿皮癣	麻木拘挛 颈项强直 麻风恶疮	9~12	
雷公藤	苦辛寒 有大毒 归肝脾经	祛风除湿 利水消肿 杀虫止痒	风湿顽痹 肾病水肿 皮肤顽癣	关节肿痛 腹满肢肿 皮炎皮疹	6~12	现代研究认为本品为强免疫抑制中药。孕妇忌用

二、吐法

吐法，也叫催吐法，是利用药物涌吐的性能，引导病邪或有毒物质从口中吐出的一种治疗方法。它适用于食积停滞胃脘、顽痰留滞胸膈、痰涎阻塞于气道而病邪有上涌之势者，或误食毒物尚在胃中等病证。适用的主要为催吐药。

催吐药

凡具催吐功效，以引起或促使呕吐为主要作用，去除胃内宿食或毒物的药物称催吐药或涌吐药。本类药物主要适用于宿食停胃或误食毒物。由于本类药物大多具有毒性，且作用峻猛，故只能暂用，中病即止，不可连服、久服。

瓜　蒂

瓜蒂为葫芦科植物甜瓜 *Cucumis melo* L. 的果蒂。全国各地均产。

【性味归经】苦，寒。有毒。归胃经。

【功效主治】

（1）催吐痰食　用于误食毒物或宿食停滞，可与赤小豆为末，香豉煎汤送服；痰热内扰所致痰涎涌喉、胸膈烦闷，可与赤小豆、栀子等同用。

（2）利湿退黄　用于湿热黄疸难愈者，可单用本品研末吹鼻。

【用法用量】煎服，2.5~5g；入丸散，0.3~1g。

【使用注意】体虚、吐血、咯血及无实邪者忌用。若服本品后，呕吐剧烈，可用麝香0.01~0.015g，开水冲服以解之。

其他催吐药，见表5-4。

表 5 - 4 其他催吐药

药名	性味归经	功效	主治	用量（g）	备注
常山	辛苦寒 有毒 归肺肝心胃经	涌吐痰涎 截疟	痰饮停聚　胸膈壅塞 误食毒物　停滞胃脘 各种疟疾	4.5～9	用量过大，可中毒。涌吐生用；截疟炒用
藜芦	辛苦寒 有毒 归肺胃经	涌吐风痰 杀虫疗癣	中风闭证　癫痫痰浊 咽喉肿痛　误食毒物 疥癣秃疮　瘙痒难忍	0.3～0.9	反细辛、芍药及诸参。服后呕吐用葱白汤解
胆矾	辛酸寒 有毒 归肝胃胆经	涌吐痰涎 祛腐蚀疮	风热痰壅　喉痹肿痛 癫痫惊狂　误食毒物 肿毒不溃　风眼赤烂 口疮牙疳　胬肉疼痛	0.3～0.6	口服极易中毒，一般外用。解毒剂为依地酸二钠钙

三、下法

下法，也叫泻下法，是运用具有泻下作用的药物通泻大便，攻逐体内实热结滞和积水，以解除实热蕴结的一种治疗大法。它适用于寒、热、燥、湿等邪内结在肠道，以及水结、宿食、蓄血、痰滞、虫积等里实证。主要适用于泻下药。

泻下药

凡具有泻下通便功效，以促进排便为主要作用，治疗胃肠积滞、水肿停饮的药物，称泻下药。本类药物主要适用于便秘及水肿。根据本类药物作用的特点及使用范围的不同，分为攻下药、润下药及逐水药三类。其中攻下药及逐水药泻下峻猛，年老体弱、久病正虚慎用；妇女胎前产后及经期忌用。

1. 攻下药 本类药物味苦性寒，具有较强的清热泻火及泻下通便作用，主要适用于热结便秘及火热上炎之里实热证。

大　黄

大黄为蓼科植物掌叶大黄 *Rheum palmatum* L. 唐古特大黄 *Rheum tanguticum* Maxim. ex Balf. 或药用大黄 *Rheum officinale* Baill. 的根和根茎。主产于甘肃、青海、四川、陕西、西藏、贵州、云南等地。

【性味归经】苦，寒。归脾、胃、大肠、肝、心包经。

【功效主治】

（1）泻热通便 用于热结便秘，单用即可。里热炽盛，可与芒硝、枳实同用。

（2）凉血解毒 用于血热妄行所致吐血、衄血、咯血者，常与黄芩、黄连同用；火邪上炎所致目赤肿痛、咽喉肿痛、牙龈肿痛、热毒痈肿等，常配金银花、蒲公英、牡丹皮、黄芩等同用；湿热黄疸，常与茵陈、栀子等同用。

（3）逐瘀通经 用于妇女产后瘀阻腹痛、恶露不尽，常与桃仁、红花等同用；跌打损伤、瘀血肿痛或癥瘕积聚，可与赤芍、当归、穿山甲、桃仁等同用。

【用法用量】煎服，3～10g。外用适量，研末调敷。攻下通便用生大黄；活血逐瘀用酒制大黄；止血用大黄炭。

【使用注意】入汤剂应后下，或用温开水泡服，久煎则泻下作用减弱。脾胃虚寒者慎用。孕妇及哺乳期忌用。

芒　硝

芒硝为硫酸盐类矿物芒硝族芒硝 Mirabilite 经加工精制而成的结晶体。主含含水硫酸钠（$Na_2SO_4 \cdot 10H_2O$）。主产于河北、天津、山东、河南、江苏等地。

【性味归经】咸、苦，寒。归胃、大肠经。

【功效主治】

（1）软坚泻下　用于实热所致大便燥结，常与大黄相须为用。

（2）清热解毒　用于火毒上炎所致咽喉肿痛、口舌生疮，常与硼砂、冰片等制成散剂外用；肠痈初起，可与大黄、败酱草、金银花、牡丹皮、大蒜等同用。

【用法用量】烊化冲服，3~12g。外用于丹毒、乳痈，化水外敷。

【使用注意】芒硝不能与三棱同用。孕妇忌用。

2. 润下药　本类药物多为植物种仁，富含油脂，具有润燥滑肠作用，使大便易于排出。主要适用于年老津枯、产后血虚、热病伤津及失血等所致的肠燥津枯便秘。使用本类药物需根据病情适当配伍，热盛津伤宜与清热养阴药同用，血虚者宜与补血药同用，气滞者宜与行气药同用，气虚者宜与益气药同用。

火麻仁

火麻仁为桑科植物大麻 *Cannabis sativa* L. 的成熟果实。主产于山东、浙江、河北、江苏及东北等地。

【性味归经】甘，平。有毒。归脾、胃、大肠经。

【功效主治】

润肠通便　用于津血不足的肠燥便秘，常与当归、桃仁、生地黄等同用。

【用法用量】煎服，10~15g。生用或微炒后，打碎入煎。

【使用注意】孕妇及习惯性流产者忌用。食入过量可致中毒。

郁李仁

郁李仁为蔷薇科植物欧李 *Prunus humilis* Bge. 郁李 *Prunus japonica* Thunb. 或长柄扁桃 *Prunus pedunculata*（Pall.）Maxim. 的成熟种子。前两者习称"小李仁"，后一种习称"大李仁"。主产于东北、山东、河北、宁夏、内蒙古等地。

【性味归经】辛、苦、甘，平。归脾、大肠、小肠经。

【功效主治】

（1）润肠通便　用于津血不足之便秘，常与柏子仁、桃仁等同用。

（2）利水消肿　用于脚气水肿、腹水胀满，常与茯苓、白术等同用。

【用法用量】煎服，6~10g。生用，打碎入煎。

【使用注意】孕妇慎用。

3. 逐水药　本类药物泻下作用峻猛，能引起剧烈腹泻，使体内积液从大便排出，故称逐水药。其中部分药物兼有利尿作用，主要适用于水肿、臌胀、胸胁停饮等病证。逐水药力峻有毒，易伤正气，年老体弱及孕妇忌用。临床应用时，应注意用量、炮制方法及禁忌等，并做到中病即止，不可久服。

大　戟

大戟为大戟科植物大戟 *Euphorbia pekinensis* Rupr. 的根。主产于江苏、河北、山西、甘肃、山东、四川、浙江等地。

【性味归经】苦、辛，寒。有毒。归肺、肾、大肠经。

【功效主治】

（1）泻水逐饮　用于水肿臌胀、便秘尿少、正气未衰者，单用即效，亦可与甘遂、芫花同用；痰湿水饮停滞胸膈所致胁肋隐痛，可与白芥子等同用。

（2）消肿散结　用于热毒壅滞之疗毒疮痈及痰火凝结的瘰疬痰核，内服外用均可，但以外用为主，常与雄黄同用。

【用法用量】煎服，1.5~3g；入丸散，每次服1g。外用适量。

【使用注意】过量服用易中毒。醋制可减轻毒性。孕妇忌用。反甘草。

其他泻下药，见表5-5，表5-6。

表5-5　其他攻下药

药名	性味归经	功效	主治		用量（g）	备注
番泻叶	甘苦寒 归大肠经	泻热通便 行水消胀	热结便秘　腹满胀痛 腹水臌胀　二便不利		3~6	孕妇忌用
芦荟	苦寒 归肝胃大肠经	泻热通便 清泻肝火 疗疳杀虫	热结便秘　腹满胀痛 肝经实火　烦躁易怒 小儿疳积　虫积腹痛		1~2 （入丸散）	脾胃虚弱及孕妇忌用

表5-6　其他逐水药

药名	性味归经	功效	主治		用量（g）	备注
甘遂	苦寒 有毒 归肺肾大肠经	泻下逐饮 消肿散结	水肿胀满　胸胁停饮 湿热肿毒　热结便秘		0.5~1 （入丸散）	内服醋制，反甘草，孕妇忌用
芫花	辛苦温 有毒 归肺肾大肠经	泻下逐饮 杀虫疗癣	水肿胀满　胸腹积水 虫积臌胀　头疮顽癣		0.3~0.6 （入丸散）	内服醋制，反甘草，孕妇忌用
牵牛子	苦寒 有毒 归肺肾大肠经	泻下逐水 杀虫攻积	实热积滞　大便秘结 痰饮咳喘　小便不利 虫积腹痛　水肿鼓胀		1.5~3 （入丸散）	炒用药性减缓，不宜与巴豆同用，孕妇忌用
商陆	苦寒 有毒 归肺脾肾大肠经	泻下逐水 解毒散结	实热积滞　大便秘结 水肿臌胀　小便不利 疮疡肿毒　痈疽疗疖		5~10	延长煮沸时间可减毒，孕妇忌用
巴豆	辛热 大毒 归胃肺大肠经	泻下寒积 逐水消肿 蚀腐疗疮	寒积便秘　宿食积滞 腹水臌胀　二便不通 外敷患处能促进痈肿 破溃排脓用油调雄黄 轻粉治疥癣恶疮		0.1~0.3 （入丸散）	制成巴豆霜可减毒，不宜与牵牛同用，服用本品中毒可用绿豆汤解，孕妇忌用

四、和法

和法，也叫和解法，是用疏泄或和解的方药，来达到祛除病邪，调整机体，扶助正气的一种治疗大法。可适用于平肝息风类药。

平肝息风药

凡具平肝潜阳、息风止痉功效，以平肝阳、息肝风、止抽搐为主要作用，治疗肝阳上亢或肝风内动的药物，称平肝息风药。本类药物主要适用于肝阳上亢所致头晕目眩及肝风内动所致痉挛抽搐等病证。使用时，应根据引起肝阳上亢及肝风内动的病因及兼证进行适当配伍。

天　麻

天麻为兰科植物天麻 *Gastrodia elata* Bl. 的块茎。主产于四川、重庆、云南、贵州、湖北、陕西等地。

【性味归经】甘，平。归肝经。

【功效主治】

（1）平肝息风　用于肝阳上亢所致头痛眩晕，常与钩藤、牛膝等同用；各种原因所致惊痫抽搐，常配钩藤、全蝎等同用。

（2）祛风通络　用于风寒湿痹，关节疼痛，常与秦艽、羌活、桑枝等同用。

【用法用量】煎服，3~10g。研末冲服，每次1~1.5g。

钩　藤

钩藤为茜草科植物钩藤 *Uncaria rhynchophylla*（Miq.）Jacks. 、大叶钩藤 *Uncaria macrophylla* Wall. 、毛钩藤 *Uncaria hirsuta* Havil. 、华钩藤 *Uncaria sinensis*（Oliv.）Havil. 或无柄果钩藤 *Uncaria sessilifructus* Roxb. 的带钩茎枝。主产于广东、广西、湖南、四川、江西、贵州等地。

【性味归经】甘，凉。归肝、心包经。

【功效主治】

（1）息风止痉　用于肝热生风所致惊痫抽搐，常与天麻、全蝎、僵蚕等同用。

（2）清热平肝　用于肝火上炎所致头痛眩晕，常与夏枯草、龙胆草等同用。

【用法用量】煎服，3~12g。其有效成分钩藤碱加热易破坏，不宜久煎。

全　蝎

全蝎为钳蝎科动物东亚钳蝎 *Buthus martensii* Karsch 的干燥体。主产于河南、山东、河北、安徽、辽宁、湖北等地。因炮制方法不同，有咸全蝎、淡全蝎之分。

【性味归经】辛，平。有毒。归肝经。

【功效主治】

（1）息风止痉　用于破伤风所致痉挛抽搐，常与蜈蚣、天南星、蝉蜕等配伍；风中经络所致口眼㖞斜，常与白附子、白僵蚕等同用。

（2）通络止痛　用于风湿顽痹所致肢节疼痛、筋脉拘挛，常与川乌、白花蛇、没药等同用；顽固性偏正头痛，常配天麻、蜈蚣、川芎、僵蚕等同用。

（3）攻毒散结　用于疮疡肿毒、瘰疬痰核等，常配马钱子、半夏、五灵脂同用。

【用法用量】煎服，3~6g。研末吞服，每次0.6~1g。外用适量。

【使用注意】蝎尾用量为全蝎用量的三分之一。血虚生风及孕妇忌用。

其他平肝息风药，见表5-7。

表5-7　其他平肝息风药

药名	性味归经	功效	主治		用量（g）	备注
石决明	咸寒 归肝经	平肝潜阳 清肝明目	肝阳上亢 肝火上炎	头晕目眩 目赤昏花	3~15	打碎先煎，清肝宜生用
珍珠母	咸寒 归肝心经	平肝潜阳 清肝明目 镇惊安神	肝阳上亢 目赤肿痛 惊悸失眠	头晕目眩 视物昏花 心神不宁	10~24	打碎先煎，孕妇慎用
牡蛎	咸涩微寒 归肝肾经	平肝潜阳 重镇安神 软坚散结 收敛固涩	肝阳上亢 心神不安 痰核瘰疬 自汗盗汗	眩晕耳鸣 惊悸失眠 瘿瘤癥积 遗精滑泄	10~30	打碎先煎，收敛固涩、制酸止痛宜用煅牡蛎
代赭石	苦寒 归肝心经	平肝潜阳 重镇降逆 凉血止血	肝阳上亢 胃气上逆 血热吐衄	头晕目眩 呕逆喘息 崩漏血痢	10~30	打碎先煎，生用降逆平肝，煅用止血

续表

药名	性味归经	功效	主治		用量（g）	备注
罗布麻	甘苦凉 归肝经	平肝潜阳 清热利尿	肝阳上亢 湿热水肿	头晕目眩 小便不利	6~12	平肝用叶，治水肿用根
羚羊角	咸寒 归肝心经	平肝息风 清肝明目 清热解毒	肝风内动 肝火上炎 温病神昏	惊痫抽搐 目赤肿痛 热毒发斑	1~3 研末，每 次 0.3~0.6	单煎 2 小时以上
牛黄	苦凉 归肝心经	息风止痉 祛痰开窍 清热解毒	热极生风 痰热阻闭 恶疮肿毒	小儿惊风 神昏谵语 口舌生疮	0.2~0.4	非实热证不用，孕妇慎用，入丸散
地龙	咸寒 归肝脾膀胱经	清热息风 清肺平喘 通络止痛 清热利尿	高热神昏 肺热哮喘 风湿热痹 热结膀胱	痉挛抽搐 喉中痰鸣 关节肿痛 小便涩痛	5~10 研末 服，每次 1~2	
僵蚕	咸辛平 归肝肺经	息风止痉 祛风散结	痰热壅盛 风中经络	惊痫抽搐 痰核瘰疬	3~10 研末服， 每次 1~1.5	
白附子	辛温有毒 归肝胃肺经	温化寒痰 祛风止痉 解毒散结	寒痰湿痰 风痰眩晕 痈疽肿毒	中风痰壅 口眼㖞斜 毒蛇咬伤	3~6	本品辛温燥烈有毒，内服制用
蜈蚣	辛温有毒 归肝经	息风止痉 攻毒散结 通络止痛	痉挛抽搐 疮疡肿毒 风湿痹痛	口眼㖞斜 瘰疬痰核 偏正头痛	3~5 研末服， 每次 0.6~1	孕妇忌用

五、温法

温法，也称祛寒法，是运用温热的方药，来祛除寒邪和补益阳气的一种治疗大法。主要适用于温里药。

温里药

凡具有温补阳气、祛除里寒功效，以温里散寒为主要作用，治疗里寒证的药物，称温里药，亦称祛寒药。本类药物主要适用于外寒内侵、脏腑阳虚及亡阳厥逆等病证。温里药多辛热燥烈，易耗伤阴液，凡热证、阴虚证忌用。

附　子

附子为毛茛科植物乌头 Aconitum carmichaeli Debx. 的子根加工品。系乌头子根，如子附母，故名附子。主产于四川、陕西等地。由于炮制方法不同，故有盐附子、黑顺片、白附片之分。黑顺片、白附片可直接入药；盐附子需加工炮制成淡附片或炮附片用。

【性味归经】辛、甘，大热。有毒。归心、肾、脾经。

【功效主治】

（1）温里助阳　用于脾胃虚寒，常与干姜、党参、白术等同用；脾肾阳虚水肿，常与茯苓、桂枝、白术等同用；肾阳不足所致阳痿宫冷、不孕不育，可与熟地黄、肉桂、山茱萸等同用。

（2）回阳救逆　用于亡阳证，常与干姜、甘草同用；若阳气欲脱，则与人参同用。

（3）祛寒止痛　用于风寒湿痹所致关节疼痛，常与桂枝、白术同用；虚寒腹痛，常与干姜、白术、党参同用；虚寒痛经，常与桂枝、当归、小茴香等同用。

【用法用量】煎服，3~15g。先煎 1 小时，至口尝无麻辣感为度。

【使用注意】阴虚阳亢及孕妇忌用。反半夏、瓜蒌、贝母、白蔹、天花粉、白及。内服需经炮制。

若服用过量，或炮制、煎煮方法不当，均可引起中毒。

干　姜

干姜为姜科植物姜 *Zingiber officinale* Rosc. 的干燥根茎。主产于四川、重庆、贵州、广西、广东、湖北等地。

【性味归经】辛，热。归肾、脾、胃、心、肺经。

【功效主治】

（1）温里散寒　用于里寒证。脾胃虚寒所致脘腹冷痛，常与党参、白术配伍；胃寒呕吐，常与高良姜同用；肺寒停饮，常与麻黄、细辛、茯苓等同用；寒积便秘，常与大黄、附子、人参同用。

（2）回阳通脉　用于亡阳欲脱所致四肢厥逆、脉微欲绝，常与附子、人参同用。

【用法用量】煎服，3～10g。

【使用注意】阴虚内热及血热者忌用。

肉　桂

肉桂为樟科植物肉桂 *Cinnamomum cassia* Presl 的树皮。主产于广西、广东、海南、云南等地。

【性味归经】辛、甘，大热。归脾、肾、心、肝经。

【功效主治】

（1）补火助阳　用于命门火衰所致阳痿宫冷、腰膝冷痛，常与附子、熟地黄、山茱萸等同用；阳气素虚所致畏寒喜暖、四肢不温，常与附子、人参等同用。

（2）散寒止痛　用于寒邪内侵或脾胃虚寒所致的脘腹冷痛，常与干姜、高良姜、荜茇等同用；风寒湿痹所致腰膝肿痛，常与独活、桑枝、杜仲等配伍。

（3）温经通脉　用于阳虚寒凝、血滞痰阻所致阴疽、流注等，可与鹿角胶、炮姜、麻黄等同用；寒凝血滞所致闭经痛经等，可与当归、川芎、小茴香等同用。

【用法用量】煎服，2～5g。宜后下。研末冲服，每次1～2g。

【使用注意】畏赤石脂。阴虚火旺或里有实热者忌用。孕妇慎用。

其他温里药，见表5－8。

表5－8　其他温里药

药名	性味归经	功效	主治		用量（g）	备注
吴茱萸	辛苦热 有小毒 归肝脾胃肾经	散寒止痛 温中止呕 助阳止泻	厥阴头痛 中焦虚寒 脾肾阳虚	干呕涎沫 呕吐泛酸 五更泄泻	1.5～6	大量应用可致视力障碍、错觉、呕吐及腹泻等
丁香	辛温 归脾胃肾经	温中止呕 温肾助阳	胃寒呕吐 肾阳不足	脘痛呃逆 阳痿宫寒	1.5～6	畏郁金丁香善暖脾胃
小茴香	辛温 归肝脾胃肾经	散寒止痛 理气和中	肝经受寒 胃寒气滞	少腹冷痛 脘痛呕吐	3～6	
胡椒	辛热 归大肠胃经	温中散寒 下气消痰	脾胃虚寒 痰气郁滞	脘腹冷痛 癫痫多痰	2～4 研末 每次0.5～1	

六、清法

清法，也叫清热法，是运用性质寒凉的方药，通过泻火、解毒、凉血等作用，以清除热邪的一种治疗大法。本法的运用，根据热病发展阶段的不同和火热所伤脏腑不同，有清热泻火、清热解毒、清营凉血、清泻脏腑等不同用法。均可见于清热类药中。

清热药

凡具有清热功效，以清除里热为主要作用，主治热性病证的药物，称清热药。根据其作用不同，分清热泻火、清热解毒、清热凉血、清热燥湿、清热解暑、清热明目、清虚热七类。清热药物大多药性苦寒，过用易伤脾胃，脾胃虚弱者慎用。

1. 清热泻火药　凡具有清热泻火功效，以清热泻火为主要作用，治疗气分实热证的药物，称清热泻火药。热为火之渐，火为热之极，清热与泻火两者不可截然分开，凡能清热的药物，大多皆能泻火。本类药物主要适用于热入气分所致高热、口渴、汗出、脉洪大、烦躁，甚至神昏谵语等病证。

石　膏

石膏为硫酸盐类矿物硬石膏族石膏 Gypsum 矿石。主含含水硫酸钙（$CaSO_4 \cdot 2H_2O$）。主产于湖北、安徽等地，山东、河南、山西、甘肃、云南、四川亦产。

【性味归经】辛、甘，大寒。归肺、胃经。

【功效主治】

（1）清热泻火　用于肺胃气分实热证，常配知母同用；邪热郁肺证，常与麻黄、苦杏仁同用；胃火上炎，常与升麻、黄连同用。

（2）除烦止渴　用于肺胃燥热所致烦渴引饮，常与知母、人参等同用。

（3）生肌收敛　外用于疮疡溃不收口，烧伤烫伤等，常与青黛、黄柏等同用。

【用法用量】煎服，15～60g。先煎。清热泻火生用；敛疮止血煅用。

知　母

知母为百合科植物知母 Anemarrhena asphodeloides Bge. 的根茎。主产于河北、山西、陕西、内蒙古等地。

【性味归经】苦、甘，寒。归肺、胃、肾经。

【功效主治】

（1）清热泻火　用于肺胃气分实热，常与生石膏配伍；肺热所致咳嗽吐黄痰，常与黄芩、瓜蒌、栀子等同用。

（2）滋阴降火　用于阴虚所致骨蒸潮热，多与黄柏、生地黄、龟甲等同用。

（3）生津润燥　用于内热伤津及消渴病，常配生石膏、葛根、麦冬等同用；肠燥便秘，常与生首乌、当归、火麻仁等同用。

【用法用量】煎服，6～12g。清热泻火生用；滋阴降火盐水炙用。

【使用注意】本品性寒滑润，有滑肠之弊，脾虚便溏者忌用。

栀　子

栀子为茜草科植物栀子 Gardenia jasminoides Ellis 的成熟果实。产于长江以南各地，主产于湖南、江西、福建、浙江等地。

【性味归经】苦，寒。归心、肺、三焦经。

【功效主治】

（1）泻火除烦　用于实热证。邪热扰心所致郁闷心烦，常与淡豆豉同用；高热神昏、烦躁谵语，常与黄连、连翘等同用。

（2）清热利湿　用于湿热黄疸，常与茵陈、大黄同用；热结膀胱所致小便淋漓涩痛，常与木通、滑石、甘草等同用。

（3）凉血解毒　用于血热妄行的吐血、衄血、尿血，常与生地黄、白茅根等同用；目赤肿痛、热毒疮疡，常与大青叶、黄芩、黄柏等同用。

【用法用量】煎服，6～10g。清热泻火宜生用；止血宜炒焦用；除烦止呕宜姜汁炒用；外治扭挫伤宜生品研末调敷。

【使用注意】脾胃虚寒，食少便溏者忌用。

2. 清热解毒药　凡具有清热解毒功效，以清热解毒为主要作用，治疗各种热毒、火毒证的药物称清热解毒药。本类药物主要适用于痈疽疔疮、瘟毒发斑、丹毒喉痹、热毒血痢等病证。

金银花

金银花为忍冬科植物忍冬 *Lonicera japonica* Thunb、红腺忍冬 *Lonicera hypoglauca* Miq、山银花 *Lonicera confusa* DC. 或毛花柱忍冬 *Lonicera dasystyla* Rehd. 的花蕾。产于全国各省，主产于河南、山东、重庆等地。

【性味归经】甘，寒。归肺、心、胃经。

【功效主治】

（1）清热解毒　用于温病初起，身热、口渴、脉数，常与连翘、板蓝根等同用；疮痈初起，红肿热痛，常与蒲公英、野菊花、紫花地丁等同用。

（2）疏散风热　用于外感风热表证，常与连翘、薄荷、马勃等同用。

（3）凉血止痢　用于热毒血痢，可配马齿苋、白头翁等同用。

【用法用量】煎服，6～15g，热毒重者可用至30～60g。

【使用注意】脾胃虚寒者忌用。

连　翘

连翘为木樨科植物连翘 *Forsythia suspensa*（Thunb.）Vahl 的果实。主产于山西、河南、陕西、湖北、山东等地。白露前采收的初熟果实为"青翘"；寒露后采收的成熟果实为"黄翘"。其种子称"连翘心"。均入药。

【性味归经】苦，微寒。归肺、心、小肠经。

【功效主治】

（1）清热解毒　用于温病初起的发热头痛、口渴、咽痛，常与金银花、板蓝根、牛蒡子同用；热入心包的高热神昏，常与水牛角、莲子心、竹叶等同用。

（2）消痈散结　用于痈疮疖肿、瘰疬痰核，常与夏枯草、浙贝母、皂角刺、穿山甲、蒲公英、牡丹皮等同用。

（3）疏风散热　用于外感风热表证，常与薄荷、桑叶、荆芥等同用。

【用法用量】煎服，6～15g。清热解毒宜用青翘；疏风散热宜用黄翘；清心泻火宜用连翘心。

【使用注意】脾胃虚寒及虚寒阴疽者忌用。

蒲公英

蒲公英为菊科植物蒲公英 *Taraxacum mongolicum* Hand. – Mazz、碱地蒲公英 *Taraxacum sinicum* Kitag. 或同属数种植物的全草。原名"黄花地丁"。全国各地均产。

【性味归经】苦、甘，寒。归肝、胃经。

【功效主治】

（1）清热解毒　用于内外热毒疮痈。乳痈、疔疮，常与野菊花、紫花地丁、金银花同用；肠痈腹痛，常与大黄、牡丹皮等同用；肺痈吐脓，多与鱼腥草、芦根等同用。

（2）利湿通淋　用于湿热证。湿热黄疸，常与柴胡、黄芩、大黄同用；膀胱湿热所致小便涩痛，常与白茅根、金钱草、车前子同用。

（3）清肝明目　用于肝火上炎的目赤肿痛、羞明多泪，常与夏枯草、菊花、黄连等同用，亦可单用本品水煎，趁热熏洗眼部。

【用法用量】煎服，10～15g。外用适量，捣烂敷患处。

【使用注意】阴疽者忌用。剂量过大可致腹泻。

白头翁

白头翁为毛茛科植物白头翁 *Pulsatilla chinensis*（Bge.）Regel 的根。主产于辽宁、黑龙江、吉林、河北、山西、山东、陕西等地。

【性味归经】苦，寒。归胃、大肠经。

【功效主治】

（1）清热解毒　用于热毒疮疡，红肿热痛，常与鱼腥草、败酱草等同用。

（2）凉血止痢　用于热毒血痢，里急后重，常与黄连、秦皮等同用。

（3）杀虫止痒　用于阴痒带下，可与秦皮、苦参等煎汤外洗。

【用法用量】煎服，9～15g；外用适量。

【使用注意】虚寒泄泻者慎用。

3. 清热凉血药　凡具有清热凉血功效，以清热凉血为主要作用，清营分、血分热的药物，称清热凉血药。本类药物适用于营分、血分实热所致身热夜甚、躁扰不安、神昏谵语、吐血衄血等病证。

生地黄

生地黄为玄参科植物地黄 *Rehmannia glutinosa* Libosch. 的块根。我国大部分地区皆有生产，主产于河南、浙江、陕西、山西、江苏等地。

【性味归经】甘，寒。归心、肝、肾经。

【功效主治】

（1）清热凉血　用于温病热入营血所致壮热神昏，常与水牛角、玄参等同用；血热妄行所致衄血、便血，常与牡丹皮、赤芍、水牛角等同用。

（2）养阴生津　用于热病伤津及阴虚内热所致发热口渴、大便秘结，常与玄参、麦冬、玉竹同用；骨蒸潮热，可与鳖甲、青蒿等同用。

【用法用量】煎服，10～15g。清热凉血用鲜地黄；滋阴生津用生地黄。

【使用注意】脾虚食少、腹满便溏者慎用。

牡丹皮

牡丹皮为毛茛科植物牡丹 *Paeonia suffruticosa* Andr. 的根皮。全国各地均有栽培，主产于安徽、四川、湖南、甘肃、贵州等地。

【性味归经】苦、辛，微寒。归心、肝、肾经。

【功效主治】

（1）清热凉血　用于温病热入营血所致斑疹、吐血、衄血者，常与水牛角、生地黄、赤芍等同用。

（2）活血散瘀　用于血瘀所致经闭痛经、癥瘕积聚等，常与桃仁、赤芍、桂枝等同用；外伤瘀肿疼痛，常与乳香、没药、赤芍等同用。

【用法用量】煎服，6～12g。清热凉血生用，活血散瘀酒炒用。

【使用注意】血虚有寒及孕妇忌用；月经过多慎用。

4. 清热燥湿药 凡具有清热燥湿功效，以清热燥湿为主要作用，治疗湿热内蕴或湿邪化热的药物，称清热燥湿药。本类药物主要适用于湿温、暑温、湿疹、湿疮等湿热病证。其药物苦寒伐胃、性燥伤阴，凡脾胃虚寒、津伤阴亏者慎用。

黄 芩

黄芩为唇形科植物黄芩 *Scutellaria baicalensis* Georgi 的根。主产于山西、河北、内蒙古、山东、河南、甘肃及东北等地。

【性味归经】苦，寒。归肺、脾、胆、大肠、小肠经。

【功效主治】

（1）清热燥湿 用于湿热郁阻证，常与滑石、白蔻仁、通草等同用；湿热中阻所致痞满呕吐，常与黄连、半夏等同用；胃肠湿热下痢，常与黄连、葛根等同用。

（2）泻火解毒 用于肺热所致咯吐黄痰，单用即效；火毒炽盛的疮痈肿毒、咽喉肿痛，常与连翘、牛蒡子、板蓝根等同用。

（3）清热凉血 用于热毒炽盛，迫血妄行，可单用，亦可与牡丹皮、赤芍等同用；阴虚血热，常与地骨皮、丹参、白芍等同用。

（4）清热安胎 用于怀胎蕴热所致胎动不安，常与白术、白芍等同用。

【用法用量】煎服，3～10g。清热多生用；安胎多炒用；止血炒炭用。

【使用注意】本品寒凉伤胃，苦燥伤津，故脾胃虚寒及阴虚津伤者慎用。

黄 连

黄连为毛茛科植物黄连 *Coptis chinensis* Franch.、三角叶黄连 *Coptis deltoidea* C. Y. Cheng et Hsiao. 或云连 *Coptis teetoides* C. Y. Cheng 的根茎。以上三种分别习称"味连""雅连""云连"。味连主产于重庆、湖北；雅连主产于四川、贵州；云连主产于云南。

【性味归经】苦，寒。归心、脾、胃、肝、胆、大肠经。

【功效主治】

（1）清热燥湿 用于湿热阻滞中焦，常与木香、黄芩、半夏等同用；湿热泻痢，常与木香、白芍、白头翁等同用。

（2）清热解毒 用于三焦热盛的高热烦躁，常与黄芩、黄柏、栀子等同用；痈疮疔毒症见红肿热痛者，常与黄柏、连翘、金银花等同用。

（3）清热泻火 用于火热扰心，常配黄芩、栀子等同用；胃火上炎，常配升麻、牡丹皮等同用。

【用法用量】煎服，2～5g；研末吞服，1～1.5g；外用适量。清心火宜生用；清肝火宜吴茱萸水炒用；胃热呕恶宜姜汁炒用。

【使用注意】本品寒凉伤胃，苦燥伤津，故脾胃虚寒及阴虚津伤者慎用。

黄 柏

黄柏为芸香科植物黄皮树 *Phellodendron chinense* Schneid. 或黄檗 *Phellodendron amurense* Rupr. 的树皮。前者习称"川黄柏"，后者习称"关黄柏"。川黄柏主产于四川、重庆、云南、贵州、湖北等地；关黄柏主产于吉林、辽宁、黑龙江、内蒙古、河北等地。

【性味归经】苦，寒。归肾、膀胱、大肠经。

【功效主治】

（1）清热燥湿　用于膀胱湿热所致小便涩痛，常与车前草、萆薢、黄连等同用；带下黄稠臭秽，常与苍术、薏苡仁、车前子等同用；大肠湿热所致泻痢脓血，常与白头翁、黄连等同用；湿热黄疸，常与栀子、茵陈等同用。

（2）清热解毒　用于热毒壅盛的痈疽疮疡，常与黄芩、黄连、栀子等同用；用于外伤、烧伤、烫伤，常与大黄、朴硝、寒水石等同用。

（3）滋阴泻火　用于阴虚火旺，常与知母、山茱萸等同用。

【用法用量】煎服，3～12g。外用适量。清热燥湿生用；泻相火、退骨蒸，盐水炒用；清热止血炒炭用。

【使用注意】本品苦寒伤胃，脾胃虚寒者忌用。

5. 清热解暑药　凡具有清热解暑功效，以清热解暑为主要作用，清解暑热或暑湿证的药物，称清热解暑药。本类药物主要适用于感受暑邪所致的发热烦渴、头痛眩晕、吐泻腹痛等病证。

荷　叶

荷叶为睡莲科植物莲 *Nelumbo nucifera* Gaertn. 的叶。主产于湖南、湖北、江苏、浙江、江西等地。

【性味归经】苦，凉。归肝、脾、胃经。

【功效主治】

（1）清热解暑　用于暑热证，常与扁豆花、西瓜翠衣、绿豆衣等同用；暑湿证，常与藿香、佩兰等同用。

（2）健脾升阳　用于脾胃虚弱证，常与白术、山药、黄芪、人参等同用。

（3）凉血止血　用于血热所致各种出血，常与大蓟、小蓟、生柏叶、生地黄等同用。

【用法用量】煎服，9～15g。解暑用鲜荷叶；健脾用干荷叶；止血用荷叶炭。

青　蒿

青蒿为菊科植物黄花蒿 *Artemisia annua* L. 的全草。全国大部分地区均产。主产于湖北、四川、重庆、江苏、浙江、安徽等地。

【性味归经】苦、辛，寒。归肝、胆经。

【功效主治】

（1）清热解暑　用于外感暑热证，常与滑石、连翘、西瓜翠衣等同用。

（2）退热除蒸　用于温病后期邪伏阴分出现的夜热早凉，常与鳖甲、知母、牡丹皮同用；阴虚内热，常与银柴胡、地骨皮等同用。

（3）清胆截疟　用于邪郁少阳所致寒热往来，常与黄芩等同用；用于间日疟、恶性疟，可单用本品。

【用法用量】煎服，6～12g。外用适量。

【使用注意】不宜久煎。脾胃虚弱者慎用。鲜用绞汁服。

6. 清热明目药　凡具有清热明目功效，以清热明目为主要作用，治疗目赤肿痛及目暗不明的药物称清热明目药。本类药物主要适用于因风热、热毒、湿热及脏腑积热上炎所致的目疾诸证。

决明子

决明子为豆科植物决明 *Cassia obtusifolia* L. 或小决明 *Cassia tora* L. 的成熟种子。全国大部分地区均产，主产于安徽、广西、四川等地。

【性味归经】甘、苦、咸，微寒。归肝、大肠经。

【功效主治】

（1）清热明目　用于肝火上炎所致目赤肿痛，常与夏枯草、钩藤、菊花等同用；风热上冲所致目赤肿痛、羞明多泪，常与青葙子、茺蔚子、菊花等同用；热毒上攻所致目赤涩痛，可与黄芩、赤芍、木贼等同用。

（2）润肠通便　用于内热肠燥所致大便秘结，常与火麻仁、瓜蒌仁等同用。

【用法用量】煎服，10~15g。

【使用注意】脾虚便溏者慎用。用于通便，不宜久煎。

谷精草

谷精草为谷精草科植物谷精草 *Eriocaulonbuergerianum* Koern. 带花茎的头状花序。主产于江苏、浙江、安徽、四川、贵州等地。

【性味归经】辛、甘，凉。归肝、肺经。

【功效主治】

（1）疏风散热　用于风热上扰所致目赤肿痛、羞明多泪等，常与木贼草、密蒙花、菊花等配伍。

（2）明目退翳　用于目生翳膜、雀目、视物不明，常与赤芍、白蒺藜、苍术、夜明砂等配伍。

【用法用量】煎服，5~10g。外用适量，煎汤洗。

7. 清虚热药　凡具有清虚热功效，以清虚热为主要作用，治疗虚热病证的药物，称清虚热药。本类药物主要适用于阴虚内热所致骨蒸潮热、五心烦热、盗汗等病证。使用这类药物时，应适当配伍凉血养阴之品以治其本。

银柴胡

银柴胡为石竹科植物银柴胡 *Stellaria dichotoma* L. var. Lanceolata Bge. 的根。主产于宁夏、甘肃、陕西、内蒙古及东北等地。

【性味归经】甘，微寒。归肝、胃经。

【功效主治】

（1）清虚热　用于阴虚内热证，常与鳖甲、地骨皮、青蒿等同用。

（2）除疳热　用于小儿食滞或虫积所致的疳积发热，常与胡黄连、使君子、连翘、党参等同用。

【用法用量】煎服，3~10g。

【使用注意】本品无发散之性，外感发热忌用。

地骨皮

地骨皮为茄科植物枸杞 *Lycium chinense* Mill. 或宁夏枸杞 *Lycium barbarum* L. 的根皮。全国大部分地区均产，主产于江苏、浙江、宁夏、山西、河南等地。

【性味归经】甘，寒。归肺、肝、肾经。

【功效主治】

（1）清虚热　用于阴虚内热证，常与鳖甲、知母、银柴胡等同用。

（2）清肺热　用于肺热咳喘，常配桑白皮同用。

【用法用量】煎服，6~15g。外用适量。

【使用注意】外感发热及脾胃虚寒者忌用。

其他清热药，见表5-9至表5-15。

表5-9 其他清热泻火药

药名	性味归经	功效	主治		用量（g）	备注
龙胆草	苦寒 归肝胆膀胱经	泻肝胆火 清热燥湿	肝胆实火 湿热下注	目赤肿痛 带下臭秽	3~9	脾胃虚寒者忌用
芦根	甘寒 归肺胃经	清热生津 除烦止呕 清肺泻热	热病伤津 胃热呕吐 肺热咳嗽	烦热口渴 呃逆心烦 肺痈吐脓	15~30	脾胃虚寒者忌用
天花粉	甘微苦微寒 归肺胃经	清热生津 解毒排脓 清肺润肺	热病伤津 口舌生疮 燥热伤肺	烦渴多饮 痈疽疮疡 干咳少痰	10~15	反乌头、附子，孕妇忌用
竹叶	甘辛淡寒 归心胃小肠经	清心利尿 清热除烦	口舌生疮 热病津伤	小便涩痛 烦热口渴	6~15	阴虚火旺者忌用

表5-10 其他清热解毒药

药名	性味归经	功效	主治		用量（g）	备注
大青叶	苦寒 归心胃经	清热解毒 凉血消斑	热毒泻痢 热入营血	痄腮丹毒 热毒发斑	10~15	脾胃虚寒者慎用
板蓝根	苦寒 归心胃经	清热解毒 凉血利咽	瘟疫热毒 瘟毒发斑	痄腮痈肿 咽喉肿痛	10~15	脾胃虚寒者慎用
鱼腥草	辛微寒 归肺经	清热解毒 消痈排脓 清热除湿	热毒疮疡 肺痈吐脓 膀胱湿热	痈肿疔毒 肠痈腹痛 大肠湿热	15~30	鲜品用量加倍
败酱草	辛苦微寒 归胃肝大肠经	清热解毒 消痈排脓 祛瘀止痛	痈肿疮毒 肺痈吐脓 产后瘀阻	肺热咳嗽 肠痈腹痛 经行腹痛	6~15	脾胃虚弱者忌用
穿心莲	苦寒 归心大肠肺膀胱经	清热解毒 清热燥湿 凉血消肿	咽喉肿痛 湿热泻痢 热毒壅聚	毒蛇咬伤 膀胱湿热 痈肿疮疡	6~10	脾胃虚寒者忌用
白花蛇 舌草	微苦甘寒 归胃大肠小肠经	清热解毒 利湿通淋	咽喉肿痛 膀胱湿热	毒蛇咬伤 尿赤涩痛	15~30	阴疽及脾胃虚寒者忌用
射干	苦寒 归肺经	清热解毒 利咽消肿	肺热咳嗽 咽喉肿痛	痰热壅盛 喉痹音哑	3~10	脾虚便溏者忌用
山豆根	苦寒 有小毒 归肺胃经	清热解毒 利咽消肿	热毒蕴结 咽喉肿痛	疮痈痈肿 牙龈肿痛	3~6	过量易致呕吐，脾胃虚寒者忌用
蚤休	苦微寒 有小毒 归肝经	清热解毒 消肿止痛 息风定惊	痈肿疔毒 外伤肿痛 小儿惊风	毒蛇咬伤 癌肿疼痛 手足搐搦	3~10	阴疽及孕妇忌用
青黛	咸寒 归肝肺胃经	清热解毒 凉血消斑 泻肝定惊 清肺止咳	咽痛口疮 温毒发斑 肝胆火盛 肺热咳嗽	热毒疮疡 血热吐衄 惊悸抽搐 咳痰咯血	1.5~3	宜入丸散用，胃寒者慎用
马齿苋	酸寒 归肝大肠经	清热解毒 凉血止痢	痈肿疮疡 崩漏便血	湿疹丹毒 热毒血痢	10~15	鲜品用量加倍
野菊花	苦辛微寒 归肺肝心经	清热解毒 清肝泻火	痈疽疔疖 肝火上炎	咽喉肿痛 目赤肿痛	10~15	
紫花 地丁	苦辛寒 归心肝经	清热解毒 凉血消肿 解蛇毒	痈肿疔疮 血热壅滞 毒蛇咬伤	乳痈肠痈 红肿热痛	15~30	鲜品捣汁内服，药渣与雄黄调敷患处可解蛇毒

表 5-11 其他清热凉血药

药名	性味归经	功效	主治		用量（g）	备注
赤芍	苦微寒 归肝经	清热凉血 散瘀止痛	热入营血 肝郁胁痛	斑疹吐衄 经闭痛经	6~12	反藜芦，血寒经闭者忌用
玄参	甘苦咸寒 归肺胃肾经	清热凉血 清热解毒 清热养阴	热入营血 热毒壅盛 热病伤阴	发斑发疹 痈肿疮毒 烦渴便燥	10~15	反藜芦，脾虚便溏者忌用
紫草	甘咸寒 归心肝经	清热凉血 解毒透疹 活血消痈	温病发斑 疹出不畅 痈疽肿毒	斑疹紫黑 疹毒内陷 疮疡湿疹	5~10	脾虚便溏者忌用
水牛角	苦咸寒 归心肝胃经	清热凉血 清热解毒 清热定惊	热入营血 喉痹咽肿 神昏谵语	斑疹吐衄 疮疡肿痛 惊风癫狂	15~30	宜先煎3小时以上，脾胃虚寒者忌用

表 5-12 其他清热燥湿药

药名	性味归经	功效	主治		用量（g）	备注
苦参	苦寒心 归肝胃大肠膀胱经	清热燥湿 杀虫止痒 清热利湿	湿热泻痢 湿疹湿疮 膀胱湿热	黄疸带下 皮肤瘙痒 小便不利	3~10	反藜芦，脾胃虚寒及阴虚津伤者忌用
白鲜皮	苦寒 归脾胃膀胱经	清热燥湿 祛风止痒	湿热疮毒 湿疹疥癣	黄疸热痹 风疹瘙痒	6~10	对多种真菌有抑制作用
秦皮	苦涩寒 归肝胆大肠经	清热燥湿 清肝明目	湿热泻痢 肝经郁火	赤白带下 目赤肿痛	6~12	脾胃虚寒者忌用

表 5-13 其他清热解暑药

药名	性味归经	功效	主治		用量（g）	备注
绿豆	甘寒 归心胃经	清暑利尿 清热解毒	暑热烦渴 痈肿疮毒	小便短赤 药食中毒	15~30	生研服汁可解附子、巴豆、砒霜毒
香薷	辛微温 归肺胃经	解暑癖秽 发汗解表 利水消肿	外感暑湿 夏感风寒 周身浮肿	湿浊内蕴 咳嗽咽痒 小便不利	6~10	

表 5-14 其他清热明目药

药名	性味归经	功效	主治		用量（g）	备注
夏枯草	辛苦寒 归肝胆经	清肝明目 散结消肿	肝火上炎 瘰疬瘿瘤	目赤肿痛 乳痈疖腮	10~15	脾胃虚弱者慎用
青葙子	苦微寒归肝经	清肝泻火 明目退翳	肝火上炎 目生翳障	目赤肿痛 视物昏暗	5~15	
密蒙花	甘微寒归肝经	清肝泻火 明目退翳	肝火上炎 目生翳障	目赤肿痛 视物昏暗	3~10	

表 5-15 其他清虚热药

药名	性味归经	功效	主治		用量（g）	备注
胡黄连	苦寒 归肝胃大肠经	清虚热 清湿热 除疳热	阴虚发热 湿热泻痢 疳积发热	盗汗骨蒸 痔疾肿痛 腹胀纳差	3~10	脾胃虚寒者慎用
白薇	苦咸寒 归胃肝肾经	清热凉血 利尿通淋 解毒疗疮	邪热入营 膀胱湿热 血热毒盛	阴虚发热 热淋血淋 疮痈肿毒	5~10	脾胃虚寒者慎用

七、消法

消法，也叫消导法或消散法，包括消散和破消两方面，是运用消食导滞、行气、化痰、利水等方药，使积滞的实邪逐步消导或消散的一种治疗方法。它适用于气、血、食、痰、湿（水）所形成的积聚、癥瘕、痞块等病证。具体适用药物可见于祛湿药、消导药、祛痰止咳平喘药、理气药、理血药等。

（一）祛湿药

凡具祛湿功效，以祛除湿邪为主要作用，治疗水湿停聚的药物，称祛湿药。因其性味功效的不同，又有化湿燥湿、利水渗湿、清热利湿之分。本类药物易耗伤阴液，阴虚血燥者慎用。

1. 化湿燥湿药　凡具化湿运脾功效，以化湿燥湿、强健脾胃为主要作用，治疗湿阻中焦的药物，称为化湿燥湿药。因药物气味芳香，故又称芳香化湿药。本类药物主要适用于湿犯中焦所致的脘腹痞满、食少倦怠、呕恶泄泻等病证。其药物大多含挥发油，不宜久煎。

藿　香

藿香为唇形科植物广藿香 *Pogostemon cablin*（Blanco）Benth. 或藿香 *Agastache rugosa*（Fisch. et Mey）O. Ktze. 的地上部分。藿香又名"土藿香"，全国大部分地区均产，主产于重庆、四川、云南等地。广藿香主产于广东、海南等地。

【性味归经】辛、微温。归脾、胃、肺经。

【功效主治】

（1）化湿解暑　用于夏季伤暑所致的暑湿证，常与佩兰、薄荷、厚朴等同用。

（2）和中止呕　用于湿阻中焦，常与半夏、木香、白术、生姜等同用。

（3）辛温解表　用于夏月外感风寒，常与紫苏、厚朴、法半夏、大腹皮等同用。

【用法用量】煎服，3~10g。鲜品解暑化湿、辟秽力强，用量加倍。

【使用注意】阴虚内热、舌绛无苔及胃热呕恶忌用。

苍　术

苍术为菊科植物茅苍术（南苍术）*Atractylodes lancea*（Thunb.）DC. 或北苍术 *Atractylodes chinensis*（DC.）Koidz. 的根茎。前者主产于江苏、湖北、河南、安徽等地；后者主产于河北、山西、陕西、内蒙古及东北等地。

【性味归经】辛、苦，温。归脾、胃、肝经。

【功效主治】

（1）燥湿健脾　用于中焦湿滞证，常与茯苓、厚朴、陈皮等同用。

（2）祛风除湿　用于风湿寒痹，常与桂枝、防风、独活、秦艽等同用；风湿热痹，常与黄柏、知母、生石膏等同用。

（3）散寒解表　用于外感风寒头痛，常与白芷、川芎、藁本等同用。

（4）养肝明目　用于青盲、夜盲等，常与黑芝麻、草决明、猪肝等同用。

【用法用量】煎服，3~10g。亦可熬膏或入丸散用。

【使用注意】苍术香燥伤阴，阴虚内热、大便燥结、表虚多汗者忌用。

2. 利水渗湿药　凡具利水渗湿功效，以利水渗湿、通利小便为主要作用，治疗水湿停聚的药物称利水渗湿药。本类药物大多味淡，又称淡渗利湿药，主要适用于水湿停聚所致的水肿胀满、小便不利等病证。本类药物易伤阴耗液，阴虚津亏者慎用。

茯　苓

茯苓为多孔菌科真菌茯苓 *Poria cocos*（Schw.）Wolf 的菌核。多寄生于松科植物赤松或马尾松等树根上。色白者名"白茯苓"，淡红色者名"赤茯苓"，外皮名"茯苓皮"，抱松树根而生者名"茯神"。主产于湖北、河南、云南、贵州等地。

【性味归经】甘、淡，平。归心、脾、肾经。

【功效主治】

（1）利水渗湿　用于水肿胀满、小便不利，常与猪苓、泽泻、白术等同用。

（2）补中健脾　用于脾虚湿盛之食少便溏，常与党参、白术等同用。

（3）宁心安神　用于心悸怔忡、失眠健忘等，常与龙眼肉、酸枣仁等同用。

【用法用量】煎服，10～15g。利水用茯苓皮；安神用茯神；健脾用茯苓。

猪　苓

猪苓为多孔菌科真菌猪苓 *Polyporus umbellatus*（Pers.）Fries 的菌核。主产于陕西、山西、湖南、湖北、河北、河南、四川、贵州、云南及东北等地。

【性味归经】甘、淡，平。归肾、膀胱经。

【功效主治】

利水渗湿　用于水湿停聚的各种水肿，单味即可见效。脾虚湿盛水肿，常与白术、茯苓、泽泻等同用。

【用法用量】煎服，6～12g。

【使用注意】猪苓功专利水渗湿，其利尿作用比茯苓强，故无水湿者忌用。

3. 清热利湿药　凡具清热利湿功效，以清利湿热为主要作用，治疗湿热证的药物，称清热利湿药。本类药物主要适用于湿热所致黄疸、热淋、血淋等病证。热盛常配清热解毒药；湿盛常配芳香化湿药。

茵　陈

茵陈为菊科植物茵陈蒿 *Artemisia capillaris* Thunb. 或滨蒿 *Artemisia scoparia* Waldst. et Kit. 的幼苗。全国大部分地区均产。主产于山西、安徽、陕西等地。

【性味归经】苦、辛，微寒。归脾、胃、肝、胆经。

【功效主治】

（1）利湿退黄　用于湿热阳黄，常与栀子、大黄等同用；寒湿阴黄，常与附子、白术、干姜等同用。

（2）除湿止痒　用于湿热内蕴所致风瘙隐疹、湿疹疥疮等，可与黄柏、苦参、地肤子等配伍。

【用法用量】煎服，10～15g。不宜久煎。

【使用注意】脾虚血亏所致萎黄忌用。

木　通

木通为木通科植物五叶木通（木通）*Akebia quinata*（Thunb.）Decne. 、毛茛科小木通（川木通）*Clematis armandi* Franch. 及同属绣球藤（川木通）*Clematis montana* Buch. Ham. 、马兜铃科东北马兜铃（关木通）*Aristolochia manshuriensis* Kom. 的木质茎。木通主产于江苏、湖南、四川等地；川木通主产于四川、贵州、湖南、湖北、广西等地；关木通主产于东北等地。

【性味归经】苦、寒。有毒。归心、肾、膀胱经。

【功效主治】

（1）清热利湿 用于膀胱湿热所致小便短赤涩痛，常与车前草、滑石、萹蓄等同用；血淋则常与小蓟、生地黄、蒲黄等同用。

（2）清心除烦 用于心火内扰所致心烦不眠，常与生地黄、黄连、竹叶等同用；心火上炎证，常与生地黄、竹叶、甘草等同用。

（3）通经下乳 用于气滞血瘀的乳汁不通，常与王不留行、穿山甲等同用；血瘀痛经，常与当归、牛膝等同用。

【用法用量】煎服，3~6g。

【使用注意】关木通过量久服可致肾损害，目前中医临床已禁用。孕妇忌用。

金钱草

金钱草为报春花科植物过路黄 *Lysimachia christinae* Hance 的全草，习称"大金钱草"。我国江南各省均有分布，主产于四川、重庆、广东、贵州等地。

【性味归经】甘、咸，微寒。归肝、胆、肾、膀胱经。

【功效主治】

（1）清热利湿 用于肝胆湿热证，常与茵陈、栀子等同用；膀胱湿热证，常配车前子、萹蓄等同用。

（2）排石退黄 用于石淋，常配海金沙、石韦、鸡内金等同用；肝胆结石见胁痛黄疸者，常配茵陈、郁金、生大黄等同用。

（3）解毒消肿 用于疮疖疔毒、虫蛇咬伤、烧伤及烫伤。

【用法用量】煎服，15~30g，鲜品加倍。捣汁外敷，不拘量。治疗疮疖疔毒、虫蛇咬伤，可用鲜品洗净捣汁饮服，并以渣外敷。烧伤、烫伤，可用鲜品捣汁涂抹患处。

车前子

车前子为车前科植物车前 *Plantago asiatica* L. 或平车前 *Plantago depressa* Willd. 的成熟种子。前者全国均产；后者主产于黑龙江、辽宁、河北等地。全草入药，名"车前草"。

【性味归经】甘、微寒。归肝、肾、肺、小肠经。

【功效主治】

（1）清热利湿 用于热结膀胱所致小便涩痛，常与木通、滑石、栀子配伍。

（2）渗湿止泻 用于湿盛引起的水泻，可单用，亦可配香薷、猪苓等同用。

（3）清肝明目 用于肝热所致目赤肿痛，常配菊花、决明子、夏枯草同用。

（4）清肺化痰 用于肺热所致咳嗽痰黄，常配苦杏仁、桔梗、前胡等同用。

【用法用量】煎服，5~10g。包煎。

【使用注意】肾虚滑精者慎用。车前草长于清热解毒；车前子长于利水。

泽 泻

泽泻为泽泻科植物泽泻 *Alisma. Orientalis* Sam. Juzep. 的块茎。主产于四川、福建、江西等地。产于江西、福建者名"建泽泻"，质量较佳。

【性味归经】甘，寒。归肾、膀胱经。

【功效主治】

（1）清热利湿 用于湿热下注所致带下淋浊，常与车前子、黄柏等同用；水湿停聚所致水肿胀满、小便不利，常与茯苓、猪苓等同用。

（2）渗湿止泻　用于湿盛所致泄泻尿少，常与茯苓、车前子、白术等同用。

【用法用量】煎服，3～15g。生用或麸炒、盐炒用。

【使用注意】无湿热及肾虚滑精者忌用。

其他祛湿药，见表5-16至表5-18。

表5-16　其他化湿燥湿药

药名	性味归经	功效	主治		用量（g）	备注
佩兰	辛平 归脾胃肺经	化湿和中 解暑发表	湿浊中阻 外感暑湿	脘痞呕恶 湿温初起	3～10	善治脾湿口甜、口臭
砂仁	辛温 归脾胃肾经	化湿开胃 温脾止泻 理气安胎	湿阻中焦 虚寒吐泻 妊娠恶阻	脾胃不和 心腹冷痛 胎动不安	3～6	入煎剂宜后下
白豆蔻	辛温 归肺脾胃经	化湿消痞 温中止呕	湿浊中阻 过服寒凉	脾胃气滞 胃寒呕吐	3～6	入煎剂宜后下
草蔻	辛温 归脾胃经	燥湿健脾 温胃止呕	寒湿内阻 脘腹冷痛	脘痞腹胀 泛吐清涎	3～6	阴虚血少、津液不足者忌用
草果	辛温 归脾胃经	燥湿温中 除痰截疟	脾胃寒湿 秽浊湿邪	呕吐泄泻 疟疾痰饮	3～6	温燥伤津、阴虚血少者忌用
厚朴	辛苦温 归脾胃肺大肠经	燥湿醒脾 行气除满 消积平喘	湿阻中焦 脾胃气滞 食积不化	呕恶食少 脘腹痞满 咳逆喘促	3～10	本品行气力强，善治寒湿积滞，孕妇慎用

表5-17　其他利水渗湿药

药名	性味归经	功效	主治		用量（g）	备注
薏苡仁	甘淡凉 归脾胃大肠肺经	健脾渗湿 清热排脓 除痹止痛	脾虚湿盛 肺痈吐脓 湿滞经络	食少泄泻 肠痈腹痛 关节疼痛	10～30	健脾止泻炒用，清热除湿生用
草薢	苦平 归肾胃经	利湿化浊 祛风除湿	下焦湿浊 风湿痹痛	膏淋带下 关节不利	6～15	
玉米须	甘平 归肝肾膀胱经	利水渗湿 平肝利胆	水湿停聚 肝阳头痛	膀胱湿热 阳黄阴黄	15～30	有利尿、降压、利胆作用
冬瓜皮	甘凉 归脾小肠经	利水渗湿 清热解暑	水肿胀满 暑热烦渴	小便不利 小便短赤	9～30	冬瓜仁清热化痰、排脓消痈
蝼蛄	咸寒 归膀胱肾经	利水渗湿 清淋通闭	浮肿腹水 石淋砂淋	小便不利 小便癃闭	3～5入丸散，每次1～2	
赤小豆	甘酸平 归心小肠经	利水渗湿 解毒排脓	水肿胀满 肠痈乳痈	湿热黄疸 痄腮丹毒	10～30	治疗疮肿毒宜研末外用

表5-18　其他清热利湿药

药名	性味归经	功效	主治		用量（g）	备注
滑石	甘淡寒 归胃肺膀胱经	清热利湿 解暑祛湿 解毒敛疮	热结膀胱 暑湿吐温 湿疹湿疮	小便涩痛 脘闷欲吐 热痱作痒	10～15	布包入煎，湿疹痱子宜外用
海金沙	甘淡寒 归膀胱小肠经	清热利湿 通淋止痛	热淋石淋 膀胱湿热	血淋膏淋 小便涩痛	6～15 布包入煎	
萹蓄	苦微寒 归膀胱经	清热利湿 杀虫止痒	湿热下注 湿疹阴痒	小便涩痛 阴道滴虫	10～15	湿疹宜外洗
石韦	苦甘微寒 归肺小肠膀胱经	清热利湿 凉血止血 清肺止咳	热结膀胱 血热妄行 肺热咳嗽	小便涩痛 崩漏吐衄 咳痰咯血	6～12	有显著镇咳、祛痰、平喘作用

续表

药名	性味归经	功效	主治		用量（g）	备注
瞿麦	苦寒 归心膀胱经	清热利湿 破血通经	膀胱湿热 血瘀经闭	小便涩痛 月经不调	10～15	孕妇慎用
通草	甘淡微寒 归肺胃膀胱经	清热利湿 下乳通经	膀胱湿热 乳汁不下	小便涩痛 经闭不通	3～5	孕妇慎用
灯心草	甘淡微寒 归心肺小肠经	清热利湿 清心除烦	小便淋漓 心烦失眠	短赤不利 小儿夜啼	1～3	

（二）消导药

凡具有消食导滞功效，以消除胃肠积滞，促进消化为主要作用，治疗饮食积滞的药物，称消导药或消食药。本类药物主要适用于饮食不消、宿食停滞所致脘腹胀满、嗳腐吞酸等病证。若脾胃虚弱，应健脾助运与消食导滞相结合，标本同治。

山 楂

山楂为蔷薇科植物山里红 *Crataegus pinnatifida* Bge. var. *major* N. E. Br. 、山楂 *Crataegus pinnatifida* Bge. 或野山楂 *Crataegus cuneata* Sieb. et Zucc. 的果实。前两种习称"北山楂"，主产于河南、山东、河北等地；野山楂习称"南山楂"，主产于浙江、江苏、湖南、四川等地。

【性味归经】酸、甘，微温。归脾、胃、肝经。

【功效主治】

（1）消食化积　用于肉食积滞，可与莱菔子、神曲等同用。

（2）行气散瘀　用于气滞血瘀所致胁肋刺痛、血瘀经闭，可与川芎、桃仁、红花等同用；产后瘀阻腹痛、恶露不尽，常与当归、川芎、益母草等同用。

【用法用量】煎服，10～15g。消食散瘀多生用或炒用；止泻止痢多炒焦或炒炭用。

【使用注意】孕妇慎用。

鸡内金

鸡内金为雉科动物家鸡 *Gallus gallus domesticus* Brisson 的砂囊内膜。产于全国各地。

【性味归经】甘，平。归脾、胃、小肠、膀胱经。

【功效主治】

（1）消食健胃　用于饮食积滞，常与山楂、麦芽、神曲、白术等同用。

（2）涩精止遗　用于肾气不固的遗精滑精，常与芡实、菟丝子、莲须等同用；遗尿则常与桑螵蛸、牡蛎、黄芪等同用。

【用法用量】煎服，3～10g；研末内服，1.5～3g。

其他消导药，见表5－19。

表5－19　其他消导药

药名	性味归经	功效	主治		用量（g）	备注
莱菔子	辛甘平 归脾胃肺经	消食除胀 降气化痰	饮食积滞 痰涎壅盛	脘腹胀满 咳嗽气喘	6～12	消食下气宜炒用
神曲	甘辛温 归脾胃经	消食化积 健脾开胃 散寒解表	食积不化 脾胃虚弱 风寒表证兼食滞脘腹	脘腹胀满 食少纳呆	6～15	

续表

药名	性味归经	功效	主治		用量（g）	备注
麦芽	甘平 归脾胃肝经	消食化积 健脾开胃 通乳消胀	饮食积滞 脾虚食少 乳汁郁积	脘腹胀满 食欲不振 回乳断奶	6～12	生麦芽健脾和胃，炒麦芽回乳消胀，焦麦芽消食化滞
谷芽	甘平 归脾胃经	消食化积 健脾开胃	食滞脘腹 脾胃虚弱	胀满不饥 食欲不振	10～15	炒用消食，生用和中

（三）祛痰止咳平喘药

凡具有祛痰功效，以祛除痰涎为主要作用，治疗咳痰不畅的药物，称祛痰药；具有止咳平喘功效，以制止或减轻咳嗽喘息为主要作用，治疗咳嗽、喘息的药物，称止咳平喘药。痰、咳、喘三者关系密切，互相影响。痰多易致咳嗽，因而祛痰可以止咳；咳嗽往往与喘并现，因而止咳可以平喘。化痰药主要用于痰多咳嗽、咳痰不爽及病机上与痰有关的癫痫、瘿瘤、瘰疬、阴疽流注和中风痰迷等病证；止咳平喘药主要用于外感、内伤所致肺失宣降的咳嗽气喘等病证。按药性及功效不同，本类药物可分为清化热痰药、温化寒痰药及止咳平喘药三类。

1. 清化热痰药 凡具有清热化痰功效，以清化热痰为主要作用，治疗痰热证的药物，称清化热痰药。本类药物主要适用于热痰壅肺所致的咳嗽气喘、咳吐黄痰等病证。其药物寒凉清润，易伤阳助湿，故寒痰、湿痰及脾胃虚寒者忌用。

前 胡

前胡为伞形科植物白花前胡 *Peucedanum praeruptorum* Dunn 或紫花前胡 *Peucedanum decursivum*（Miq.）Maxim. 的根。前者主产于四川、浙江、湖南、安徽等地；后者主产于江西、浙江、安徽等地。

【性味归经】苦、辛，微寒。归肺经。

【功效主治】

（1）清化热痰 用于肺热咳嗽所致痰黏而黄，常与桑白皮、贝母等同用。

（2）降气平喘 用于咳嗽喘促、胸膈满闷，可与麻黄、枳壳、贝母等同用。

（3）疏散风热 用于外感风热所致咳嗽咽痛，常与桑叶、薄荷、桔梗等同用。

【用法用量】煎服，3～10g。

贝 母

贝母本品主要分川贝母、浙贝母、伊贝母、平贝母四大类。川贝母为百合科植物卷叶贝母（川贝母）*Fritillaria cirrhosa* D. Don、暗紫贝母 *Fritillaria unibracteata* Hsiao et K. C. Hsia、甘肃贝母 *Fritillaria przewalskii* Maxim. 或棱砂贝母 *Fritillaria delavayi* Franch. 的鳞茎，主产于四川、重庆、青海、甘肃、云南、西藏等地；浙贝母为百合科植物浙贝母 *Fritillaria thunbergii* Miq. 的鳞茎，主产于浙江；伊贝母为百合科植物新疆贝母 *Fritillaria walujewii* Regel 或伊犁贝母 *Fritillaria pallidiflora* Schrenk 的鳞茎，主产于新疆；平贝母为百合科植物平贝母 *Fritillaria ussuriensis* Maxim. 的鳞茎，主产于黑龙江、吉林、辽宁三省。

【性味归经】川贝母、伊贝母、平贝母：苦、甘，微寒；浙贝母：苦，寒。归肺、心经。

【功效主治】

（1）清热化痰 用于外感风热所致咳痰黄稠者，常与黄芩、知母同用；燥热伤肺所致咽干喉痛、咳痰不爽者，常与瓜蒌、沙参、麦冬、桔梗等同用。

（2）解毒散结 用于痈疽疮疡初起，常与金银花、白芷、天花粉等同用；肺痈胸痛，常与红藤、桔梗、连翘等同用；瘰疬痰核，常与玄参、牡蛎等同用。

【用法用量】煎服，3～10g。研末冲服，川贝母、平贝母，一次1～2g。川贝母药性凉润，用于肺热燥咳及阴虚痨嗽；浙贝母苦寒，用于肺热咳嗽及瘰疬痰核。

【使用注意】寒痰、湿痰忌用。反乌头、附子。

2. 温化寒痰药　凡具有温化寒痰功效，以温肺化痰或燥湿化痰为主要作用，治疗寒痰、湿痰的药物，称温化寒痰药。本类药物主要适用于寒饮、痰湿犯肺所致的咳嗽痰多、痰白清稀等病证。其药物温燥性烈，易助火伤津，凡痰热咳嗽、阴虚燥咳及吐血、咯血者均当忌用。

半　夏

半夏为天南星科植物半夏 *Pinellia ternata*（Thunb.）Breit. 的块茎。主产于四川、重庆、湖北、安徽、贵州等地。洗净晒干为"生半夏"；经白矾制者称"清半夏"；经生姜、白矾制者称"姜半夏"；经石灰制者称"法半夏"。

【性味归经】辛，温。有毒。归脾、胃、肺经。

【功效主治】

（1）温化寒痰　用于寒饮伏肺，常与干姜、桂枝、细辛等同用。

（2）燥湿化痰　用于湿痰阻肺，常与陈皮、茯苓、甘草等同用。

（3）降逆止呕　用于痰饮犯胃，常与生姜同用；胃热呕吐，常与黄连、竹茹同用；胃寒干呕、吐涎沫，常与干姜同用。

（4）消痞散结　用于痰气郁结所致梅核气，常与厚朴、生姜、苏叶等同用；瘿瘤痰核，常与昆布、海藻等同用。

【用法用量】煎服，3～10g，宜制用。消痞和胃多用清半夏；降逆止呕多用姜半夏；燥湿止咳多用法半夏；生半夏长于消肿散结，只宜外用。

【使用注意】阴虚燥咳者忌用。反乌头、附子。

天南星

天南星为天南星科植物天南星 *Arisaema erubescens*（Wall.）Schott、异叶天南星 *Arisaema heterophyllum* B₁. 或东北天南星 *Arisaema amurense* Maxim. 的块茎。主产于四川、河南、河北等地。异叶天南星主产于江苏、浙江等地；东北天南星主产于辽宁、吉林等地。未经炮制者为"生南星"；经生姜、白矾制者称"制南星"；经牛、猪或羊胆汁制者称"胆南星"。

【性味归经】苦、辛，温。有毒。归肺、肝、脾经。

【功效主治】

（1）温化寒痰　用于寒痰咳嗽，痰白清稀者，常与半夏、肉桂等同用。

（2）燥湿化痰　用于湿痰壅肺，常与半夏、陈皮等同用。

（3）祛风止痉　用于风痰阻络所致半身不遂、口眼歪斜、手足顽麻，常与半夏、白附子同用；破伤风所致牙关紧闭、角弓反张，常与白附子、天麻同用。

（4）散结消肿　用于痰湿凝结所致肌生肿核，可单用本品研末外敷。

【用法用量】煎服，3～10g。外用研末，以醋或酒调敷患处。

【使用注意】阴虚燥咳及孕妇忌用。服用过量易致中毒。

3. 止咳平喘药　凡具宣肺祛痰、润肺止咳、下气平喘功效，以止咳平喘为主要作用，治疗咳嗽气喘的药物，称止咳平喘药。本类药物主要适用于外感、内伤等多种原因所致的咳嗽气喘、痰壅气逆、胸膈痞闷等病证。

苦杏仁

苦杏仁为蔷薇科植物山杏 *Prunus armeniaca* L. var. ansu Maxim. 、西伯利亚杏 *Prunus sibirica* L. 、东北杏 *Prunus mandshurica*（Maxim.）Koehne 或杏 *Prunus armeniaca* L. 的成熟种子。主产于山西、陕西、河北、内蒙古、辽宁等地。

【性味归经】苦，微温。有小毒。归肺、大肠经。

【功效主治】

（1）止咳平喘　用于风寒袭肺所致咳嗽气喘，常与麻黄、甘草等同用；风热犯肺所致痰黄黏稠，可与桑叶、菊花、桔梗等同用。

（2）润肠通便　用于阴虚津枯所致肠燥便秘，常与柏子仁、郁李仁等配伍。

【用法用量】煎服，3～10g。打碎入煎。

【使用注意】本品有毒，用量不宜过大。小儿慎用。

款冬花

款冬花为菊科植物款冬 *Tussilago farfara* L. 的花蕾。主产于河南、甘肃、山西、陕西、内蒙古、四川、新疆、西藏、青海等地。

【性味归经】辛、微苦，温。归肺经。

【功效主治】

（1）止咳下气　寒邪伤肺所致咳逆久嗽，常与半夏、麻黄、紫菀同用；寒饮郁肺所致咳而上气者，常与半夏、麻黄、射干同用。

（2）润肺祛痰　用于肺阴不足所致干咳少痰或痰中带血，可与川贝母、百合、沙参等同用。

【用法用量】煎服，5～10g。

紫　菀

紫菀为菊科植物紫菀 *Aster tataricus* L. F. 的根及根茎。主产于河北、安徽、河南、黑龙江、山西等地。

【性味归经】辛、苦，温。归肺经。

【功效主治】

（1）祛痰止咳　用于外感风寒所致咳痰不爽，常与桔梗、百部、白前等伍用；外感凉燥所致咽干咽痒、干咳少痰，常与麦冬、苦杏仁、苏叶等同用。

（2）润肺下气　用于肺气虚衰所致咳嗽喘息，常与人参、五味子、款冬花等同用；肺痨咳嗽所致痰中带血，常与贝母、五味子、阿胶等同用。

【用法用量】煎服，5～10g。外感暴咳生用；肺虚久咳蜜炙用。

桔　梗

桔梗为桔梗科植物桔梗 *Platycodon grandiflorum*（Jacq.）A. DC. 的根。全国大部分地区均产。东北、华北地区所产称"北桔梗"；华东地区所产称"南桔梗"。

【性味归经】苦、辛，平。归肺经。

【功效主治】

（1）祛痰止咳　用于风寒袭肺所致咳嗽咽痒、痰白清稀，常与苏叶、苦杏仁、陈皮等同用；风热犯肺所致痰黄黏稠，常与桑叶、菊花、黄芩等同用。

（2）宣肺利咽　用于痰热闭肺所致声哑失音，常与桑白皮、贝母、前胡等同用；肺肾阴虚所致口干咽燥、咳嗽失音，常与麦冬、玄参、生地黄等同用。

（3）排脓消痈　用于热毒壅肺，常与鱼腥草、败酱草、红藤、连翘等同用。

【用法用量】煎服，3～10g。

【使用注意】用量过大可致呕吐。

其他祛痰止咳平喘药，见表5-20至表5-22。

表5-20　其他清化热痰药

药名	性味归经	功效	主治		用量（g）	备注
瓜蒌	甘微苦寒 归肺胃大肠经	清热化痰 宽胸散结 润肠通便	肺热咳嗽 胸阳不振 阴血不足之肠燥便秘	痰黏黄稠 胸痹心痛	10～15	瓜蒌仁偏润肠通便，瓜蒌壳偏宽胸化痰，反乌头、附子
竹茹	甘微寒 归肺胃经	清热化痰 除烦止呕	肺热咳嗽 胃热呕吐	痰黄黏稠 妊娠恶阻	5～10	寒痰咳嗽及胃寒呕吐忌用
天竺黄	甘寒 归肺心经	清热化痰 凉心定惊	痰热咳喘 热病神昏	痰黄喘促 小儿惊风	3～10	寒嗽者忌用
海藻	苦咸寒 归肝胃肾经	化痰软坚 利水消肿	瘿瘤瘰疬 水湿停聚	睾丸肿痛 下肢浮肿	10～15	反甘草
昆布	咸寒 归肝胃肾经	化痰软坚 利水消肿	瘿瘤瘰疬 水饮停聚	瘰瘕痰核 小便不利	6～12	
胖大海	甘寒 归肺大肠经	清肺利咽 润肠通便	肺热声哑 热结便秘	干咳咽痛 头痛目赤	2～4枚沸水泡 服或煎服用	
枇杷叶	苦微寒 归肺胃经	清热化痰 降逆止呕	肺热咳喘 胃热呕逆	咳痰黄稠 烦热口渴	5～10	止呕生用，止咳炙用，可治小儿吐乳

表5-21　其他温化寒痰药

药名	性味归经	功效	主治		用量（g）	备注
白芥子	辛温 归肺胃经	温化寒痰 通络止痛	寒痰湿痰 痰湿阻滞	痰多清稀 关节疼痛	3～10	对皮肤黏膜有刺激，过量易致腹泻
白前	辛苦微温 归肺经	温化寒痰 降气平喘	寒邪犯肺 胸满喘急	咳嗽痰多 喉间痰鸣	3～10	外感咳嗽生用，内伤咳嗽炙用

表5-22　其他止咳平喘药

药名	性味归经	功效	主治		用量（g）	备注
旋覆花	苦辛咸微温 归肺胃大肠经	化痰降气 和胃止呕	痰多喘咳 痰饮内停	胸膈痞闷 胃气上逆	3～10	本品绒毛易致呛咳，宜包煎
百部	甘苦微温归肺经	润肺止咳 灭虱杀虫	新久咳嗽 头虱体虱	劳嗽顿咳 阴道滴虫	3～10	
桑白皮	甘寒 归肺经	泻肺平喘 利水消肿	肺热咳嗽 水肿胀满	喘逆痰多 喘急尿少	6～12	利水消肿生用，止咳平喘炙用
白果	甘苦涩平有毒 归肺经	敛肺定喘 止带缩尿	哮喘咳嗽 带下白浊	久咳失敛 小便频数	5～10	超量服用易致中毒
葶苈子	辛苦大寒归肺膀胱经	泻肺平喘 利水消肿	痰涎壅盛 水肿胀满	气喘咳逆 小便不利	3～10	甜葶苈泻肺平喘，苦葶苈行水逐饮

（四）理气药

凡具有理气功效，以疏通气机、行气解郁为主要作用，治疗气机郁滞诸证的药物，称理气药，亦称行气药。本类药物主要适用于脾胃气滞、肝气郁结、肺气壅塞等病证。其药物大多辛温香燥，易耗气伤阴，故气虚、阴虚者慎用。

陈 皮

陈皮为芸香科植物橘 *Citrus reticulata* Blanco 及其同属多种栽培变种成熟果实的果皮，又名"橘皮"。主产于重庆、四川、浙江、湖南等地。

【性味归经】苦、辛，温。归脾、胃、肺经。

【功效主治】

（1）理气和中　用于脾胃气滞，常与白术、半夏、厚朴等配伍。

（2）燥湿化痰　用于湿痰所致咳嗽胸满、痰多色白，常与半夏、茯苓等同用。

【用法用量】煎服，3～10g。

枳 实

枳实为芸香科植物酸橙 *Citrus aurantium* L. 及其栽培变种或甜橙 *Citrus sinensis*（L.）Osbeck 的未成熟果实。近成熟的果实名"枳壳"。主产于重庆、浙江、江西、江苏、福建等地。

【性味归经】苦、辛，微寒。归脾、胃、大肠经。

【功效主治】

（1）破气消积　用于胃肠积滞。实热积滞所致便秘腹胀，常与大黄、芒硝、黄连等同用；饮食积滞所致腹痛痞满，常配神曲、麦芽、木香等同用。

（2）化痰散痞　用于痰滞胸脘。痰热结胸所致咯吐黄痰，常与瓜蒌、黄芩等同用；痰饮停胸所致咳喘痞满，常与半夏、陈皮、厚朴等同用。

【用法用量】煎服，3～10g。

【使用注意】枳壳与枳实同出一物，两者功效相同。枳实力强，偏于破气消痞、消积导滞；枳壳力缓，偏于行气开胸、宽中除胀。孕妇忌用。

香 附

香附为莎草科植物莎草 *Cyperus rotundus* L. 的根茎。主产于山东、河南、浙江、山西、湖南、湖北、江苏等地。

【性味归经】辛、微苦、微甘，平。归肝、脾、三焦经。

【功效主治】

（1）行气解郁　用于肝气郁结所致胸胁胀痛，配柴胡、枳壳、川芎等同用；脾胃气滞所致脘腹胀痛，常配枳实、砂仁、白术等同用。

（2）调经止痛　用于月经不调或经行腹痛，常配川芎、柴胡、当归等同用；乳房胀痛，配柴胡、青皮、瓜蒌皮等同用。

【用法用量】煎服，3～12g。疏肝解郁生用，调经止痛醋炙用。

木 香

木香为菊科植物木香 *Aucklandia lappa* Decne.、川木香 *Vladimiria souliei*（Franch.）Ling 的根。主产于云南、四川等地。

【性味归经】辛、苦，温。归脾、胃、大肠、胆、三焦经。

【功效主治】

（1）行气止痛　用于脾胃气滞之脘腹胀痛，常与砂仁、藿香等同用；肝郁气滞之胁痛，常与柴胡、郁金等同用；气滞血瘀之胸痹，常与姜黄、赤芍等同用。

（2）健脾消食　用于脾虚所致腹胀食少，常与砂仁、枳实、白术等同用。

【用法用量】煎服，3～10g。

薤　白

薤白为百合科植物小根蒜 *Allium macrostemon* Bge. 或薤 *Allium chinense* G. Don 的地下鳞茎。全国各地均产，但以江苏所产为佳。

【性味归经】辛、苦，温。归肺、胃、大肠经。

【功效主治】

（1）行气导滞　用于胃肠气滞之脘腹胀痛，常与砂仁、枳实、木香等配伍。

（2）通阳散结　用于痰瘀阻滞之胸痹心痛，常与川芎、丹参、瓜蒌等同用。

【用法用量】煎服，5～10g。

其他理气药，见表5－23。

表5－23　其他理气药

药名	性味归经	功效	主治		用量（g）	备注
青皮	苦辛温 归肝胆胃经	疏肝破气 消积化滞	肝郁气滞 食积气滞	胸胁胀痛 脘腹胀痛	3～10	醋炙疏肝止痛力强
沉香	辛苦微温 归脾胃肾经	行气止痛 温中止呕 纳气平喘	寒凝气滞 寒邪犯胃 下元虚冷	胸腹冷痛 呕吐清水 肾不纳气	1.5～4.5 宜后下 或磨汁冲服。入丸 散每次 0.5～1	
檀香	辛温 归脾胃肺心经	行气止痛 散寒调中	寒凝气滞 寒中胃脘	胸腹冷痛 胃痛食少	2～5 入丸散每次 1.5～3	实热吐衄慎用
乌药	辛温 归肺脾肾膀胱经	行气止痛 温肾缩尿	寒凝气滞 膀胱虚冷	胸腹冷痛 小便频数	3～10	
川楝子	苦寒 有小毒 归肝小肠膀胱经	行气止痛 杀虫疗癣	肝郁气滞 虫积腹痛	脘腹疼痛 头癣秃疮	3～10	不可过量，易中毒，油 调外敷可治头癣
大腹皮	辛微温 归脾小肠大肠胃经	下气宽中 利水消肿	食积气滞 水湿外溢	脘腹痞满 脚气肿满	5～10	
佛手	辛苦温 归肝胃脾肺经	疏肝解郁 理气和中 燥湿化痰	肝郁气滞 脾胃气滞 湿痰久咳	胸胁胀痛 纳呆呕恶 胸闷胁痛	3～10	
柿蒂	苦涩平 归胃经	行气止呃	各种原因所致的呃逆		6～10	

（五）理血药

凡具有调理血液功效，以补血、活血、凉血、止血为主要作用，治疗血分证的药物，称理血药。根据药物功效及主治证候不同，可将其分成补血药、活血药、止血药及凉血药四类。凉血药及补血药分别在清热药及补益药中介绍，这里只介绍活血药及止血药。

1. 活血药　凡具有活血化瘀功效，以通畅血行、消除瘀血为主要作用，治疗血瘀证的药物，称活血化瘀药或活血祛瘀药，简称活血药。其中活血化瘀作用峻猛者称破血逐瘀药。活血药主要适用于一切瘀血阻滞之病证。本类药物易动血耗血，故对出血证及妇女月经过多或孕妇忌用。

川　芎

川芎为伞形科植物川芎 *Ligusticum chuanxiong* Hort. 的根茎。主产于四川、重庆、贵州、陕西、山东等地。

【性味归经】辛，温。归肝、胆、心包经。

【功效主治】

（1）活血行气　用于肝气郁结、跌仆损伤、瘀血阻滞所致各种痛证。胸痹心痛，常与丹参、赤芍同用；肝气郁结所致胁肋作痛，常与柴胡、香附同用；瘀血阻滞所致闭经痛经，配当归、白芍等同用。

（2）祛风止痛　用于风寒湿痹所致关节冷痛，常与独活、姜黄、附子等同用。头痛属风寒者，常与白芷、藁本同用；属风热者，常与蔓荆子、桑叶等同用。

【用法用量】煎服，3～10g；研末吞服，每次1～1.5g。

【使用注意】阴虚火旺，月经过多者慎用。

丹　参

丹参为唇形科植物丹参 *Salvia miltiorrhiza* Bge. 的根。主产于四川、山西、山东、河北、江苏、安徽等地。此外，辽宁、陕西、河南、浙江、福建亦产。

【性味归经】苦，微寒。归心、肝经。

【功效主治】

（1）活血通经　用于血滞经闭、痛经及产后瘀滞腹痛，可单用本品研末服。

（2）祛瘀止痛　用于胸痹心痛，常与红花、川芎、赤芍等同用；跌打损伤，瘀血作痛，常与当归、乳香、没药等同用。

（3）凉血消肿　用于疮疡痈肿，常与金银花、连翘、白芷、赤芍等同用；风湿热痹，常与忍冬藤、赤芍、桑枝等同用。

（4）清心除烦　用于热扰心神所致心烦不寐，常与金银花、麦冬等同用。

【用法用量】煎服，5～15g。活血化瘀宜酒炒用。

【使用注意】反藜芦。

桃　仁

桃仁为蔷薇科植物桃 *Prunus persica*（L.）Batsch 或山桃 *Prunus davidiana*（Carr.）Franch. 的种仁。主产于四川、重庆、云南、陕西、山东、山西等地。

【性味归经】苦、甘，平。有小毒。归心、肝、大肠经。

【功效主治】

（1）活血祛瘀　用于瘀血阻滞所致闭经痛经，常配当归、川芎、红花等同用；瘀血积聚所致癥瘕痞块，常配三棱、莪术、赤芍、牡丹皮、桂枝等同用；跌仆损伤所致瘀血肿痛，常配红花、当归、大黄等同用。

（2）润肠通便　用于津枯血虚所致大便秘结，可与苦杏仁、郁李仁等同用。

【用法用量】煎服，5～10g。捣碎入煎。

【使用注意】本品有毒，不可过量。孕妇忌用。便溏者慎用。

红　花

红花为菊科植物红花 *Carthamus tinctorius* L. 的管状花。主产于新疆、河南、四川、浙江、湖北、云南等地。

【性味归经】辛，温。归心、肝经。

【功效主治】

（1）活血化瘀　用于血瘀痛经，常与当归、延胡索等配伍；产后瘀滞腹痛，常与牡丹皮、蒲黄等配伍；跌打损伤所致瘀血肿痛，配桃仁、乳香等同用。

（2）通络止痛　用于心脉瘀阻所致胸痹心痛，常与丹参、川芎、桂枝等同用。

【用法用量】煎服，3~9g。

【使用注意】孕妇慎用。

2. 止血药　凡具有止血功效，以制止体内外出血为主要作用，治疗各种出血证的药物，称止血药。本类药物主要适用于咯血、衄血、吐血、便血、尿血、崩漏、紫癜及外伤出血等病证。止血药有凉血止血、收敛止血、化瘀止血及温经止血药之分，应根据不同出血原因选择应用。

仙鹤草

仙鹤草为蔷薇科植物龙芽草 *Agrimonia pilosa* Ledeb. 的全草。产于全国各地。主产于浙江、江苏、湖南、河南、湖北、广东、福建、山东等地。

【性味归经】苦、涩，平。归肺、心、肝、脾经。

【功效主治】

（1）收敛止血　用于咯血、吐血、衄血、便血、尿血、崩漏等。属血热者，常与生地黄、小蓟、白茅根等同用；属虚寒者，常与党参、黄芪、艾叶等同用。

（2）除湿止痢　用于虚寒久泻，泻痢清稀者，常与诃子、肉桂等同用；湿热泻痢，黏滞黄臭者，常与黄连、白头翁、地榆等同用。

（3）解毒疗疮　用于痈肿疮毒，常与金银花、蒲公英、紫花地丁等同用。

（4）截疟杀虫　用于疟疾，可与常山、青蒿配伍。滴虫性阴道炎可单用煎汁冲洗。

【用法用量】煎服，10~15g。外用适量。

白　及

白及为兰科植物白及 *Bletilla striata*（Thunb.）Reichb. f. 的地下根茎。主产于安徽、江西、四川、贵州、云南、浙江、湖南等地。

【性味归经】苦、甘、涩，微寒。归肺、肝、胃经。

【功效主治】

（1）收敛止血　用于肺热出血，可单味研末服用；肺阴不足之干咳咯血，可与枇杷叶、生地黄等同用；热伤胃络出血，可配乌贼骨或大黄研细末吞服。

（2）消肿生肌　用于疮疡初起，未成脓者，常与金银花、皂角刺、天花粉、乳香、贝母等同用；疮痈已溃，久不收口者，常研末外用以祛腐生肌。

【用法用量】煎服，3~10g。研末吞服，每次1.5~3g。外用适量。

【使用注意】反乌头、附子。

三　七

三七为五加科植物三七 *Panax notoginseng*（Burk.）F. H. Chen 的根。主产于云南、广西等地。

【性味归经】甘、微苦，温。归肝、胃经。

【功效主治】

（1）化瘀止血　用于吐血、衄血、便血、尿血、崩漏及产后出血过多等，可单用研末吞服，亦可配伍其他止血药同用。

（2）消肿定痛　用于跌打损伤所致瘀肿疼痛，可单味研末，黄酒或白酒吞服；痈疽肿痛、无名肿毒等，可配伍乳香、没药、血竭、儿茶等为末外用。

【用法用量】煎服，3～10g。研末吞服，每次1～3g。外用适量。

【使用注意】孕妇慎用。五加科之三七为正品，疗效最佳；菊叶三七与景天三七也有止血散瘀之功，前者偏于解毒，后者偏于养血安神。

蒲　黄

蒲黄为香蒲科植物水烛香蒲 *Typha angustifolia* L.、东方香蒲 *Typha orientalis* Presl 或同属植物的花粉。主产于浙江、江苏、安徽、湖北、山东等地。

【性味归经】甘，平。归肝、心包经。

【功效主治】

（1）化瘀止血　用于吐血、衄血、便血、尿血、崩漏等，可将蒲黄捣散服用；血热妄行者，可配大蓟、小蓟及白茅根同用；跌打损伤所致瘀血作痛，可单用蒲黄末温酒吞服；冲任虚损所致崩漏不止，可与龙骨、艾叶同用。

（2）利尿通淋　用于膀胱湿热所致血淋涩痛，常与生地黄、白茅根等同用。

【用法用量】煎服，3～10g。包煎。生用行血利尿，炒用止血。

【使用注意】孕妇慎用。

其他理血药，见表5-24，表5-25。

表5-24　其他活血药

药名	性味归经	功效	主治		用量（g）	备注
延胡索	辛苦温 归肝脾经	活血通络 行气止痛	气滞血瘀 肝郁气滞	跌仆损伤 诸种痛证	3～10	孕妇忌用
郁金	辛苦寒 归肝胆心肺经	活血行气 清心解郁 利胆退黄	气滞血瘀 热病神昏 湿热黄疸	胸腹胁痛 痰蒙心窍 胁肋胀痛	3～10	畏丁香
姜黄	辛苦温 归肝脾经	破血行气 通经止痛	肝郁血瘀 血瘀经闭	癥瘕痈疽 心腹诸痛	3～10	孕妇忌用
乳香	辛苦温 归心肝脾经	活血止痛 消肿生肌	血瘀气滞 疮疡痈疽	诸种疼痛 疔毒肠痈	3～10	孕妇忌用
没药	苦平 归心肝脾经	活血止痛 消肿生肌	瘀血阻滞 疮疡痈疽	心腹诸痛 疔疮肿毒	3～10	孕妇忌用
五灵脂	苦咸温 归肝肾经	活血止痛 化瘀止血	瘀血阻滞 瘀滞出血	胸腹诸痛 血瘀崩漏	3～10	畏人参，孕妇慎用
益母草	苦辛微寒 归肝心肾经	活血调经 利水消肿 清热解毒	月经不调 瘀水互结 疮痈肿毒	产后瘀痛 水肿尿少 皮肤痒疹	10～30	孕妇忌用
泽兰	苦辛微温 归肝脾经	活血化瘀 利水消肿 散瘀消痈	跌打损伤 水瘀互结 疮痈肿毒	瘀血肿痛 水肿尿少 毒蛇咬伤	6～12	
牛膝	苦酸平 归肝肾经	活血通经 强筋健骨 引血下行 利尿通淋	痛经闭经 腰膝酸痛 牙龈肿痛 热淋血淋	跌打损伤 下肢痿软 口舌生疮 石淋膏淋	6～15	活血通经、引血下行宜生用，补肝肾、强筋骨宜酒制用，孕妇忌用
鸡血藤	苦甘温 归肝肾经	活血调经 舒筋通络 养血补血	月经不调 风湿痹痛 血虚萎黄	经闭腹痛 麻木瘫痪 血不养筋	10～15	
银杏叶	甘苦涩平 归心肺经	活血止痛 敛肺平喘	胸痹心痛 肺虚咳喘	头痛眩晕 痰壅上气	9～15	

续表

药名	性味归经	功效	主治		用量（g）	备注
王不留行	苦平 归肝肾经	活血通经 下乳消肿 利尿通淋	经闭痛经 乳汁不下 小便不利	跌打损伤 乳痈肿痛 涩痛淋漓	5～10	孕妇慎用
刘寄奴	辛苦温 归心肝脾	散瘀止痛 破血通经 消食化积	跌打损伤 血瘀经闭 暑湿食积	瘀滞肿痛 产后瘀痛 脘腹胀痛	3～10	瘀滞肿痛可用生品捣烂外敷，孕妇忌用
莪术	辛苦温 归肝脾经	破血行气 消积止痛	气滞血瘀 食积不化	癥瘕积聚 脘腹胀痛	3～10	醋制止痛作用加强，孕妇忌用
三棱	苦辛平 归肝脾经	破血行气 消积止痛	气滞血瘀 食积气滞	癥瘕积聚 脘腹胀痛	3～10	醋制止痛作用加强，孕妇忌用
水蛭	咸苦平 有小毒 归肝经	破血逐瘀 散结消癥	血瘀经闭 癥瘕积聚	跌打损伤 瘀血肿痛	1.5～3 研末每次 0.3～0.5	孕妇忌用
斑蝥	辛热 有大毒 归肝胃肾经	破血消癥 攻毒蚀疮 散结逐瘀	癥瘕积聚 恶疮瘰疬 瘰疬瘭疽	血瘀经闭 积年顽癣 肿硬不破	0.03～0.06 入丸 散用，外用研末 以酒调敷	孕妇忌用
骨碎补	苦温 归肝肾经	活血续筋 补肾壮骨 聪耳固齿	跌扑闪挫 肾虚腰痛 耳鸣耳聋	筋骨折伤 骨软脚弱 牙齿松动	3～10	本品外用可治斑秃及白癜风
马钱子	苦温 有大毒 归肝脾经	活血消肿 通络止痛 散结消肿	跌打损伤 风湿顽痹 痈疽疮毒	瘀血肿痛 拘挛疼痛 咽喉肿痛	0.3～0.6	本品含士的宁，内服宜制，不可过量，孕妇忌用
穿山甲	咸微寒 归肝胃经	活血消癥 通经下乳 消肿排脓	血瘀经闭 血瘀经闭 痈疽肿毒	癥积痞块 乳汁不下 瘰疬痰核	3～10 研末吞服 每次1～1.5	痈肿已溃及孕妇忌用

表5-25 其他止血药

药名	性味归经	功效	主治		用量（g）	备注
大蓟	苦甘凉 归心肝经	凉血止血 解毒消痈	血热妄行 热毒痈肿	咯血衄血 湿热黄疸	10～15	小蓟功效与大蓟相似，善治下焦湿热
地榆	苦酸涩微寒 归肝大肠经	凉血止血 解毒敛疮 清热燥湿	血热崩漏 疔毒痈疮 湿热血痢	便血痔血 水火烫伤 湿疹湿疮	10～15	生用凉血解毒，炒黄用止血，治水火烫伤，研末合麻油用
槐花	苦微寒 归肝大肠经	凉血止血 清肝明目	血热吐衄 肝火目赤	便血痔血 头胀头痛	6～15	凉血生用，止血炒用
侧柏叶	苦涩微寒 归肺肝大肠经	凉血止血 祛痰止咳 养血生发	血热吐衄 肺热咳喘 脱发斑秃	便血崩漏 痰稠难咯 须发早白	6～12	生用凉血，炒炭止血
白茅根	甘寒 归肺胃膀胱经	凉血止血 清热利尿	血热妄行 热淋气淋	咯血吐衄 小便不利	15～30	
茜草	苦寒 归肝经	凉血止血 活血化瘀	血热妄行 血瘀经闭	吐血衄血 跌打损伤	6～10	生用活血祛瘀又止血，炒用则偏于止血
血余炭	苦平 归肝肾经	收敛止血 化瘀利尿	各种出血 血淋涩痛	咯血衄血 小便不利	3～6 研末吞服，每次1.5～3	
艾叶	苦辛温 归肝脾肾经	温经止血 散寒止痛	经寒不调 腹中冷痛	崩漏下血 宫寒不孕	3～10	散寒止痛生用，止血炒用
藕节	甘涩平 归肝肺经	收敛止血	各种出血	咯血衄血	10～15	

八、补法

补法，也叫补益法。运用具有补养作用的方药，以益气强筋、补精益血，消除虚弱证候的一种治疗大法。适用于各种原因造成的脏腑气血、阴阳虚弱或某一脏腑虚损之证。补法一般分为补气、补血、补阴、补阳四大类，具体见于补益药类。

补益药

凡具有补益功效，以补气血阴阳为主要作用，治疗各种虚证的药物，称补益药，亦称补虚药或补养药。根据各种药物功效及其主治的不同，将其分为补气药、补血药、补阴药及补阳药四类。

1. 补气药　凡具有补气功效，以补气为主要作用，治疗气虚证的药物称补气药。本类药物主要适用于气虚所致神疲乏力、少气懒言、易出虚汗及中气下陷、气虚欲脱、血行无力、气不化津、血失统摄等病证。

人　参

人参为五加科植物人参 *Panax ginseng* C. A. Mey. 的根。主产于东北地区，山东、山西、湖北等地亦产。栽培者称"园参"，野生者称"山参"，产于朝鲜者称"高丽参"。根据加工、炮制方法不同，又有"生晒参""红参""糖参""白参"等称谓。

【性味归经】甘、微苦，微温。归心、肺、脾、肾经。

【功效主治】

（1）益气固脱　用于气虚欲脱，可大剂量单用或与附子等同用；气阴两伤之虚脱，常与麦冬、山茱萸、五味子等同用。

（2）大补元气　用于元气不足，常与鹿茸（代）、巴戟天、紫河车等同用。

（3）益气活血　用于血行无力，常与川芎、瓜蒌、桂枝等同用；瘀血阻络所致偏瘫，常与当归、黄芪、川芎、麝香等同用。

（4）益气摄血　用于气虚失摄，血不循经之吐血、衄血、崩漏，常与黄芪、白术、大枣等同用。

（5）益气健脾　用于脾虚证，常与白术、茯苓、甘草同用；脾气下陷之脱肛、阴挺，常与升麻、柴胡、黄芪、白术等同用。

（6）益气补肺　用于肺气虚弱，常与黄芪、桑白皮、五味子等同用；肺虚久咳，常与五味子、款冬花、贝母等同用。

（7）益气生津　用于热病伤津，常与生石膏、知母等同用；内热消渴，常配天花粉、麦冬、葛根等同用。

（8）益气安神　用于心气不足，常与酸枣仁、黄芪、夜交藤、龙眼肉等配伍。

【用法用量】煎服，5～10g。宜文火另煎，单服或兑服。

【使用注意】本品助火敛邪，凡血热吐衄、肝阳上亢、骨蒸潮热等实证、热证均忌用。反藜芦、畏五灵脂。

黄　芪

黄芪为豆科植物蒙古黄芪 *Astragalus membranaceus*（Fisch.）Bge. var. *mongholicus*（Bge.）Hsiao 或膜荚黄芪 *Astragalus membranaceus*（Fisch.）Bge. 的根。主产于内蒙古、黑龙江、吉林、山西、甘肃、河北、四川、云南等地。

【性味归经】甘，微温。归肺、脾经。

【功效主治】

（1）补气升阳　用于中气下陷，常与人参、白术、升麻、柴胡等同用；胸中大气下陷，常配柴胡、升麻、桔梗同用。

（2）益气固表　用于气虚不固的自汗，常与牡蛎、浮小麦、麻黄根等同用；卫表不固，易感外邪者，常与白术、防风等配伍。

（3）益气利水　用于气虚水肿，常配白术、陈皮、茯苓等同用。

（4）益气摄血　用于气不摄血的吐衄、崩漏、便血、紫癜，常与人参、白术等同用。

（5）益气活血　用于气虚血瘀所致肌肤麻木不仁，常与桃仁、当归、川芎等配伍；中风偏瘫，常配地龙、红花、川芎等同用；胸痹心痛，常与丹参、瓜蒌壳等同用。

（6）托毒排脓　用于气血不足，脓成不溃者，常与当归、川芎、穿山甲、皂角刺等同用；疮疡溃后久不收口，常与白芍、丹参、天花粉等同用。

【用法用量】煎服，10～15g。补气升阳蜜炙用；托毒排脓生用。

党　参

党参为桔梗科植物党参 *Codonopsis pilosula*（Franch）Nannf.、素花党参 *Codonopsis pilosula* Nannf. var. *modesta*（Nannf.）L. T. Shen 或川党参 *Codonopsis tangshea* Oliv. 的根。因产地、种类不同而有多种称谓。"潞党参""台党参"为党参的根，主产于山西、甘肃、河南、内蒙古、云南等地；"东党参"为党参的栽培品，主产于吉林、辽宁；"西党参"为素花党参的根，主产于四川、甘肃、陕西等地；"条党参"为川党参的根，主产于四川、湖北等地。

【性味归经】甘，平。归脾、肺经。

【功效主治】

（1）益气补中　用于脾气虚证，常与茯苓、白术、炙甘草等同用；气虚下陷证，常与黄芪、升麻、白术等同用。

（2）益气补肺　用于肺气不足证，可与黄芪、五味子、桑白皮等同用。

（3）益气生津　用于热伤气津，心烦口渴，常与生石膏、竹叶、麦冬等同用。

（4）益气生血　用于气血两虚，常与熟地黄、黄芪、当归等同用。

【用法用量】煎服，10～30g。

【使用注意】反藜芦。

白　术

白术为菊科植物白术 *Atractylodes macrocephala* Koidz. 的根茎。主产于浙江、安徽、重庆等地。

【性味归经】苦、甘，温。归脾、胃经。

【功效主治】

（1）益气健脾　用于脾气虚证，常与党参、茯苓等同用；脾虚失运，便秘难下者，可与生地黄、升麻、当归等同用。

（2）燥湿利水　用于水饮内停之水肿，常与桂枝、茯苓等同用；脾虚湿盛之泄泻，常与陈皮、法半夏、茯苓等同用。

（3）固表止汗　用于表虚汗出，常与黄芪、防风等同用；阴虚盗汗，常与黄芪、石斛、牡蛎、浮小麦等同用；气虚自汗，常与人参、黄芪、茯苓同用。

（4）益气安胎　用于气血亏虚所致滑胎，常与人参、黄芪等同用；肾虚胎元不固，常与桑寄生、杜仲等配伍。

【用法用量】煎服，6～12g。燥湿利水生用，益气健脾炒用。

【使用注意】阴虚火旺者忌用。

甘 草

甘草为豆科植物甘草 *Glycyrrhiza uralensis* Fisch.、胀果甘草 *Glycyrrhiza inflata* Batal. 或光果甘草 *Glycyrrhiza glabra* L. 的根及根茎。主产于内蒙古、甘肃、新疆、青海、宁夏等地。

【性味归经】甘，平。归心，肺，脾，胃经。

【功效主治】

（1）益气补中　用于脾气虚证，常与人参、白术、茯苓等配伍。

（2）祛痰止咳　用于风寒咳嗽，常与麻黄、苦杏仁等配伍；风热咳嗽，常与桑叶、菊花等配伍；湿痰咳嗽，常与陈皮、半夏等配伍；肺燥咳嗽，常与桑叶、麦冬等配伍。

（3）清热解毒　用于痈疽疮疡，常与金银花、连翘同用；咽喉肿痛，常与桔梗、射干同用；各种药物、食物中毒，可单用，亦可与绿豆、金银花等同用。

（4）缓急止痛　用于筋脉失养所致脘腹挛急作痛，常与白芍同用；肢体拘挛转筋，常与木瓜、白芍同用。肝郁胁痛，常与柴胡、白芍、当归等同用。

（5）调和诸药　在复方中用甘草，以减轻或缓和药物的偏性和毒性。与附子、干姜同用，能缓和姜、附之温燥；与生石膏、知母同用，能缓和两者之寒凉。

【用法用量】煎服，3～10g。清热解毒宜生用；补中缓急宜炙用。

【使用注意】不宜与海藻、甘遂、大戟、芫花同用。令人中满，故湿盛、呕吐、胸腹胀满者忌服。有水钠潴留作用，不宜长期大量服用。

2. 补血药　凡具有补血功效，以补益血液为主要作用，治疗血虚证的药物称补血药。本类药物主要适用于心肝血虚所致面色无华、心悸怔忡、失眠健忘、头晕耳鸣、月经后期、经血量少色淡等病证。补血药大多滋腻碍胃，凡湿浊中阻、脘腹胀满者不宜服用。脾胃虚弱者，可配伍健脾消食药同用。

熟地黄

熟地黄为玄参科植物地黄 *Rehmannia glutinosa* Libosch. 的根。我国大部分地区均产，主产于河南、浙江、陕西、山西、江苏等地。由生地黄加工炮制而成。

【性味归经】甘，微温。归肝、肾经。

【功效主治】

（1）补血调经　用于血虚证，常与当归、白芍等同用；月经后期或量少色淡，可与当归、黄芪、阿胶、川芎等配伍。

（2）滋阴填髓　用于肾精不足，常与山茱萸、山药等同用；肝阴不足，常与枸杞子、菊花等同用。

【用法用量】煎服，10～15g。清热凉血用鲜地黄；滋阴生津用生地黄；养血填精用熟地黄。

【使用注意】本品甘润黏腻，凡脘腹胀满，食少便溏者忌用。

当 归

当归为伞形科植物当归 *Angelica sinensis*（Oliv.）Diels 的根。主产于甘肃、陕西、四川、湖北、云南等地。

【性味归经】甘、辛，温。归肝、心、脾经。

【功效主治】

（1）补血调经　用于血虚所致面色苍白、月经不调等，常与熟地黄、黄芪、白芍等同用。

（2）活血止痛　用于跌打损伤，瘀血肿痛，常与乳香、没药、桃仁等同用；寒滞经络之痹痛，常与川芎、桂枝、细辛等同用。

（3）润肠通便　用于血虚津亏所致肠燥便秘，常与肉苁蓉、郁李仁、枳壳同用。

【用法用量】煎服，5～15g。补血用当归身，活血用当归尾。

【使用注意】本品滑肠，湿盛中满，大便溏泻者慎用。

白　芍

白芍为毛茛科植物芍药 *Paeonia lactiflora* Pall. 的根。主产于浙江、四川、安徽、陕西、甘肃等地。根据加工方法不同，分"生白芍""炒白芍""酒炒白芍""土炒白芍"和"焦白芍"。

【性味归经】苦、酸、甘，微寒。归肝、脾经。

【功效主治】

（1）补血调经　用于肝血亏虚，常与制首乌、阿胶等同用；月经不调、痛经崩漏，常与当归、熟地黄、川芎等同用。

（2）平肝止痛　用于肝阳上亢所致头晕头痛，常与龙骨、牛膝等同用；肝旺乘脾所致腹痛泄泻，常配陈皮、白术、防风等同用。

（3）敛阴止汗　用于阴虚盗汗，常与五味子、浮小麦同用；气虚自汗，常与黄芪、白术等同用；风寒表虚有汗，常与桂枝、生姜、大枣同用。

【用法用量】煎服，6～15g。平肝、敛阴生用；养血调经炒用。

【使用注意】反藜芦。

何首乌

何首乌为蓼科植物何首乌 *Polygonum multiflorum* Thunb. 的块根。主产于河南、湖北、广东、广西、安徽、江苏、四川、贵州、重庆等地。

【性味归经】甘、涩，微温。归肝、心、肾经。

【功效主治】

（1）补血乌发　用于血虚所致头晕心悸，常与熟地黄、当归、白芍等配伍；须发早白，常与枸杞子、菟丝子、当归等同用。

（2）填精补髓　用于肾精不足之筋骨萎软、腰膝无力，常与桑椹、熟地黄、杜仲等同用。

（3）润肠通便　用于血虚津亏所致肠燥便秘，常与当归、肉苁蓉等同用。

（4）解毒消痈　用于湿热风毒所致遍身脓窠、黄水淋漓、肌肉溃烂，常与防风、荆芥、金银花、苦参等同用。

【用法用量】煎服，6～12g。补益精血用制首乌；解毒、润肠用生首乌。

【使用注意】本品滑润，大便溏泻者慎用。制首乌滋补收敛，湿疮重者忌用。

3. 补阴药　凡具养阴生津功效，以滋养阴液，生津润燥为主要作用，治疗阴虚证的药物称补阴药，亦称养阴药或滋阴药。本类药物主要适用于阴液亏虚所致咽干口燥、便秘尿黄及阴虚内热所致五心烦热、潮热盗汗等病证。其药物大多甘寒滋腻，凡脾胃虚弱、痰湿内阻、纳呆便溏者不宜用。

沙　参

沙参分为北沙参和南沙参两种。北沙参为伞形科植物珊瑚菜 *Glehnia littoralis* Fr. Schmidt ex Miq. 的根。主产于山东、河北、辽宁、江苏等地。南沙参为桔梗科植物轮叶沙参 *Adenophora tetraphylla*（Thunb.）Fisch. 或沙参 *Adenophora stricta* Miq. 及杏叶沙参 *Adenophora axilliflora* Borb. 的根。主产于安

徽、重庆、江苏、四川、浙江、河北、山西等地。

【性味归经】甘，微寒。归肺、胃经。

【功效主治】

（1）养阴清肺 用于燥热伤肺所致干咳少痰，常与麦冬、天花粉配伍；阴虚劳嗽，常与贝母、知母、麦冬、鳖甲等同用。

（2）益胃生津 用于胃阴不足所致口燥咽干，常与生地黄、麦冬等配伍。

【用法用量】煎服，10~15g。

【使用注意】两种沙参功用相似。北沙参长于滋阴润肺，治肺阴不足；南沙参长于清肺化痰，治肺热咳嗽。反藜芦，恶防己。

麦 冬

麦冬为百合科植物麦冬 *Ophiopogon japonicus*（Thunb.）Ker–Gawl. 的块根。主产于四川、重庆、浙江、湖北、云南、贵州、广西、福建等地。

【性味归经】甘、微苦，微寒。归心、肺、胃经。

【功效主治】

（1）养阴润肺 用于燥热伤肺所致干咳痰黏，常与桑叶、沙参、玉竹、瓜蒌等同用；肺肾阴虚所致劳嗽咯血，常与天冬、生地黄等同用。

（2）益胃生津 用于内热消渴，常与北沙参、玉竹、玄参等同用；胃气阴两伤，常与人参、竹茹、枇杷叶等同用。

（3）清心除烦 用于阴虚火旺所致心烦失眠，常与玄参、柏子仁等同用；邪热扰心所致心烦不寐、神昏谵语，常与水牛角、丹参、黄连等同用。

（4）润肠通便 用于温病灼津、无水舟停者，常与玄参、大黄、生地黄等同用；血虚津枯、便结难排，常与当归、北沙参、郁李仁、火麻仁等同用。

【用法用量】煎服，6~12g。

【使用注意】脾虚便溏及外感风寒咳嗽者忌用。

枸杞子

枸杞子为茄科植物宁夏枸杞 *Lycium barbarum* L. 的果实。主产于甘肃、青海、新疆、内蒙古、河北等地。

【性味归经】甘，平。归肝、肾、肺经。

【功效主治】

（1）益精补肾 用于肾精亏虚所致腰膝酸软，常与熟地黄、杜仲等同用。

（2）养肝明目 用于肝血亏虚所致目暗不明，常与熟地黄、菊花等同用。

（3）润肺止咳 用于肺阴不足所致干咳少痰，常与麦冬、贝母、阿胶等同用。

【用法用量】煎服，6~12g。亦可熬膏、浸酒或入丸散。

【使用注意】脾虚便溏者慎用。

百 合

百合为百合科植物卷丹 *Lilium lancifolium* Thunb. 、百合 *Lilium brownii* F. E. Brown var. *viridulum* Baker 或细叶百合 *Lilium pumilum* D C. 的肉质鳞叶。全国大部分地区均产。主产于湖南、浙江、四川、江苏、重庆、安徽、陕西等地。

【性味归经】甘，寒。归肺、心经。

【功效主治】

（1）养阴润肺　用于痰热灼伤肺津所致痰黏不爽，常与贝母、黄芩等同用；燥邪伤肺所致干咳少痰，常与百部、桑叶等同用；肺肾阴虚所致痨嗽咯血，常与麦冬、生地黄、贝母等同用。

（2）清心安神　用于热病伤阴所致虚烦失眠，常与知母、生地黄等同用。

【用法用量】煎服，6~12g。清心生用，润肺炙用。

4. 补阳药　凡具有温补阳气功效，以补助人体阳气为主要作用，治疗阳虚证的药物，称为补阳药，又称壮阳药或助阳药。本类药物主要适用于阳气不足所致形寒肢冷、面色㿠白、神疲自汗及阳气欲脱等病证。补阳药大多药性温燥，易伤阴耗液，凡阴虚火旺者不宜用。

鹿　茸

鹿茸为鹿科动物梅花鹿 *Cervus nippon* Temminck 或马鹿 *Cervus elaphus* Linnaeus 的雄鹿未骨化密生茸毛的幼角。前者习称"花鹿茸"，后者习称"马鹿茸"。花鹿茸主产于东北长白山区、辽宁、吉林、北京、天津等地；马鹿茸主产于东北长白山区及甘肃、内蒙古、新疆、青海、海南、四川、云南、西藏等地。

【性味归经】甘、咸，温。归肾、肝经。

【功效主治】

（1）补肾壮阳　用于肾阳不足所致阳痿早泄、宫冷不孕，可单用研末，亦可配人参、肉苁蓉、肉桂等同用。

（2）强筋健骨　用于肝肾不足所致筋骨痿软，常配熟地黄、杜仲、牛膝同用。

（3）固冲止带　用于冲任不固所致崩漏不止、带下清稀，常与当归、阿胶、狗脊、白蔹等同用。

（4）托毒起陷　用于阴疽久溃不敛、脓出清稀者，常与黄芪、当归等同用。

【用法用量】研末冲服或入丸散服，1~2g，分3次服。

【使用注意】阴虚内热及外感实热者忌用。鹿角为已骨化的角，可作为鹿茸的代用品，但药力减弱。鹿角胶为鹿角煎熬而成的胶，功专补肝肾、益精血，且能止血。鹿角霜为鹿角熬制鹿胶后剩余的骨渣，功在益肾助阳活血，补益力弱，不但滋腻，且兼有收敛作用。

冬虫夏草

冬虫夏草为麦角菌科真菌冬虫夏草菌 *Cordyceps sinensis*（BerK.）Sacc. 寄生在蝙蝠蛾科昆虫蝙蝠蛾幼虫上的子座及幼虫尸体的复合体。主产于四川、青海、云南等地。

【性味归经】甘，温。归肺、肾经。

【功效主治】

（1）补肾壮阳　用于肾阳不足、肾气亏虚之阳痿滑精、腰膝酸软，常与鹿茸、杜仲、淫羊藿配伍；肾不纳气、久咳虚喘，常与补骨脂、蛤蚧、胡桃肉同用。

（2）补肺止嗽　用于肺虚久咳，常与沙参、阿胶、贝母、三七等同用；肺卫失固之体虚自汗，可用本品与鸡、鸭、鱼、猪肉等同炖服。

【用法用量】煎服，3~9g。或与鸡、鸭、猪肉等炖服。

杜　仲

杜仲为杜仲科植物杜仲 *Eucommia ulmoides* Oliv. 的树皮。主产于四川、重庆、云南、贵州、湖北、陕西、河南等地。

【性味归经】甘，温。归肝、肾经。

【功效主治】

（1）补肾助阳　用于肾阳虚，常与人参、巴戟天等配伍；下元虚冷，常与山茱萸、山药、益智仁等同用。

（2）强筋健骨　用于肝肾不足所致腰膝酸痛、肢软无力，可单用酒煎服，或与续断、怀牛膝、熟地黄、胡桃肉等同用。

（3）补肾安胎　用于肾虚不固所致胎动不安，常与续断、桑寄生等同用。

【用法用量】煎服，6～10g。

【使用注意】阴虚火旺者慎用。

淫羊藿

淫羊藿为小檗科植物淫羊藿 *Epimedium brevicornum* Maxim.、箭叶淫羊藿 *Epimedium sagittatum* (Sieb. et Zucc.) Maxim.、柔毛淫羊藿 *Epimedium pubescens* Maxim.、巫山淫羊藿 *Epimedium wushanense* T. S. Ying 及朝鲜淫羊藿 *Epimedium koreanum* NaKai 的地上部分。亦称"仙灵脾"。主产于四川、重庆、陕西、山西、湖北、辽宁等地。

【性味归经】辛、甘，温。归肝、肾经。

【功效主治】

（1）温肾壮阳　用于肾阳不足所致阳痿不举，单味泡酒即可，亦可配仙茅、巴戟天、人参、丁香等同用；妇女宫冷不孕，多与鹿茸、仙茅、当归等同用。

（2）强筋健骨　用于肝肾亏虚，腰膝酸软，常与巴戟天、杜仲、熟地黄同用。

（3）祛风除湿　用于风寒湿痹，筋脉拘挛，常与威灵仙、川芎、桂枝等同用。

【用法用量】煎服，3～10g。可浸酒、熬膏或入丸散。

【使用注意】本品燥烈，辛温助火，凡阴虚火旺，阳强易举者忌用。

其他补益药，见表5-26至表5-28。

表5-26　其他补气血药

药名	性味归经	功效	主治		用量（g）	备注
西洋参	甘凉 归胃肺肾经	益气养阴 益肺生津	气阴两虚 肺虚久咳	乏力咽干 津伤口渴	3～6	反藜芦
太子参	甘微苦平 归脾肺经	益气健脾 生津润肺	脾虚倦怠 阴津亏虚	食欲不振 肺燥干咳	10～30	反藜芦
山药	甘平 归脾肺肾经	补脾养胃 益肺生津 补肾涩精	脾气虚弱 肺虚咳喘 肾虚遗精	胃阴不足 内热消渴 尿频带下	15～30	健脾炒用，生津生用
刺五加	辛微苦温 归脾肾心经	益气健脾 补肾安神	脾肺食少 腰膝酸软	气短乏力 失眠健忘	10～30	阴虚内热慎用
绞股蓝	甘微苦寒 归肺脾心肾经	益气养阴 清肺化痰 养心安神 益肾固精	气虚乏力 肺热痰稠 心脾两虚 肾虚不固	阴伤口渴 咳嗽喘息 心悸失眠 梦遗滑精	5～15	有降血脂、降血糖、免疫调节及性激素样作用
大枣	甘温 归脾胃经	补中益气 养血安神 缓和药性	脾胃虚弱 妇人脏躁 制约峻猛和毒药药性	乏力便溏 心神不安	10～30	
阿胶	甘平 归肺肝肾	补血止血 滋阴润燥	各种血虚 阴虚燥咳	诸种出血 肠燥便秘	5～15	烊化兑服

续表

药名	性味归经	功效	主治		用量（g）	备注
龙眼肉	甘温 归心脾经	补血安神 补益心脾	血虚失眠 心脾两虚	心神不宁 心悸纳差	10~15	
紫河车	甘咸温 归心肺肾经	补血益精 益气补肾	血少精亏 阳痿早泄	不孕少乳 腰酸耳鸣	1.5~3	

表 5-27　其他补阴药

药名	性味归经	功效	主治		用量（g）	备注
明党参	甘微苦凉 归肝脾肺经	养阴和胃 润肺化痰	口干食少 肺燥咳嗽	呕恶反胃 干咳少痰	5~10	脾虚泄泻慎用，反藜芦
玉竹	甘微寒 归肺胃经	养阴润燥 生津止渴	燥热伤肺 肺胃阴伤	干咳少痰 咽干口渴	6~12	痰食内蕴忌用
黄精	甘平 归肺脾肾经	养阴润肺 益气健脾 补肾填精	阴虚肺燥 脾胃虚弱 肾虚精亏	劳嗽咯血 食少倦怠 须发早白	10~15	中寒便溏气滞腹胀者慎用
石斛	甘微寒 归胃肾经	养阴清热 益胃生津	津伤烦渴 胃阴不足	内热消渴 食少干呕	6~12	本品助湿，舌苔厚腻者忌用
天冬	甘苦寒 归肺肾经	养阴润燥 清肺生津	咽干口渴 肺燥阴伤	肠燥便秘 干咳痰黏	6~12	脾虚便溏者忌用
桑椹	甘酸寒 归心肝肾经	滋阴补血 生津润燥	须发早白 津伤口渴	眩晕耳鸣 肠燥便秘	10~15	脾胃虚寒及腹泻者忌用
女贞子	甘苦凉 归肝肾经	滋补肝肾 乌须明目	眩晕耳鸣 目暗不明	腰膝酸软 须发早白	6~12	
鳖甲	咸寒 归肝肾经	滋阴潜阳 退热除蒸 软坚散结	阴虚阳亢 阴虚发热 胸腹癥块	虚风内动 骨蒸盗汗 癥瘕积聚	10~24	滋阴潜阳生用，软坚散结醋炙用，先煎
龟甲	甘咸寒 归肝肾心经	滋阴潜阳 益肾健骨 退热除蒸 养血补心	阴虚阳亢 肾精不足 阴虚发热 心虚惊悸	头晕目眩 筋骨痿软 骨蒸盗汗 失眠健忘	10~24	打碎先煎，孕妇忌用

表 5-28　其他补阳药

药名	性味归经	功效	主治		用量（g）	备注
海马	甘温 归肾肝经	补肾壮阳 散结消肿	肾虚喘促 癥瘕积聚	阳痿早泄 跌扑损伤	3~10	孕妇及阴虚火旺者忌用
仙茅	辛热小毒 归肾肝脾经	温肾壮阳 强筋健骨 祛风除湿	阳痿早泄 腰膝酸痛 寒湿痹痛	精冷不育 筋骨萎软 筋脉拘挛	3~10	本品燥热伤阴，阴虚火旺者忌用
巴戟天	甘辛微温 归肝肾经	补肾助阳 强筋健骨 祛风除湿	阳痿早泄 腰膝冷痛 风湿痹痛	宫冷不孕 筋骨萎软 屈伸不利	3~10	本品温而不燥，补而不滞
补骨脂	辛苦温 归肾脾经	补肾壮阳 温脾止泻 纳气平喘	阳痿早泄 脾肾阳虚 肾不纳气	腰膝冷痛 五更泄泻 虚寒咳喘	6~10	
益智仁	辛温 归肾脾经	温肾壮阳 固精缩尿 温脾止泻 摄涎止唾	下焦虚寒 肾虚遗尿 中寒腹痛 脾胃虚寒	阳痿不举 遗精白浊 吐泻食少 口多涎唾	3~9	阴虚火旺或因热而遗者忌用

续表

药名	性味归经	功效	主治		用量（g）	备注
菟丝子	甘温 归肝肾脾经	温肾壮阳 强筋健骨 固精缩尿 养肝明目 温脾止泻 补肾安胎	阳痿不举 筋骨萎软 遗精遗尿 目暗昏花 脾虚失运 冲任不固	宫冷不孕 腰痛脚弱 白带白浊 视物不明 泄泻食少 胎动下血	6~12	阴虚火旺、大便燥结、小便短赤者忌用
沙苑子	甘温 归肝肾经	补肾固精 养肝明目	早泄滑精 目暗不明	白浊带下 眼目昏花	10~15	阴虚火旺者慎用
胡芦巴	苦温 归肾经	温肾助阳 散寒止痛	阳痿滑泄 阳虚寒凝	精冷囊湿 足膝冷痛	3~10	阴虚火旺者忌用
肉苁蓉	甘咸温 归肾大肠经	温补肾阳 益精补髓 润肠通便	阳痿早泄 腰酸腿软 津伤血枯	宫冷不孕 筋骨无力 肠燥便秘	6~9	阴虚火旺、腹泻便溏者忌用
锁阳	甘温 归脾肾大肠经	补肾助阳 润肠通便	精冷不育 津亏血虚	阳痿滑精 阴虚便秘	6~10	脾虚泄泻、实热便秘忌用
蛤蚧	咸平 归肺肾经	助阳益精 补肺益肾	阳痿不举 久咳虚喘	遗精滑泄 劳嗽咯血	3~6	研末服用
韭菜子	辛甘温 归肝肾经	壮阳固精 温补肝肾	阳痿遗精 腰膝酸软	白带白浊 步履艰难	3~9	阴虚火旺忌用
续断	苦辛微温 归肝肾经	补肾助阳 强筋健骨 止血安胎 疗伤续折	阳痿滑泄 筋骨痿软 崩漏下血 跌打损伤	遗精遗尿 腰膝酸痛 胎动不安 筋骨折伤	9~15	崩漏下血宜炒用，风湿热痹忌用
狗脊	苦甘温 归肝肾经	补肾固精 强筋健骨 祛风除湿	遗尿遗精 腰膝酸软 风湿痹痛	白带白浊 下肢无力 手足麻木	6~12	阴虚有热，口苦口干者忌用

九、其他

在上述八纲辨证论治原则指导的八种基本治疗大法药物运用基础上，针对需要收敛固涩、安神开窍、驱虫及外治痈疽疔毒的病证用药，具体分类用药如下。

（一）固涩药

凡具收敛固涩功效，以敛耗散、固滑脱为主要作用，治疗多汗、遗泄滑脱、崩漏带下的药物，称固涩药或收涩药。本类药物根据其作用特点，分收敛止汗、涩肠止泻、涩精缩尿及固崩止带四类。

1. 收敛止汗药　凡具止汗功效，以收敛止汗为主要作用，治疗汗出不止的药物，称收敛止汗药。本类药物主要适用于卫阳不固、津液外泄的自汗及阴虚内热、迫津外泄的盗汗等病证。

麻黄根

麻黄根为麻黄科植物草麻黄 *Ephedra sinica* Stapf. 或中麻黄 *Ephedra intermedia* Schrenk et C. A. Mey. 的根及根茎。主产于甘肃、内蒙古等地。

【性味归经】甘、微涩，平。归肺经。

【功效主治】收敛止汗。用于表虚自汗，常与黄芪、白术同用；阳虚自汗，常与附子同用；阴虚盗汗，常与熟地黄、山茱萸同用；产后虚汗，常与黄芪、当归同用。

【用法用量】煎服，3~10g。

【使用注意】表邪未解者忌用。

五味子

五味子为木兰科植物五味子 *Schisandra chinensis*（Turcz.）Baill. 或华中五味子 *Schisandra sphenan-thera* Rehd. et Wils. 的果实。前者习称"北五味子"，主产于辽宁、黑龙江等地；后者习称"南五味子"，主产于湖北、山西、陕西、河南、云南等地。

【性味归经】酸、甘，温。归肺、心、肾经。

【功效主治】

（1）收敛固涩　用于阳虚自汗，常与白术、黄芪、浮小麦、麻黄根等同用；肺虚久咳，常与罂粟壳同用；遗精滑精，常与桑螵蛸、龙骨、山茱萸等同用；脾肾虚寒久泻不止，可与吴茱萸、补骨脂、肉豆蔻等同用。

（2）生津止渴　用于阴虚内热，消渴多饮，常与人参、麦冬、知母、天花粉等同用；热病后期，气阴两伤，气短体倦、汗多口渴，常与人参、麦冬等同用。

（3）宁心安神　用于阴血不足所致心悸失眠，常与酸枣仁、茯神、远志同用。

【用法用量】煎服，3~6g。研末服，每次1~3g。

2. 涩肠止泻药　凡具有止泻功效，以涩肠止泻为主要作用，治疗久泻滑脱的药物，称涩肠止泻药。本类药物主要适用于久泻久痢、大便清稀、日久不愈、脘冷腹痛、喜温喜按等虚寒病证。若属湿热痢疾，则并非所宜。

肉豆蔻

肉豆蔻为肉豆蔻科植物肉豆蔻 *Myristica fragrans* Houtt. 的成熟种仁。主产于广东、广西、云南等地，印尼、印度、新加坡亦产。

【性味归经】辛，温。有小毒。归脾、胃、大肠经。

【功效主治】

（1）涩肠止泻　用于脾肾虚寒所致便溏久泻，常与吴茱萸、补骨脂等同用。

（2）温中行气　用于寒郁中焦所致脘冷胀痛，常与木香、大枣、半夏等同用。

【用法用量】煎服，3~10g。入丸散，每次0.5~1g。宜煨熟去油后用。

【使用注意】湿热泻痢，胃热疼痛者忌用。未经炮制或用量过大，可致中毒。

乌　梅

乌梅为蔷薇科植物梅 *Prunus mume*（Sieb.）Sieb. et Zucc. 的近成熟果实。主产于重庆、四川、福建、贵州、湖南、浙江、湖北等地。

【性味归经】酸、涩，平。归肝、脾、肺、大肠经。

【功效主治】

（1）涩肠止泻　用于脾肾阳虚所致久泻不止，常与肉豆蔻、人参、诃子等同用。

（2）敛肺止咳　用于肺虚久咳少痰或干咳无痰，常与罂粟壳、苦杏仁等同用。

（3）生津止渴　用于阴虚内热烦渴，常与天花粉、麦冬、人参等同用。

（4）安蛔止痛　用于蛔厥腹痛，常与花椒、干姜、川楝子等同用。

【用法用量】煎服，6~12g。止泻、止血宜炒炭用。

3. 涩精缩尿药　凡具涩精缩尿功效，以涩精止遗、固摄小便为主要作用，治疗遗精滑精、遗尿尿频的药物，称涩精缩尿药。本类药物主要适用于肾虚失藏、精关不固之遗精滑精或肾气不固、膀胱失约之遗尿尿频等病证。外邪内侵、湿热下注所致遗精尿频不宜用。

山茱萸

山茱萸为山茱萸科植物山茱萸 *Cornus officinalis* Sieb. et Zucc. 的成熟果肉。主产于浙江、河南、安徽、四川、陕西、山西等地。

【性味归经】酸、涩，微温。归肝、肾经。

【功效主治】

(1) 收敛固涩　用于遗精滑精、遗尿尿频，常与补骨脂、桑螵蛸等同用；崩漏下血、月经过多，常与当归、白芍等同用；大汗虚脱，常与人参、附子同用。

(2) 补益肝肾　用于肝肾不足，腰膝酸软，常与熟地黄、杜仲、淫羊藿同用。

【用法用量】煎服，6 ~ 12g。急救固脱，可用至 20 ~ 30g。

桑螵蛸

桑螵蛸为螳螂科昆虫大刀螂 *Paratenodera sinensis* Saussure、小刀螂 *Statilia maculata*（Thunberg）或巨斧螳螂 *Hierodulapatellifera*（Serville）的卵鞘。主产于广西、云南、湖北、安徽、河北、河南、江苏、浙江、山东等地。

【性味归经】甘、咸，微温。归肝、肾经。

【功效主治】

(1) 固精缩尿　用于肾虚遗精、滑精、白浊，常与龙骨、山茱萸、五味子、沙苑子等同用；膀胱虚冷之遗尿尿频，可与山茱萸、菟丝子、人参等同用。

(2) 补肾助阳　用于肾阳不足之阳痿，常与鹿茸、肉苁蓉、菟丝子等同用。

【用法用量】煎服，6 ~ 10g。

金樱子

金樱子为蔷薇科植物金樱子 *Rosa laevigata* Michx. 的成熟果实。主产于广东、四川、湖南、江西、浙江、重庆、云南、贵州、河北等地。

【性味归经】甘、酸、涩，平。归肾、膀胱、大肠经。

【功效主治】

(1) 固精缩尿　用于肾气不固之遗精滑精，常与菟丝子、补骨脂同用；膀胱失约之遗尿尿频，常与桑螵蛸、益智仁、山药等同用。

(2) 涩肠止泻　用于脾虚久泻，常与党参、白术、山药、芡实等同用。

【用法用量】煎服，6 ~ 12g。

4. 固崩止带药　凡具固崩止带功效，以固崩止带为主要作用，治疗崩漏带下的药物，称固崩止带药。本类药物主要适用于冲任不固、带脉失约所致的崩漏下血、带下淋漓等病证。

海螵蛸

海螵蛸为乌贼科动物无针乌贼 *Sepiella maindroni de* Rochebrune 或金乌贼 *Sepia esculenta* Hoyle 的内壳，亦称"乌贼骨"。主产于浙江、江苏、广东、福建、山东、辽宁等地。

【性味归经】咸、涩，微温。归肝、肾、脾、胃经。

【功效主治】

(1) 止带固精　用于肾虚失摄之带下清稀，常与山药、牡蛎、续断等同用；脾虚失约之白带量多，常与党参、白术、芡实等同用；肾失封藏之遗精滑精，常与山茱萸、菟丝子、沙苑子、龙骨等同用。

(2) 固崩止漏　用于冲任不固所致崩漏下血，常与黄芪、山茱萸等同用。

（3）制酸止血　用于脾胃虚寒所致胃痛吐酸，常与浙贝母、白芷等同用。胃出血者，常与白及等分为末服用。外伤出血，可单用本品研末外敷。

（4）收湿敛疮　用于湿疮湿疹，常与黄连、黄柏、青黛、煅石膏研末外用。

【用法用量】煎服，6～12g。外用适量。

【使用注意】本品收敛除湿，伤阴助热，阴虚多热者慎用。

其他固涩药，见表5－29至表5－32。

表5－29　其他收敛止汗药

药名	性味归经	功效	主治		用量（g）
糯稻根须	甘凉 归心肝肺经	收敛止汗 退热除蒸	表虚自汗　阴虚盗汗 虚热不退　骨蒸潮热		15～30
浮小麦	甘凉 归肺心经	收敛止汗 退热除蒸	气虚自汗　阴虚盗汗 阴虚发热　骨蒸劳热		15～30

表5－30　其他涩肠止泻药

药名	性味归经	功效	主治		用量（g）	备注
诃子	苦酸涩平 归肺大肠经	涩肠止泻 敛肺利咽	脾虚久泻　肠风下血 肺虚咳喘　咽痛音哑		3～10	涩肠止泻煨用，敛肺利咽 生用
赤石脂	甘酸涩温 归脾胃大肠经	涩肠止泻 收敛止血 敛疮生肌	大便稀溏　久泻不愈 崩漏下血　便血痔血 疮疡溃烂　久不收口		9～12	湿热泻痢忌用，孕妇慎用， 畏官桂
罂粟壳	酸涩平 归肺大肠肾经	涩肠止泻 敛肺止咳 麻醉止痛	脾虚失运　久泻不止 肺虚久咳　痰少声弱 心胃脘腹及筋骨诸痛		3～6	易致中毒成瘾，不可过量 久服

表5－31　其他涩精缩尿药

药名	性味归经	功效	主治		用量（g）
覆盆子	甘酸温 归肾膀胱经	固精缩尿 益肾填精 养肝明目	遗尿尿频　遗精滑精 阳痿不举　筋骨痿软 肝血不足　视物不清		5～10
莲须	甘涩平 归心肾经	涩精止遗	遗精滑精　遗尿带下		3～6
芡实	甘涩平 归脾肾经	固精缩尿 健脾止泻 除湿止带	肾虚遗精　小便不禁 脾虚泄泻　久泻不愈 下元虚冷之白带清稀		10～15

表5－32　其他固崩止带药

药名	性味归经	功效	主治		用量（g）	备注
椿皮	苦涩寒 归肝肾大肠经	收敛止血 收敛止带 收敛止泻	血热崩漏　月经过多 赤白带下　经浊淋漓 久泻久痢　日久不愈		3～10	本品收敛兼清湿热，脾胃虚 寒慎用
鸡冠花	甘涩凉 归肝大肠经	收敛止血 收敛止带 涩肠止痢	崩漏下血　便血痔血 脾虚带下　湿热带下 赤白下痢　久泻不止		6～12	本品收敛兼清湿热

（二）安神药

凡具有安定神志功效，以镇惊、养心为主要作用，治疗神志不安的药物，称安神药。安神药分重镇安神药及养心安神药两类，分别适用于心神受扰及心神失养所致的惊悸怔忡、失眠多梦等病证。本类药物多属对症治标之品，部分矿石类药物有毒，应中病即止，不可久服。

朱　砂

朱砂为硫化物类辰砂族矿物辰砂 Cinnabar 矿石，主含硫化汞（HgS）。主产于湖南、贵州、四川、广西等地。

【性味归经】甘，微寒。有毒。归心经。

【功效主治】

（1）镇心安神　用于心火亢盛所致烦躁不眠，常与黄连、栀子等同用；痰热蒙蔽心窍之癫狂，常与郁金、白矾等同用。

（2）解毒祛腐　用于恶疮初起，常与雄黄、麝香等配伍；疮疡溃不长肉，可与珍珠粉、血竭等配伍外用；咽喉肿痛、口舌生疮，可配冰片、硼砂外用。

【用法用量】入丸散或研末冲服，每次 0.1～0.5g。不宜入煎。外用适量。

【使用注意】本品有毒，内服不可过量或持续服用，以防汞中毒。火煅则析出水银，增强毒性，故入药只宜生用。

龙　骨

龙骨为古代哺乳动物象、犀、鹿、牛、三趾马等的骨骼化石，由磷灰石 Apatite 及方解石 Calcite 和少量黏土组成。主产于内蒙古、河北、山西、陕西、甘肃、河南、湖北及四川等地。

【性味归经】甘、涩，平。归心、肝、肾、大肠经。

【功效主治】

（1）镇心安神　用于心悸怔忡、心神不安，常与龟甲、石菖蒲、远志等配伍。

（2）平肝潜阳　用于肝阳上亢所致头晕目眩，多与生赭石、生白芍等同用。

（3）收敛固涩　用于肾虚精关不固所致遗精滑精，常与芡实、牡蛎等同用；表虚自汗、阴虚盗汗，常与浮小麦、五味子等同用。

【用法用量】煎服，15～30g，宜先煎。外用适量。

【使用注意】收敛固涩宜煅用，其他宜生用。有湿热积滞者忌用。

酸枣仁

酸枣仁为鼠李科植物酸枣 *Ziziphus jujuba* Mill. var. *spinosa*（Bunge）Hu ex H. F. Chou 的成熟种子。主产于陕西、山东、河北、河南、辽宁等地。

【性味归经】甘、酸，平。归心、肝、胆经。

【功效主治】

（1）养心安神　用于阴血不足所致心悸失眠，常与白芍、柏子仁、当归同用。

（2）敛汗生津　用于体虚自汗、盗汗，常与五味子、山茱萸、黄芪等同用。

【用法用量】煎服，10～15g。研末吞服，每次 1.5～2g。

【使用注意】本品炒后易碎，有利于有效成分析出，故宜炒用。

远　志

远志为远志科植物远志 *Polygala tenuifolia* Willd. 或卵叶远志 *Polygala sibirica* L. 的根。主产于山西、陕西、吉林、河南、河北等地。

【性味归经】苦、辛，微温。归心、肾、肺经。

【功效主治】

(1) 宁心安神　用于心肾不交所致心神不安、失眠多梦，常与茯神、朱砂、龙骨等同用。

(2) 化痰止咳　用于痰多黏稠、咳痰不爽，常与苦杏仁、贝母、瓜蒌等同用。

(3) 祛痰开窍　用于痰阻心窍所致癫痫昏扑、痉挛抽搐，常与半夏、全蝎等同用。

(4) 消痈散肿　用于痈疽疮毒及喉痹肿痛，单味内服、外用均可。

【用法用量】煎服，3～10g。外用适量。祛痰开窍宜生用，安神益智宜制用，化痰止咳宜蜜炙用。

其他安神药，见表5-33。

表5-33　其他安神药

药名	性味归经	功效	主治	用量（g）	备注
磁石	咸寒 有毒 归心肝肾经	镇惊安神 清肝泻火 平肝潜阳 纳气平喘	神不守舍　惊悸失眠 肝火上炎　心神不宁 肝阳上亢　头晕目眩 肾不纳气　气逆作喘	15～30 入丸散 1～3g	平肝安神生用，纳气平喘醋淬后用，打碎先煎
琥珀	甘平 归心肝膀胱经	镇惊安神 活血散瘀 利尿通淋	心神不安　心悸失眠 瘀血阻滞　痛经闭经 小便不利　淋证癃闭	0.5～3 研末冲服，或入丸散，不入煎剂	忌火煅
柏子仁	甘平 归心肾大肠经	养心安神 润肠通便	虚烦失眠　心悸怔忡 阴血亏虚　肠燥便秘	3～10	
合欢皮	甘平 归心肝经	解郁安神 活血消肿	愤怒忧郁　烦躁失眠 跌扑瘀肿　疮痈肿毒	5～10	孕妇慎用
夜交藤	甘平 归心肝经	养心安神 祛风通络	阴虚血少　失眠多梦 血虚身痛　风湿麻木	10～15	
灵芝	甘平 归心肝肺肾经	益气安神 止咳平喘	心神失养　失眠健忘 虚劳咳嗽　咳喘痰多	6～12	灵芝多糖有免疫促进作用

（三）开窍药

凡具有开窍醒神功效，以通关开窍、醒脑复神为主要作用，治疗闭证神昏的药物，称开窍药。其药物气味芳香，故亦称芳香开窍药。本类药物主要适用于热陷心包所致神昏谵语，痰蒙心窍所致神昏癫痫及中风、中暑所致窍闭神昏等病证。其药物辛香走窜，易伤正气，应中病即止，不可久服。

麝　香

麝香为鹿科动物林麝 *Moschus berezovskii* Flerov、马麝 *Moschus sifanicus* Przewalski 或原麝 *Moschus moschiferus* Linnaeus 的成熟雄体香囊中的干燥分泌物。主产于四川、西藏、陕西、青海等地。本品应贮藏于密闭、避光的容器中。

【性味归经】辛，温。归心、脾经。

【功效主治】

(1) 开窍醒神　用于各种原因所致的闭证神昏，常与牛黄、冰片、朱砂等配伍。

(2) 活血消肿　用于血瘀经闭、跌打损伤，常与桃仁、木香、三棱等配伍；疗疮恶毒，常与蟾酥、牛黄、冰片、珍珠等同用。

(3) 通络止痛　用于久病入络的偏正头痛，常与川芎、桃仁、赤芍等同用。

【用法用量】入丸散，0.03～0.1g。外用适量。不入煎剂。

【使用注意】本品能催生下胎，孕妇忌用。

苏合香

苏合香为金缕梅科植物苏合香树 *Liquidambar orientalis* Mill. 分泌的树脂。主产于非洲、印度及土耳其等地。我国广西、云南已有引种。

【性味归经】辛，温。归心、脾经。

【功效主治】

（1）开窍醒神 用于中风痰厥、猝然晕倒之寒闭证，常与安息香、丁香等同用。

（2）辟秽止痛 用于暑湿秽浊所致腹痛吐泻，常与藿香、佩兰等同用；寒凝血瘀所致胸腹冷痛，常与麝香、安息香、檀香等同用。

【用法用量】入丸散，每次 0.3 ~ 1g。外用适量。

【使用注意】苏合香适用于寒闭证。不入煎剂。

其他开窍药，见表 5 - 34。

表 5 - 34 其他开窍药

药名	性味归经	功效	主治		用量（g）	备注
冰片	辛苦微寒 归心脾肺经	开窍醒神 清热止痛	神昏痉厥 中风痰厥 咽喉肿痛	中暑昏迷 气郁暴厥 口疮齿痛	0.15 ~ 0.3（入丸散）外用适量不入煎剂	孕妇慎用
安息香	辛苦平 归心脾经	开窍醒神 活血止痛	闭证神昏 气郁暴厥 气滞血瘀	中风痰厥 中恶昏迷 心腹诸痛	0.6 ~ 1.5（入丸散）外用适量不入煎剂	
樟脑	辛热有毒 归心脾经	开窍辟秽 除湿杀虫	秽浊中阻 呕吐腹泻 湿疮湿疹	痧胀腹痛 神志昏迷 疥癣瘙痒	0.1 ~ 0.2（入丸散）外用适量	孕妇忌用不可过量，以防中毒
石菖蒲	辛苦温 归心胃经	开窍醒神 化湿和中	痰蒙清窍 癫狂痴呆 湿浊中阻	神志昏迷 心神不安 脘痞腹胀	5 ~ 10	

（四）驱虫药

具有杀虫功效，以杀灭或麻痹虫体为主要作用，治疗人体寄生虫病的药物，称驱虫药。本类药物主要适用于蛔虫、钩虫、蛲虫、绦虫、姜片虫等肠道及其他部位的寄生虫病。驱虫药大多具有毒性，应严格控制剂量，防止中毒。

使君子

使君子为使君子科植物使君子 *Quisqualis indica* L. 的成熟果实，主产于四川、广东、福建、广西、台湾、云南、贵州等地。

【性味归经】甘，温。有毒。归脾、胃经。

【功效主治】

（1）驱虫杀虫 用于蛔虫、蛲虫，单味使用即可。

（2）健脾消积 用于小儿疳积、乳食停滞，与胡黄连、神曲、槟榔等同用。

【用法用量】煎服，6 ~ 10g，捣碎入煎。单服使君子仁，6 ~ 9g，炒香嚼服。小儿每岁1 ~ 1.5 粒，一日总量不超过20 粒，空腹连服2 ~ 3 天。

【使用注意】本品有毒，不宜大量长期服用。服药时忌热茶。

雷 丸

雷丸为白蘑科真菌雷丸 *Omphalia lapidescens* Schroet. 的干燥菌核。主产于四川、云南、贵州、湖北、广西等地。

【性味归经】苦，寒。有小毒。归胃、大肠经。

【功效主治】

(1) 驱虫杀虫　用于绦虫、钩虫、蛔虫，常与槟榔、木香等同用，也可单用。

(2) 清热定惊　用于癫狂乱语者，可与大黄、胆南星、青礞石、僵蚕等配伍；小儿惊悸不安者，可与黄芩、蛇床子、牡蛎等煎汤外洗。

【用法用量】入丸散，每日3次，每次3~6g，饭后用温开水调服，连服3天。

【使用注意】本品驱虫有效成分为蛋白酶，受热（60℃左右）易破坏失效。

其他驱虫药，见表5-35。

表5-35　其他驱虫药

药名	性味归经	功效	主治	用量（g）	备注
苦楝皮	苦寒 有毒 归肝脾胃经	杀虫 疗癣	蛔虫　蛲虫　钩虫 疥疮头癣　湿疮湿疹	6~9	本品易蓄积中毒不可过量久服
槟榔	苦辛温 小毒 归胃大肠经	杀虫 理气 利水	绦虫　蛔虫　蛲虫　钩虫 姜片虫等多种寄生虫 食积气滞　腹痛便秘 脚气水肿　小便不利	6~15，驱绦虫、姜 片虫30~60	生用力佳，炒用力缓
贯众	苦微寒 小毒 归肝脾经	杀虫 止血 清热解毒	绦虫钩虫　蛔虫蛲虫 血热吐衄　便血崩漏 温病发斑　痄腮肿痛	10~15 不可过量	脂肪可加速有毒成分吸收，故忌油腻
南瓜子	甘平 归胃大肠经	杀虫	绦虫血吸虫丝虫	30~60 单味带壳研 末生用	

（五）外用药

凡以在体表使用为主要给药途径的药物，称外用药。本类药物主要适用于疥癣、湿疹、痈疽、疔毒、麻风、梅毒、毒蛇咬伤等病证。其外用方法有研末外敷，或用香油及茶水调敷，或做成药捻、栓剂置入，或制成软膏涂抹，或煎汤浸渍及热敷等。外用药多数具有毒性，有的有剧毒，须注意用量，以防中毒。

硫 黄

硫黄为硫磺矿或含硫矿物的提炼加工品硫黄 Sulfur。主产于山东、河南等地。

【性味归经】酸，温。有毒。归肾、大肠经。

【功效主治】

(1) 除湿杀虫　用于疥疮顽癣、湿疹瘙痒、阴疽肿毒，常与轻粉、雄黄、冰片等同用，局部涂搽患处。

(2) 温肾壮阳　用于命门火衰所致腰膝冷痛、肾虚喘咳、虚寒腹痛、虚寒久泻、虚冷便秘等症，常与肉桂、附子同用。

【用法用量】外用适量，研末香油调敷。内服研末，1~3g，入丸散。

【使用注意】阴虚火旺者及孕妇忌用。畏朴硝。本品有毒，不可多服、久服。

雄　黄

雄黄为硫化物类雄黄族矿物雄黄 Realgar 的矿石。主含二硫化二砷（As_2S_2）。主产于湖南、湖北、贵州、甘肃、云南、四川等地。

【性味归经】辛，温。有毒。归大肠、肝、胃经。

【功效主治】

（1）解毒杀虫　用于湿疮疥癣，常配黄柏、冰片、枯矾研末外撒；疔疮丹毒，常配轻粉、蟾酥、冰片研末外敷。

（2）祛痰止痉　用于痰蒙心窍所致癫痫及破伤风所致拘挛抽搐，常与胆南星、朱砂同用。

【用法用量】内服入丸散，每次 0.05～0.1g。外用适量。不入煎剂。

【使用注意】忌火煅，煅后分解氧化为三氧化二砷（As_2O_3），有剧毒。内服慎用，不可久服。孕妇忌用。外用不可大面积长期使用。

血　竭

血竭为棕榈科植物麒麟竭 *Daemonorops draco* B_1. 及其同属植物的果实及树干渗出的树脂加工制成。主产于我国广东、台湾及印度、马来西亚等地。

【性味归经】甘、咸，平。归心、肝经。

【功效主治】

（1）活血止痛　用于跌打损伤所致瘀血肿痛，常与乳香、没药等同用。

（2）生肌敛疮　用于痈疽疮疖溃烂不敛者，常与乳香、没药配膏药外敷。

（3）收敛止血　用于外伤出血或消化道出血，可与三七、白及等同用。

【用法用量】内服入丸散，每次 1～2g。外用适量。

【使用注意】孕妇及月经期忌服。

其他外用药，见表 5-36。

表 5-36　其他外用药

药名	性味归经	功效	主治		用量（g）	备注
轻粉	辛寒 有大毒 归大肠小肠经	杀虫攻毒 逐水通便	梅毒下疳 实证水肿	疥癣疮疡 二便不利	0.1～0.2 入丸散，服不可过量	孕妇忌用
硼砂	甘咸凉 归肺胃经	清热解毒 消肿退翳 清肺化痰	咽喉肿痛 目赤肿痛 肺热咳嗽	口舌生疮 翳障胬肉 痰黄黏稠	1.5～3，多作外用，内服宜慎	化痰生用外敷煅用
蟾酥	辛温 有毒 归心胃经	解毒散结 开窍醒神 麻醉止痛	痈疽肿毒 夏伤暑湿 表面麻醉	瘰疬恶疮 神志昏迷 风虫牙痛	0.01～0.03（入丸散），外用适量	不入煎剂，不可过量，孕妇慎用
炉甘石	甘平 归胃经	收湿敛疮 解毒退翳	皮肤湿疮 目赤肿痛 专作外用	溃疡不敛 翳膜胬肉 不作内服		
砒石	辛大热 有大毒 归肺肝经	蚀疮去腐 祛痰平喘 截疟杀虫	疮疡腐肉 寒痰哮喘 疟疾痢疾	瘰疬牙疳 久治不愈 疥癣瘙痒	0.001～0.003（入丸散）	本品剧毒，内服宜慎，孕妇忌用

目标检测

答案解析

1. 中药四气、五味主要有哪些内容?

2. 中药升、降、沉、浮的内容是什么?

3. 中药中毒的原因有哪些?

4. 预防中药中毒的措施有哪些?

5. 根据哪些因素来确定中药的用药剂量?

6. 使用解表药要注意哪些事项?

7. 开窍药主要适用于哪些病证?

8. 补益药主要分哪些类型? 写出各大类型的基本药物。

9. 清化热痰药与温化寒痰药有什么区别?

10. 煎煮中药要注意哪些事项?

11. 消法的中药有几类, 各自的功效有哪些?

（何蓉蓉　叶　蕾）

书网融合……

本章小结　　　　　微课　　　　　题库

第六章 方剂学概述

PPT

📖 **学习目标**

1. **掌握** 君、臣、佐、使的组方原则。
2. **熟悉** 方剂的类别及主要方剂的名称。
3. **了解** 各类基本方的功用及主治。

第一节 方剂的基础知识

方剂是在中医理论指导下，针对具体病证，以辨证立法为依据，选择适当的药物，按照组方原则，酌定用量、用法，恰当配伍而成，是中医辨证施治的具体体现，也是中医临床治疗的重要手段。

一、方剂与治法

方剂是理、法、方、药的组成部分，临证时首先是辨证，然后确立治法，在治法的指导下选用相应的药物组成方剂。因此，治法是组方的依据，方剂是治法的体现，即"法随证立""方从法出"。由此可见，治法是指导遣药组方的原则，方剂是体现和完成治法的主要手段。

二、方剂的组成及其变化

方剂是在辨证审因确定治法之后，选择合适的药物，酌定用量，按照组方结构的要求，妥善配伍而成。药物的功用各不相同，只有通过合理的配伍，调其偏性，制其毒性，增强或改变原来的功用，消除和缓解对人体的不利因素，发挥其相辅相成或相反相成综合作用，使各具特性的群药联结成一个新的有机整体，充分发挥药物的作用，以适应对比较复杂病证的治疗需要。

（一）组方原则

每一首方剂的组成，必须根据病情，在辨证立法的基础上，选用适当的药物，在配伍组成方面，必须遵循严格的原则。如《素问·至真要大论》说："主病之为君，佐君之为臣，应臣之为使。"明代·何伯斋说："大抵药之治病，各有所主。主治者，君也。辅治者，臣也。与君药相反而相助者，佐也。引经及治病之药至病所者，使也。"因此，据历代医家论述及名方组成，组方原则如下。

1. 君药 是方剂中针对主病或主证起主要治疗作用的药物。其药力居方中之首，是方剂中必须具有的药物。

2. 臣药 意义有二：一是辅助君药加强治疗主病或主证的药物；二是针对兼病或兼证起主要治疗作用的药物，其药力次于君药。

3. 佐药 意义有三：一是佐助药，即配合君、臣药以加强治疗作用，或直接治疗次要的兼证；二是佐制药，即用以消除或减缓君、臣药的毒性与烈性；三是反佐药，即根据病情需要，用与君药性味相反而又能在治疗中起相成作用的药物。

4. 使药 意义有二：一是引经药，即能引方中诸药直达病所的药物；二是调和药，即具有调和方中诸药作用的药物。

临床应用时，不一定每首方剂都具备佐、使药，若病情比较单纯，用一二味药即可奏效，或君、臣无毒烈之性，有的则不需加用佐药。主病药物能至病所，则不必再用引经的使药。一般君药宜少，臣药可多于君药，佐药可多于臣药，而使药用一二味即可。总之方剂中药味的多少，以及君、臣、佐、使是否齐备，应视病情与治法的需要来确定。只有恰合病情，用药适宜，配伍严谨，主次分明方可。

（二）组成变化

方剂的组成既有严格的原则性，又有极大的灵活性，临证组方时必须根据具体病情而灵活化裁。

1. 增减药味　药物是决定方剂功效的主要因素，因此药物的增减必然使方剂的功效发生变化。药味增减有两种情况：一种是佐使药的加减，适用于主证未变而次要兼证不同的病例，这种加减变化不至于引起全方功效的根本改变。如银翘散是治疗风热表证的常用方剂，若兼见口渴，是热伤津液，可加天花粉以生津。另一种是臣药的加减，由于改变了方剂的配伍关系，则会使全方的功效发生根本变化。如麻黄汤去臣药桂枝，则发汗力弱，而变为治疗风寒犯肺咳喘的基础方；麻黄汤加白术为臣药后，则形成一君二臣的格局，变成发汗祛风寒湿邪之方。

2. 增减药量　药量是标识药力的，方剂的药物组成虽然相同，但其用量各异，致使方剂的配伍关系及功用、主治亦不相同。如小承气汤与厚朴三物汤均由大黄、厚朴、枳实三药组成，但前方重用大黄四两为君，为攻下热结之剂，主治阳明腑实证；后方重用厚朴八两为君，为行气消满之方，主治气滞大便不通之证。

3. 剂型变化　方剂的剂型各有特点，同一方剂，若剂型不同，其作用亦有大小与缓峻之别，在主治病情上亦有轻重缓急之分。如理中丸与人参汤，两方组成及用量完全相同，前者为细末，炼蜜为丸，用于中焦虚寒之轻证，作用较缓和；后者治疗中上二焦之虚寒较重者，取汤剂以速治。

三、方剂的剂型

剂型是指方剂组成后，根据病情与药物的特点制成一定的形态。传统剂型有汤、丸、散、膏、酒、丹剂和露、锭、条、线、搽等剂型，现在又研制了许多剂型，如片剂、冲剂、糖浆剂、口服液、胶囊剂、颗粒剂、注射剂、气雾剂等。现将常用的剂型介绍如下。

1. 汤剂　是将药物饮片配齐后，用水或黄酒，或水酒各半浸泡后，再煎煮一定时间，去渣取汁而成，一般供内服用，如大承气汤、桂枝汤等。汤剂的特点是吸收快，能迅速发挥药效，特别是便于随证加减，是临床广泛使用的一种剂型。汤剂适用于病情较重或不稳定的患者。但该剂型某些有效成分不易煎出，服用量大，且不便于携带。

2. 丸剂　是将药物研成细末，加适宜的黏合剂制成的圆形固定剂型。丸剂吸收缓慢，药效持久，而且服用与携带方便。适用于慢性、虚弱性疾病，如十全大补丸、杞菊地黄丸等。亦可用于急救，如安宫牛黄丸、至宝丹等。常用的丸剂有以下几种。

（1）蜜丸　将药物细粉用炼制的蜂蜜为黏合剂制成的丸剂，分为大蜜丸和小蜜丸两种，作用缓和而持久。

（2）水丸　将药物细粉用冷开水或蒸馏水等为黏合剂制成的小丸。水丸较蜜丸崩解快，易于吸收。

（3）糊丸　将药物细粉用米糊、面糊、曲糊等为黏合剂制成的小丸，其崩解、溶散慢，内服可延长药效，并能减轻不良反应。

（4）浓缩丸　是将药物煎汁浓缩成膏，再与其他药物细粉混合、粉碎，用水或蜂蜜或药汁制成丸剂。其体积小，服用剂量小，患者易于接受。

3. 散剂　是将药物粉碎，混合均匀，制成粉末状制剂。有内服与外用两种。内服散剂有细末和粗末之分，细末可直接冲服，如七厘散；粗末可加水煮沸取汁服用，如银翘散等。外用散剂一般作为外敷，掺散疮面或患病部位，如金黄散等。亦有用于吹喉等，如冰硼散等。散剂的特点是吸收快，制作简单，便于服用及携带，节省药材。

4. **膏剂** 是将药物用水或植物油煎熬去渣而制成的剂型。有内服和外用两种。内服膏剂有流浸膏、浸膏、煎膏三种，外用膏剂分软膏和硬膏两种。内服的煎膏如枇杷膏等，外用的软膏如三黄软膏等。流浸膏、浸膏多作为调配其他制剂使用。煎膏：是将药物加水反复煎煮去渣浓缩后，加炼蜜或炼糖制成的半液体剂型，多用于慢性虚弱患者。软膏：是将药物细粉与适宜的药物基质制成的具有适当黏度的半固体外用制剂，多用于皮肤、黏膜或创面。硬膏：又称膏药，是以植物油将药物煎至一定程度，去渣，并加入黄丹等冷却制成的硬膏。可用于跌打损伤、风湿疼痛等。

5. **丹剂** 有内服与外用两种，内服丹剂没有固定剂型，有丸剂，亦有散剂，以药品贵重而名之曰丹，如至室丹等。外用丹剂，是以某些矿物类药经高温烧炼制成的药品，常研粉涂撒创面，主要供外科用。

6. **酒剂** 古称"酒醴"，又称药酒。是将药物置于酒中浸泡，去渣取液供内服或外用。酒有活血通络和助长药效的特性，适用于风湿疼痛、体虚补养和跌打损伤等，如杜仲虎骨酒等。外用有活血消肿止痛的作用。酒剂不适用于阴虚火旺的病证。

7. **露剂** 用新鲜含有挥发性成分的药物，用蒸馏法制成的芳香气味的澄明水液。气味清淡，便于口服。一般作为饮料，如金银花露等。

8. **栓剂** 是将药物细粉与基质混合制成的一定形状固体制剂。用于腔道并在其间溶解而释放药物，有杀虫止痒、清热解毒、收敛等作用。外用栓剂可减少药物对肝脏的毒副作用及对胃黏膜的刺激作用。

9. **冲剂** 是将药材提取药加适量赋形剂或部分药物细粉制成的干燥颗粒状制剂，用时以开水冲服。冲剂具有作用迅速，服用方便等特点，如感冒退热冲剂等。

10. **片剂** 是将药物细粉或药材提取物与辅料混合压制而成的片状制剂。片剂体积小，用量准确，服用方便，应用广泛。

11. **糖浆剂** 是将药物煎煮去渣取汁浓缩后，加入适量蔗糖溶解制成的浓蔗糖水溶液。糖浆制剂具有味甜量小的特点，尤适用于儿童服用。

12. **口服液** 是将药物用水或其他溶剂提取，精制而成的内服液体制剂。该制剂具有剂量小，吸收较快，口感适宜，服用方便等特点。

13. **注射剂** 是将药物经过提取、精制、配制等步骤而制成的灭菌溶液、无菌混悬液，或供配制成液体的无菌粉末。具有剂量准确，药效迅速，适于急救的特点。对于昏迷及不能口服用药的患者尤为适宜。

14. **茶剂** 是由药物粗粉与黏合剂混合制成的固体制剂。使用时将药物置于有盖的容器中，以沸水泡汁代茶服用，故称茶剂。茶剂外形不固定，常制成小方块或饼状。由于茶剂具有一定疗效，制法简单，服用方便，患者乐于采用，如午时茶等。

第二节 方剂的分类及常用方剂

方剂的分类，历代不尽相同，有以病证分类、以病因分类、以脏腑分类、以组成分类、以治法或功效分类等。本教材遵循以法统方的原则，针对八纲辨证以及方药的主要作用，将所选常用方剂按照清代程钟龄在《医学心悟》中具有共性的八种治疗大法：汗法、吐法、下法、和法、温法、清法、消法、补法，作为分类的基础，以指导临床运用。

一、汗法

汗法，即解表法，是运用发汗解表的方药，以开泄腠理，调和营卫，逐邪外出，解除表证；亦可疏散侵袭人体头面、经络、肌肉、关节、筋骨的风邪及留着于肌肉、经络、筋骨间风湿。主要适用于解表剂和疏散外风剂。

（一）解表剂

凡以辛散解表药为主组成，具有发汗、解肌、透疹等作用，治疗表证的方剂，称解表剂。解表剂主要适用于表证，或麻疹未透，以及疮疡、水肿等初起之时，症见恶寒、发热、头痛、身痛、苔薄、脉浮等表证者。解表剂常分为两类：辛温解表剂，适用于表寒证，以麻黄汤为代表方；辛凉解表剂，适用于表热证，以银翘散为代表方。

解表剂多用辛散轻宣之品，故煎药时间不宜太久，以免药性耗散，影响疗效。应用解表剂时，服后取汗，但不可发汗太过，以防损伤正气。

麻黄汤

《伤寒论》

【组成】麻黄6g，桂枝6g，杏仁9g，甘草3g。

【用法】水煎服，服后取微汗。

【功用】发汗解表，宣肺平喘。

【主治】风寒表实证。症见恶寒发热，头疼身痛，无汗而喘，舌苔薄白，脉浮紧。

【方解】本方主治病证多由风寒袭表，毛窍闭塞，肺气不宣，营卫不调所致。治宜发汗解表，宣肺平喘。方中麻黄味苦辛性温，即可发汗解除风寒表邪，又可宣肺平喘，以消除咳喘，为君药。配伍桂枝解肌发汗可助麻黄解表，温通经脉可解肢体疼痛，故为臣药。佐以杏仁降利肺气，与麻黄相伍一宣一降，可增强宣肺平喘之功。使以甘草缓中，制约麻、桂发汗不致过猛。

本方发汗作用较强，对于表虚有汗、新产妇人、失血患者等均不宜用。

【配伍】喘急胸闷，咳嗽痰多，表证不甚者，去桂枝，加苏子、半夏以化痰止咳平喘；鼻塞流涕重者，加苍耳子、辛夷以宣通鼻窍；若夹湿邪而兼见骨节酸痛，加苍术、苡仁，以祛风除湿；兼里热之烦躁、口干，加石膏、黄芩以清泻郁热；风寒袭表之皮肤瘙痒者，加防风、荆芥、蝉蜕以祛风止痒。

【现代运用】本方常用于感冒、流行性感冒、急性支气管炎、支气管哮喘等属风寒表实证者。

【现代研究】

（1）发汗解热作用。

（2）镇咳、祛痰和平喘作用。

（3）抗哮喘作用。

（4）抗过敏作用。

【方歌】辛温发汗麻黄汤，麻桂杏草共煎尝，恶寒发热头身痛，无汗而喘服之康。

银翘散

《温病条辨》

【组成】金银花30g，连翘15g，桔梗12g，薄荷6g，淡竹叶6g，生甘草6g，荆芥穗12g，牛蒡子12g，淡豆豉12g，芦根30g。

【用法】香气大出即取服；勿过煮，每日服4次。

【功用】辛凉透表，清热解毒。

【主治】温病初起卫分证及风热表证。发热微恶风寒，无汗或有汗不多，头痛口渴，咳嗽咽痛，舌尖红，苔薄黄，脉浮数。

【方解】本方主治病证由风热邪气或温热病的疫疠毒气，从口鼻或皮毛而入，首先犯肺，使表卫失和，肺失肃降而引起。治宜发散风热，清解热毒。方中重用金银花、连翘辛凉解表，清热解毒，辟秽化浊，为君药。薄荷、牛蒡子辛而性凉，疏散风热，清利头目，解毒利咽；荆芥穗、淡豆豉辛而微温，助君药宣散在表之邪，共为臣药。芦根、竹叶清热生津；桔梗开宣肺气而止咳利咽，同为佐药。甘草调和诸药，护胃安中，又可助桔梗清利咽喉，是为佐使药。

本方所用药物均系轻清之品，用法强调"香气大出，即取服，勿过煮"，即为解表剂煎煮火候之通则，又体现了吴氏"治上焦如羽，非轻莫举"的用药原则。

【配伍】胸膈闷者，夹湿邪秽浊之气，加藿香、郁金芳香化湿，避秽祛浊，使邪外出，而防其入里侵袭膻中；衄者，热伤血络，去荆芥、淡豆豉之辛温，加白茅根、侧柏炭、栀子炭凉血止血；咳者，肺气不利也，加杏仁苦降肃以加强止咳之功；若二三日病不解，热渐入里，但此时邪仍在肺，故仍用本方，应加入生地黄、麦冬清入里之热，兼养阴生津，防邪热耗伤津液。

【现代运用】本方广泛用于急性发热性疾病的初起阶段，如感冒、流行性感冒、急性扁桃体炎、上呼吸道感染、肺炎、麻疹、流行性脑膜炎、乙型脑炎、腮腺炎等辨证属温病初起，邪郁肺卫者。皮肤病如风疹、荨麻疹、疮疡痈肿，亦多用之。

【现代研究】

（1）发汗作用。

（2）解热作用。

（3）抗病原微生物作用。

（4）抗炎作用。

（5）抗过敏作用。

【方歌】辛凉解表银翘散，竹叶荆牛薄荷甘，豆豉桔梗芦根入，风热外感服之安。

其他解表剂，见表6-1。

表6-1 其他解表剂简表

方名	主治	功用	证治要点	药物组成
桂枝汤《伤寒论》	外感风寒表虚证	解肌发表调和营卫	发热，恶风，汗出，脉浮缓	桂枝、芍药、炙甘草、生姜、大枣
麻黄杏仁甘草石膏汤《伤寒论》	表邪未解肺热咳喘证	辛凉宣肺清热平喘	发热，喘急，苔薄黄，脉数	麻黄、石膏、杏仁、甘草
桑菊饮《温病条辨》	风温初起	疏风清热宣肺止咳	咳嗽，发热不甚，微渴，脉浮数	桑叶、菊花、杏仁、连翘、薄荷、桔梗、甘草、苇根
柴葛解肌汤《伤寒六书》	感冒风寒郁而化热证	解肌清热	恶寒渐轻，身热增盛者，头痛无汗，目痛鼻干，心烦不眠，嗌干耳聋，眼眶痛，舌苔薄黄，脉微洪	柴胡、葛根、甘草、黄芩、羌活、白芷、芍药、桔梗、生姜、大枣
败毒散《小儿药证直诀》（人参败毒散）	气虚外感证	散寒祛湿益气解表	憎寒壮热，肢体酸痛，无汗，脉浮按之无力	羌活、独活、柴胡、前胡、川芎、枳壳、茯苓、桔梗、人参、甘草、生姜、薄荷
九味羌活汤《此事难知》（引张元素方）	外感风寒湿邪	发汗祛湿兼清里热	恶寒发热，肌表无汗，头痛项强，肢体酸楚疼痛，口苦而渴	羌活、防风、苍术、细辛、川芎、白芷、黄芩、生地黄、甘草

（二）疏散外风剂

以辛散祛风的药物为主组成，具有疏散外风作用的方剂，称疏散外风剂。外风是指风邪侵袭人体头面、经络、肌肉、关节、筋骨等所致的病证。其主要表现为头痛，恶风，肌肤瘙痒，肢体麻木，筋骨挛痛，关节屈伸不利，或口眼歪斜，甚或角弓反张等。疏散外风可分为祛风散邪及祛风除湿两类，祛风散邪是治疗外风所致病证的方法，代表方如川芎茶调散；祛风除湿是治疗风邪夹寒、夹湿为病的一种方法，常以祛风药与散寒化湿药配伍应用，代表方如独活寄生汤。

祛风剂药性多温燥，津液不足、阴虚有热者慎用。

川芎茶调散
《太平惠民和剂局方》

【组成】川芎9g，荆芥9g，薄荷9g，羌活6g，白芷6g，细辛3g，防风6g，甘草6g。

【用法】共为细末，每用6g，清茶调服。临床上一般改汤剂煎服。

【功用】祛风散寒止痛。

【主治】外感风邪头痛。偏正头痛或颠顶疼痛，恶寒发热，目眩鼻塞，舌苔薄白，脉浮。

【方解】本方所治头痛为风邪外袭，循经上犯清窍，清阳受阻，清窍不利所致。方中川芎味辛温，祛风活血止痛，善治少阳、厥阴经头痛，为君药。荆芥、薄荷、防风辛散上行，疏散风邪，清利头目，共为臣药。羌活、白芷疏风止痛，羌活善治太阳经头痛，白芷善治阳明经头痛；细辛散寒止痛，长于治少阴经头痛，共助君、臣药增强疏风止痛之效，为佐药。甘草调和诸药为使药。用时以清茶调下，取茶之苦凉性味，既可上清头目，又能制约祛风药的过于温燥与升散。

【配伍】头痛属风寒者，可重用川芎，并酌加苏叶、生姜等以加强祛风寒之功；头痛属风热者，去羌活、细辛，加蔓荆子、菊花以散风热；头痛日久不愈者，可配全蝎、僵蚕、桃仁、红花等以搜风活血止痛。

【现代运用】感冒头痛、偏头痛、血管神经性头痛、慢性鼻炎性头痛等属外风所致者均可使用。

【现代研究】

（1）镇痛作用。

（2）解热作用。

【方歌】川芎茶调用荆防，辛芷薄荷甘草羌，目眩鼻塞风攻上，偏正头痛悉能康。

⊕ 知识链接

《太平惠民和剂局方》

《太平惠民和剂局方》，由宋太医局编。将成药方剂分为诸风、伤寒、一切气、痰饮、诸虚、痼冷、积热、泻痢、眼目疾、咽喉口齿、杂病、疮肿、伤折、妇人诸疾及小儿诸疾共14门，788方。均系收录民间常用的有效中药方剂，记述了其主治、配伍及具体修制法。其中有许多名方，如至宝丹、牛黄清心丸、苏合香丸、紫雪丹、四物汤、逍遥散等。是一部流传较广、影响较大的临床方书。

独活寄生汤
《备急千金要方》

【组成】独活9g，桑寄生15g，秦艽9g，防风9g，细辛3g，当归9g，白芍9g，川芎6g，干地黄9g，杜仲9g，牛膝9g，人参6g，茯苓9g，炙甘草6g，桂枝6g（原方用桂心）。

【用法】水煎服。

【功用】祛风湿，止痹痛，益肝肾，补气血。

【主治】痹证日久，肝肾两虚，气血不足证。腰膝冷痛、萎软，肢节屈伸不利，或麻木不仁，畏寒喜暖，舌淡苔白，脉细弱。

【方解】本方适用于风寒湿邪痹阻经络，日久不愈，损伤肝肾，耗损气血之证。邪气留恋，病久入深，或着于筋脉，或着于肌骨，荣卫凝滞不通，气血运行不畅，久之肝肾失养，气血失荣，而致肝肾不足、气血两虚证。故其病除痹着重痛外，兼见腰膝酸软，麻木不仁，甚至屈伸不利等症状。

方中独活长于祛下焦与筋骨间风寒湿邪，蠲痹止痛，为君药。细辛归少阴肾经，长于搜剔阴经之风寒湿邪；秦艽祛风湿，舒筋络而利关节；桂枝温经散寒，通利血脉；防风祛一身之风而胜湿，共为臣药。桑寄生、牛膝、杜仲补益肝肾，强壮筋骨；当归、川芎、白芍、熟地黄养血和血；人参、茯苓、甘草补气健脾，均为佐药。白芍与甘草相合，尚能柔肝缓急，以助舒筋。甘草调和诸药又为使药。

【配伍】痹症疼痛较剧者，加制川乌、制草乌、白花蛇、地龙、红花等以助搜风通络、活血止痛之效；寒邪偏盛者，加附子、干姜以温阳祛寒；湿邪偏盛者，去地黄，加防己、薏苡仁、苍术以祛湿消肿；正虚不重者，可减地黄、人参。

【现代运用】本方常用于慢性关节炎、类风湿关节炎、风湿性坐骨神经痛、腰肌劳损、骨质增生症、小儿麻痹等属风寒湿痹日久，正气不足者。

【现代研究】

（1）镇痛、抗炎和抗佐剂性关节炎的作用。

（2）改善骨性关节炎作用。

【方歌】独活寄生艽防辛，芎归地芍桂苓均，杜仲牛膝人参草，冷风顽痹屈能伸。

其他疏散外风剂，见表6-2。

表6-2　其他疏散外风剂简表

方名	主治	功用	证治要点	药物组成
大秦艽汤 《素问病机气宜保命集》	风邪初中经络证	祛风清热养血活血	口眼㖞斜，舌强不能言，手足不能动	秦艽、甘草、川芎、当归、白芍、细辛、羌活、防风、黄芩、石膏、白芷、白术、生地黄、熟地黄、白茯苓、独活
牵正散 《杨氏家藏方》	风中经络口眼㖞斜	祛风化痰止痉	口眼㖞斜，口目眴动经隧不利，筋肉失养，故不用而缓	白附子、僵蚕、全蝎
消风散 《外科正宗》	风疹湿疹	疏风养血清热除湿	皮肤疹出，色红，遍身云片，斑点，瘙痒，抓破后渗出津水，苔白或黄，脉浮数	荆芥、防风、牛蒡子、蝉蜕、知母、苦参、胡麻、苍术、石膏、甘草、木通、当归、生地黄

二、吐法

吐法，是利用药物涌吐的性能，引导病邪或有毒物质从口中吐出的一种治疗方法。适用于食积停滞胃脘、顽痰留滞胸膈、痰涎阻塞于气道而病邪有上涌之势者，或误食毒物尚在胃中等病证。主要适用于催吐剂。

催吐剂

凡以涌吐药为主组成，具有涌吐痰涎、宿食、毒食等作用，以治疗痰厥、食积、误食毒物的方剂，称为涌吐剂。催吐剂以瓜蒂散为代表方。

催吐剂作用峻猛，故年老体弱、孕妇、产后均非所宜。

瓜蒂散
《伤寒论》

【组成】瓜蒂（熬黄）、赤小豆各等份。

【用法】上药分别研细末，和匀，每服 1.5～3g，用淡豆豉 3g 煎汤送服，不吐者，稍加重用量再服。

【功用】涌吐痰涎宿食。

【主治】痰涎宿食，壅滞胸脘证。胸脘痞满，烦懊不安，欲吐不出，气上冲咽喉不得息，寸脉微浮。

【方解】本方主治乃痰涎壅滞胸中，或宿食停积上脘之证。有形之邪结于胸脘，治当因势利导，以酸苦涌泻之品引而越之。方中瓜蒂味苦，善于涌吐痰涎宿食，为君药。赤小豆味酸平，能祛湿除烦满，为臣药。君臣二药相配，酸苦涌泻，可增强催吐之力。佐以豆豉既可安中护胃，使在快吐之中兼顾护胃气，又能轻清宣泄，宣解胸中邪气，利于涌吐。三药相合，涌吐痰涎宿食，宣越胸中邪气，使壅滞胸脘之痰食得以涌吐排出，胸痞懊恼诸症自解。

【配伍】为加强涌吐作用，可用咸豆豉；痰湿重者，加白矾以助涌吐痰湿；痰涎壅塞者，加菖蒲、郁金、半夏以开窍化痰；风痰盛者，加防风、藜芦以涌吐风痰。

【现代研究】试验证明，瓜蒂散能刺激胃黏膜的感觉神经，反射性兴奋呕吐中枢，引起呕吐。

【方歌】瓜蒂散用赤豆研，散和豉汁不需煎，催吐逐邪疗效速，宿食痰涎一并蠲。

三、下法

下法，是运用具有泻下作用的药物通泻大便，攻逐体内实热结滞和积水，以解除实热蕴结的一种治疗大法。用于寒、热、燥、湿等邪内结在肠道，以及水结、宿食、蓄血、痰滞、虫积等里实证。根据临床里实证寒、热、水、血、痰、虫及病情的新、久、缓、急等不同，可分为多种下法。具体见于泻下剂。

泻下剂

凡以泻下药为主组成，具有通便、泻热、攻积、逐水等作用，治疗里实证的方剂，称为泻下剂。泻下剂主要分为四类：寒下剂，适用于里热积滞实证，以大承气汤为代表方；温下剂，适用于里寒积滞实证，以温脾汤为代表方；润下剂，适用于肠燥津亏，大便秘结之证，以麻子仁丸为代表方；逐水剂，适用于水饮壅盛于里的实证，以十枣汤为代表方。

应用泻下剂，必待表邪已解，里实已成。若表邪未解，而里实已成，可表里双解。对年老体弱、孕妇、产妇及病后体虚者，均应慎用或禁用。泻下剂易伤胃气，中病即止。

大承气汤
《伤寒论》

【组成】大黄 12g，厚朴 12g，枳实 9g，芒硝 9g。

【用法】以水 500ml，先煮枳实、厚朴，取 250ml；去渣，下大黄更煮 200ml；去渣，下芒硝微火一二沸，日分服。大便已下，余药勿服。

【功用】峻下热结。

【主治】阳明腑实证。大便秘结，腹胀满或腹痛拒按，矢气频作，日晡潮热，神昏谵语，手足濈然汗出，舌苔黄燥起刺，脉沉实；或下利稀水臭秽，脐腹疼痛，按之有硬块，口干舌燥，脉滑数；或里热实证之热厥、痉病或发狂。

【方解】本方为寒下的常用代表方剂，证属病邪入里化热，与肠中燥屎相结的阳明腑实证。方中大黄苦寒，泻热通便，荡涤肠胃邪热积滞，为君药。芒硝咸寒泻热，软坚润燥通便，为臣药。君、臣相须为用，则峻下热结之力增强。厚朴苦温下气，枳实苦辛破结，两药消痞除满、破气散结，助大黄、芒硝推荡积滞、通降腑气，为佐使药。本方治证虽然表现复杂多样，如热厥、痉病、发狂、热结旁流等，但皆因里热结滞、腑气不通所致，故用本方峻下热结，以存阴救阴，体现了"釜底抽薪、急下存阴"之法。

使用本方时，应以痞（心下闷塞坚硬）、满（胸胁脘腹胀满）、燥（肠有燥粪，干结不下）、实（腹中硬痛、痛而拒按；大便不通或下利清水而腹中硬满不减）四证及苔黄脉实为依据。

本方取名承气，是取其有泻热结，承顺胃气之下行，可使塞者通，闭者畅之意。

【配伍】腑实兼见口唇干燥，舌苔焦黄而干，脉细数者，为腑实兼阴津不足之证，加玄参、麦冬、生地黄等，以滋阴生津润燥；若腑实兼见至夜发热，舌质紫，脉沉涩等，为有瘀血，加桃仁、赤芍、当归等，以活血化瘀，促进气血流通，消除积滞瘀血。

【现代运用】本方常用于急性单纯性肠梗阻、急性胆囊炎、急性阑尾炎、急性胰腺炎等属阳明腑实证者。

【现代研究】

（1）调节肠蠕动。

（2）影响消化功能。

（3）改善肺水肿。

【方歌】大承气汤用硝黄，配伍枳朴泻力强，阳明腑实真阴灼，峻下热结宜此方。

温脾汤
《备急千金要方》

【组成】大黄 12g，干姜 9g，当归 9g，熟附子 6g，人参 6g，芒硝 6g，甘草 6g。

【用法】水煎服。

【功用】攻下寒积，温补脾阳。

【主治】脾阳不足。寒积便秘，或久利赤白，腹部冷痛、绞痛，手足不温，口不渴，苔白，脉沉弦而迟。

【方解】本方用于因脾阳不足而寒实冷积阻于肠间所致诸证。若寒湿久留，冷积不化，可导致脾气虚弱，而见下利赤白不止，不通则痛；腹痛而手足不温，脉沉弦，皆为中气虚寒，冷积内停之象。此时，单纯温补脾阳，虽可去里寒而积滞难去，单纯予以攻下，则更伤中阳，寒积也未必得去。故方中附子温脾阳以散寒凝，大黄泻下攻逐除积滞，两者相配，具有温下之功，共为君药。芒硝润肠软坚，助大黄泻下攻积，干姜温中助阳，助附子温阳祛寒，共为臣药。人参、当归益气养血，使下不伤正为佐。甘草既助人参益气，又能调和药性，为佐使药。诸药合用，使积滞得下，寒邪得去，脾阳得复，则诸症可愈。

【配伍】腹痛较甚者，可加肉桂、厚朴、木香以增强温阳行气止痛之功；兼见呕吐，可加半夏、砂仁以和胃降逆；如久痢不止，寒中夹热，加入黄连、黄芩、金银花炭等以增强泄邪去浊之功能；如积滞较轻，可减大黄用量。

【现代运用】本方常用于急性单纯性肠梗阻或不完全梗阻、蛔虫性腹痛、慢性结肠炎、肝硬化腹水、慢性肾炎、尿毒症等属中阳虚寒、冷积内阻的腹痛等。

【现代研究】

（1）调节脂代谢紊乱。

（2）保护肾脏。

【方歌】温脾附子与干姜，人参甘草及大黄，寒热并行治寒积，脐腹绞结痛非常。

其他泻下剂，见表6-3。

表6-3　其他泻下剂简表

方名	主治	功用	证治要点	药物组成
大黄牡丹汤《金匮要略》	肠痈初起	泻热破瘀散结消肿	少腹疼痛拒按，右足屈而不伸，舌苔黄脉滑数	大黄、桃仁、牡丹皮、冬瓜子、芒硝
麻子仁丸（脾约丸）《伤寒论》	脾约证	润肠泻热行气通便	肠胃燥热，脾津不足，大便秘结，小便频数	麻子仁、芍药、炙枳实、大黄、厚朴、杏仁
增液承气汤《温病条辨》	热结阴亏证	滋阴增液泄热通便	大便不通，脘腹胀满，口干唇燥，舌红苔黄，脉细数	玄参、麦冬、生地黄、大黄、芒硝
十枣汤《伤寒论》	悬饮水肿	攻逐水饮	咳唾，胸胁引痛，心下痞革更，干呕短气，水肿，二便不利，头痛目眩，苔滑，脉沉弦	芫花、甘遂、大戟、大枣

四、和法

和法，是用和解或疏泄的方药，达到祛除病邪，调整机体，扶助正气的治疗大法。适用于外感病的往来寒热之少阳证，及内伤病中的肝胃不和、肝脾不和、肠胃不和及肝气郁结的月经不调及肝木乘脾土之痛泻等脏腑不和病证，可适用于和解剂。

和解剂

凡具有和解少阳、调和肝脾、调和寒热等作用，治疗邪在少阳、肝脾不和、肠胃不和、寒热错杂，以及表里同病等证的方剂，称为和解剂。和解剂分为三类：和解少阳剂，适用于邪在少阳，以小柴胡汤为代表方；调和肝脾剂，适用于肝气郁结，肝脾失调，以逍遥散为代表方；调和肠胃剂，适用于肠胃气气机失调，以半夏泻心汤为代表方。

凡邪在肌表，未入少阳，或邪已入里，皆不宜使用和解剂。

小柴胡汤

《伤寒论》

【组成】柴胡9g，黄芩6g，半夏6g，人参6g，炙甘草3g，生姜6g，大枣4枚。

【用法】水煎服。

【功用】和解少阳。

【主治】少阳证。寒热往来，胸胁苦满，默默不欲饮食，心烦喜呕，口苦，咽干，目眩，舌苔薄白，脉弦。

【方解】本方所治少阳病为伤寒邪传少阳，邪正相争于半表半里所致。本方为和解少阳的主方。方中柴胡苦辛微寒，轻清升散，清解透达少阳半表之邪，并能疏泄气机之郁滞，为君药。黄芩苦寒，清少阳半里之热，为胆经要药，与柴胡配伍，具有较好的和解清热作用，是为臣药。半夏、生姜和胃降逆止呕；人参、大枣益气健脾，扶正祛邪，皆为佐药。炙甘草助参、枣扶正，并调和诸药，为使药。诸药合用，以和解少阳为主，兼补胃气，使半表半里之邪得解，少阳枢机得利，上焦通而胃气和，则诸症自除。

【配伍】胸中烦而不呕是上焦有痰热，胃气不上逆，可去降逆之半夏、益气之人参，加瓜蒌实以宽胸理气，化痰清热；若渴为津气不足，可去辛燥耗津之半夏，加养阴生津之人参、瓜蒌根；腹中痛为木旺土虚，可去苦寒之黄芩使不伤脾胃，加芍药柔肝益脾，缓急止痛；若胁下痞硬，可去甘壅之大枣，加牡蛎软坚散结；心下悸，小便不利为水气凌心，水道不利，去黄芩之苦寒，因有碍于通阳利水，加茯苓宁心安神而利小便；不渴，外有微热，是外感风寒表邪未解，故去补气之人参，可加桂枝以解表散寒；咳是水寒之气凌肺，故去人参、姜、枣之补脾和胃，而加干姜温散水气，五味子止咳。

【现代运用】本方常用于感冒、流行性感冒、急性胸膜炎、疟疾、慢性肝炎、肝硬化、胆汁返流性胃炎、急慢性胆囊炎、急性胰腺炎、急性乳腺炎、急性肾盂肾炎、膀胱炎、产褥热、睾丸炎等属少阳证者。

【现代研究】

（1）解热、抗炎作用。

（2）抗菌、抗病毒作用。

（3）对免疫功能的影响。能促进 B 细胞成熟，并促进机体产生抗体。可显著提高体液免疫、非特异性免疫、红细胞免疫的能力。

（4）对肝胆系统的作用：①对肝损伤的保护作用。②对肝细胞再生能力的影响。

（5）对胃肠道的影响，对肠管蠕动有增强作用，对胃黏膜损伤有明显的抑制作用。

（6）抗纤维化作用。

（7）调节内分泌功能，小柴胡汤对垂体－肾上腺皮质系统呈现双向调节作用，本方具有糖皮质激素样作用。

（8）抗衰老作用。

（9）抗肿瘤作用。

【方歌】小柴胡汤和解供，半夏人参甘草从，更用黄芩加姜枣，少阳百病此为宗。

逍遥散
《太平惠民和剂局方》

【组成】柴胡 9g，当归 9g，白芍 9g，白术 9g，茯苓 9g，炙甘草 6g。

【用法】为粗末，每服 6g，加煨姜 9g，薄荷少许，同煎服。亦可改为饮片，水煎服。或为细末，水泛为丸，每服 6g，每日 2 次。

【功用】疏肝解郁，养血健脾。

【主治】肝郁血虚证。两胁作痛，胸闷嗳气，头痛目眩，口燥咽干，神疲食少，或月经不调、乳房胀痛，舌淡红，脉弦细。

【方解】本方证系肝气郁结、脾虚血弱、脾失健运所致。肝为藏血之藏，性喜条达而主疏泄，体阴用阳。若七情郁结，肝失条达，或阴血暗耗，或生化之源不足，肝体失养，皆可使肝气郁结，故发此证。

方中柴胡辛散疏肝解郁，畅达肝气，为君药。白芍养血柔肝，当归养血活血，当归、白芍与柴胡同用，养血敛阴，柔肝缓急，共为臣药。白术、茯苓健脾益气，使脾土健旺以防肝乘；薄荷、煨姜辛散达郁以助柴胡疏泄条达，皆为佐药。甘草补中而调诸药，为使药。诸药合用，可使肝气舒畅，脾得补养，肝脾协调，则诸症自除。

【配伍】肝郁气滞较甚，加香附、陈皮以疏肝解郁；血虚甚者，加熟地黄以养血；肝郁化火者，加牡丹皮、栀子以清热凉血。

【现代运用】本方常用于慢性肝炎、肝硬化、胆囊炎、胆石症、胃及十二指肠溃疡、胃肠神经官能症、经前期紧张综合征、乳腺增生症、更年期综合征、盆腔炎、子宫肌瘤等属肝郁血虚脾弱者。

【现代研究】

（1）保肝作用。

（2）抗抑郁作用。

（3）对胃肠道有缓解痉挛的作用。

【方歌】逍遥散用当归芍，柴苓术草姜薄荷，两胁作痛饮食少，疏肝养血治脾弱。

其他和解剂，见表6-4。

表6-4　其他和解剂简表

方名	主治	功用	证治要点	药物组成
半夏泻心汤《伤寒论》	寒热互结之痞证	寒热平调散结除痞	心下痞满，满而不痛，呕吐，肠鸣下痢，舌苔腻而微黄	半夏、黄芩、干姜、人参、黄连、大枣、炙甘草
大柴胡汤《金匮要略》	少阳阳明合病	和解少阳内泻热结	往来寒热，胸胁苦满，呕不止，郁郁微烦，心下满痛，便秘或下利，舌苔黄，脉弦数有力	柴胡、黄芩、白芍、半夏、枳实、大黄、生姜、大枣
四逆散《伤寒论》	阳郁厥逆之证，肝脾不和证	透邪解郁疏肝理气	手足不温，泄利，胁肋胀闷，脘腹疼痛，脉弦	柴胡、炙甘草、枳实、芍药
痛泻要方《医学正传》	痛泻	补脾柔肝祛湿止泻	腹痛，泄泻，泻必腹痛，舌苔薄白，脉两关不调，弦而缓	炒白术、白芍、陈皮、防风
防风通圣散《宣明论方》	风热壅盛，表里俱实证	疏风解表清热通便	憎寒壮热无汗，头目昏眩，目赤睛痛，口苦舌干，咽喉不利，涕唾稠黏，便秘溲赤，舌苔黄腻，脉数有力，疮疡肿毒，肠风痔漏，鼻赤瘾疹	麻黄、荆芥、防风、薄荷、大黄、芒硝、滑石、黑山栀、连翘、川芎、当归、白芍、白术、石膏、黄芩、桔梗、甘草
葛根黄芩黄连汤《伤寒论》	协热下利证	解表清里	身热，下利，胸脘烦热，口干作渴，喘而汗出，舌红苔黄，脉数或促	葛根、炙甘草、黄芩、黄连

五、温法

温法，是运用温热的方药，祛除寒邪和补益阳气的治疗大法。采用回阳救逆、温中散寒的方药，从而达到消除沉寒痼冷，补益阳气之目的。主要见于温里剂。

温里剂

凡以温热药为主组成，具有温中散寒、回阳救逆作用，治疗脾胃虚寒、阴盛阳衰、亡阳欲脱等里寒证的方剂，称为温里剂。温里剂分为两类：温中祛寒剂，适用于脾胃虚寒证，以理中汤为代表方；回阳救逆剂，适用于阳气衰微，阴寒内盛的急证，以四逆汤为代表方。

本类药物多辛温燥热，对阴虚、血虚、血热者均忌用。并应辨明寒热真假，如真热假寒，不可误用。

理中丸
《伤寒论》

【组成】人参9g，干姜6g，白术9g，炙甘草3g。

【用法】上四味研末，炼蜜为丸，如鸡子黄大，每次服1丸，日2~3次。或作汤剂煎服。

【功用】温中祛寒，补气健脾。

【主治】脾胃虚寒证。脘腹疼痛，喜暖喜按，大便稀溏，口不渴，畏寒肢冷，呕吐食少，舌淡苔白，脉沉细。

【方解】本方所治诸证皆由脾胃虚寒，升降失常所致。脾主运化而升清阳，胃主受纳而降浊阴。中虚有寒，升降失职，故吐利腹痛，不欲饮食。治当温中而祛寒，补气而健脾，助运化而复升降。

方中干姜为君，大辛大热，温脾阳，祛寒邪，扶阳抑阴。人参为臣，性味甘温，补气健脾。君臣相配，温中健脾。脾为湿土，虚则易生湿浊，故用甘温苦燥之白术为佐，健脾燥湿。炙甘草为使药，一为合参、术以助益气健脾；二为缓急止痛；三为调和药性。全方温补并用，以温为主，温中阳，益脾气，助运化，故曰"理中"。

【配伍】吐多者，为气壅于上，去白术加生姜以降逆止呕；悸者为水饮凌心，加茯苓以化饮宁心；虚寒较盛，四肢逆冷者，加附子、肉桂以温补脾肾；脾肺虚寒，咳嗽不止者，加半夏、茯苓、细辛、五味子以温中化饮止嗽；寒湿发黄，加茵陈以利胆退黄；阳虚失血，加黄芪、当归、阿胶以益气养血摄血；兼喘满浮肿，小便不利者，合五苓散以温阳化气利水。

【现代运用】本方常用于急慢性胃肠炎、胃及十二指肠溃疡、胃痉挛、胃下垂、胃扩张、慢性结肠炎等属脾胃虚寒者。

【现代研究】

（1）抗胃溃疡的作用。

（2）对内分泌的影响，对肾上腺皮质功能有一定调整作用。

（3）对免疫功能的影响，能提高耐寒能力和体力。

【方歌】理中丸主温中阳，人参白术草干姜，呕利腹痛阴寒盛，或加附子总扶阳。

四逆汤
《伤寒论》

【组成】附子15g（先煎），干姜9g，炙甘草6g。

【用法】水煎服。

【功用】回阳救逆。

【主治】阴盛阳衰寒厥证。四肢厥逆，畏寒蜷卧，或冷汗淋漓，神疲欲寐，腹痛下利，面色苍白，舌苔白滑，脉微细。

【方解】本方用于心肾阳衰，阴寒内盛所致的寒厥证。《素问·厥论》曰："阳气衰于下，则为寒厥。"故方中以大辛大热的生附子为君，入心、脾、肾经，温壮元阳，破散阴寒，回阳救逆。生用则能迅达内外以温阳逐寒。臣以辛热的干姜，入心、脾、肺经，温中散寒，助阳通脉。附子与干姜同用，即温先天以生后天，同时温后天以养先天，相须为用，令回阳之力大增。方中用炙甘草：一可益气补中，使全方温补结合，以治虚寒之本；二可甘缓姜、附峻烈之性，使其破阴回阳而无暴散之虞，是为佐药而兼使药之用。

【配伍】寒气盛者，重用附子、干姜；体虚脉弱者，加红参、党参、黄芪；脾气不足者，加焦白术、炒山药；腰痛者，加桑寄生、杜仲；下肢水肿，小便少者，加连皮茯苓、泽泻。

【现代运用】本方常用于心肌梗死、心力衰竭、急性胃肠炎吐泻过多，或某些急证大汗而见休克属阳衰阴盛者。

【现代运用】

（1）对血压的影响，有强心升压效应。

（2）对心脏功能的影响，可有效地清除氧自由基。

【方歌】四逆汤中附草姜，四肢厥冷急煎尝，腹痛吐泻脉微细，回阳救逆赖此方。

其他温里剂，见表6-5。

表6-5 其他温里剂简表

方名	主治	功用	证治要点	药物组成
小建中汤《伤寒论》	虚劳里急证	温中补虚和里缓急	腹痛喜温喜按，面色无华，舌淡苔白，虚烦心悸，手足烦热，咽干口燥，脉细弦	饴糖、芍药、桂枝、炙甘草、生姜、大枣
当归四逆汤《伤寒论》	血虚寒厥证	温经散寒养血通脉	手足厥寒，肢体疼痛，口不渴，舌淡苔白，脉沉细或细而欲绝	当归、桂枝、芍药、细辛、炙甘草、通草、大枣
阳和汤《外科证治全生集》	阴疽属于阳虚寒凝证	温阳补血散寒通滞	漫肿无头，皮色不变，酸痛无热，口中不渴，舌淡苔白，脉沉细或迟细	熟地黄、鹿角胶、肉桂、麻黄、白芥子、炮姜、生甘草

六、清法

清法，是运用性质寒凉的方药，通过泻火、解毒、凉血等作用，以清除热邪的治疗大法。凡外感热病，表邪已解而里热炽盛者，均可应用。根据热病发展阶段和火热所伤脏腑的不同，有清热泻火、清热解毒、清营凉血、清泻脏腑等不同，具体见于清热剂。

清热剂

凡以清热药为主组成，具有清热、泻火、凉血、解毒、滋阴透热等作用，用以治疗里热证的方剂，称为清热剂。温、火、热三者，同属阳邪，一般有温感为热，热极似火的区别，实际是程度不同，其属性则一，故此三者统属里热证。清热剂主治里热证，但里热证有在气分、血分之异，实热、虚热之分，及脏腑偏胜之殊，故清热剂分为六类：清气分热剂，适用于热在气分证，以白虎汤为代表方；清营凉血剂，适用于热邪深入营分、血分之证，以清营汤、清热地黄汤为代表方；清热解毒剂，适用于温毒、热毒、丹毒、疔毒等证，以五味消毒饮为代表方；清热解暑剂，适用于暑热证，以清暑益气汤为代表方；清脏腑热剂，适用于热邪偏盛于某一脏腑，以龙胆泻肝汤为代表方；养阴清热剂，适用于热病后期，邪热耗阴，邪不得解之证，以青蒿鳖甲汤为代表方。

使用清热剂的原则，是在表证已解，热已入里，但尚未结实的情况下使用；若邪热仍在表，应解表；里热已成腑实，则宜攻下。使用时需注意寒凉药物容易伤胃，必要时配伍护胃之品。

白虎汤
《伤寒论》

【组成】石膏（碎）30g，知母12g，甘草3g，粳米9g。

【用法】以水将米煮熟，去米，加入其余三味同煎，分2次服。

【功用】清热生津。

【主治】阳明气分热盛证。壮热面赤，烦渴饮冷，汗出恶热，尿黄便结，舌红苔黄，脉洪大或滑数。

【方解】本方主治阳明热盛及温病邪在气分之证。方中石膏辛甘大寒，清热泻火除烦，为清泻气分实热之要药，故为君药。知母苦寒质润，清热生津为臣药。甘草、粳米和胃护津，以防寒凉伤中，为佐使药。四药合用，辛寒清气分热为主，辅以生津益胃，使热去津复。对石膏用量皆主张偏重，方能生效。

使用本方应该注意：表证未解的无汗发热、口不渴者；脉见浮细或沉者；血虚发热，脉洪不胜重按者；真寒假热的阴盛格阳证等，均不可妄投。

本方适应证一般以"四大"典型症状（身大热、口大渴、大汗出、脉洪大）为依据。

【配伍】热甚而津气耗损，背微恶寒，脉洪大而芤者，加人参而清热益气生津；温热病气血两燔，见高热烦渴，神昏谵语，抽搐等症，加羚羊角、水牛角以清热凉血，息风止痉；寒热往来，寒轻热重，心烦汗出，口渴引饮，脉弦数有力，加柴胡、黄芩、天花粉、鲜荷叶以和解少阳。

【现代运用】用于治疗感冒、流行性感冒、大叶性肺炎、流行性乙型脑炎、流行性出血热、牙龈炎等属气分热盛者。

【现代研究】

（1）解热作用。

（2）抗感染。

【方歌】白虎膏知甘草粳，辛寒清热津能生，热渴汗出脉洪数，气分大热此方清。

黄连解毒汤
《外台秘要》

【组成】黄连9g，黄芩9g，黄柏9g，栀子9g。

【用法】水煎服。

【功用】泻火解毒。

【主治】实热火毒，三焦热毒证。大热烦躁，口燥咽干，错语不眠；或热病吐血、衄血；或热甚发斑、身热下利、湿热黄疸；外科痈疡疔毒，小便黄赤，舌红苔黄，脉数有力。

【方解】本方证乃实热火毒，充斥三焦所致。燥热错语，是火毒内盛，表里皆热，神明被扰而致；吐衄、发斑，是血为热迫，随火上逆，或热伤络脉，外溢肌肤；黄疸为瘀热熏蒸外越；痈肿疔毒，为热毒壅至肌肉而致。

方中以大苦大寒之黄连清泻心火为君，兼泻中焦之火。臣以黄芩清上焦之火。佐以黄柏泻下焦之火；栀子清泻三焦之火，导热下行，引邪热从小便而出。四药合用，苦寒直折，三焦之火邪去而热毒解，诸症可愈。

【配伍】便秘者，加大黄以泻下实热，使热毒前后分消而解；吐血、衄血、发斑者，加玄参、生地黄、牡丹皮合犀角地黄汤，以清热凉血化斑，热清血自宁，不止血而血自止；瘀热发黄者，加茵陈、大黄，以清热利湿退黄；湿热下注，尿频尿急尿痛者，加车前子、木通、泽泻以增强清热利湿作用。

【现代运用】本方常用于败血症、脓毒血症、痢疾、肺炎、泌尿系感染、流行性脑脊髓膜炎、乙型脑炎及感染性炎症等属热毒为患者。

【现代研究】

（1）解热作用。

（2）抗菌抗感染。

【方歌】黄连解毒用四味，黄芩黄连栀子备，烦躁大热呕不眠，吐衄斑黄皆可为。

其他清热剂，见表6-6。

表6-6 其他清热剂简表

方名	主治	功用	证治要点	药物组成
清营汤《温病条辨》	热入营分证	清营解毒透热养阴	身热夜甚，口渴或不渴，神烦少寐，谵语目喜开，或闭不一，斑疹隐隐，舌绛干，脉数	犀角（水牛角代）、生地黄、元参、竹叶心、麦冬、丹参、黄连、金银花、连翘
清热地黄汤（犀角地黄汤）《备急千金要方》	热入血分证热伤血络证	清热解毒凉血散瘀	身热谵语，斑色紫黑，吐血，便血，衄血，尿血，舌绛，脉数	犀角（水牛角代）、生地黄、芍药、牡丹皮

续表

方名	主治	功用	证治要点	药物组成
五味消毒饮《医宗金鉴》	疔疮初起	清热解毒	局部红肿热痛，疮形如粟，坚硬根深如钉之状，以及痈疮疖肿，舌红苔黄脉数。	金银花、野菊花、蒲公英、紫花地丁、紫背天葵
普济消毒饮《东垣试效方》	大头瘟	清热解毒疏风散邪	恶寒发热，咽喉不利，舌燥口渴，头面红肿痛，目不能开，舌红苔黄，脉浮数有力	黄芩、黄连、陈皮、生甘草、玄参、柴胡、桔梗、连翘、板蓝根、马勃、牛蒡子、薄荷、僵蚕、升麻
仙方活命饮《校注妇人良方》	痈疡肿毒初起	清热解毒消肿溃坚活血止痛	红肿焮痛，身热恶寒，苔薄白或黄，脉数有力	金银花、白芷、贝母、防风、赤芍、当归尾、甘草、皂角刺、制穿山甲、天花粉、乳香、没药、陈皮
导赤散《小儿药证直诀》	心经火热证	清心利水养阴	心胸烦热，面赤口渴，口舌生疮，小便淋痛，舌红脉数	木通、生地黄、生甘草、竹叶
龙胆泻肝汤《医方集解》	肝胆实火上炎证肝胆湿热下注证	清肝胆实火泻下焦湿热	头痛目赤，舌红，苔黄腻，脉弦数有力，胁痛口苦，耳聋耳肿，阴肿阴痒，小便淋浊，带下黄臭	龙胆草、柴胡、泽泻、木通、黄芩、栀子、当归、生地黄、生甘草
苇茎汤《备急千金要方》	肺痈	清肺化痰逐瘀排脓	身有微热，咳嗽痰多，吐腥臭脓血，胸中隐隐作痛，舌红苔黄腻，脉滑数	苇茎、薏苡仁、冬瓜、桃仁
玉女煎《景岳全书》	胃热阴虚证	清胃热滋肾阴	头痛，牙痛，牙龈出血，烦热干渴，舌红苔黄而干	石膏、熟地黄、麦冬、知母、牛膝
白头翁汤《伤寒论》	热毒痢疾	清热解毒凉血止痢	便脓血，赤多白少，腹痛，里急后重，肛门灼热，口渴，舌红苔黄，脉弦数	白头翁、黄柏、黄连、秦皮

七、消法

消法，是运用消食导滞、行气、化痰、利水等方药，使积滞的实邪逐步消导或消散的治疗大法。适用于气、血、食、痰、湿（水）所形成的积聚、癥瘕、痞块等病证。依据其病因的不同，消法分为以下五类：消食导滞，适用于饮食不当，脾胃不适，以致饮食停滞的病证；行气消瘀，适用于气结血瘀证；消坚化积，适用于体内痰、湿、气、血相结，形成痞块、积聚、癥瘕等病证；消痰化饮，适用于痰饮蓄积的病证；消水散肿，适用于气不化水，水气外溢的病证。此外，虫积、内外痈肿等病证，亦可采用消法治疗。具体可见于祛湿剂、消导剂、化痰止咳平喘剂、理气剂、理血剂、驱虫剂、外用剂。

（一）祛湿剂

凡以祛湿药为主组成，具有化湿利水、通淋泄浊作用，治疗水湿为病的方剂，称祛湿剂。湿为阴邪，其性重滞，其中人缓，病势缠绵。湿邪为病，有外湿、内湿之分，又常与风、寒、暑、热相间。祛湿剂分为五类：芳香化湿剂，适用于外感风寒，内伤湿滞之证，以藿香正气散为代表方；苦温燥湿剂，适用于湿困脾胃之证，以平胃散为代表方；淡渗利湿剂，适用于水湿停留水肿等证，以五苓散为代表方；清热化湿剂，适用于湿热俱盛或湿从热化之证，以茵陈蒿汤、八正散为代表方；温阳化湿剂，适用于湿从寒化，阳不化水之证，以真武汤为代表方。

藿香正气散
《太平惠民和剂局方》

【组成】藿香9g，紫苏6g，白术9g，白芷6g，茯苓9g，大腹皮9g，厚朴6g，半夏9g，陈皮6g，桔梗 9g，炙甘草 6g。

【用法】水煎服。药丸剂，每服 6~9g，日 2 次；口服液，每次 1 支，一日 3 次。

【功用】解表化湿，理气和中。

【主治】外感风寒，内伤湿滞证。霍乱吐泻，恶寒发热，头痛，恶心呕吐，胸膈满闷，腹痛、腹泻，舌苔白腻，脉浮缓。

【方解】本方主治外感风寒，内伤湿滞及霍乱吐泻证。方中藿香辛温解表散寒，芳香化湿浊，理气和中止呕，为治霍乱吐泻之要药，为君药。紫苏、白芷辛温发散，助藿香解表散寒；半夏、陈皮燥湿和胃，行气降逆止呕；白术、茯苓健脾运湿以止泻；厚朴、大腹皮行气化湿除满；桔梗宣肺利膈，既益解表，又助化湿。共为臣佐药。甘草调和诸药为使药。煎用生姜、大枣，内调脾胃，外和营卫。诸药合用，外散风寒与内化湿滞相伍，健脾利湿与理气和胃共施，是夏月外感风寒，内伤湿滞的良方。

【配伍】表邪偏重者，寒热无汗，加香薷，或加重苏叶的用量，以增强祛风解表之力；若兼食滞，胸闷腹胀，去甘草、大枣之腻滞，加神曲、莱菔子、鸡内金以消导食滞；若偏湿重，苔厚垢腻，用苍术易白术，增强化湿作用；如气滞脘腹胀痛者，加木香、延胡索以行气止痛。

【现代运用】本方常用于急性胃肠炎或四时感冒属湿滞脾胃，外感风寒者。

【现代研究】

（1）解痉镇痛作用。

（2）抗菌作用。

（3）镇吐作用。

（4）调节胃肠功能作用。

【方歌】藿香正气大腹苏，柑橘陈皮苓术朴，夏曲白芷加姜枣，风寒暑湿并驱除。

五苓散
《伤寒论》

【组成】茯苓 9g，猪苓 9g，泽泻 15g，白术 9g，桂枝 6g。

【用法】原方为散剂，现常水煎服。

【功用】通阳化气，利水渗湿。

【主治】外有表邪，水湿停蓄证。小便不利，小腹胀满，水肿，腹泻，烦渴欲饮，水入即吐，痰饮等，舌苔白，脉浮。

【方解】本方为治疗膀胱气化失职而致小便不利和水肿的蓄水证常用方。方中重用泽泻味甘淡，利水渗湿，为君药。茯苓、猪苓淡渗利水，共为臣药。白术补气健脾，运化水湿，合茯苓增强健脾化湿，又可使水津得以运化、输布；桂枝解太阳之表，辛温通阳，化气以行水，助膀胱气化通利水湿，为佐药。五药合方，则水行气化，表解脾健，而蓄水留饮，诸疾自除。

【配伍】兼腹胀者，加陈皮、枳实以理气消胀；兼热者，去桂枝，加黄芩以清热；中暑霍乱泄泻者，加滑石以利湿清热；伏暑身热而大渴者，合白虎加人参汤以益气清热生津；水肿较甚者，加桑白皮、橘皮、大腹皮、车前子以增强行水消肿作用。

【现代运用】本方常用于急慢性肾炎水肿、肝硬化腹水、心源性水肿、急性肠炎、尿潴留、脑积水等属水湿内停者。

【现代研究】

（1）利尿作用。

（2）对血压的影响。

（3）对颅内高压症的影响。

【方歌】五苓散治太阳府，二苓泽泻与白术，温阳化气用桂枝，利水渗湿收效著。

其他祛湿剂，见表6-7。

表6-7 其他祛湿剂简表

方名	主治	功用	证治要点	药物组成
平胃散《太平惠民和剂局方》	湿滞脾胃证	燥湿运脾行气和胃	脘腹胀满，不思饮食，常多自利，呕吐恶心，嗳气吞酸，肢体沉重，怠惰嗜卧，舌苔白腻而厚，脉缓	苍术、厚朴、陈皮、甘草、生姜、大枣
三仁汤《温病条辨》	湿温初起及暑温夹湿	宣畅气机清利湿热	头痛恶寒，身重疼痛，午后身热，胸闷不饥，面色淡黄，苔白不渴	杏仁、生薏苡仁、白蔻仁、飞滑石、白通草、竹叶、厚朴、半夏
茵陈蒿汤《伤寒论》	湿热黄疸	清热利湿退黄	一身面目俱黄，黄色鲜明，小便短赤，腹微满，口渴，苔黄腻，脉沉数	茵陈、栀子、大黄
八正散《大平惠民和剂局方》	湿热淋证	清热泻火利水通淋	尿频尿急，溺时涩痛，淋漓不畅，癃闭不通，小腹急满，尿色浑赤，口燥舌干，苔黄腻，脉滑数	木通、滑石、瞿麦、萹蓄、车前子、栀子、炙甘草、大黄
防己黄芪汤《金匮要略》	风水或风湿	益气祛风健脾利水	汗出恶风，身重，水便不利，舌淡苔白，脉浮	防己、黄芪、甘草、白术、生姜、大枣
苓桂术甘汤《金匮要略》	痰饮	温阳化饮健脾利湿	胸胁支满，短气而咳，心悸目眩，舌苔白滑，脉弦滑或沉滑	茯苓、桂枝、白术、炙甘草
真武汤《伤寒论》	脾肾阳虚水气内停证	温阳利水	四肢沉重疼痛，肢体浮肿，小便不利，腹痛下利，心下悸，头眩，身目瞤动，振振欲擗地，苔白不渴，脉沉	附子（炮）、茯苓、白芍、白术、生姜

（二）消导剂

凡以消食药为主组成，具有消食健脾、除痞化积等作用，以治疗食积停滞的方剂，称为消导剂。属八法中的消法。消法的应用范围较为广泛，凡由气、血、痰、湿、食、虫等壅滞而成的积滞痞块，均可使用。这里仅介绍饮食内停的方剂，以保和丸、枳实导滞丸为代表方。

保和丸
《丹溪心法》

【组成】山楂18g，神曲6g，半夏9g，茯苓9g，陈皮9g，连翘6g，莱菔子6g。

【用法】为细末，制成丸剂，每服6~9g，日2~3次。或水煎服。

【功用】消食和胃。

【主治】食积证。脘腹痞满或胀痛，嗳腐吞酸，恶食呕逆，或大便泄泻，舌苔厚腻，脉滑。

【方解】本方适用于多因饮食不节，暴饮暴食所致食积内停之证，《素问·痹论》说："饮食自倍，脾胃乃伤。"

方中重用山楂为君，消一切饮食积滞，尤长于消肉食油腻之积。神曲消食健脾，善化酒食陈腐之积；莱菔子下气消食，长于消谷面痰气之积，二药共为臣药。以上三药合用，消各种饮食积滞。食滞中脘，阻滞气机，致胃失和降，故以半夏、陈皮、茯苓和胃止呕，健脾理气化湿，和胃止呕；连翘辛苦性寒，既可散结以助消积，又可清食积所生之热，均为佐药。诸药配伍，共奏消食化积，理气和胃之功。

【配伍】如食积较重，腹胀明显者，加枳实、厚朴、木香、槟榔等以增强消食导滞之力；食积化热较甚者，而见苔黄、脉数者，加黄芩、黄连等清热之品；大便秘结等，加大黄以泻下通便；兼脾虚者，加白术、党参、甘草等健脾益气。

【现代运用】本方现常用于治疗急性胃炎、急慢性肠炎、消化不良、婴幼儿腹泻等属食积内停者。

【现代研究】

（1）对胃肠运动的影响。

（2）增加胃酸分泌。

【方歌】保和神曲和山楂，苓夏陈翘莱菔加，消食化滞和胃气，方中亦可用麦芽。

⊕ 知识链接

《丹溪心法》

　　《丹溪心法》，元朱震亨著述，明·程充校订，刊于1481年。本书并非朱氏自撰，由他的学生根据其学术经验和平素所述纂辑而成。全书分列各科病证一百篇，以内科杂病为主，兼及其他各科。全书比较集中和全面地反映了朱氏"阳常有余，阴常不足"的学说及气、血、痰、郁诸病治疗见解和丰富经验，其临床治疗虽重视补阳，但不拘泥专方、治法也比较灵活机变。是一部研究内科杂病和朱氏学说的重要著作。

枳实导滞丸
《内外伤辨惑论》

【组成】大黄9g，枳实9g，神曲9g，茯苓6g，黄芩6g，黄连6g，白术6g，泽泻6g。

【用法】为丸剂，每服6g，日2～3次。或水煎服。

【功用】消食导滞，清热祛湿。

【主治】湿热食积证。脘腹胀痛，嗳腐吞酸，下痢泄泻，或大便秘结，小便短赤，舌苔黄腻或浊腻，脉沉有力。

【方解】本方适用于湿热食积、内阻肠胃证。方中大黄攻积泻热，使积从大便而下，为君药。枳实行气消积满，为臣药。黄芩、黄连清热燥湿止痢；茯苓、泽泻利水渗湿止泻；白术健脾燥湿，使攻积而不伤正；神曲消食和中，均为佐药。此方用于湿热食滞之泄泻、下痢，属"通因通用"之法。

【配伍】腹胀甚者，加木香、槟榔增强行气消胀之力；纳差者，加山楂、鸡内金等消食之品；腹痛明显者，加芍药、甘草以缓急止痛。

【现代运用】本方常用于胃肠功能紊乱、细菌性痢疾、肠炎、消化不良等属湿热积滞者。

【方歌】枳实导滞首大黄，芩连白术茯苓襄，再入泽泻与神曲，湿热积滞力能攘。

⊕ 知识链接

《内外伤辨惑论》

　　《内外伤辨惑论》，金代李杲撰，三卷，1232年成书，1247年刊订。是李杲生前定稿并作自序的唯一一部著作。全书围绕饮食劳倦所伤而致脾胃病的诊察及治疗用药等理论作了较全面而系统的阐述。突出了脾胃盛衰在内伤病的发生、发展、变化中的重要地位，并由此在内伤诸疾的治疗中加以充分体现，如特制补中益气汤等方，重用黄芪，配以升麻诸品，以补土生金，升清降浊。该书所反映的理论思想，受到历代医家的高度重视，成为反映李杲学术思想及其发展的最重要的著作之一。

（三）化痰止咳平喘剂

凡以祛痰平喘药为主组成，具有祛痰平喘作用，治疗咳嗽、哮喘的方剂，称为化痰止咳平喘剂。化痰止咳平喘剂临床常用以下四类：燥湿化痰剂，适用于湿痰为病，以二陈汤为代表方；清化热痰剂，适用于热痰为病，以清气化痰丸为代表方；润燥化痰剂，适用于燥痰为病，以贝母瓜蒌散为代表方；温化寒痰剂，适用于寒痰为病，以小青龙汤为代表方。止咳平喘剂，则以定喘汤为代表方，适用风寒外束，痰热内蕴之证。

二陈汤
《太平惠民和剂局方》

【组成】制半夏12g，橘红12g，茯苓9g，炙甘草6g（原方尚有生姜、乌梅，生姜可用，乌梅多不用）。

【用法】水煎服。亦作丸剂。

【功用】燥湿化痰，理气和中。

【主治】湿痰咳嗽。痰多色白易咳，胸膈胀满，恶心呕吐，或肢体倦怠，舌苔白腻，脉滑。

【方解】本方为治湿痰之主方。湿痰咳嗽，多由脾不运化，湿聚成痰所致。方中以辛温性燥的半夏为君药，最善燥湿化痰，且能降逆和胃。橘红为臣药，理气燥湿，使脾健湿除，气行痰消。与半夏相伍，行气与燥湿化痰同用，加强祛痰作用。痰由湿聚而成，茯苓健脾渗湿，杜绝生痰之源，脾湿浊不生，痰无由成，是兼顾其本的治法；生姜降逆化痰，既助半夏、橘红行气消痰，又能兼制半夏的毒性；用少许乌梅收敛肺气，与半夏相伍，散中有收，使祛痰不伤正，收敛不留邪，上三味为佐药。使以甘草调和药性，兼可以润肺和中。诸药合用，共奏燥湿化痰，理气和中之效。方中半夏、橘红陈久者良，故方名为"二陈汤"。

【配伍】风痰加南星、竹沥等，以息风化痰；热痰加黄芩、胆星等，以清热化痰；寒痰加干姜、细辛等，以温化痰饮；食痰加莱菔子、神曲等，以消食化痰；气痰加枳实、厚朴等，以理气化痰；皮里膜外之痰加白芥子等，以通络化痰。

【现代运用】本方常用于加减治疗慢性支气管炎、肺气肿、慢性胃炎、妊娠呕吐、神经性呕吐、耳源性眩晕、胃及十二指肠溃疡、脑血管意外等属湿痰壅盛者。

【现代研究】

（1）理气化痰抗衰老作用。

（2）对血糖、血脂及肝功的影响。

【方歌】二陈汤用半夏陈，益以茯苓甘草均，理气祛痰兼燥湿，湿痰为病此方珍。

定喘汤
《摄生众妙方》

【组成】白果12g，炙麻黄9g，苏子9g，甘草3g，款冬花9g，杏仁9g，桑白皮9g，黄芩9g，半夏9g。

【用法】水煎服。

【功用】宣降肺气平喘，清热化痰。

【主治】风寒外束，痰热内蕴之哮喘。咳喘痰多气急，痰稠色黄，或微恶风寒，舌苔黄腻，脉滑数。

【方解】本方证因素体多痰，又感风寒，导致肺气壅闭，不得宣降，郁而化热所致。方用麻黄宣肺散邪以平喘，白果敛肺定喘而祛痰，共为君药，一散一收，即可加强平喘之功，又可防麻黄耗散肺气。苏子、杏仁、半夏、款冬花降气平喘，止咳祛痰，共为臣药。桑白皮、黄芩清泄肺热，制约温性，共为佐药。甘草调和诸药为使。诸药合用，使肺气宣降，痰热得清，风寒得解，则喘咳痰多诸症自除。

【配伍】无表证者，麻黄用量可减，或用炙麻黄，取其宣肺定喘之功；痰稠难出者，加全瓜蒌、胆南星等以增强清热化痰之力；胸闷较甚者，加枳壳、厚朴以理气宽胸；肺热较甚者，合金荞麦、鱼腥草等以增强清热之效。

【现代运用】本方常用于支气管哮喘、慢性支气管炎等属痰热壅肺者。

【现代研究】

（1）有实验证明定喘汤重用白果者比轻用者效果好，未用白果者较差。

（2）抗哮喘作用。

【方歌】定喘白果与麻黄，款冬半夏白皮桑，苏杏黄芩兼甘草，风寒痰热喘哮尝。

其他化痰止咳平喘剂，见表6-8。

表6-8　其他化痰止咳平喘剂简表

方名	主治	功用	证治要点	药物组成
清气化痰丸《医方考》	痰热咳嗽	清热化痰理气止咳	痰稠色黄，咯之不爽，胸膈痞闷，气急呕恶，舌质红苔黄腻，脉滑数	胆南星、瓜蒌仁、陈皮、黄芩、杏仁、枳实、茯苓、制半夏（姜汁）
贝母瓜蒌散《医学心悟》	燥痰咳嗽	润肺清热理气化痰	咳痰不爽，涩而难出，咽喉干燥，苔白而干	贝母、瓜蒌、天花粉、茯苓、橘红、桔梗
小青龙汤《伤寒论》	寒饮客肺	温肺化饮止咳平喘	咳嗽气喘，或哮鸣有声，重者不能平卧，咳痰清稀，色白量多，苔白滑，脉弦。亦治咳喘而兼有表证者	麻黄、芍药、细辛、干姜、炙甘草、桂枝、半夏、五味子
苏子降气汤《太平惠民和剂局方》	实喘	降气平喘祛痰止咳	痰涎壅盛，喘咳短气，胸膈满闷，痰多稀白，或呼多吸少，腰痛脚软，或肢体浮肿，苔白滑，脉弦滑	紫苏子、半夏、川当归、炙甘草、前胡、厚朴、肉桂、生姜、大枣

（四）理气剂

凡以理气药为主组成，具有行气或降气的作用，以治疗气滞或气逆病证的方剂，称为理气剂。理气剂可分为行气与降气两大类：行气剂，适用于气机郁滞之证，以越鞠丸为代表方；降气剂，适用于肺胃之气上逆之证，以旋覆代赭汤为代表方。

理气剂大多辛香而燥，易伤津耗气，故对气虚、阴虚火旺者及孕妇等，均当慎用。

越鞠丸
《丹溪心法》

【组成】香附9g，川芎9g，苍术9g，神曲9g，栀子9g。

【用法】研末，水泛为丸，每服6g，日2次。或水煎服。

【功用】行气解郁。

【主治】因气郁所致，胸膈痞闷，或脘腹胀痛，恶心呕吐，嗳腐纳呆，脉弦或滑。

【方解】本方所治郁证系指气、血、痰、火、食、湿六郁证，六郁之中以气郁为主，因喜怒无常，忧思无度则肝气不舒，形成气郁，进而导致血郁、火郁；饮食不节，寒温不适影响脾土则脾失健运而致食郁，甚则形成湿郁、痰郁。故本方立意重在行气解郁，气行则血行，气畅则诸郁自解。

方中用药五味，以香附为君药，着重行气开郁以治气郁，因气行则血行，气畅则痰火湿食诸郁亦易于消解。川芎活血行气，以治血郁；苍术燥湿运脾，以治湿郁；栀子清热泻火，以治火郁；神曲消食导滞，以治食郁，共为臣佐药。方中不用化痰药，是因为痰由诸郁而生，以火邪为主，火消痰自失，诸郁得解痰郁随之而消。

【配伍】气郁偏重者，重用香附，加木香、枳壳、郁金以加强行气解郁之力；血郁偏重者，重用川芎、酌加桃仁、赤芍、红花等以助活血祛瘀；湿郁偏重者，重用苍术，加茯苓、厚朴、白芷、泽泻等以祛湿；火郁偏重者，重用栀子，加黄芩、黄连、青黛以清热泻火；食郁偏重者，重用神曲，酌加山楂、麦芽、砂仁以消食化滞；痰郁偏重者，加半夏、瓜蒌、天南星、海浮石以化痰。

【现代运用】本方可加减运用于胃肠神经官能症、胃及十二指肠溃疡、慢性胃炎、肝炎、胆囊炎、胆石症、妇女痛经，精神抑郁等属于六郁所致者。

【现代研究】

具有抗抑郁作用。

【方歌】越鞠丸治六般郁，气血痰火食湿因，香附芎苍栀子曲，气机畅达诸郁伸。

⊕ **知识链接**

郁证案例

朱某，男，26岁，农民。1977年8月31日初诊：数年来中脘胀痛屡发，纳少嗳酸，左关脉小弦，余部均缓，舌苔糙腻。此为气郁，治宜疏泄。方用：苍术9g，香附9g，川芎6g，神曲12g，黑山栀9g，广郁金9g，延胡索9g，青陈皮各6g，厚朴花4.5g，大麦芽30g，4剂。9月5日复诊：中脘胀痛大减，嗳酸亦减，脉来左关略弦，苔糙略腻。再用前方加佛手片4.5g。四剂。并嘱患者服完汤剂后再配越鞠丸250g，分20天服完，其病遂愈。（连建伟. 历代名方精编. 杭州：浙江科学技术出版社，1987.）

旋覆代赭汤
《伤寒论》

【组成】旋覆花（包）9g，代赭石（先煎）15g，人参6g，生姜15g，炙甘草6g，半夏9g，大枣4枚。

【用法】水煎服。

【功用】降逆化痰，益气和胃。

【主治】胃虚痰阻气逆证。胃脘痞闷或胀满，按之不痛，频频嗳气，或见纳呆、呃逆、恶心，甚或呕吐，舌苔白腻，脉缓或滑。

【方解】本方证因胃气虚弱，痰浊内阻所致胃脘痞闷胀满、频频嗳气，甚或呕吐、呃逆等证。方中旋覆花性温而能下气消痰，降逆止呃，是为君药；代赭石质重而沉降，善镇冲逆，但味苦气寒，故用量稍小为臣药；生姜于本方用量最重，寓意有三：一为和胃止呕，二为宣散水气以助祛痰，三可制约代赭石的寒凉之性，使其镇降气逆而不伐胃；半夏燥湿化痰，降逆和胃，并为臣药。人参、炙甘草、大枣益脾胃，补气虚，扶助已伤之中气，为佐使之用。炙甘草又能调和诸药而兼使药之用。诸药配合，共成降逆化痰，益气和胃之剂。

【配伍】气逆较著者，胃虚不甚者，重用代赭石至20~30g，以增强其重镇降逆之功；痰多苔腻者，加茯苓、陈皮等以化痰和胃；腹胀较甚者，加枳实、厚朴等以行气除满；腹痛喜温者，加干姜、吴茱萸、丁香等以温中祛寒；舌红苔黄脉数，有内热之象者，加黄连、竹茹等以清泻胃热。

【现代运用】本方常用于胃神经官能症、胃扩张、慢性胃炎、胃及十二指肠溃疡、幽门不完全性梗阻、神经性呃逆、膈肌痉挛等属胃虚痰阻者。

【现代研究】

（1）预防反流性食管炎复发及癌变的机制。

（2）促胃肠动力作用。

【方歌】仲景旋覆代赭汤，人参半夏草枣姜，噫气不除心下痞，降逆补中此方尝。

其他理气剂，见表6-9。

表6-9　其他理气剂简表

方名	主治	功用	证治要点	药物组成
柴胡疏肝散《景岳全书》	肝气郁滞证	疏肝解郁行气止痛	胁肋疼痛，嗳气太息，脘腹胀满，脉弦	陈皮、柴胡、川芎、香附、枳壳、白芍、甘草
瓜蒌薤白白酒汤《金匮要略》	胸痹	通阳散结行气祛痰	胸中闷痛，甚至胸痛彻背，喘息咳嗽，短气，舌苔白腻，脉沉弦或紧	枳实、厚朴、薤白、桂枝、瓜蒌

（五）理血剂

凡以理血药为主组成，具有活血调血或止血的作用，治疗血分病的方剂，称为理血剂。这里主要介绍活血祛瘀与止血两类：活血祛瘀剂，适用于瘀血阻滞病证，以血府逐瘀汤为代表方；止血剂，适用于各种出血证，以小蓟饮子为代表方。

活血逐瘀剂性多破泄，对于月经过多及孕妇当慎用或禁用。止血方属于治标，病情缓解后，宜审因论治。

血府逐瘀汤
《医林改错》

【组成】当归9g，生地黄9g，桃仁12g，红花9g，枳壳6g，赤芍6g，川芎6g，牛膝9g，桔梗6g，柴胡3g，甘草3g。

【用法】水煎服。

【功用】活血祛瘀，行气止痛。

【主治】胸中血瘀，血行不畅。胸痛头痛，痛如针刺而有定处，或呃逆日久不止，或内热烦闷，心悸失眠，急躁易怒，唇暗或两目暗黑，舌暗红或有瘀点、瘀斑，脉涩或弦紧。

【方解】本方是治疗瘀血内阻胸部、气机郁滞所致胸痛胸闷的常用方剂，系由桃红四物汤合四逆散加桔梗、牛膝而成。方中当归、川芎、赤芍、桃仁、红花活血化瘀；牛膝祛瘀血，通血脉，引瘀血下行，为君药。柴胡、枳壳疏肝理气，桔梗开宣肺气，气行则血行，助君药活血祛瘀；生地黄、当归养血活血，使祛瘀而不伤阴血，同为臣佐药。甘草调和诸药为使药。

【配伍】若瘀在胸部，重用赤芍、川芎，佐以柴胡、青皮；瘀在脘腹部，用桃仁、红花，加乳香、没药、乌药、香附；瘀在少腹者，加蒲黄、五灵脂、官桂、小茴香等；瘀阻致肝肿胁痛者，加丹参、郁金、䗪虫、九香虫；瘀积肝脾肿硬者，加三棱、莪术、制大黄或水蛭、䗪虫等；血瘀经闭、痛经者，可用本方去桔梗加香附、益母草、泽兰等以活血调经止痛。

【现代运用】本方常用于冠心病心绞痛、风湿性心脏病、胸部挫伤与肋软骨炎之胸痛，以及脑震荡后遗症之头痛头晕等。此外，精神抑郁属于瘀阻气滞者，亦有一定疗效。

【现代研究】

（1）对血液流变学的影响。

（2）对心脏的影响，有显著的抗心律失常的作用。

（3）镇痛作用。

（4）抗缺氧作用。

【方歌】 血府当归生地桃，红花牛膝芎赤芍，柴胡枳壳桔甘草，胸中瘀血用之妙。

⊕ 知识链接

《医林改错》

《医林改错》，由清代王清任撰刊于道光十年（1830），是他访验脏腑四十二年呕心沥血之作，也是我国中医解剖学上具有重大革新意义的著作。所创通窍活血汤、血府逐瘀汤、膈下逐瘀汤、补阳还五汤、少腹逐瘀汤等，分治五十余种瘀证及半身不遂、瘫痪、痹证及难产等，发前人之未发，且可在临床收到殊效。其在活血化瘀理论及临床方面做出的贡献正是源于生理功能与解剖的新解释，奠定了中医学活血化瘀理论。

补阳还五汤
《医林改错》

【组成】 生黄芪30~90g，当归尾9g，赤芍9g，地龙9g，川芎9g，桃仁9g，红花9g。

【用法】 水煎服。

【功用】 补气活血，祛瘀通络。

【主治】 卒中后遗症之气虚血瘀证。半身不遂，口眼㖞斜，语言謇涩，口角流涎，大便干燥，小便频数，遗尿不禁，苔白，脉缓或细。

【方解】 本方证由中风之后，正气亏虚，气虚血滞，脉络瘀阻所致。本方亦是治疗气虚血瘀之卒中后遗症的常用方剂。

方中重用生黄芪为君，大补元气，使气旺则血行，瘀去而络通。配以当归尾活血和血，且有化瘀不伤血之妙，是为臣药。川芎、赤芍、桃仁、红花助归尾以活血祛瘀；地龙通经活络，均为佐使药。诸药协同，使气血畅通，祛瘀通络，诸证自愈。

【配伍】 中风偏瘫，偏寒者，加肉桂、巴戟天等温肾散寒；脾虚者，加党参、白术以健脾益气；痰多者，加法半夏、天竺黄以化痰；语言不利者，加菖蒲、远志以开窍化痰；口眼㖞斜者，加白附子、僵蚕、全蝎以祛风化痰通络；偏瘫日久，疗效不显著者，加水蛭、虻虫以破瘀通络；下肢萎软者，加杜仲、牛膝以补益肝肾；头昏头痛者，加菊花、蔓荆子、石决明、代赭石以镇肝息风。

【现代运用】 本方常用于脑血管意外后遗症，以及其他原因所引起的偏瘫、截瘫，或肢体痿软属气虚血瘀者。

【现代研究】

（1）抗脑缺血损伤。

（2）抗脑水肿。

（3）抑制血小板聚集，抗血栓形成和溶血栓。

（4）抗神经元细胞损伤。

（5）耐缺氧。

【方歌】 补阳还五赤芍芎，归尾通经佐地龙，重用黄芪为主药，血中瘀滞用桃红。

其他理血剂，见表6-10。

表 6 – 10　其他理血剂简表

方名	主治	功用	证治要点	药物组成
生化汤 《傅青主女科》	产后瘀血腹痛 恶露不行 小腹冷痛	化瘀生新 温经止痛	恶露不行，少腹冷痛	当归、川芎、桃仁、干姜、甘草（童便、黄酒）
桂枝茯苓丸 《金匮要略》	瘀阻胞宫证	活血化瘀 缓消癥块	腹痛拒按，漏下不止，血色 紫黑晦暗，妊娠胎动不安	桂枝、茯苓、牡丹皮、桃仁、赤芍
小蓟饮子 《济生方》	血淋 尿血	凉血止血 利水通淋	尿中带血，或尿血，小便频 数，赤涩热痛，舌红脉数	生地黄、小蓟、滑石、木通、蒲黄、藕节、竹叶、 当归、栀子、炙甘草

（六）驱虫剂

凡以驱虫药为主组成，具有驱虫或杀虫等作用，治疗人体寄生虫病的方剂，称为驱虫剂。本类方剂主要用于蛔虫、蛲虫、钩虫等消化道寄生虫病，以乌梅丸为代表方。

驱虫药具有攻伐之力，驱虫后要注意调理脾胃。

乌梅丸
《伤寒论》

【组成】乌梅 5 枚，细辛 3g，干姜 6g，当归 6g，制附子 6g，蜀椒 4.5g，桂枝 6g，黄柏 6g，黄连 6g，人参 6g。

【用法】为末，乌梅用醋浸一宿，去核打烂，和入余药，拌匀，烘干或晒干，加蜜为丸，每服 6g，日 2 次，空腹服。亦可作汤剂煎服。

【功用】温脏安蛔。

【主治】脏寒蛔厥证。脘腹阵痛，烦闷呕吐，时发时止，得食则吐，甚则吐蛔，手足厥冷；或久泻久痢，脉弦。

【方解】蛔厥之证，是因患者素有蛔虫，复由肠道虚寒，蛔虫上扰所致。方中重用乌梅味酸安蛔，使蛔静而痛止，为君药。蜀椒、细辛辛温，辛可伏蛔，温能祛寒；黄连、黄柏苦寒，苦能下蛔，寒能清解因蛔虫上扰，气机逆乱所生之热；附子、桂枝、干姜辛热温脏祛寒，亦有辛可制蛔之力；人参、当归补养气血，且合桂枝以养血通脉，以解四肢厥冷，共为臣佐药。蜜甘缓和中，为使药。

【配伍】本方重在安蛔，驱虫力弱，临证时宜加使君子、苦楝皮、榧子、槟榔等以杀虫驱虫；呕吐严重者，加生姜、半夏、吴茱萸以降逆止呕；腹痛甚者，加白芍、甘草以缓急止痛；为加速驱虫之力，可加泻下药大黄、芒硝等。

【现代运用】本方常用于治疗胆道蛔虫症、慢性菌痢、慢性胃肠炎、结肠炎等证属寒热错杂，气血虚弱者。

【现代研究】

（1）抗溃疡性结肠炎。

（2）降血糖作用。

（3）抗肝纤维化。

【方歌】乌梅丸用细辛桂，黄连黄柏及当归，人参附子椒干姜，清上温下又安蛔。

（七）外用剂

凡以外用药为主，通过体表发挥治疗作用的方剂，称为外用剂。此类方剂具有收敛止血、化腐生肌、消肿解毒等作用。适用于皮肤疾患、疮疡肿毒以及烫伤、跌打损伤等证。以金黄散为代表方。

金黄散
《外科正宗》

【组成】大黄2500g，黄柏2500g，姜黄2500g，白芷2500g，南星1000g，陈皮1000g，苍术1000g，厚朴1000g，甘草1000g，天花粉5000g。

【用法】共研细末，任用醋、酒、蜂蜜或植物油调敷患处。

【功用】清热解毒，消肿止痛。

【主治】阳证疮疡初起。局部红肿，灼热疼痛，脓未形成，舌红苔黄，脉滑数。

【方解】本方所治之证为热毒壅聚引起。方中以大黄、黄柏、天花粉清热解毒，散瘀消肿，为君药。苍术、白芷、厚朴、陈皮、南星理气化湿，消肿止痛，为臣药。姜黄活血为佐药。甘草调和药性为使药。

【现代运用】本方常用于治疗转移性肌肉深部脓肿，下肢丹毒（溶血性链球菌、丹毒链球菌侵入皮肤或膜内的网状淋巴管所引起的急性感染）、流行性腮腺炎、急性乳腺炎、骨折及软组织损伤、静脉炎、皮肤疮疡肿毒、糖尿病足溃疡、压疮、湿疹、痛风急性发作、阑尾炎周围脓肿、淤滞性皮炎、慢性前列腺炎、炎性外痔、毒蛇咬伤肢体肿胀等阳证疮疡。

【现代研究】

（1）抗炎镇痛作用。

（2）抑菌作用。

【方歌】金黄大黄柏姜黄，白芷南星陈皮苍，厚朴甘草天花粉，阳证疮疡外用良。

⊕ 知识链接

《外科正宗》

《外科正宗》，由明代陈实功编著，成书于1617年，全书共四卷，卷一总论外科疾患的病源、诊断与治疗；卷二至卷四分论外科各种常见疾病一百多种，首论病因病理，次叙临床表现，继之详论治法，并附以典型病例。书中绘有插图三十余帧，描述各种重要疮肿的部位和形状，最后又介绍了炼取诸药法。在中医外科书中，本书向以"列症最详，论治最精"见称，因而倍受后世推崇。是一本中医外科理论和临床实践价值颇高的中医外科专著。

八、补法

补法，是运用具有补养作用的方药，以益气强筋、补精益血，消除虚弱证候的治疗大法。用于各种原因造成的脏腑气血、阴阳虚弱或某一脏腑虚损之证。一般分为补气、补血、补阴、补阳四大类，具体可见于补益剂。

补益剂

凡以补益药为主组成，具有补益气血阴阳不足等作用，治疗各种虚证的方剂，称为补益剂。补益剂可分为四类：补气剂，适用于肺脾气虚病证，以四君子汤为代表方；补血剂，适用于血虚病证，以四物汤为代表方；补阴剂，适用于阴虚病证，以六味地黄丸为代表方；补阳剂，适用于阳虚病证，以金匮肾气丸为代表方。

补气、补血、补阴、补阳虽各有重点，但气血相依，阴阳互根，因此补气时可少配伍补血药，补血时可加补气药，补阴时可佐以补阳药，补阳时可佐以补阴药。

真实假虚证及正气未虚而邪气亢盛者，均不能使用补益剂。对虚不受补者，宜先调理脾胃，使之补而不滞。

四君子汤
《太平惠民和剂局方》

【组成】人参，炙甘草，茯苓，白术，各等份。

【用法】水煎服。

【功用】益气健脾。

【主治】脾胃气虚证。面色萎白，语声低微，气短乏力，食少便溏，舌淡苔白，脉虚弱。

【方解】本方证由脾胃气虚，运化乏力所致。主治脾胃气虚证。饮食劳倦损伤脾胃，则导致气血生化不足。

方中人参甘温，益气健脾，为君药。脾虚则易生湿，故以白术健脾燥湿，加强益气助运之力，为臣药。茯苓健脾渗湿，为佐药。苓、术相配，则健脾祛湿之功益著。甘草益气和中，调和诸药，为使药。

【配伍】呕吐者，加半夏、陈皮等以降逆止呕；胸膈痞满者，加枳壳、陈皮等以行气宽胸；畏寒腹痛者，加干姜、附子等以温中散寒；心悸失眠者，加枣仁以宁心安神。

【现代运用】本方常用于慢性胃炎、胃及十二指肠溃疡等属脾气虚者。

【现代研究】

（1）对消化系统的影响。

（2）对脑内单胺介质的影响，增进摄食、改善肠胃功能、提高能量代谢等。

（3）对免疫器官及免疫功能的影响

【方歌】参术苓草四君汤，益气健脾推此方，食少便溏体羸瘦，甘平益胃效相当。

四物汤
《太平惠民和剂局方》

【组成】熟地黄 12g，当归 9g，白芍 9g，川芎 6g。

【用法】水煎服。

【功用】养血调经。

【主治】冲任虚损，血虚血滞证。心悸失眠，头晕目眩，面色无华，月经不调，量少不畅或经闭不行、或经行腹痛，舌淡，口唇、爪甲色淡，脉细或细涩。

【方解】本方为补血调经的主方。本方治证由营血亏虚，血行不畅，冲任虚损所致。方中熟地黄甘温味厚质润，入肝、肾经，长于滋养阴血，补肾填精，为补血要药，故为君药。当归甘辛温，归肝、心、脾经，为补血良药，兼具活血作用，且为养血调经要药，用为臣药。佐以白芍养血益阴；川芎活血行气。四药配伍，共奏补血调血之功。

【配伍】兼气虚者，加人参、黄芪等以补气生血；瘀滞重者，加桃仁、红花，白芍易为赤芍，加强活血祛瘀之力；血虚有寒者，加肉桂、炮姜、吴茱萸等以温通血脉；血虚有热者，加黄芩、丹皮，熟地易为生地，以清热凉血；妊娠胎漏者，加阿胶、艾叶等以止血安胎。

【现代运用】本方常用于妇女月经不调、胎产疾病、荨麻疹以及过敏性紫癜等属营血虚滞者。

【现代研究】

（1）对造血系统的影响，促进造血功能，增加血红蛋白等。

（2）对血液流变学的影响，可改善高黏度血流，降低全血黏度。

（3）免疫调节作用。

【方歌】 四物地芍与归芎，血家百病此方宗，妇人经病常应用，临证之时在变通。

六味地黄丸
《小儿药证直诀》

【组成】 熟地黄24g，山茱萸12g，山药12g，茯苓9g，泽泻9g，牡丹皮9g。

【用法】 共研细末，炼蜜为丸，每服6g，日2次。或水煎服。

【功用】 滋补肝肾。

【主治】 肝肾阴虚证。腰膝酸软，头晕目眩，耳鸣耳聋，盗汗，遗精，消渴，骨蒸潮热，手足心热，口燥咽干，牙齿动摇，足跟作痛，小便淋沥，以及小儿囟门不合，舌红少苔，脉沉细数。

【方解】 肾藏精，为先天之本，肝为藏血之脏，精血互可转化，肝肾阴血不足又常可相互影响。方中重用熟地黄滋阴补肾，填精益髓，为君药。山茱萸补养肝肾，并能涩精，取"肝肾同源"之意；山药补益脾阴，亦能固肾，共为臣药。三药配合，肾肝脾三阴同补，是为"三补"，但熟地黄用量是山茱萸与山药之和，故仍以补肾为主。泽泻利湿而泄肾浊，并能减熟地黄之滋腻；茯苓淡渗脾湿，并助山药之健运，与泽泻共泻肾浊，助真阴得复其位；牡丹皮清泄虚热，以制山茱萸之温涩。三药称为"三泻"，均为佐药。六味合用，三补三泻，其中补药用量重于"泻药"，是以补为主；肝、脾、肾三阴同补，以补肾阴为主，这是本方的配伍特点。

【配伍】 阴虚而火盛者，加知母、玄参、黄柏等以加强清热降火之功；兼纳差腹胀者，加焦白术、砂仁、陈皮等以防滞气碍脾。

【现代运用】 本方常用于慢性肾炎、高血压病、糖尿病、肺结核、肾结核、甲状腺功能亢进、中心性视网膜炎及无排卵性功能性子宫出血、更年期综合征等属肾阴虚弱为主者。

【现代研究】

(1) 对实验动物血糖水平的影响，降低血糖，改善胰岛素抵抗。

(2) 对血液系统的影响，升高骨髓中造血干细胞的数量和增殖能力提高造血功能。

(3) 保肝减毒作用。

(4) 抗衰老作用。

(5) 对内分泌的调节作用。

(6) 改善脑发育，减少凋亡细胞数。

【方歌】 六味地黄益肾肝，萸山茯苓泽泻丹，腰酸头晕又耳鸣，遗精盗汗潮热安。

⊕ 知识链接

《小儿药证直诀》

《小儿药证直诀》，宋代钱乙撰，由钱氏门人阎孝忠编集而成。约成书于宋·宣和年间（1119—1125），是现存最早的中医儿科学著作，在儿科发展史上占有重要地位。全书3卷，上卷脉证治法，论及小儿的生理、病理，五脏辨病论治，列举常见小儿病证80余条；中卷记尝所治病，经钱乙治疗的危重疑难病案23个，充分展示了他的医学观点；下卷诸方，介绍了钱乙经验方122首。书后附有《阎氏小儿方论》《董氏小儿斑疹备急方论》。该书反映了宋代多个医家的经验方，具有简练实用的特点，作为儿科鼻祖钱乙研制的五脏补泻的方剂，成为后世医家临证研究、化裁古方的重要文献。

其他补益剂，见表6-11。

表 6-11 其他补益剂简表

方名	主治	功用	证治要点	药物组成
参苓白术散《太平惠民和剂局方》	脾虚夹湿证	益气健脾渗湿止泻	饮食不化，胸脘痞满，肠鸣泄泻，四肢乏力，形体消瘦，面色萎黄	人参、白术、白茯苓、莲子肉、薏苡仁、缩砂仁、桔梗、白扁豆、甘草、山药、大枣
补中益气汤《脾胃论》	脾胃气虚证气虚下陷证气虚发热证	补中益气升阳举陷	饮食减少，体倦肢软，少气懒言，面色㿠白，大便稀溏，脱肛，子宫脱垂，久泻久痢，崩漏，气短乏力，身热，自汗，渴喜热饮，气短乏力	黄芪、炙甘草、人参、当归、陈皮、升麻、柴胡、白术
玉屏风散《医方类聚》	表虚自汗	益气固表止汗	汗出恶风，面色㿠白	黄芪、防风、白术
生脉散《医学启源》	温热暑热耗气伤阴证久咳肺虚气阴两虚证	益气生津敛阴止汗	汗多神疲，体倦乏力，气短懒言，咽干口渴，干咳少痰，短气自汗，口干舌燥	人参、麦冬、五味子
当归补血汤《内外伤辨惑论》	血虚发热证	补气生血	肌热面红，烦渴欲饮，脉洪大而虚，重按无力，妇人经期，产后血虚，发热头痛，疮疡溃后，久不愈合	黄芪、当归
归脾汤《济生方》	心脾气血两虚证脾不统血	益气补血健脾养心	心悸怔忡，健忘失眠，面色萎黄，体倦食少，盗汗虚热	黄芪、龙眼肉、白术、茯神、酸枣仁、人参、木香、炙甘草、当归、远志
炙甘草汤（复脉汤）《伤寒论》	阴血不足阳气虚弱证虚劳肺痿证	滋阴养血益气温阳复脉止悸	心动悸，脉结代，虚羸少气，舌光少苔、质干瘦，咳嗽，咳痰不多，涎唾多，虚烦不眠，自汗盗汗，大便干结，脉虚数，咽干舌燥	生地黄、炙甘草、生姜、人参、桂枝、阿胶、麦冬、麻仁、大枣
一贯煎《续名医类方》	肝肾阴虚肝气不舒证	滋阴疏肝	胸脘胁痛，吞酸吐苦，口咽干燥，舌红少苔，疝气瘕聚	生地黄、北沙参、麦冬、当归、枸杞子、川楝子
百合固金汤《慎斋遗书》	肺肾阴亏虚火上炎证	滋肾保肺止咳化痰	咳嗽气喘，痰少而黏，甚则痰中带血，头晕潮热，舌红少苔，脉细数	百合、熟地黄、生地黄、当归、麦冬、白芍、贝母、玄参、桔梗、甘草
肾气丸《金匮要略》	肾阳不足证	补肾助阳	腰痛脚软，身半以下，常有冷感，少腹拘急，小便不利，小便反多，入夜尤甚，阳痿早泄，痰饮，水肿，化液，水饮内停，脚气，转胞，消渴	干地黄、山药、山茱萸、泽泻、茯苓、牡丹皮、桂枝、附子

九、其他

在上述八种基本治疗大法方证运用基础上，治疗气、血、津、精散失滑脱之证有固涩剂；治疗神志不安证有安神剂；治疗神昏窍闭证有开窍剂；治疗由于脏腑功能失调所致的内风病证有平息内风剂。

（一）固涩剂

凡以固涩药为主组成，具有收敛固涩作用，以治疗气、血、津、精散失滑脱之证的方剂，称为固涩剂。固涩剂分为四类：敛汗固表剂，适用于气虚卫外不固，阴液不能内守而致的自汗、盗汗，以玉屏风散为代表方；涩精止遗剂，适用于肾虚失藏，精关不固的遗精滑泄，以金锁固精丸为代表方；涩肠固脱剂，适用于久泻、久痢、内脏虚寒的滑脱证，以四神丸为代表方；收敛止带剂，适用于妇女带脉不固的赤白带下，以清带汤为代表方。

凡外邪未去者，不能使用固涩剂。由实邪所致的热病多汗、火扰精室、热痢初起、食滞泄泻、实热崩带等，亦均非本剂所宜。

玉屏风散
《医方类聚》

【组成】防风 6g，炙黄芪 12g，白术 12g。

【用法】水煎服。

【功用】益气固表止汗。

【主治】表虚自汗。汗出恶风，面色㿠白，舌淡苔薄白，脉浮虚。亦治体虚腠理不固，易于感冒者。

【方解】本方适用于卫气虚弱，不能固表之自汗证。方中黄芪甘温，补益脾肺之气，固表止汗，为君药。白术健脾益气为臣药。佐以防风走表祛风。全方有益气固表，扶正祛邪之功。因其功用有似御风的屏障，而又珍贵如玉，故名玉屏风。

【配伍】汗多者，加浮小麦、牡蛎、麻黄根等以加强固表止汗之效；表虚外感风寒，头痛鼻塞，汗出恶风，脉缓者，可与桂枝汤合用，以益气固表，调和营卫。

【现代运用】本方常用于治疗或预防小儿及成人反复发作的上呼吸道感染，肾小球肾炎易于因伤风感冒而诱致病情反复者，过敏性鼻炎、慢性荨麻疹、支气管哮喘等每因外受风邪而致反复发作的过敏性疾病，以及手术后、产后、小儿等因表虚腠理不固而致的自汗证。

【现代研究】

（1）免疫增强作用。

（2）对肾炎的病理修复作用。

（3）对流感病毒的抑制作用。

（4）抗感染作用。

（5）增强垂体－肾上腺皮质系统功能。

【方歌】玉屏风散最有灵，黄芪白术与防风，表虚汗多易感冒，药物虽少效相成。

四神丸
《证治准绳》

【组成】补骨脂 120g，肉豆蔻 60g，五味子 60g，吴茱萸 30g。

【用法】为细末，水适量，姜枣同煎，待枣煮烂，取枣肉，合药末捣为丸。每服 6 ~ 9g，空腹温水送下，一日 2 ~ 3 次。亦可水煎服。

【功用】温肾暖脾，涩肠止泻。

【主治】脾肾虚寒证。五更泄泻，不思饮食，食不消化，或久泻不愈，腹痛喜温，腰酸肢冷，神疲乏力，舌淡苔薄白，脉沉迟无力。

【方解】

五更即当黎明之前，是阴气盛极，阳气萌发之际。肾阳虚衰者，阳气当至不至，阴气极而下行，故为泄泻。肾阳虚脾亦不暖，运化失健，故不思饮食。久泻不愈，有寒有热，今腹痛腰酸肢冷，是为寒证。

方中重用补骨脂辛苦性温，补命门之火以温养脾土，为君药；肉豆蔻温暖脾胃，涩肠止泻，与补骨脂相伍，既可增温肾暖脾之力，又能涩肠止泻，为臣药；吴茱萸温脾暖胃以散阴寒；五味子酸温，固肾涩肠，合吴茱萸以助君、臣药温涩止泻之力，为佐药。生姜暖胃散寒，大枣补脾养胃，为使药。诸药协用，则肾温脾暖，大肠固而运化复，泄泻自愈。

【配伍】泻下如水，加罂粟壳、诃子以收敛固涩；久泻脱肛，加黄芪、升麻以升阳益气；腰酸肢冷较甚，加附子、肉桂以温阳补肾；气滞作胀，加木香、小茴香之类调理气机。

【现代运用】本方常用于慢性结肠炎、肠结核、肠道易激综合征等属脾肾虚寒者。

【现代研究】

（1）对肠道保护作用。

（2）抗炎作用。

（3）菌群调节作用。

（4）止泻作用。

【方歌】四神故纸与吴萸，肉蔻五味四般须，大枣生姜同煮烂，五更肾泄最相宜。

其他固涩剂，见表6－12。

表6－12 其他固涩剂简表

方名	主治	功用	证治要点	药物组成
牡蛎散《太平惠民和剂局方》	自汗盗汗	益气固表敛阴止汗	身常自汗，夜卧尤甚，心悸惊惕，短气烦倦，舌淡红，脉细弱	牡蛎、黄芪、麻黄根、小麦
金锁固精丸《医方集解》	遗精	补肾涩精	遗精，滑泄，神疲乏力，四肢酸软，腰痛耳鸣，舌淡苔白，脉细弱	沙苑子、芡实、莲须、龙骨、牡蛎
清带汤《医学衷中参西录》	脾肾不足带下证	收敛止带	赤白带下，清稀量多，绵绵不绝腰酸，舌淡苔白，脉沉细	生山药、生龙骨、生牡蛎、茜草、海螵蛸

（二）安神剂

凡以重镇安神或滋养安神药物为主组成，具有安神作用，治疗神志不安证的方剂，称为安神剂。安神剂分为两类：滋阴养血安神剂，适用于思虑过度，心血不足，心神失养；或心阴不足，虚火内扰心神之证，以酸枣仁汤为代表方。重镇安神剂，适用于肝郁化火，扰乱心神之证，以朱砂安神丸为代表方。

重镇安神剂多由金石类药物组成，此类药物易伤胃气，中病即止，不宜久服。某些安神药如朱砂具有一定毒性，久服能引起慢性中毒，亦应注意。

酸枣仁汤
《金匮要略》

【组成】酸枣仁15g，茯苓9g，知母9g，川芎6g，炙甘草6g。

【用法】水煎服。

【功用】养血安神，清热除烦。

【主治】肝血不足，虚热内扰证。虚烦失眠，心悸不安，心烦头晕，咽干口燥，舌红，脉弦细。

【方解】本方证皆由肝血不足、阴虚内热而致。方中酸枣仁甘酸质润，入心肝经，养血补肝，宁心安神，为君药。茯苓宁心安神，知母苦寒质润，滋阴润燥，清热除烦，为臣药。与君药相伍，以助安神除烦之功。川芎辛散，调肝血而疏肝气，与大量之酸枣仁相伍，辛散与酸收并用，补血与行血结合，具有养血调肝之妙，为佐药。甘草调和诸药为使药。

【配伍】若心烦不眠，属肝血不足，阴虚内热较甚者，合二至丸或加生地黄、玄参、白芍等，以养血滋阴清热；兼见盗汗甚者，加五味子、白芍、浮小麦以安神敛汗；心悸较重者，加龙齿、龟甲、珍珠母等以镇惊安神。

【现代运用】本方常用于神经衰弱、神经官能症、更年期综合征等属于心肝血虚、虚热内扰者。

【现代研究】

（1）镇静催眠抗焦虑效应。

（2）促进学习记忆。

（3）保肝作用。

【方歌】酸枣仁汤治失眠，茯苓川芎知草煎，养血除烦清内热，服后入梦自安然。

⊕ 知识链接

不寐案例

某女，49岁，干部。因患湿热病后，出现心烦失眠，口干咽燥，夜间尤甚，消瘦，纳差。舌红苔根薄黄乏津，脉象弦细而数。证属心肝阴虚，方用酸枣仁汤加减：炒酸枣仁15g，百合30g，知母12g，茯苓12g，甘草1.5g，北沙参15g，麦冬20g，丹参20g，生谷芽20g。嘱服2～6剂。一周后复诊：患者服上方2剂后，已能入眠，但易惊醒，醒后难入睡；服6剂后，睡眠饮食正常，夜间烦热亦消失，仅大便略干燥，舌脉同前。继将上方加柏子仁20g，再服4剂，以巩固疗效。

朱砂安神丸
《医学发明》

【组成】朱砂3g，黄连4.5g，炙甘草1.5g，生地黄1.5g，当归1.5g。

【用法】上四味为细末，另研朱砂，水飞，为衣，汤浸蒸饼为丸。每服6g，睡前服。

【功用】镇心安神，泻火养阴。

【主治】心阴不足，心火亢盛证。失眠多梦，惊悸怔忡，心烦神乱，舌红，脉细数。

【方解】本方适用于心火亢盛，灼伤阴血，心失所养，故心烦、失眠、怔忡等症皆为心火有余，阴血不足之证。

方中朱砂甘寒质重，专入心经，寒能清热，重可镇怯，既能重镇安神，又可清心火，治标之中兼能治本，是为君药；黄连苦寒，入心经，清心泻火，以除烦热为臣药；生地黄甘苦寒，以滋阴清热；滋阴清热，当归辛甘温润，以补血，合生地黄滋补阴血以养心，共为佐药；炙甘草和中调药，防朱砂质重碍胃，为使药。合而用之，标本兼治，清中有养，使心火得清，阴血得充，心神得养，则神志安定，是以"安神"名之。

【配伍】兼夹痰热，胸闷苔腻者，加瓜蒌、竹茹等以清热化痰；惊悸失眠较重，加龙骨、牡蛎、磁石等，增强重镇安神之力；心中烦热，懊憹者，加山栀、莲子心，增强清心降火除烦之功。

【现代运用】本方常用于神经衰弱所致的失眠、心悸、健忘，精神忧郁症引起的神志恍惚，以及心脏早搏所致的心悸、怔忡等属于心火亢盛，阴血不足者。

【现代研究】

（1）抗心律失常作用。

（2）对中枢神经系统的影响。

【方歌】朱砂安神东垣方，归草黄连生地黄，怔忡不寐心烦乱，重镇安神可复康。

其他安神剂，见表6-13。

表6-13 其他安神剂简表

方名	主治	功用	证治要点	药物组成
朱砂安神丸 《医学发明》	心火亢盛 阴血不足证	重镇安神 清心泻火	失眠多梦，怔忡惊悸，心 神烦乱，舌红，脉细数	朱砂、黄连、炙甘草、生地黄、当归

续表

方名	主治	功用	证治要点	药物组成
天王补心丹《摄生秘剖》	阴虚血少神志不安证	滋阴养血补心安神	心悸失眠，神疲健忘，梦遗虚烦，手足心热，口舌生疮，舌红少苔，脉细数	生地黄、人参、丹参、玄参、茯苓、五味子、远志、桔梗、当归、天冬、麦冬、柏子仁、酸枣仁、朱砂
酸枣仁汤《金匮要略》	虚烦不眠证	养血安神清热除烦	虚烦不安，失眠，心悸，头目眩晕，咽干口燥，舌红，脉弦细	酸枣仁、甘草、知母、茯苓、川芎

（三）开窍剂

凡以芳香开窍药为主组成，具有开窍醒神作用，治疗神昏窍闭证的方剂，称为开窍剂。开窍剂分为两类：凉开剂，适用于邪热内闭证，以安宫牛黄丸为代表方；温开剂，适用于寒邪痰浊闭塞气机证，以苏合香丸为代表方。

开窍剂多芳香辛酸，久服则耗气伤阴，故中病即止，不可久服。本类方剂多制成丸、散剂，不宜加热煎煮。临床多用于急救，孕妇慎用。

安宫牛黄丸
《温病条辨》

【组成】牛黄 30g，郁金 30g，黄连 30g，朱砂 30g，栀子 30g，雄黄 30g，黄芩 30g，犀角 7.5g（水牛角粉 30g 代），冰片 7.5g，麝香 7.5g，珍珠 15g。

【用法】共研极研末，炼老蜜为丸，每丸 3g，金箔为衣，蜡护。每服 1 丸，日 1~2 丸，分 2~4次服。

【功用】清热解毒，开窍安神。

【主治】邪热内陷心包证。高热烦躁，神昏谵语，舌謇肢厥，舌红或绛，脉数。亦治中风昏迷，小儿惊厥，属邪热内闭者。

【方解】本方适用于温热邪毒内陷心包，痰热壅盛，蒙蔽清窍之证。

方中牛黄苦凉，清心解毒，豁痰开窍；麝香芳香通行十二经，开窍醒神，共为君药；水牛角咸寒清心凉血解毒，黄连、黄芩、栀子苦寒清热泻火解毒，合牛黄、犀角则清解心包热毒之力颇强；郁金、冰片芳香辟秽，化浊通窍，以增麝香开窍醒神之功，同为臣药；朱砂、珍珠、金箔镇心安神，雄黄豁痰解毒，均为佐药；以蜂蜜为丸，和胃调中，为使药。本方清热泻火、凉血解毒与芳香开窍并用，但以清热解毒为主，意"使邪火随诸香一齐俱散也"（《温病条辨》）。

【配伍】若喉中痰鸣，痰涎壅盛者，可用竹沥水、姜汁送服，增强豁痰开窍之功；若高热、惊厥较重者，可合紫雪等同用，增强其清热解毒、息风止痉之功。

【现代运用】本方常用于流行性乙型脑炎、流行性脑脊髓膜炎、中毒性痢疾、尿毒症、肝昏迷、急性脑血管病、肺性脑病、颅脑外伤、小儿高热惊厥以及感染或中毒引起的高热神昏等属热闭心包者。

【现代研究】

（1）解热作用。

（2）抗炎作用。

（3）对中枢神经的作用：①镇静与抗惊厥作用；②复苏作用；③脑组织保护作用；④脑电激活作用。

【方歌】安宫牛黄开窍方，朱郁芩连栀雄黄，牛角珍珠冰麝箔，热闭心包功效良。

⊕ 知识链接

《温病条辨》

《温病条辨》，清代吴瑭撰，嘉庆三年（1798）完成，为温病学的重要代表著作之一。全书以三焦辨证为主干，前后贯穿，阐释温病全过程辨治，同时参以仲景六经辨证、刘河间温热病机、叶天士卫气营血辨证及吴又可《温疫论》等诸说，析理至微，病机甚明，治之有方。例如，书中归纳温病清络、清营、育阴等治法，实是叶天士散存于医案中之清热养阴诸法的总结提高。而分银翘散作辛凉平剂、桑菊饮作辛凉轻剂、白虎汤为辛凉重剂，使气分病变遣方用药层次清晰、条理井然。

其他开窍剂，见表 6 – 14。

表 6 – 14　其他开窍剂简表

方名	主治	功用	证治要点	药物组成
至宝丹《太平惠民和剂局方》	痰热内闭心包证	清热开窍化浊解毒	身热烦躁，神昏谵语，痰盛气粗，舌红苔黄垢而腻，脉滑数，及中风中暑，小儿惊厥	生乌犀角、麝香、朱砂、雄黄、生玳瑁屑、琥珀、龙脑、金箔、银箔、牛黄、安息香
苏合香丸《太平惠民和剂局方》	寒闭证	芳香开窍行气温中	突然昏倒，牙关紧闭，不省人事，苔白，脉迟，心腹猝痛，甚则晕厥，亦治中风，中气及感受时行瘴疠之气见有上述症状者	苏合香、麝香、冰片、安息香末（无灰酒熬膏）、白术、青木香、犀角、香附、朱砂、诃黎勒、檀香、沉香、丁香、荜茇、乳香

（四）平息内风剂

以息风止痉的药物组成，具有平息内风作用。内风是内生之风，由于脏腑功能失调所致的风病。如热极生风、肝阳化风，阴虚风动等。主要表现为眩晕，震颤，抽搐，口眼㖞斜，语言謇涩，半身不遂，甚或猝然昏倒，不省人事等。息风剂分为三类：镇肝息风剂，适用于肝阳上亢，风阳上旋之证，以镇肝息风汤为代表方；凉肝息风剂，适用于热极生风之证，以羚角钩藤汤为代表方；滋阴息风剂，适用于阴虚生风，虚风内动之证，以三甲复脉汤为代表方。

镇肝息风汤
《医学衷中参西录》

【组成】怀牛膝30g，生赭石30g，生龙骨30g，生牡蛎30g，生龟甲15g，生杭芍15g，玄参15g，天冬15g，川楝子6g，生麦芽6g，茵陈6g，甘草3g。

【用法】水煎服。

【功用】镇肝息风，滋阴潜阳。

【主治】肝肾阴亏，肝阳上亢，肝风内动证。头晕目眩，目胀耳鸣，心中烦热，面色如醉，或肢体渐觉不利，或口角渐形歪斜，甚或颠扑，昏不识人，移时始醒，或醒后不能复原，脉弦长有力。

【方解】本方适用于肝肾阴亏，肝阳偏亢，阳化风动，气血上逆证。方中怀牛膝引血下行，补益肝肾为君药。代赭石镇肝降逆，龙骨、牡蛎、龟甲、白芍益阴潜阳，镇肝息风，同为臣药。玄参、天冬滋阴清热，以制阳亢；茵陈、川楝子、生麦芽清泄肝热，疏肝理气，以利于肝阳的平降，共为佐药。甘草调和诸药为使药。

【配伍】风阳亢盛者，加钩藤、天麻、羚羊角；肝火较盛，头痛剧烈，眼目胀痛者，加夏枯草、黄芩、钩藤；大便燥结者，加生大黄，通便即止；兼瘀血者，加桃仁、乳香、没药；饮食停滞，胃口不开者，加鸡内金、山楂、神曲。

【现代运用】本方常用于高血压病、脑血栓形成、脑溢血、血管神经性头痛等属于肝肾阴虚，肝风内动者。

【现代研究】

（1）降压作用，可预防高血压并发症。

（2）对脑出血后脑细胞的保护作用。

【方歌】镇肝息风芍天冬，玄参龙牡赭茵供，麦芽龟膝草川楝，肝风内动显奇功。

🌐 知识链接

《医学衷中参西录》

《医学衷中参西录》，近代中西汇通医家张锡纯（1860—1933年）著，书中收录了大量的医案及其创制的新方。张锡纯反对崇古泥古，固步自封，重视药物研究，崇尚实践，毕生从事临床与研究著述，所著《医学衷中参西录》影响颇大。其于临床的主要贡献，是在中西医汇通思想。在治疗急证、防治霍乱等方面，有所建树。张锡纯是我国医学史上一位捍卫与发扬中医学的杰出人物，医界称其为"执全国医坛之牛耳者"。

其他平息内风剂，见表6-15。

表6-15 其他平息内风剂简表

方名	主治	功用	证治要点	药物组成
羚角钩藤汤《通俗伤寒论》	肝热生风证	凉肝息风增液舒筋	高热不退，烦闷躁扰，甚则神昏，手足抽搐，发为痉厥，舌绛而干，舌焦起刺，脉弦而数	羚角片、双钩藤、霜桑叶、草川贝、鲜生地黄、滁菊花、茯神木、生白芍、生甘草、淡竹茹
天麻钩藤饮《杂病证治新义》	肝阳偏亢肝风上扰证	平肝息风清热活血补益肝肾	头痛，眩晕，多梦，失眠，舌红苔黄，脉弦	天麻、钩藤（后下）、石决明（先煎）、栀子、黄芩、川牛膝、杜仲、益母草、桑寄生、夜交藤、朱茯神
大定风珠《温病条辨》	阴虚动风证	滋阴息风	神倦瘛疭，四肢颤动，头晕目眩，脉气虚弱，舌绛少苔，时时欲脱	鸡子黄、阿胶、生龟甲、干地黄、麻仁、五味子、生牡蛎、麦冬、炙甘草、鳖甲、生白芍

答案解析

目标检测

1. 方剂的组方原则是什么？

2. 方剂的组方原则中如何体现方剂与治法的关系？

3. 方剂的组成变化会给方剂的功效应用带来哪些变化？

4. "君臣佐使"与中药"七情"配伍的区别与联系各是什么？

5. 方剂的分类有哪些？

（何蓉蓉 叶 蕾）

书网融合……

本章小结

微课

题库

第七章　针灸推拿学概述

PPT

📖 学习目标

1. 掌握　经络的概念、组成、生理功能、走向、交接规律；腧穴的定位方法、常用腧穴定位及主治病证。针刺的手法、进针角度、补泻手法。灸法的作用及常用的灸法；针灸治疗的原则；取穴的原则。

2. 熟悉　奇经八脉、络脉、经别、经筋、皮部的概念；特定穴的特殊治疗作用。针刺的注意事项。灸法的禁忌及注意事项。"虚则补之、陷下则灸之""实则泻之、宛陈则除之"的具体含义。近部取穴、随证取穴的具体应用。

3. 了解　十二经脉的经脉循行和主治概要，奇经八脉的作用和任督二脉的循行。针法异常情况的处理；各种间接灸的作用；补虚泻实、清热温寒、治病求本等治疗原则的出处；经外奇穴。

第一节　经络腧穴

➡ **案例引导**

临床案例　王某，女，30岁，进食后突然出现上腹部疼痛，按之疼痛加重，平时嗜食辛辣、大便干结，舌红，苔厚腻，脉滑。

问题　请问可以选择哪些经络或者腧穴治疗，为什么？

一、经络

（一）概述

经络是经脉和络脉的统称，是人体运行气血、联络脏腑、沟通内外、贯通上下、协调阴阳的通路。经络学说是阐述人体经络系统的循行分布、生理功能、病理变化及其与脏腑相互关系的理论体系，对中医临床尤其是针灸、推拿治疗具有重要的指导作用（图7-1）。

（二）十二经脉

1. 十二经脉概述　是同脏腑有直接的络属关系，是气血运行的主要通道，故又称为"正经"。每一经脉的名称由手足、阴阳、脏腑三方面组成。起于手或止于手的经脉，称为手经，起于足或止于足的经脉，称为足经；凡属五脏及循于肢体内侧的经脉为阴经，属六腑及循于肢体外侧的经脉为阳经；根据阴阳消长变化的规律，阴阳又划分为三阴三阳，三阴为太阴、少阴、厥阴，三阳为阳明、太阳、少阳。

2. 十二经脉的分布规律　十二经脉左右对称地分布于头面、躯干和四肢，纵贯全身。六条阴经分布于四肢内侧和躯干的胸腹面，上肢内侧为手三阴经，下肢内侧为足三阴经；六条阳经分布于四肢外侧和头面、躯干的背侧面。上肢外侧为手三阳经，下肢外侧为足三阳经。十二经脉在四肢的分布呈现一定

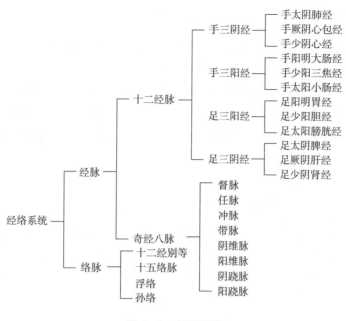

图 7-1　经络系统

规律：按正立姿势，两臂下垂拇指向前的体位，将上下肢的内外侧分别分成前、中、后三个区域。手足阳经为阳明在前、少阳在中、太阳在后；手足阴经为太阴在前、厥阴在中、少阴在后。其中足三阴经在足内踝上 8 寸以下为厥阴在前、太阴在中、少阴在后，至内踝上 8 寸以上，太阴交出于厥阴之前。

3. 十二经脉的脏腑络属　十二经脉在体内与脏腑有明确的络属关系，阴经属脏络腑；阳经属腑络脏。如手太阴肺经属肺络大肠，手阳明大肠经属大肠络肺。

4. 十二经脉的表里关系　脏为阴主里，腑为阳主表，脏腑相表里。如手太阴肺经与手阳明大肠经互为表里，足阳明胃经与足太阴脾经互为表里。互为表里的经脉在生理上相互联系，病理上相互影响，治疗上相互为用。

5. 十二经脉的循环流注　十二经脉的气血流注从肺经开始逐经相传，至肝经而终，再复传于肺经，从而构成了周而复始、如环无端的气血循环流注路径。十二经脉的循行走向规律是：手三阴经从胸走手，手三阳经从手走头，足三阳经从头走足，足三阴经从足走胸（腹）。十二经脉循行流注的衔接规律：①"阴阳交四末"，即相表里的阴经与阳经在手足末端交接；②"两阳交头面"，即同名的阳经与阳经在头面部交接；③"两阴交胸中"，即相互衔接的阴经与阴经在胸中交接（图 7-2）。

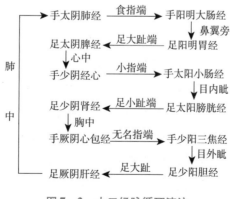

图 7-2　十二经脉循环流注

（三）奇经八脉

奇经八脉与十二正经不同，不直接隶属于十二脏腑，也无表里配属关系，但与奇恒之腑联系密切别道奇行，故称"奇经"。任、督、冲三脉皆起于胞中，同出会阴而异行，称为"一源三歧"。除带脉环行腰腹部外，余皆纵向循行，纵横交错地循行分布于十二经脉之间。任督二脉均有其循行的部位和所属腧穴，故与十二正经相提并论，合称"十四经脉"。奇经八脉的主要作用体现在：①沟通十二经脉之间的联系，起到统摄有关经脉气血、协调阴阳的作用；②对十二经脉气血有着蓄积和渗灌的调节作用（表7－1）。

表7－1 奇经八脉循行分布和功能

脉名	循行分布概要	功能	备注
任脉	腹、胸、颈、面部的正中	调节全身阴经经气，并与妊娠有关	总任六阴经，阴脉之海
督脉	腰、背、项、头部的正中	调节全身阳经经气	总督六阳经，阳脉之海
带脉	起于胁下，束腰一周	约束纵行诸经	总束诸脉
冲脉	与足少阴经相并上行，环绕口唇，且与任、督、足阳明等有联系	涵蓄十二经气血	十二经之海，血海
阴维脉	小腿内侧，并足太阴、厥阴上行至咽喉合于任脉	调节六阴经经气	主一身之里
阳维脉	外踝下方，并足少阳经上行，至项后会合于督脉	调节六阳经经气	主一身之表
阴跷脉	足跟内侧，伴足少阴等经上行，至内眼角与阳跷脉会合	阴、阳跷脉分主一身左右的阴阳，共同调节肢体运动，司眼睑开合	
阳跷脉	足跟外侧，伴足太阳等经上行，至内眼角与阴跷脉会合		

（四）络脉、经别、经筋、皮部

1. 十五络脉 十二经脉和任、督二脉各自别出一络，加上脾之大络（大包），总计15条，称为十五络脉。十二经脉的别络均从本经四肢肘膝关节以下的络穴分出，走向其相表里的经脉，任脉、督脉以及脾之大络，主要分布在头身部。作用：①四肢部的十二经别络，加强了表里两经的联系，补充了十二经脉循行的不足；②躯干部的任脉别络、督脉别络和脾之大络，分别沟通了腹、背和全身经气，输布气血以濡养全身组织。

2. 十二经别 十二经别的循行分布具有离、入、出、合的特点，多从四肢肘膝关节附近正经别出（离），经过躯干深入体腔与相关的脏腑联系（入），再浅出体表上行头项部（出），在头项部阳经经别合于本经经脉，阴经经别合于其相表里的阳经经脉（合），由此十二经别按阴阳表里关系会合成六组，称为"六合"。十二经别的作用：①不仅加强了十二经脉的内外联系，更加强了经脉所络的脏腑在体腔深部的联系，补充了十二经脉在体内外循行的不足；②通过表里相合的"六合"作用，使十二经脉中的阴经与头部发生了联系，从而扩大了手足三阴经穴位的主治范围；③加强了十二经脉与头面部的联系，突出了头面部经脉和穴位的重要性及其主治作用。

3. 十二经筋 是十二经脉之气输布（结、聚、散、络）于筋肉骨节的体系，是附属于十二经脉的筋肉系统。经筋的作用是约束骨骼，屈伸关节，维持人体正常运动功能。

4. 十二皮部 是十二经脉功能活动反映于体表的部位。十二皮部起着保卫机体、抗御外邪和反映病证的作用。临床常用的皮肤针、穴位敷贴法等，均以皮部理论为指导。

（五）经络的作用

1. 生理功能 ①联系脏腑器官，沟通内外上下。人体的五脏六腑、四肢百骸、五官九窍、皮肉筋骨等组织器官，依靠经络系统的联络沟通来保持相对的协调与统一，完成正常的生理活动。②运行全身气血，濡养脏腑组织。《灵枢·本藏》指出："经脉者，所以行血气而营阴阳，濡筋骨，利关节者也。"③抗御病邪，保卫机体。经络"行血气"而使营卫之气密布周身，在内和调于五脏、洒陈于六腑，在外抗御病邪，防止内侵。④传导感应。体表感受病邪和各种刺激，可通过经络传导于脏腑；脏腑的生理功能失常，亦可通过经络传导于体表。针灸推拿之所以能防病治病，正是基于经络具有传导感应的作用，针刺中的"得气""行气"现象即是经络传导感应作用的表现。

2. 阐释病理 ①在生理功能失调时，经络是病邪传注的途径，经络的异常可以反映内脏的病理变化。如在有些疾病的病理过程中，常可在经络循行上出现明显的压痛，或结节、条索状等反应物，以及相应的部位皮肤色泽、形态、温度等变化。通过望色、循经触摸和按压等，可推断疾病的病理状况。②经络可成为脏腑病变相互影响的途径。如肝经挟胃入肺，肝病则可侵犯肺、胃。③互为表里的脏和腑同其归属的表里两经，在病理上相互影响。如心火可以循经下移小肠，而小肠有热也可以上熏于心。

3. 指导治疗 ①可以通过辨析患者的症状、体征及相关部位发生的病理变化，结合经脉所联系的脏腑，确定疾病所在的经脉。如头痛痛在前额者多与阳明经有关，痛在两侧者多与少阳经有关，痛在后项者多与太阳经有关，痛在颠顶者多与督脉、足厥阴经有关。②中药可以通过经络的传递输送，使药效直达病所，发挥其治疗作用；临床上可以根据中药的归经，选择相应的中药。如太阳经头痛，可选用羌活作为"引经药"，即为他药之向导，使药物更好地发挥治疗作用。③通过针刺、艾灸、推拿等疗法可以刺激体表经络腧穴，以调节人体脏腑经络气血的功能活动。针灸推拿通常根据经脉循行和主治特点进行循经取穴。如《四总穴歌》所载："肚腹三里留，腰背委中求，头项寻列缺，面口合谷收"，就是针灸推拿循经取穴的经典。

二、腧穴

（一）概述

腧穴是脏腑经络之气输注于体表的特殊部位。"腧""输""俞"三字义同，有转输、输注的含义，即经气转输之所；"穴"是孔隙的意思，即经气所居之处。虽然"腧""输""俞"三者均指腧穴，但在具体应用时却各有所指。腧穴，是对穴位的统称；输穴，是对五腧穴中的第三个穴位的专称；俞穴，专指特定穴中的背俞穴。

（二）腧穴的分类

1. 十四经穴 是指具有固定的名称和位置，且归属于十四经的腧穴，2006 年 12 月颁布的国家标准《腧穴名称与定位》，将印堂穴确定为经穴，归入督脉，使经穴总数达 362 个。十四经穴是腧穴的主要部分，主治本经和所属脏腑病证，简称"经穴"。

2. 奇穴 是指既有一定的名称，又有明确的位置，但尚未归入或不便归入十四经系统的腧穴；主治范围比较单纯，多数对某些病证有特殊疗效，又称"经外奇穴"。

3. 阿是穴 是指既无固定名称，亦无固定位置，而是人体出现的临时压痛点或其他反应点，又称"天应穴""不定穴"等，《灵枢·经筋》称之为"以痛为输"。

（三）腧穴的主治规律

1. 分经主治 经脉所过，主治所及。分经主治是指某一经脉所属的经穴均可治疗该经经脉及其相表里经脉循行部位的病证。故在针灸推拿治疗上有"宁失其穴，勿失其经"之说。

2. 分部主治 指处于身体某一部位的腧穴均可治疗该部位的病证。如位于头面、颈项部的腧穴，以治疗头面五官及颈项部病证为主；位于胸腹部的腧穴，以治疗脏腑病证为主；位于四肢部的腧穴，可以治疗四肢的病证。

（四）腧穴的主治特点

1. 近治作用 指腧穴均具有治疗其所在部位局部及邻近组织、器官病证的作用。如耳区的耳门、听宫、听会等穴能治疗耳疾；胃脘部的中脘、梁门、建里等穴均能治疗胃痛；阿是穴均可治疗所在部位局部的病痛等。

2. 远治作用 指腧穴具有治疗其远隔部位的脏腑、组织器官病证的作用。尤其是十二经脉中位于四肢肘膝关节以下的经穴，远治作用尤为突出，如合谷不仅能治疗手部病证，还能治疗本经脉所过处的颈部和头面部病证；足三里，不仅能治疗下肢疾患，还能调节消化功能。

3. 特殊作用 ①某些腧穴对机体不同的病理状态有双向良性调整作用。如针刺、按揉天枢对腹泻患者可以止泻，对便秘患者又可以通便。②部分腧穴还具有相对的特异治疗作用，如大椎退热、至阴矫正胎位、二白治疗痔疾等。

（五）特定穴

特定穴是指十四经中具有特殊治疗作用和并按特定称号归类，在针灸推拿临床中较为常用。

1. 五输穴 指十二经脉中分布在肘、膝关节以下五个特定的腧穴，即"井、荥、输、经、合"穴。五腧穴从四肢末端向肘膝方向依次排列。井穴用来急救治疗昏迷，荥穴用来治疗热病，输穴可用来治疗关节痛，经穴可用来治疗喘咳，合穴可用来治疗六腑病证。

2. 原穴 指十二脏腑原气输注、经过和留止于十二经脉的部位。阴经之原穴与五输穴中的输穴相同，即"阴经以输为原"；而阳经脉气盛长，原穴位于输穴之后，即另置一原。原穴具有调整脏腑、经络虚实各证的功能，针刺原穴能使三焦元气通达，从而发挥护卫正气、抗御病邪的作用，"五脏有疾也，当取之十二原"。

3. 络穴 十五络脉从经脉分出处各有一腧穴，称为络穴。"络"即联络、散布之意。络穴以治疗所属络脉的病证为主，同时因为联络表里两经，故可以治疗表里两经及其归属脏腑的疾患。

4. 郄穴 指十二经脉和奇经八脉中的阴跷、阳跷、阴维、阳维脉之经气深聚的部位，总称"十六郄穴"。多用来治疗本经及所属脏腑的急性病证。阴经的郄穴常用来治疗血证，如地机、交信治疗月经不调；阳经的郄穴多用来治疗急性疼痛，如梁丘治疗胃痛、膝关节肿痛。

5. 背俞穴 指脏腑之气输注于背腰部的腧穴，又称为"俞穴"。"俞"，即转输、输注之意。脏腑在背部各有一背俞穴，共十二个。治疗相关脏腑的病证。

6. 募穴 指脏腑之气结聚于胸腹部的腧穴，又称为"腹募穴"。"募"即聚集、汇合之意。脏腑在胸腹部各有一募穴，共十二个。治疗相关脏腑的病证。

7. 下合穴 指六腑之气下合于足三阳经的腧穴，"合治内腑"是治疗六腑病证的重要穴位。其中胃、胆、膀胱的下合穴位于本经，大肠、小肠的下合穴同位于胃经，三焦的下合穴位于膀胱经。

8. 八会穴 指脏、腑、气、血、筋、脉、骨、髓的精气聚会的八个腧穴，凡与此八者有关的病证均可选用相关的八会穴治疗。其中脏会章门、腑会中脘、气会膻中、血会膈俞、骨会大杼均位于躯干部；筋会阳陵泉、脉会太渊、髓会悬钟均位于四肢部。

9. 八脉交会穴 指十二经脉与奇经八脉在四肢肘膝以下脉气相通的八个腧穴。脾经的公孙，与冲脉相通；心包经的内关，与阴维脉相通；三焦经的外关，与阳维脉相通；胆经的足临泣，与带脉相通；小肠经的后溪，与督脉相通；膀胱经的申脉，与阳跷脉相通；肺经的列缺，与任脉相通；肾经的照海，与阴跷脉相通。八脉交会穴既可以治疗所属经脉的病证，也可以治疗所相通奇经的病证。

10. 交会穴　指两经或数经相交或会合处的腧穴，多分布于头面、躯干部，既可治疗本经病证，也可治疗与其交会经的病证。

（六）腧穴的定位方法

针灸推拿临床治疗效果与取穴是否准确有着密切的联系，常用的腧穴定位方法有以下四种。

1. 解剖标志定位法　指以人体解剖学的各种体表标志为依据来取穴的方法。①固定标志：指五官、发际、指（趾）甲、乳头、肚脐等在自然姿势下可见，且不受人体活动影响的标志。如以腓骨小头为标志，在其前下方凹陷中定阳陵泉。②活动标志：指各部的关节、肌肉、肌腱、皮肤随着活动而出现的空隙、凹陷、皱纹、尖端等标志。如在耳屏与下颌关节之间微张口呈凹陷处取听宫。

2. 骨度分寸定位法　指将人体不同部位的长度或宽度，分别规定为一定等分，每一等分称为一寸，用以确定腧穴位置；是以患者的一定部位为折寸依据，故不论男女、老少、高矮、胖瘦，均可按一定的骨度分寸在其自身测量（表7-2，图7-3）。

表7-2　常用骨度折量分寸表

部位	起止点	折量寸	度量法	说明
头面部	前发际正中至后发际正中	12	直寸	
	眉心（印堂）至前发际正中	3	直寸	
	第7颈椎棘突下（大椎）至后发际正中	3	直寸	
	眉心（印堂）至第7颈椎棘突下（大椎）	18	直寸	前后发际不明可依此折量
	前两额发角（头维）之间	9	横寸	
	耳后两乳突（完骨）之间	9	横寸	
胸腹胁部	胸剑联合中点（歧骨）至脐中	8	直寸	
	脐中至耻骨联合上缘（曲骨）	5	直寸	
	两乳头之间	8	横寸	女性可用锁骨上窝中央（缺盆）的宽度折为8寸
	腋窝顶点至第11肋游离端（章门）	12	直寸	
背腰部	肩胛骨内缘至后正中线	3	横寸	
上肢部	腋前、后纹头至肘横纹（平肘尖）	9	直寸	
	肘横纹（平肘尖）至腕掌（背）侧远端横纹	12	直寸	
下肢部	耻骨联合上缘至股骨内上髁上缘	18	直寸	
	胫骨内侧髁下方至内踝尖	13	直寸	
	股骨大转子至腘横纹	19	直寸	臀沟至腘横纹相当14寸
	腘横纹至外踝尖	16	直寸	
	外踝尖至足底	3	直寸	

3. 手指同身寸定位法　指依据患者本人手指的长度或宽度为标准分寸来定取腧穴的方法。①中指同身寸：以患者中指中节屈曲时桡侧两端横纹之间作为1寸（图7-4）。②拇指同身寸：以患者拇指的指间关节的宽度作为1寸（图7-5）。③横指同身寸：将患者的食指、中指、无名指和小指并拢，以中指中节横纹为准，四指的宽度作为3寸，又名"一夫法"（图7-6）。

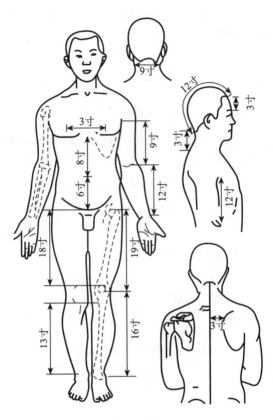

图 7-3 常用骨度折量分寸图

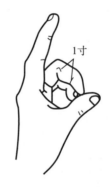

图 7-4 中指同身寸

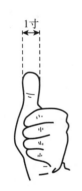

图 7-5 拇指同身寸

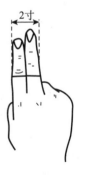

图 7-6 横指同身寸

4. 简便定位法 是临床中一种简便易行的腧穴定位方法。如拇食指合拢，在肌肉的最高处即是合谷；立正姿势，手臂自然下垂，中指端在下肢所触及处为风市等。此法是一种辅助取穴方法。为了取穴准确，最好结合体表解剖标志或骨度折量定位等方法取穴。

三、十四经脉及重点经穴

（一）手太阴肺经

1. 经脉循行 手太阴肺经起于中焦，属肺、络大肠，联系胃及肺系；外行线起于侧胸上部，循行于上肢内侧前缘，止于拇指桡侧端；分支从腕后分出，止于食指桡侧端（图 7-7）。

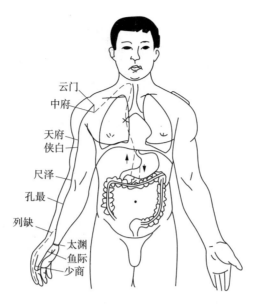

图 7 - 7 手太阴肺经循行及腧穴示意图

2. 主治概要 本经腧穴主治喉部、胸部、肺部有关的疾患及经脉循行部位的其他病证。

3. 本经腧穴

（1）尺泽（Chǐ zé，LU 5） 合穴。

【定位】在肘横纹中，肱二头肌腱桡侧凹陷处。

【主治】①咳嗽，咯血，潮热，气喘，咽喉肿痛；②急性吐泻，中暑，惊风；③肘臂挛痛。

【操作】直刺 0.5 ~ 1.0 寸，或点刺出血。

（2）列缺（Liè quē，LU 7） 络穴，八脉交会穴，通任脉。

【定位】桡骨茎突上方腕掌侧远端横纹上 1.5 寸，拇短伸肌腱与拇长展肌腱之间，拇长展肌腱沟的凹陷中

【主治】①咳嗽，气喘，咽喉肿痛；②头痛，项强；③口眼㖞斜。

【操作】向上斜刺 0.5 ~ 0.8 寸。

手太阴肺经其他常用腧穴，见表 7 - 3。

表 7 - 3 手太阴肺经其他常用腧穴

穴名	定位	主治	操作	说明
中府	在胸外上方，前正中线旁开 6 寸，平第 1 肋间隙处	①咳嗽，气喘，胸满痛；②肩背痛	向外斜刺或平刺 0.5 ~ 0.8 寸。不可向内刺，以免引起气胸	肺的募穴
孔最	尺泽穴与太渊穴连线上，上 7 寸处	①咯血，咳嗽，气喘，咽喉肿痛；②肘臂挛痛	直刺 0.5 ~ 1 寸	郄穴
太渊	桡骨茎突与舟状骨之间，拇长展肌腱尺侧凹陷中	①咳嗽，气喘，咯血；②心悸；③腕臂痛	避开桡动脉直刺 0.3 ~ 0.5 寸	输穴，原穴，脉会
少商	拇指桡侧指甲角旁 0.1 寸	①咽喉肿痛，咳嗽，鼻衄；②高热，昏迷，癫狂	浅刺 0.1 寸，或点刺出血	井穴。急救用穴之一

（二）手阳明大肠经

1. 经脉循行 手阳明大肠经起于食指桡侧端，循行于上肢外侧的前缘，上走肩，入缺盆，络肺属大肠；从缺盆上走颈，经颈部入下齿，过人中沟，止于对侧鼻旁（图 7 - 8）。

2. 主治概要 本经腧穴主治头面、五官、肠胃病及经脉循行部位的其他病证。

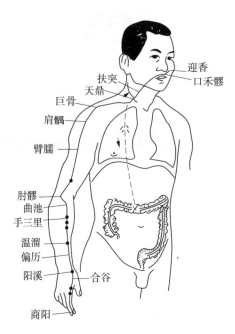

图 7 - 8　手阳明大肠经循行及腧穴示意图

3. 本经腧穴

（1）合谷（Hé gǔ，LI 4）　原穴。

【定位】在手背，第 1、2 掌骨间，当第 2 掌骨桡侧的中点处。

【主治】①头痛，目赤肿痛，咽喉肿痛，鼻衄，齿痛，耳鸣耳聋，口眼㖞斜；②热病，无汗，多汗；③经闭，滞产；④腹痛，便秘；⑤上肢不遂。

【操作】直刺 0.5～1 寸，针刺时手呈半握拳状。孕妇禁针。

（2）曲池（Qū chí，LI 11）　合穴。

【定位】屈肘成直角，肘横纹桡侧端与肱骨外上髁连线中点。

【主治】①手臂痹痛；②热病，高血压，癫狂；③腹痛，吐泻；④咽喉肿痛，齿痛；⑤瘾疹，湿疹。

【操作】直刺 0.5～1 寸。

手阳明大肠经其他常用腧穴，见表 7 - 4。

表 7 - 4　手阳明大肠经其他常用腧穴

穴名	定位	主治	操作	说明
商阳	食指桡侧指甲角旁 0.1 寸	齿痛，咽喉肿痛，热病，昏迷	浅刺 0.1 寸，或点刺出血	井穴
阳溪	桡骨茎突远端桡侧，拇短伸肌腱与拇长伸肌腱之间的凹陷中	手腕痛，头痛，目赤肿痛，耳聋	直刺 0.5～0.8 寸	经穴
偏历	屈肘，在阳溪穴与曲池穴连线上，腕背侧远端横纹上 3 寸处	耳鸣，鼻衄，手臂酸痛，腹部胀满	直刺或斜刺 0.5～0.8 寸	络穴
温溜	屈肘，在阳溪穴与曲池穴连线上，腕背侧远端横纹上 5 寸处	①肠鸣腹痛；②疔疮；③头痛面肿，咽喉肿痛；④肩背酸痛	直刺 0.5～1 寸	郄穴
手三里	在阳溪穴与曲池穴连线上，肘横纹下 2 寸处	上肢不遂，腹痛腹泻，齿痛	直刺 0.8～1.2 寸	
肩髃	臂外展或平举时，当肩峰外侧缘前端与肱骨大结节两骨之间的凹陷中	肩臂挛痛，上肢不遂，瘾疹	直刺或向下斜刺 0.8～1.5 寸	
迎香	在鼻翼外缘中点旁，鼻唇沟中	鼻塞，鼽衄，口㖞，腹痛，胆道蛔虫症	向内上方斜刺或平刺 0.3～0.5 寸	

（三）足阳明胃经

1. 经脉循行　足阳明胃经起于鼻旁，上行鼻根，沿着鼻外侧下行，入上齿，环绕口唇，交会承浆，循行过下颌、耳前、止头角；主干线从颈下胸，内行部分入缺盆，属胃络脾；外行部分循行于胸腹第二侧线，抵腹股沟处，下循下肢外侧前缘，止于第 2 趾外侧端；分支从膝下 3 寸和足背分出，分别到中趾和足蹞趾（图 7 - 9）。

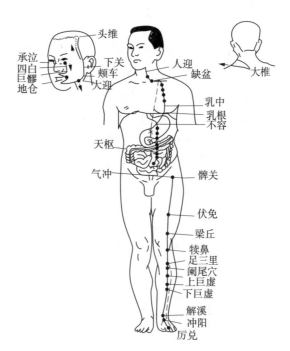

图 7 - 9　足阳明胃经循行及腧穴示意图

2. 主治概要　本经腧穴主治胃肠病、头面五官病、神志病、皮肤病、热病及经脉循行部位的其他病症。

3. 本经腧穴

（1）颊车（Jiá chē，ST 6）

【定位】在下颌角前上方约 1 横指，按之凹陷处，当咀嚼时咬肌隆起最高点处。

【主治】齿痛，颊肿，口角㖞斜。

【操作】直刺 0.3 ~ 0.5 寸，或平刺 0.5 ~ 1 寸。

（2）天枢（Tiān shū，ST 25）　大肠募穴。

【定位】脐水平线上，前正中线旁开 2 寸。

【主治】①腹痛，腹胀，便秘，泄泻；②月经不调，痛经。

【操作】直刺 1 ~ 1.5 寸。《千金》：孕妇不可灸。

（3）足三里（Zú sān lǐ，ST 36）　合穴，胃之下合穴。

【定位】犊鼻穴下 3 寸，胫骨前嵴外一横指处，犊鼻与解溪的连线上。

【主治】①胃痛，呕吐，噎膈，腹胀，泄泻，便秘；②下肢痿痹；③心悸，水肿，癫狂；④乳痈。

【操作】直刺 1 ~ 2 寸。强壮保健常用温灸法。

足阳明胃经其他常用腧穴，见表 7 - 5。

表7-5 足阳明胃经其他常用腧穴

穴名	定位	主治	操作	说明
承泣	目正视，瞳孔直下，当眼球与眶下缘之间	目疾，口眼㖞斜，面肌痉挛	向上轻推眼球，紧靠眶下缘缓慢直刺0.3~0.7寸，不宜提插捻转，以防刺破血管引起血肿	出针注意按压，以防出血
地仓	口角旁0.4寸，上直对瞳孔	口角㖞斜，流涎，三叉神经痛	斜刺或平刺0.5~0.8寸。可向颊车穴透刺	
下关	在耳屏前，下颌骨髁状突前方，颧弓下缘中央与下颌切迹所形成的凹陷中	三叉神经痛，齿痛，口眼㖞斜，耳聋，耳鸣	直刺0.5~1寸。留针时嘱患者不可张口，以免折针	
头维	额角发际上0.5寸，头正中线旁4.5寸	头痛，目眩，目痛	平刺0.5~1寸	
梁门	脐中上4寸，前正中线旁开2寸	胃痛，呕吐，食欲不振，腹胀，泄泻	直刺0.8~1.2寸。过饱者、肝大者禁针，不宜大幅度提插	
梁丘	屈膝，在髂前上棘与髌骨外上缘连线上，髌底上2寸	①膝肿痛，下肢不遂；②急性胃痛，乳痈	直刺1~1.2寸	郄穴
犊鼻	屈膝，在髌韧带外侧凹陷中	膝痛，屈伸不利，下肢麻木	向后内斜刺0.5~1寸	又名外膝眼
上巨虚	犊鼻下6寸，犊鼻与解溪的连线上	①肠鸣，腹痛，腹泻，便秘，肠痈；②下肢痿痹	直刺1~2寸	大肠下合穴
丰隆	外踝尖上8寸，胫骨前嵴外二横指（中指）	①头痛，眩晕，癫狂；②咳嗽，痰多，哮喘；③下肢痿痹	直刺1~1.5寸	络穴
解溪	踝关节前面中央凹陷处，拇长伸肌腱与趾长伸肌腱之间	①下肢痿痹，踝关节病；②头痛，眩晕，癫狂；③腹胀，便秘	直刺0.5~1寸	
内庭	足背第2~3趾间趾蹼缘后方赤白肉际处	①齿痛，咽喉肿痛，鼻衄；②热病；③吐酸，腹泻，便秘；④足背肿痛	直刺或斜刺0.5~0.8寸	荥穴

（四）足太阴脾经

1. 经脉循行 足太阴脾经起于足蹬趾，循行于小腿内侧的中间，至内踝上8寸后循行于小腿内侧的前缘，经膝股部内侧前缘，入腹属脾络胃，上膈，经过咽，止于舌；分支从胃注心中；另有一条分布于胸腹部第三侧线，经锁骨下，止于腋下大包穴（图7-10）。

2. 主治概要 本经腧穴主治脾胃病、妇科、前阴病及经脉循行部位的其他病证。

3. 本经腧穴

（1）三阴交（Sān yīn jiāo，SP 6）

【定位】内踝尖上3寸，胫骨内侧面后缘。

【主治】①腹泻；②月经不调，不孕，滞产，遗精，阳痿，遗尿，水肿；③失眠；④下肢痿痹。

【操作】直刺1~1.5寸。孕妇禁针。

（2）阴陵泉（Yīn líng quán，SP 9） 合穴。

【定位】胫骨内侧缘下缘与胫骨内侧缘之间的凹陷中。

【主治】①腹胀，腹泻，水肿，黄疸，小便不利；②膝痛。

【操作】直刺1~2寸。

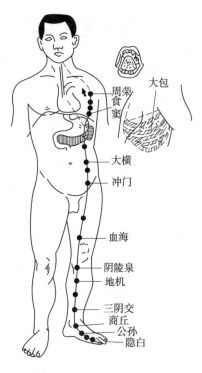

图 7-10　足太阴脾经循行及腧穴示意图

足太阴脾经其他常用腧穴，见表 7-6。

表 7-6　足太阴脾经其他常用腧穴

穴名	定位	主治	操作	说明
隐白	足踇趾内侧趾甲角旁 0.1 寸	①月经过多，崩漏，便血，尿血；②癫狂，多梦，惊风	浅刺 0.1 寸	井穴
公孙	第一跖骨基底部的前下方，赤白肉际处	胃痛，呕吐，腹痛，腹泻，痢疾	直刺 0.6~1.2 寸	络穴。八脉交会穴，通于冲脉
商丘	内踝前下方凹陷中，舟骨粗隆节与内踝尖连线的中点凹陷处	腹胀，腹泻，便秘，黄疸，足踝痛	直刺 0.5~0.8 寸	经穴
地机	在内踝尖与阴陵泉穴的连线上，阴陵泉穴下 3 寸	①痛经，崩漏，月经不调；②腹痛，腹泻，小便不利	直刺 1~1.5 寸	郄穴
血海	屈膝，在髌骨内上缘上 2 寸，当股内侧肌隆起处	①月经不调，痛经，经闭；②瘾疹，湿疹，丹毒	直刺 1~1.5 寸	
大横	脐中旁开 4 寸	腹痛，腹泻，便秘	直刺 1~2 寸	
大包	在侧胸部腋中线上，当第 6 肋间隙处	气喘，胸胁痛，全身痛	斜刺或向后平刺 0.5~0.8 寸	脾之大络

（五）手少阴心经

1. 经脉循行　手少阴心经起于心中，联系心系、肺、咽及目系，属心络小肠，浅出腋下，循行于上肢内侧后缘，止于小指桡侧端（图 7-11）。

2. 主治概要　本经腧穴主治心、胸、神志及经脉循行部位的其他病证。

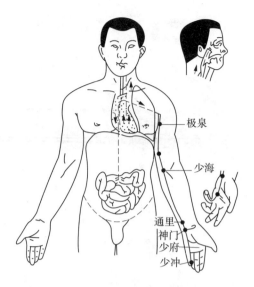

图 7 - 11   手少阴心经循行及腧穴示意图

3. 本经腧穴

神门（Shén mén，HT 7）   输穴，原穴。

【定位】腕掌侧远端横纹尺侧端，尺侧腕屈肌腱的桡侧凹陷处。

【主治】心痛，心烦，惊悸，健忘，失眠，痴呆，癫，狂，痫，胸胁痛。

【操作】直刺 0.3 ~ 0.5 寸。

手少阴心经其他常用腧穴，见表 7 - 7。

表 7 - 7   手少阴心经其他常用腧穴

穴名	定位	主治	操作	说明
极泉	腋窝正中，腋动脉搏动处	心痛，心悸，肩臂胁肋痛，臂丛神经损伤	避开腋动脉，直刺或斜刺 0.3 ~ 0.5 寸	
少海	屈肘，当肘横纹内侧端与肱骨内上髁连线的中点处	心痛，肘臂挛痛，臂麻手颤，头项痛，腋胁痛	直刺 0.5 ~ 1 寸	合穴
通里	腕掌侧远端横纹上 1 寸，尺侧腕屈肌腱的桡侧缘	心悸，怔忡，舌强不语，腕臂痛	直刺 0.3 ~ 0.5 寸	络穴
少冲	小指桡侧指甲角旁 0.1 寸	心悸，心痛，癫狂，热病，晕厥，胸胁痛	浅刺 0.1 寸，或点刺出血	井穴

（六）手太阳小肠经

1. 经脉循行   手太阳小肠经起于小指尺侧端，循行于上肢外侧的后缘，绕行肩胛部，内行从缺盆络心，属小肠，联系胃、咽；上行从缺盆至目外眦、耳，分支从面颊抵鼻，止于目内眦（图 7 - 12）。

2. 主治概要   本经腧穴主治头面五官病、热病、神志病及经脉循行部位的其他病证。

3. 本经腧穴

后溪（Hòu xī，SI 3）   输穴，八脉交会穴，通于督脉。

【定位】微握拳，第 5 指掌关节后尺侧的近端赤白肉际。

【主治】①头项强痛，腰背痛，手指及肘臂挛痛；②耳鸣，耳聋，咽喉肿痛；③癫，狂，痫。

【操作】直刺 0.5 ~ 1 寸。治手指挛痛可透刺合谷穴。

手太阳小肠经其他常用腧穴，见表 7 - 8。

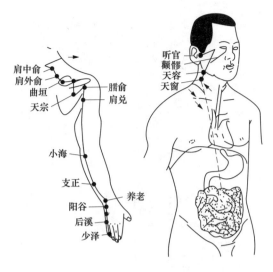

图 7 - 12　手太阳小肠经循行及腧穴示意图

表 7 - 8　手太阳小肠经其他常用腧穴

穴名	定位	主治	操作	说明
少泽	小指尺侧指甲角旁0.1寸	①乳痈，乳少；②昏迷，热病；③目翳，咽喉肿痛	浅刺0.1寸或点刺出血	井穴。孕妇慎用
养老	腕背横纹上1寸，尺骨头桡侧凹陷中	目视不明，肩背肘臂酸痛	直刺或斜刺0.5～0.8寸	郄穴
小海	屈肘，当尺骨鹰嘴与肱骨内上髁之间凹陷处	肘臂疼痛，麻木，癫痫	直刺0.3～0.5寸	合穴
肩贞	臂内收，腋后纹头上1寸	肩臂疼痛，上肢不遂	直刺1～1.5寸	不宜向胸侧深刺
臑俞	臂内收，腋后纹头直上，肩胛冈下缘凹陷中	肩臂疼痛，肩不举	直刺或斜刺0.5～1.5寸	不宜向胸侧深刺
曲垣	肩胛冈内侧端上缘凹陷中，在臑俞穴与第2胸椎棘突连线的中点处	肩胛疼痛	直刺或斜刺0.5～1寸	宜向锁骨上窝上方刺，不宜向胸部深刺
颧髎	目外眦直下，颧骨下缘凹陷处	口眼㖞斜，眼睑瞤动，颊肿，齿痛，三叉神经痛	直刺0.3～0.5寸，斜刺或平刺0.5～1寸	
听宫	耳屏前，下颌骨髁状突的后方，张口时呈凹陷处	耳鸣，耳聋，齿痛	张口直刺1～1.5寸	留针时应保持张口姿势

（七）足太阳膀胱经

1. 经脉循行　足太阳膀胱经起于目内眦，循行至头顶并入络脑；分支至耳上角，在枕部分出两支向下，分别循行分布于背腰臀部，入内属膀胱络肾，向下贯臀，在腘窝相合后循行于小腿后侧，止于小趾外侧端（图 7 - 13）。

2. 主治概要　本经腧穴主治头面五官病，项、背、腰、下肢病证，神志病及经脉循行部位的其他病证；背俞穴主治相应的脏腑病证。

3. 本经腧穴

（1）睛明（Jīng míng，BL 1）

【定位】目内眦角内上方眶内侧壁凹陷处。

【主治】目赤肿痛，流泪，视物不明，目眩，近视，夜盲，色盲。

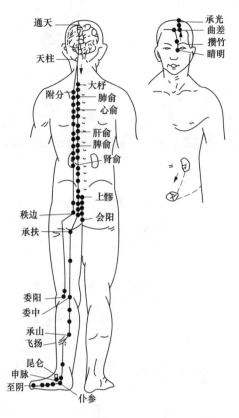

图 7-13　足太阳膀胱经循行及腧穴示意图

【操作】嘱患者闭目，医者左手轻推眼球向外侧固定，右手缓慢进针，紧靠眶缘直刺 0.5~1 寸。不捻转，不提插。出针后注意按压针孔，以防出血。禁灸。

（2）肾俞（Shèn shū，BL 23）　肾的背俞穴。

【定位】第 2 腰椎棘突下，后正中线旁开 1.5 寸。

【主治】①腰痛，腰膝酸软；②遗尿，遗精，阳痿，月经不调，带下，泄泻；③耳鸣，耳聋。

【操作】直刺 0.5~1 寸。

（3）委中（Wěi zhōng，BL 40）　合穴，膀胱下合穴。

【定位】腘横纹中点，当股二头肌腱与半腱肌肌腱的中间。

【主治】①腰背痛，下肢痿痹；②腹痛，急性吐泻；③小便不利，遗尿；④丹毒。

【操作】直刺 1~1.5 寸，或点刺腘静脉出血。

表 7-9　足太阳膀胱经其他常用腧穴

穴名	定位	主治	操作	说明
攒竹	眉头凹陷中，额切迹处	①头痛，眉棱骨痛；②眼睑下垂，口眼㖞斜，目视不明，流泪，目赤肿痛；③呃逆	可向眉中或向眼眶内缘平刺或斜刺 0.5~0.8 寸	禁直接灸
大杼	第 1 胸椎棘突下，旁开 1.5 寸	咳嗽，项强，肩背痛	斜刺 0.5~0.8 寸	八会穴之骨会
风门	第 2 胸椎棘突下，旁开 1.5 寸	①感冒，咳嗽，发热，头痛；②项强，胸背痛	斜刺 0.5~0.8 寸	
肺俞	第 3 胸椎棘突下，旁开 1.5 寸	咳嗽，气喘，咯血，骨蒸潮热，盗汗	斜刺 0.5~0.8 寸	肺的背俞穴

续表

穴名	定位	主治	操作	说明
心俞	第5胸椎棘突下,旁开1.5寸	①心痛,惊悸,失眠,健忘,癫痫,盗汗;②咳嗽,吐血	斜刺0.5~0.8寸	心的背俞穴
气海俞	第3腰椎棘突下,旁开1.5寸	肠鸣腹胀,痛经,腰痛	直刺0.5~1寸	
大肠俞	第4腰椎棘突下,旁开1.5寸	腰腿痛,腹胀,腹泻,便秘	直刺0.8~1.2寸	大肠的背俞穴
关元俞	第5腰椎棘突下,旁开1.5寸	腹胀,腹泻,小便不利,腰骶痛	直刺0.8~1.2寸	
次髎	第2骶后孔中,约当髂后上棘与后正中线之间	①月经不调,痛经,带下;②小便不利,遗精,疝气;③腰骶痛,下肢痿痹	直刺1~1.5寸	
承扶	臀横纹的中点	腰骶臀股部疼痛,痔疾	直刺1~2寸	
委阳	腘横纹外侧端,当股二头肌腱的内侧	①腹满,小便不利;②腰脊强痛,腿足挛痛	直刺1~1.5寸	三焦下合穴
膏肓	第4胸椎棘突下,旁开3寸	①咳嗽,气喘;②肩胛痛;③虚劳诸疾	斜刺0.5~0.8寸	
承山	腓肠肌两肌腹小腿后侧与肌腱的交角处	①腰腿拘急、疼痛;②痔疾,便秘	直刺1~2寸	
昆仑	外踝尖与跟腱之间的凹陷处	①后头痛,项强,腰骶疼痛,足踝肿痛;②癫痫;③滞产	直刺0.5~0.8寸	经穴。孕妇禁用,经期慎用
申脉	外踝直下方凹陷中	①头痛,眩晕;②癫狂痫,失眠;③腰腿酸痛	直刺0.3~0.5寸	八脉交会穴,通于阳跷脉
至阴	足小趾外侧趾甲角旁0.1寸	①胎位不正,滞产;②头痛,目痛,鼻塞,鼻衄	浅刺0.1寸。胎位不正用灸法	井穴

注:本经背部诸穴,不宜深刺,以免伤及内部重要脏器

(八)足少阴肾经

1. 经脉循行 足少阴肾经起于足小趾之下,斜走足心,经舟骨粗隆下、内踝后侧,沿小腿、腘窝、大腿的内后侧上行,穿过脊柱,属于肾,络膀胱。肾脏部直行的脉向上穿过肝、膈,进入肺中,再沿喉咙上行,止于舌根两旁;肺部支脉,联络于心,流注于胸中(图7-14)。

2. 主治概要 本经腧穴主治妇科病、前阴病、肾脏病及经脉循行部位的其他病证。

3. 本经腧穴

(1)太溪(Tài xī,WKI 3) 输穴,原穴。

【定位】内踝高点与跟腱后缘连线的中点凹陷处。

【主治】①头痛,目眩,失眠,健忘,咽喉肿痛,齿痛,耳鸣,耳聋;②咳嗽,气喘,咯血,胸痛;③小便频数,便秘;④月经不调,遗精,阳痿;⑤腰脊痛,下肢厥冷。

【操作】直刺0.5~0.8寸。

(2)照海(Zhào hǎi,WKI 6) 八脉交会穴,通于阴跷脉。

【定位】内踝高点正下缘凹陷处。

【主治】①失眠,癫痫;②咽喉干痛,目赤肿痛;③月经不调,带下,小便频数,癃闭。

【操作】直刺0.5~0.8寸。

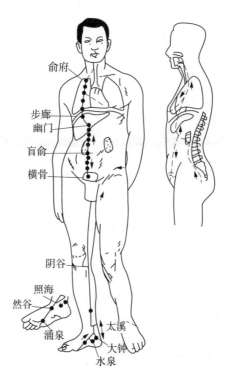

图 7 - 14　足少阴肾经循行及腧穴示意图

足少阴肾经其他常用腧穴，见表 7 - 10。

表 7 - 10　足少阴肾经其他常用腧穴

穴名	定位	主治	操作	说明
涌泉	足趾跖屈，约当足底（去趾）前 1/3 凹陷处屈足卷趾时足心最凹陷中	①晕厥，癫，狂，痫，惊风；②头痛，头晕，失眠；③咽喉肿痛；④便秘，小便不利；⑤足心热	直刺 0.5 ～ 0.8 寸	井穴。急救要穴之一
复溜	内踝尖上 2 寸，当跟腱的前缘	①水肿，汗证；②腹胀，腹泻；③腰脊强痛，下肢痿痹	直刺 0.5 ～ 1 寸	经穴
阴谷	屈膝，腘横纹内侧，半腱肌腱与半膜肌腱之间	①癫狂；②阳痿，月经不调，崩漏，小便不利；③膝股内侧痛	直刺 1 ～ 1.5 寸	合穴

（九）手厥阴心包经

1. 经脉循行　手厥阴心包经起于胸中，属心包，下膈，联络三焦；外行支出于侧胸上部，循行于上肢的内侧中间部，入掌止于中指端；掌中分支止于无名指末端（图 7 - 15）。

2. 主治概要　本经腧穴主治心、心包、胸、胃、神志病及经脉循行部位的其他病证。

3. 本经腧穴

内关（Nèi guān，PC 6）　络穴，八脉交会穴，通于阴维脉。

【定位】腕掌侧远端横纹上 2 寸，掌长肌腱与桡侧腕屈肌腱之间。

【主治】①心痛，心悸；②胃痛，呕吐，呃逆；③胁痛，胸闷；③中风，失眠，眩晕，偏头痛，癫，狂，痫。

手厥阴心包经其他常用腧穴，见表 7 - 11。

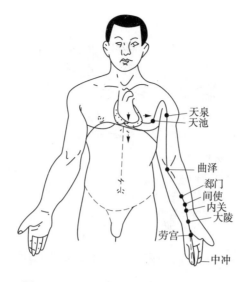

图 7 - 15 手厥阴心包经循行及腧穴示意图

表 7 - 11 手厥阴心包经其他常用腧穴

穴名	定位	主治	操作	说明
曲泽	肘微屈，肘横纹中，肱二头肌腱尺侧缘	①心痛，心悸，善惊；②胃痛，呕血；③暑热；④肘臂挛痛	直刺 1 ~ 1.5 寸，或点刺出血	合穴
郄门	腕掌侧远端横纹上 5 寸，掌长肌腱与桡侧腕屈肌腱之间	①心悸，心烦胸痛；②咯血，呕血，衄血；③疔疮；④癫痫	直刺 0.5 ~ 1 寸	郄穴
间使	腕掌侧远端横纹上 3 寸，掌长肌腱与桡侧腕屈肌腱之间	①心痛，心悸；②胃痛，呕吐；③癫，狂，痫	直刺 0.5 ~ 1 寸	经穴
大陵	腕掌侧远端横纹中央，掌长肌腱与桡侧腕屈肌腱之间	①心痛，心悸；②胃痛，呕吐，口臭；③胸胁满痛；④癫，狂，痫；⑤上肢挛痛	直刺 0.3 ~ 0.5 寸	输穴，原穴
劳宫	横平第 3 掌指关节近端，第 2、3 掌骨之间偏于第 3 掌骨。或握拳，中指尖下是穴	①中风昏迷，中暑；②心痛，烦闷，癫，狂，痫；③口疮，口臭；④鹅掌风	直刺 0.3 ~ 0.5 寸	荥穴。为急救要穴之一
中冲	中指尖端的中央	中风昏迷，舌强不语，中暑，晕厥，惊风	浅刺 0.1 寸，或点刺出血	井穴。为急救要穴之一

（十）手少阳三焦经

1. 经脉循行 手少阳三焦经起于无名指末端，循行于上肢外侧中间部，上肩，经颈部上行联系耳内及耳前后、面颊、目外眦等部；体腔支从缺盆进入，联系心包、膻中、三焦等（图 7 - 16）。

2. 主治概要 本经腧穴主治头、目、耳、颊、咽喉、胸胁病、热病及经脉循行部位的其他病证。

3. 本经腧穴

外关（Wài guān，TE 5） 络穴，八脉交会穴，通阳维脉。

【定位】腕背侧远端横纹上 2 寸，尺骨与桡骨正中间。

【主治】①头痛，目赤肿痛，耳鸣，耳聋；②胁肋痛；③上肢痿痹不遂。

【操作】直刺 0.5 ~ 1 寸。

手少阳三焦经其他常用腧穴，见表 7 - 12。

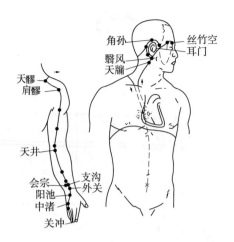

图 7－16　手少阳三焦经循行及腧穴示意图

表 7－12　手少阳三焦经其他常用腧穴

穴名	定位	主治	操作	说明
关冲	无名指尺侧指甲根角旁 0.1 寸	①头痛，目赤，耳鸣，耳聋，喉痹，舌强；②心烦	浅刺 0.1 寸，或点刺出血	井穴。为急救要穴之一
液门	第 4、5 掌指关节之间的指蹼缘后缘赤白肉际处	①头痛，目赤，耳鸣，耳聋，喉痹；②手臂痛	直刺 0.3～0.5 寸	荥穴
中渚	握拳，手背第 4、5 掌骨间，第 4 掌指关节近端凹陷中	①头痛，目赤，耳鸣，耳聋，喉痹；②肩背肘臂酸痛，手指不能屈伸	直刺 0.3～0.5 寸	输穴
支沟	腕背横纹上 3 寸，尺骨与桡骨正中间	①便秘；②耳鸣，耳聋，暴喑；③胁肋疼痛	直刺 0.5～1 寸	经穴
天井	屈肘，尺骨鹰嘴上 1 寸凹陷中	①耳聋；②癫痫；③偏头痛，胁肋颈项肩臂痛	直刺 0.5～1 寸	合穴
肩髎	在肩部，肩峰角与肱骨大结节两骨间的凹陷中	肩臂挛痛不遂，上肢痿痹	直刺 1～1.5 寸	
翳风	乳突前下方与耳垂之间的凹陷中	①耳鸣，耳聋；②口眼㖞斜，牙关紧闭，颊肿	直刺 0.5～1 寸	
角孙	在头部，耳尖正对发际处	①头痛，项强；②目赤肿痛，目翳；③齿痛，颊肿	平刺 0.3～0.5 寸	
耳门	耳屏上切迹前，下颌骨髁状突后缘，张口有孔	①耳鸣，耳聋；②齿痛，头颌痛	微张口，直刺 0.5～1 寸	
丝竹空	眉梢的凹陷处	①癫痫；②头痛，眩晕，目赤肿痛，眼睑瞤动；③齿痛	平刺 0.3～0.5 寸	

（十一）足少阳胆经

1. 经脉循行　足少阳胆经起于目外眦，向上到达额角，向后行至耳后，经颈、肩部后下入缺盆；耳部支脉从耳后进入耳中，出走耳前，到目外眦后方；外眦部支脉，从外眦部分出，下走大迎，上达目眶下，下行经颊车，由颈部向下会合前脉于缺盆；从缺盆部发出内行支进入胸中，通过横膈，联系肝胆，经胁肋内，下达腹股沟动脉部，再经过外阴毛际，横行入髋关节部；从缺盆部发出的外行支，下经腋、侧胸、季胁部与前脉会合于髋关节部，再向下沿着大腿外侧、膝外侧、腓骨前、腓骨下段、外踝前至足背，沿足背下行止于第四趾外侧；足背分支止于足踇趾（图 7－17）。

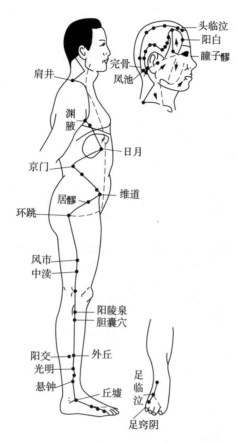

图 7 – 17　足少阳胆经循行及腧穴示意图

2. 主治概要　本经腧穴主治肝胆病，侧头、目、耳、咽喉、胸胁病及经脉循行部位的其他病证。

3. 本经腧穴

（1）风池（Fēng chí，GB 20）

【定位】胸锁乳突肌与斜方肌上端之间的凹陷中，平风府穴。

【主治】①中风，癫痫，头痛，眩晕，耳鸣等内风为患；②感冒，鼻塞，目赤肿痛，羞明流泪，耳聋，口眼㖞斜等外风为患；③颈项强痛。

【操作】向鼻尖斜刺 0.8 ~ 1.2 寸，或平刺透风府穴。深部中间为延髓，必须严格掌握针刺的角度与深度。

（2）环跳（Huán tiào，GB 30）

【定位】侧卧屈股，当股骨大转子高点与骶管裂孔连线的外 1/3 与内 2/3 交界处。

【主治】①腰胯疼痛，下肢痿痹，半身不遂；②风疹。

【操作】直刺 2 ~ 3 寸。

足少阳胆经其他常用腧穴，见表 7 – 13。

表 7 – 13　足少阳胆经其他常用腧穴

穴名	定位	主治	操作	说明
瞳子髎	目外眦外侧 0.5 寸，眶骨外缘凹陷中	①头痛；②目赤肿痛，羞明流泪，目翳	平刺 0.3 ~ 0.5 寸，或三棱针点刺出血	
听会	耳屏间切迹前，下颌骨髁状突后缘，张口有孔	①耳鸣，耳聋，聤耳；②齿痛，口眼歪斜	微张口，直刺 0.5 ~ 0.8 寸	

穴名	定位	主治	操作	说明
上关	下关穴直上，颧弓上缘中央凹陷中，张口取穴	①耳鸣，耳聋；②齿痛，面痛，口眼㖞斜，口噤	直刺 0.3～0.5 寸	
率谷	耳尖直上，入发际 1.5 寸	①头痛，眩晕；②急、慢惊风	平刺 0.5～0.8 寸	
阳白	目正视，瞳孔直上，眉上 1 寸	①头痛；②目眩，目痛，视物模糊，眼睑𥆧动	平刺 0.5～0.8 寸	
肩井	肩上，大椎穴与肩峰连线的中点	①颈项肩背疼痛，上肢不遂；②难产，乳痈，乳汁不下	直刺 0.3～0.5 寸。内有肺尖，不可深刺	孕妇禁针
日月	乳头直下，第 7 肋间隙	黄疸，呕吐，吞酸，呃逆，胁痛	斜刺或平刺 0.5～0.8 寸，不可深刺，以免伤及脏器	胆的募穴
京门	第 12 肋游离端下缘处	①小便不利；②腹胀，肠鸣，腹泻；③腰痛，胁痛	直刺 0.5～1 寸	肾的募穴
风市	大腿外侧正中，腘横纹上 7 寸髂胫束后缘。或垂手直立，中指尖下是穴	下肢痿痹，半身不遂，瘙痒	直刺 1～1.5 寸	
阳陵泉	腓骨小头前下方凹陷中	①黄疸，胁痛，口苦；②膝肿痛，下肢痿痹、麻木；③惊风	直刺 1～1.5 寸	合穴，胆的下合穴，八会穴之筋会
光明	外踝高点上 5 寸，腓骨前缘	目痛，夜盲，胸乳胀痛，下肢痿痹	直刺 0.5～0.8 寸	络穴
悬钟	外踝高点上 3 寸，腓骨前缘	①痴呆，中风，半身不遂；②颈项强痛，胸胁满痛，下肢痿痹	直刺 0.5～0.8 寸	八会穴之髓会，又名绝骨
足临泣	第 4、5 跖骨结合部的前方凹陷处，足小趾长伸肌腱的外侧凹陷中	①偏头痛，目赤肿痛，胁肋、足跗痛；②月经不调，乳痈	直刺 0.5～0.8 寸	输穴。八脉交会穴，通于带脉
足窍阴	第 4 趾外侧趾甲根角旁 0.1 寸	①头痛，目赤肿痛，耳鸣，耳聋，咽喉肿痛；②胸胁痛，足跗肿痛	浅刺 0.1 寸，或点刺出血	井穴

（十二）足厥阴肝经

1. 经脉循行 足厥阴肝经起于足蹈趾外侧，经足背、内踝前上行于大腿内侧，联系阴部，入体腔联系于胃、肝、胆、膈、胁肋，经咽喉上联目系，上行出于额部，与督脉交会于颠顶部。目系支脉下经颊里，环绕唇内。肝部支脉上膈，注于肺中（图 7-18）。

2. 主治概要 本经腧穴主治肝、胆、脾、胃病，妇科病，少腹、前阴病及经脉循行部位的其他病证。

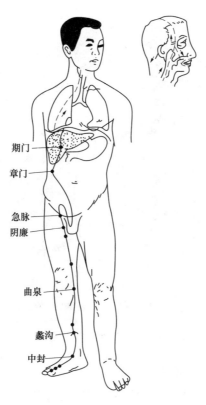

图 7 – 18　足厥阴肝经循行及腧穴示意图

3. 本经腧穴

太冲（Tài chōng，LR 3）　输穴，原穴。

【定位】足背，第 1～2 跖骨结合部之前凹陷中。

【主治】①中风，癫，狂，痫，惊风；②头痛，眩晕，耳鸣，目赤肿痛，口喎，咽痛；③月经不调，痛经，经闭，崩漏；④胁痛，腹胀，呕逆，黄疸；⑤癃闭，遗尿。

【操作】直刺 0.5～0.8 寸。

足厥阴肝经其他常用腧穴，见表 7 – 14。

表 7 – 14　足厥阴肝经其他常用腧穴

穴名	定位	主治	操作	说明
大敦	足蹈趾外侧趾甲根角旁约 0.1 寸	①疝气，少腹痛；②遗尿，癃闭，尿血；③月经不调，崩漏，阴中痛；④癫痫，善寐	浅刺 0.1～0.2 寸，或点刺出血	井穴
行间	足背，当第 1～2 趾间的趾蹼缘后方赤白肉际处	①头痛，目眩，目赤肿痛；②月经不调，痛经，闭经，崩漏，疝气；③遗尿，癃闭；④胸胁满痛	直刺 0.5～0.8 寸	荥穴
蠡沟	内踝尖上 5 寸，胫骨内侧面的中央	①月经不调，赤白带下，阴痒；②小便不利，疝气，睾丸肿痛	平刺 0.5～0.8 寸	络穴
章门	第 11 肋游离端下缘	①腹痛，腹胀，肠鸣，腹泻，呕吐；②胁痛，黄疸，痞块，痞积	直刺 0.8～1 寸	脾的募穴，八会穴之脏会
期门	乳头直下，第 6 肋间隙，前正中线旁开 4 寸	①胸胁胀痛，乳痈；②呕吐，吞酸，呃逆，腹胀，腹泻；③奔豚	斜刺或平刺 0.5～0.8 寸，不可深刺，以免伤及内脏	肝的募穴

（十三）督脉

1. 经脉循行　督脉起于小腹内，下出于会阴部，向后、向上行于脊柱的内部，上达项后风府，进入脑内，上行颠顶，沿前额下行鼻柱，止于上唇内龈交穴（图 7 – 19）。

2. **主治概要**　本经腧穴主治神志病，热病，腰骶、背、头项等局部病症及相应的内脏病证。

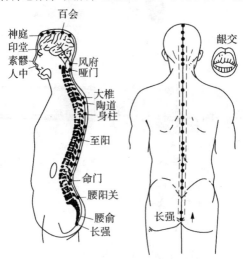

图 7-19　督脉循行及腧穴示意图

3. **本经腧穴**

（1）大椎（Dà zhuī，DU 14）

【定位】后正中线上，第 7 颈椎棘突下凹陷中。

【主治】①恶寒发热，咳嗽，气喘，骨蒸潮热，胸痛；②癫，狂，痫，惊风；③项强，脊痛；④风疹，痤疮。

【操作】向上斜刺 0.5~1 寸。

（2）水沟（Shuǐ gōu，DU 26）　又名人中。

【定位】在人中沟的上 1/3 与下 2/3 交界处。

【主治】①昏迷，晕厥，中风，中暑，癔症，癫，狂，痫，惊风；②鼻塞，鼻衄，面肿，口㖞，齿痛；③闪挫腰痛。

【操作】向上斜刺 0.3~0.5 寸，强刺激，或指甲掐按。为急救要穴之一。

督脉其他常用腧穴，见表 7-15。

表 7-15　督脉其他常用腧穴

穴名	定位	主治	操作	说明
长强	尾骨尖端与肛门连线的中点处	腹泻，痢疾，便血，便秘，痔疾，脱肛，癫，狂，痫	紧靠尾骨前面斜刺 0.8~1 寸	络穴。直刺易伤直肠
腰阳关	第 4 腰椎棘突下凹陷中	①腰骶疼痛，下肢痿痹；②月经不调赤白带下；③遗精，阳痿	向上斜刺 0.5~1 寸	
命门	第 2 腰椎棘突下凹陷中	①脊强痛，下肢痿痹；②月经不调，赤白带下，痛经，经闭，不孕；③遗精，阳痿，精冷不育，小便频数；④小腹冷痛，泄泻	向上斜刺 0.5~1 寸	
哑门	后正中线上，入发际上 0.5 寸　第 2 颈椎棘突上际凹陷中	①舌缓不语；②中风，癫，狂，痫，癔病；③头重，头痛	向下颌方向缓慢刺入 0.5~1 寸。不可向上刺，以免伤及延髓	
风府	后正中线上，入发际上 1 寸　枕外隆凸直下，两侧斜方肌之间的凹陷中	①中风，癫，狂，痫，癔症；②眩晕，头痛，颈项强痛；③咽喉肿痛，失音，目痛，鼻衄	向下颌方向缓慢刺入 0.5~1 寸。不可向上刺，以免伤及延髓	

续表

穴名	定位	主治	操作	说明
百会	后发际正中直上 7 寸。或当头部正中线与两耳尖连线的交点	①中风，痴呆，癫，狂，痫，癔症；②头风，头痛，眩晕，耳鸣；③惊悸，失眠，健忘；④脱肛，腹泻	平刺 0.5~0.8 寸，升阳举陷可用灸法	
神庭	额前部发际正中直上 0.5 寸	①癫，狂，痫，中风；②头痛，目眩，失眠，惊悸；③目赤，目翳，鼻衄	平刺 0.5~0.8 寸	
印堂	在额部，当两眉头的中间	头痛、眩晕、鼻衄、失眠、惊风	提捏局部皮肤，平刺 0.3~0.5 寸，或点刺出血	
素髎	鼻尖正中	①昏迷，惊厥，新生儿窒息；②鼻衄，喘息	向上斜刺 0.3~0.5 寸，或点刺出血	为急救要穴之一

（十四）任脉

1. 经脉循行　任脉起于小腹内，下出会阴部，向前上行于阴毛部，在腹内沿前正中线上行，经关元等穴至咽喉部，再上行环绕口唇，经过面部，进入目眶下，联系于目（图 7-20）。

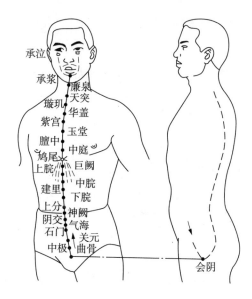

图 7-20　任脉循行及腧穴示意图

2. 主治概要　本经腧穴主治少腹、脐腹、胃脘、胸、颈、咽喉、头面等局部病症和相应的内脏病症，部分腧穴有强壮作用或可治疗神志病。

3. 本经腧穴

关元（Guān yuán，RN 4）　小肠募穴。

【定位】前正中线上，脐下 3 寸。

【主治】①中风脱证，虚劳冷惫；②少腹疼痛，腹泻，痢疾，脱肛，疝气；③便血，尿血，尿闭，尿频；④遗精，阳痿，早泄，白浊；⑤月经不调，痛经，经闭，崩漏，带下，恶露不尽，胞衣不下。

【操作】直刺 1~1.5 寸，多用灸法。孕妇慎用。

任脉其他常用腧穴，见表 7-16。

表 7-16　任脉其他常用腧穴

穴名	定位	主治	操作	说明
中极	前正中线上，脐下 4 寸	①遗尿，小便不利，癃闭；②遗精，阳痿，不育；③月经不调，崩漏，阴痒，不孕，产后恶露不止	直刺 1~1.5 寸	孕妇慎用
气海	前正中线上，脐下 1.5 寸	①虚脱，乏力，脱肛；②腹泻，痢疾，便秘；③小便不利，遗尿；④遗精，阳痿，疝气；⑤月经不调，痛经，经闭，崩漏；⑥水肿，气喘	直刺 1~1.5 寸	孕妇慎用
神阙	脐窝中央	①中风脱证，形寒神惫；②腹痛，腹胀，腹泻，痢疾，便秘，脱肛；③水肿，小便不利	一般不针，多用艾炷隔盐灸法	
中脘	前正中线上，脐上 4 寸	①胃痛，腹胀，纳呆，呕吐，吞酸，呃逆，疳积，黄疸；②失眠，惊悸，哮喘	直刺 1~1.5 寸	胃的募穴，八会穴之腑会
巨阙	前正中线上，脐上 6 寸	①癫，狂，痫；②胸痛，心悸；③呕吐，吞酸	向下斜刺 0.5~1 寸，不可深刺，以免伤及肝脏	心的募穴
膻中	前正中线上，平第 4 肋间隙	①咳嗽，气喘，胸闷，心痛，噎膈，呃逆；②产后乳少，乳痈	平刺 0.3~0.5 寸	心包的募穴，八会穴之气会
天突	胸骨上窝正中	①咳嗽，哮喘，胸痛，咽喉肿痛；②暴喑，噎膈	先直刺 0.2~0.3 寸，然后将针尖向下，紧靠胸骨柄后方刺入 1~1.5 寸	严格掌握针刺的角度和深度，以防刺伤肺和有关动、静脉
承浆	颏唇沟的正中凹陷处	①口㖞，齿龈肿痛，流涎；②暴喑，癫狂	斜刺 0.3~0.5 寸	

四、奇穴

常用奇穴，见表 7-17 及图 7-21 至图 7-31。

表 7-17　常用奇穴

穴名	定位	主治	操作	说明
太阳	眉梢与目外眦之间向后约 1 寸的凹陷处	头痛，目疾，面瘫	直刺或斜刺 0.3~0.5 寸，或点刺出血	图 7-21
牵正	在面颊部，耳垂前 0.5~1 寸处	腮腺炎，面神经麻痹，口疮	向前斜刺 0.5~0.8 寸	图 7-22
翳明	在项部，当翳风后 1 寸	头痛，眩晕，失眠，目疾，耳鸣	直刺 0.5~1 寸	图 7-23
安眠	在项部，当翳风穴与风池穴连线的中点	失眠，头痛，眩晕，心悸，癫狂	直刺 0.8~1.2 寸	图 7-23
子宫	脐下 4 寸，旁开 3 寸	阴挺，月经不调，痛经，崩漏，不孕	直刺 0.8~1.2 寸	图 7-24
定喘	第 7 颈椎棘突下，旁开 0.5 寸	哮喘，咳嗽，肩背痛，落枕	直刺 0.5~0.8 寸	图 7-25
腰眼	第 4 腰椎棘突下，旁开约 3.5 寸凹陷中	腰痛，月经不调，虚劳	直刺 1~1.5 寸	图 7-26
华佗夹脊	第 1 胸椎至第 5 腰椎棘突下两侧旁开 0.5 寸	上胸部的穴位治疗心肺、上肢疾病，下胸部的穴位治疗胃肠疾病，腰部的穴位治疗腰腹及下肢疾病	直刺 0.3~0.5 寸	图 7-27
落枕（外劳宫）	第 2~3 掌骨间，指掌关节后约 0.5 寸	落枕，手臂痛，齐风	直刺或斜刺 0.5~0.8 寸	图 7-28
四缝	在第 2 至第 5 指掌侧，近端指关节的中央	疳积，百日咳	点刺出血或挤出少许黄色透明黏液	图 7-29

续表

穴名	定位	主治	操作	说明
八邪	微握拳，第1至第5指间，指蹼缘后方赤白肉际处	手背肿痛，手指麻木，烦热，目痛，毒蛇咬伤	斜刺0.5～0.8寸，或点刺出血	图7-30
八风	第1至第5趾间，趾蹼缘后方赤白肉际处	足跗肿痛，趾痛，毒蛇咬伤，脚气	斜刺0.5～0.8寸，或点刺出血	图7-31

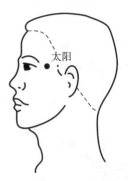

图7-21　太阳穴

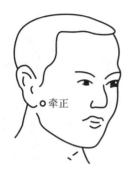

图7-22　牵正穴

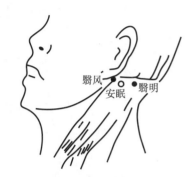

图7-23　翳明穴

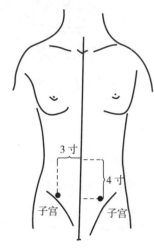

图7-24　子宫穴

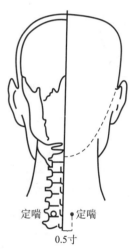

图7-25　定喘穴

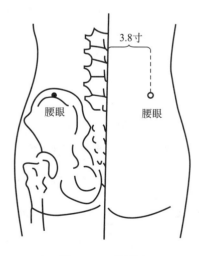

图7-26　腰眼穴

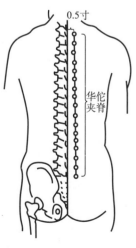

图7-27　华佗夹脊穴

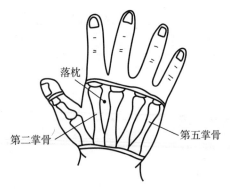

图7-28 落枕穴

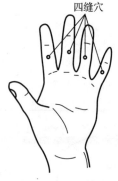

图7-29 四缝穴

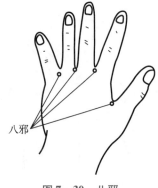

图7-30 八邪

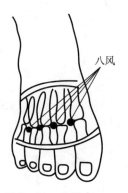

图7-31 八风穴

⊕ **知识链接**

《灵枢·海论》：夫十二经脉者，内属于脏腑，外络于肢节。

《灵枢·本脏》：经脉者，所以行血气而营阴阳，濡筋骨，利关节者也。

《灵枢·经脉篇》：经脉者，所以能决生死，处百病，调虚实。不可不通。

《灵枢·九针十二原》：节之交，三百六十五会，知其要者，一言而终，不知其要，流散无穷。所言节者，神气之所游行出入也，非皮肉筋骨也。

《四总穴歌》：肚腹三里留，腰背委中求，头项寻列缺，面口合谷收。

第二节 针 法

⇒ **案例引导**

临床案例 患者，男，60岁，脑梗死病史1年，目前左侧肢体偏瘫，临床采用针刺环跳穴治疗左下肢活动不利。

问题 1. 试述针刺环跳穴时，宜使用的毫针规格是多少？

2. 针刺时的进针角度、进针法、补泻手法各是什么？

一、毫针概述

毫针是古代九针之一，临床目前常用不锈钢制成，也有采用金、银、合金等为原料而制成的。毫针分为针尖、针身、针根、针柄、针尾五个部分（图 7 - 32）。毫针的长短、粗细规格是以针身为准。一般临床以长度为 25 ~ 75mm（1 ~ 3 寸）、直径为 0.28 ~ 0.38mm（28 ~ 32 号）最为常用。

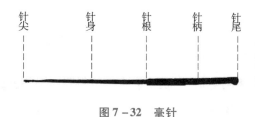

图 7 - 32　毫针

二、针刺练习

主要指针刺指力和手法练习。初学者可先选用较短毫针在纸垫上（图 7 - 33）或面团上（图7 - 34）练习进针、出针、上下提插、左右捻转等基本方法。

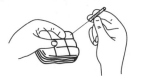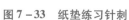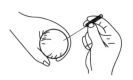

图 7 - 33　纸垫练习针刺　　　　图 7 - 34　面团练习针刺

三、操作方法

针刺治疗前首先给患者做好思想准备，积极主动配合治疗，避免异常情况发生。其次，认真检查选择针具，最好选用高压消毒，或用 75% 乙醇浸泡消毒针具。再次，选择恰当的体位，不同穴位选用不同的体位，确保取穴准确，操作得心应手，留针得气，防止意外事故发生。

1. 进针法　在进行操作时，一般右手持针，以拇、食、中三指夹持针柄，运用指力迅速透入皮肤，再捻转刺入深层，故右手为"刺手"。左手辅助进针，故左手称为"押手"。　📱微课1

（1）指切进针法　左手拇指端切压在穴位旁，右手持针，紧靠左手指甲面将针刺入穴位（图 7 - 35），此法主要适用于短针进针。

（2）提捏进针法　左手拇、食两指持捏起针刺部位的皮肤，右手持针，从捏起的上端刺入，此法主要适用于面部皮肉浅薄部位的腧穴，如印堂穴等（图 7 - 36）。　📱微课2

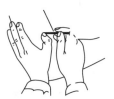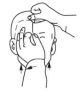

图 7 - 35　指切进针法　　　　　　　　图 7 - 36　提捏进针法

（3）舒张进针法　左手拇、食指或中指将针刺穴位的皮肤向两侧撑开，使皮肤绷紧，右手持针刺入（图 7 - 37），此法主要适用于皮肤松弛或有皱纹部位的腧穴，如腹部进针。　📱微课3

（4）夹持进针法　左手拇、食指夹捏消毒干棉球，夹住针身下端，将针尖固定在所刺穴位上，右

手捻转针柄，将针刺入（图7-38），此法主要适用于长针进针。 📱微课4

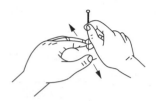

图7-37　舒张进针法

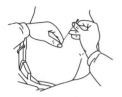

图7-38　夹持进针法

2. 针刺的角度和深度

（1）角度　指针身与皮肤所形成的角度。通常有直刺、斜刺和平刺三种。 📱微课5

（2）深度　指针身刺入腧穴皮肉的深浅。针刺的深度以既要有针下气至感觉，又不伤及组织器官为原则。每个腧穴的针刺深度，在临床操作中，必须结合年龄、体质、病情、经脉循行深浅、季节时令、医者针法经验和得气的需要等诸多因素综合考虑，灵活应用。一般而言，凡小儿娇嫩、形瘦年老体弱者，宜浅刺，青壮年、形盛体强者，可适当深刺；凡头面和胸背部腧穴宜浅刺，四肢和臀腹部腧穴可适当深刺；经脉较深，刺经可深，络脉较浅，刺络宜浅；阳经属表宜浅刺，阴经属里宜深刺；春夏宜浅刺，秋冬宜深刺。针刺的角度、方向和深度，这三者有着相辅相成的关系，深刺多用直刺，浅刺多用斜刺或平刺。

3. 行针法　行针法指进针后为了使患者产生针刺感应而施行的各种操作手法，称为"行针"，亦称"运针"。针刺感应，又称"针感"或"得气"，指针刺部位有酸、麻、胀、重等感觉，医者亦有指下沉紧感、涩滞感或针体颤动等反应。

行针手法包括基本手法和辅助手法两类。 📱微课6 📱微课7

（1）基本手法　临床常用的主要有提插法和捻转法两种。临床使用时既可单独应用，又可配合应用。①提插法：指针刺腧穴一定深度后，施以上提下插动作的操作手法。这种使针由浅层向下刺入深层的操作称之插，反之从深层向上引退至浅层的操作称之提，如此反复地上下呈纵向运动的行针方法，即称之提插法（图7-39）。此法痛感小，但易损伤血管，运用于四肢穴位。②捻转法：指针刺入腧穴一定深度后，施以向前向后捻转动作的操作手法。这种使针在腧穴内反复前后来回地旋转行针手法，称之为捻转法（图7-40）。此法不易损伤血管，但易引起肌纤维缠绕针身，发生滞针，运用于躯干接近主要内脏部位的穴位。

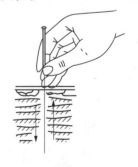

图7-39　提插法

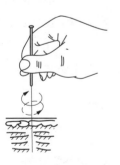

图7-40　捻转法

（2）辅助手法　是行针基本手法的补充，是为了促使针后得气和加强针刺感应的操作手法。临床常用的行针辅助手法有以下几种。①循经法：是指医者用手指顺着经脉的循行路径，在腧穴的上下部轻柔地循按。②刮柄法：是指医者用拇指或食指的指腹抵住针尾，以拇指、食指或中指由下而上频频刮动针柄，促使得气。③弹针法：针刺后在留针过程中，用手指轻弹针尾或针柄，使针体微微振动，以加强针感，助气运行。④震颤法：针刺入一定深度后，刺手以拇、食、中三指夹持针柄，用小幅度、快频率的提插、捻转手法，使针身轻微震颤。⑤摇法：针刺入一定深度后，手持针柄，将针轻轻摇动，以行经气。⑥飞法：针后不得气者，用右手拇、食两指执持针柄，细细捻搓数次，然后张开两指，一搓一放，反复数次，状如飞鸟展翅，故称飞法。

4. 针刺补泻　凡是能扶助正气，使低下的功能恢复正常的手法叫补法。凡是能疏泄邪气，使亢进的功能恢复正常的手法，叫泻法。 🅴 微课 8

临床常用的补泻手法有以下几种。

（1）徐疾补泻法　是以进针、出针及行针的快慢分补泻的针刺手法。①补法：毫针刺入皮肤后，先在浅层得气，然后将针慢慢推进到深层，快速退针到皮下，（可反复施术）；出针时快速出针，疾按其穴。②泻法：将针快速透皮后，迅速插入深层得气，然后慢慢退针到皮下（可反复施术）；出针时慢慢出针，不按针孔。

（2）提插补泻法　以提插手法的用力轻重分补泻的针刺手法。①补法：得气后在得气处小幅度提插，重插轻提（慢提急按）。下插时用力重，速度快；上提时用力轻，速度慢。②泻法：得气后在得气处小幅度提插，重提轻插（急提慢按）。上提时用力重，速度快；下插时用力轻，速度慢。

（3）捻转补泻法　根据捻转角度、频率、用力、时间分补泻的针刺手法。①补法：针下得气后，捻转角度小、频率慢、用力轻、时间短。②泻法：针下得气后，捻转角度大、频率快、用力重、时间长。

（4）呼吸补泻法　施行针刺手法时，配合患者呼吸的补泻手法。①补法：患者呼气时进针，得气后，患者呼气时行针；患者吸气时出针。②泻法：患者吸气时进针，得气后，患者吸气时行针；患者呼气时出针。

（5）开阖补泻法　出针时是否按压针孔以区分补泻的方法。①补法：出针后疾按针孔。②泻法：出针时摇大针孔，出针后不按针孔。

5. 留针与出针

（1）留针　是将针刺入穴位行针施术后，使针留置穴内称为留针。留针的目的是为了加强针刺的作用和便于继续行针施术。一般病症只要针下得气而施行适当的补泻手法后，即可出针或留针 10～30 分钟。

（2）出针　是指在针刺完毕后将针拔出体外。出针时一般先以左手拇指、食指按住针孔周围皮肤，右手持针作轻微捻转，慢慢将针提至皮下，然后将针取出，用消毒干棉球揉按针孔，以防出血。

6. 针刺注意事项

（1）患者在过于饥饿、疲劳，精神过度紧张时，不宜立即进行针刺。对身体瘦弱，气虚血亏的患者，进行针刺时手法不宜过强，并应尽量选用卧位。

（2）妇女妊娠 3 个月以内者，不宜针刺下腹部和腰骶部的腧穴。若妊娠 3 个月以上者，上腹部穴位也不宜针刺。至于三阴交、合谷、昆仑、至阴等一些通经活血的腧穴，在妊娠期应予禁刺。如妇女行经时，若非为了调经，亦不应针刺。

（3）小儿囟门未合时，头顶部的腧穴不宜针刺。

（4）自发出血性疾病或存在出血倾向疾病的患者，禁刺。

（5）皮肤有感染、溃疡、瘢痕的部位，不宜针刺。

（6）对胸、胁、腰、背脏腑所内居之处的腧穴，不宜直刺、深刺。肝脾大、肺气肿患者更应注意。

（7）针刺眼区和项部的风府、哑门等穴及脊椎部的腧穴，要注意掌握一定的角度，更不宜大幅度的提插、捻转和长时间的留针，以免伤及重要组织器官，产生严重的不良后果。

（8）对尿潴留或膀胱有肿瘤、结石的等患者在针刺小腹部腧穴时，也应掌握适当的针刺方向、角度、深度等，以免误伤膀胱等器官出现意外的事故。

四、异常情况的处理和预防

针刺是一种比较安全、有效的治疗方法。但是，如果没有掌握好针刺的操作技术；或者由于患者的体位不适当、精神紧张等原因；或者因为针具质量不好，未经检查等缘故，往往导致一些异常情况。

1. 晕针

（1）临床表现　患者在针刺过程中，突然出现面色苍白、头晕目眩、心慌气短、出冷汗、胸闷泛恶、精神萎倦、脉象沉细；严重者会发生四肢厥冷、神志昏迷、二便失禁。

（2）原因　患者体质虚弱，精神过度紧张；或当劳累、大汗出、饥饿、大泻、大出血后；或因体位不适以及医者在针刺时手法过重等。

（3）处理　立即停止针刺，并将已刺之针全部拔出，使患者平卧头位稍低，松开衣带，注意保暖。轻者静卧片刻，给饮温开水或热茶后，即可恢复。重者在上述处理的基础上，可针刺人中、内关、涌泉、足三里等穴，并可温灸百会、气海、关元等穴，即能苏醒，必要时应配合其他急救措施。

（4）预防　首先应该注意患者的体质、神志，以及对针刺反应的耐受性；对于初次接受针刺治疗和精神紧张者，应先做好解释工作，消除顾虑；尽量采取卧位，并正确选择舒适持久的体位；取穴不宜太多，手法不宜过重；对于饥饿、过度劳累的患者，应待其进食、恢复体力后，再进行针刺。要随时观察患者的表情变化，一旦出现面色苍白、神呆、胸闷、泛恶等晕针先兆，应及早采取措施。

2. 滞针

（1）临床表现　将针在穴内进行捻转、提插或出针时感到十分涩滞困难。而患者感觉疼痛的现象。

（2）原因　行针时用力过猛；捻转、提插时指力不均匀，或向一个方向连续捻转，而致肌纤维缠绕针身；或因患者精神紧张及因病痛而致肌肉痉挛；或因针身刺入肌腱及行针捻转时角度过大等均可引起滞针而使出针困难。

（3）处理　因体位移动而引起滞针，必须纠正体位；如因患者精神紧张，或局部肌肉痉挛而引起的滞针，可延针长留针时间，以缓解紧张状态；或用手指在邻近部位按揉，或在附近部位加刺一针，以宣散气血，缓解痉挛；如因单向捻转而致者，须向相反方向退转，并左右轻捻使之松懈。

（4）预防　对初诊患者及精神紧张者，先做好解释工作，消除患者的紧张和顾虑。进针时必须避开肌腱；行针时捻转角度不宜过大过快。更不能单向连续捻针。

3. 弯针

（1）临床表现　针身在体内形成弯曲，针柄改变了进针时刺入的方向和角度，提插、捻转及出针时均感困难，患者感觉疼痛。

（2）原因　医者进针手法不熟练，用力过猛或针下碰到坚硬组织；或因留针时患者体位移动；也有因针柄受到外物的压迫和碰撞；有的因滞针后未能及时处理等造成。

（3）处理　如系针身轻微弯曲，不可再行提插捻转，应将针缓慢退出，如针身弯曲角度过大，必须轻摇针体，顺着弯曲方向将针退出；如果针体弯曲不止一处，须视针柄扭转倾斜的方向，逐渐分段退出，切勿急拔猛抽，以防断针；如因患者体位改变而致，应嘱患者恢复原来的体位，使局部肌肉放松，再行退针。

（4）预防　医者施术手法要熟练，指力要轻巧，患者应取舒适的体位，留针期间不要变动体位；凡针刺部位和针柄不能受外物的碰撞或压迫；如有滞针现象应及时处理。

4. 断针

（1）临床表现　出针后发现针身折断，或部分针身尚露于皮肤之外，或针身全部没入于皮肤之下。

（2）原因　针具质量差，针身或针根已有损坏剥蚀，行针前失于检查；医者行针时，猛力提插捻转，致使肌肉剧烈挛缩；或因患者体位改变，外物压迫碰撞针身和针柄；或因滞针、弯针现象未作及时处理，或在使用电针时骤然加大强度等原因而致断针。

（3）处理　发现断针后，医者态度必须镇静，嘱患者保持原有体位，切勿惊慌乱动，以防断针向肌肉深层陷入。如折断处针身尚有部分暴露出表皮外面，用右手执镊子夹住断端取出；如断针残端已完全陷入肌肉层者，须视断针的所在部位，如断在重要脏器附近，或肢体活动处妨碍运动者，应在 X 线下定位，立即施行外科手术取出。

如断端与皮肤相平或稍向体内凹陷者，可用押手拇、食指垂直向下挤压针孔两侧，使断针暴露体外，刺手持镊子将针拔出。

（4）预防　认真细微地检查针具，对不符合质量要求的针具应剔出不用。选针时，针身的长度要比准备刺入的深度长 1cm。针刺时，不要将针身全部刺入，应留一部分在体外。进针过程中，如发生弯针，应当立即退针，不要强行刺入。对于滞针和弯针，应及时妥善处理，不可强拉硬拔。电针器在使用前要加以检查，并注意输出强度旋钮应先置于 0 位，也不可突然加大强度。

5. 血肿

（1）临床表现　出针后，局部呈青紫色或肿胀疼痛。

（2）原因　针刺时损伤小血管，尤其是针尖弯曲带钩时。

（3）处理　微量的渗血或针孔局部小块青紫，一般不必处理，可自行消退。如局部青紫肿痛较甚或活动不便者，先行冷敷止血后，再行热敷，或在局部轻轻按揉，以促使局部瘀血消散。

（4）预防　仔细检查针具，熟悉解剖部位，尽量避免刺中血管。针刺手法要轻巧。眼区穴位针刺时更须注意。

第三节　灸　法

⇒ **案例引导**

　　临床案例　患者，女，25 岁，经行腹痛 9 年，腹痛得热则缓，遇寒加重，经停腹痛消失，诊断痛经。

　　问题　1. 临床采用灸法治疗，可以选用的灸法有哪些？

　　　　　　2. 施灸时需要注意什么？

一、灸法的取材与作用

（一）灸法的取材

施灸的原料很多，但最常用的基本原料是艾。施灸用的艾，首先要求，以春季采集为佳，且放置的时间要久。其次，艾绒制作时，要去除杂质和灰尘，艾绒要捣得烂细。灸法最常采用艾灸。指以艾绒为主要材料，点燃后直接或间接熏灼体表穴位的一种治疗方法。也可在艾绒中掺入少量辛温香燥的药末，以加强治疗作用。

（二）灸法的作用

该法有温经通络、升阳举陷、行气活血、祛寒逐湿、消肿散结、回阳救逆等作用，并可用于保健。对慢性虚弱性疾病和风、寒、湿邪为患的疾病尤为适宜。

二、常用的灸法

（一）艾炷灸 e 微课9

艾炷灸是将艾炷放在穴位上施灸的方法。用艾绒捏成上尖底平的圆锥形小体，安放在穴位上，点燃其尖端以施灸，每燃烧1枚艾炷即为1壮。根据艾炷是否直接置放在皮肤上，又分为直接灸与间接灸。

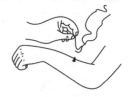

图7-41　直接灸

1. 直接灸　将艾柱直接放在腧穴上燃烧称为直接灸（图7-41）。按其对皮肤刺激程度的不同，又分为瘢痕灸和无瘢痕灸两种。

（1）瘢痕灸　又称化脓灸。是将艾绒制成麦粒大的艾炷直接置于腧穴上施灸，使局部皮肤灼伤后起疱化脓，愈合留有瘢痕。此法适用于哮喘、瘰疬、慢性支气管炎、慢性胃肠病和体质虚弱等病症。

（2）无瘢痕灸　又称非化脓灸。是用艾绒制成麦粒大小的艾炷，置于腧穴或病变部位上施灸，以患者稍感温热或烧灼感为度，施灸后皮肤不起疱或起疱后不致诱发成灸疮，灸后不遗留瘢痕。此法适用于虚寒轻证、网球肘、阳痿、痛经和小儿发育不良等。

2. 间接灸　施灸时在艾炷与穴位之间垫一隔物，将艾炷点燃施灸称为间接灸（图7-42）。间隔物的选择可因病证而有所不同。

（1）隔盐灸　是用食盐作隔垫物而施灸的一种灸法，用于脐窝部。适用于急性腹痛、吐泻、痢疾、四肢厥冷、中风脱证等。

（2）隔姜灸　是用姜片做隔垫物而施灸的一种灸法。此法适用于一切虚寒病证、肠胃证候和虚弱证证，尤其对呕吐、泄泻、腹痛、遗精、早泄、痛经等有较好的疗效。

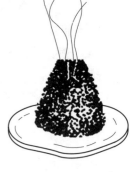

图7-42　间接灸

（3）隔蒜灸　是用蒜作隔垫物而施灸的一种灸法。此法多用于治疗慢性肿疡、疮、痈、肺痨、腹中积块、类风湿关节炎等。

（4）隔药饼灸　是用药饼作隔垫物施灸的一种灸法。分有附子饼灸、豆豉饼灸、葶苈饼灸、巴豆饼灸、香附饼灸等，其中最常用的是附子饼灸和豆豉饼灸。附子辛温大热，有温肾壮阳、祛腐生肌作用，故适宜治疗各种阳虚病症，如阳痿、早泄、遗精、痈疽初起、疮疡久溃不愈等。豆豉饼灸对痈疽发热、顽疮、恶疮肿硬不溃或溃后久不收敛、疮色暗者最为有效，有散泄毒邪的作用。

（二）艾条灸 e 微课10

艾条灸是将艾绒用纸卷成长条形，将艾条悬起距皮肤一段距离，根据艾条的位置变动方式，分为温和灸、回旋灸和雀啄灸三种。

1. 温和灸　将艾条燃着的一端靠近穴位熏灼，距皮肤2~3cm，以患者有温热舒适为度，至皮肤稍有红晕。此法有温通经脉，散寒祛邪作用。适用于慢性病、风寒湿痹等病症。

2. 回旋灸　又称熨热灸。将点燃的艾条悬于施灸的部位平行往复回旋移动，使皮肤有温热感，距皮肤2~3cm。适用于病变面积较大的风湿痛、神经性麻痹及皮肤病等。

3. 雀啄灸　将点燃的艾条于施灸部位上约3cm高处，对着穴位，像小鸟雀啄米样，一起一落。此法有温阳起陷作用。适用于灸治急性病、儿童疾患、胎位不正、无乳等病证。

（三）温针灸 ⓔ 微课11

在针刺得气后，将毫针留在穴位内适当深度，取2cm长艾条一节，套在针柄上，或将2～3g艾绒包裹在针柄端捏紧成团状，从艾条下端点燃，直至艾条燃尽为止。该法多用于风寒湿痹。主要以针刺为主，利用燃烧的艾条或艾绒使针体温度升高，使热力通过针体传入腧穴，以温通经脉、宣行气血。

三、灸法的禁忌与注意事项

（一）禁忌

灸法易助阳伤阴，凡实证、热证及阴虚内热者忌用；颜面五官、大血管部位禁瘢痕灸；孕妇腹部、腰骶部禁灸。

（二）注意事项

（1）施灸前根据病情选好穴位或施灸部位，并采取固定舒适，且能坚持较长时间的体位。
（2）施灸时要注意避免燃烧后的残灰掉落在皮肤上而导致烫伤，用过的艾条应放在小口瓶内闷息。
（3）在灸疮化脓时应保持局部清洁，并用敷料保护灸疮，以防感染。
（4）颜面五官、阴部和有大血管的部位，以及孕妇的腹部、腰部不宜用本疗法。
（5）实证、热证及阴虚发热者，不用本疗法。
（6）对于局部感觉迟钝的患者，应谨慎，防止施灸热力过强而致皮肤烫伤。
（7）艾灸火力应先小后大，灸量先少后多，程度先轻后重，以使患者逐渐适应。
（8）施灸的顺序要"先阳后阴，先左后右，先上后下，先少后多"。

第四节　针灸治疗的原则

针灸治疗的原则就是运用针灸治疗疾病必须遵循的基本法则，是确立治疗方法的基础。在应用针灸治疗疾病时，具体的治疗方法多种多样，但从总体上把握针灸的治疗原则具有化繁就简的重要意义。针灸的治疗原则可概括为补虚泻实、清热温寒、治病求本、三因制宜、局部与整体五个方面。

一、补虚泻实

补虚泻实就是扶助正气，祛除邪气。《素问·通评虚实论》说："邪气盛则实，精气夺则虚。"因此，"虚"指正气不足，"实"指邪气有余。虚者宜补，实者宜泻，是属于正治法则。《灵枢·经脉》说"盛则泻之，虚则补之……陷下则灸之，不盛不虚以经取之。"在针灸临床上补虚泻实原则有其特殊的含义。

（一）虚则补之、陷下则灸之

1. 虚则补之、虚则实之　就是虚证采用补法治疗，适用于治疗各种慢性虚弱性病症。针刺治疗虚证用补法主要通过针刺手法的补法和穴位的选择和配伍等实现的。如在有关脏腑经脉的背俞穴、原穴，施行补法，可达到改善脏腑功能，补益阴阳、气血的作用。

2. 陷下则灸之　属于虚则补之的范畴，也就是说气虚下陷的治疗原则是以灸治为主。当气虚出现陷下证候时，应用温灸方法可较好地起到温补阳气、升提举陷的目的。如子宫脱垂、脱肛、崩漏、遗尿、久泄、久痢常灸百会、气海、关元、足三里、中脘等补中益气，开阳升举。

（二）实则泻之、宛陈则除之

1. 实则泻之　就是实证采用泻法治疗。针刺治疗实证用泻法主要是通过针刺手法的泻法、穴位的选择和配伍等而实现的。如在穴位上施行捻转、提插、开阖等泻法，可以起到祛除人体病邪的作用。

2. 宛陈则除之 "宛"同"瘀"，有瘀结、瘀滞之义。"陈"即"陈旧"，引申为时间长久。"宛陈"泛指络脉瘀阻之类的病证；"除"即"清除"，指清除瘀血的刺血疗法等；就是对络脉瘀阻不通引起的病证，宜采用三棱针点刺出血，达到活血化瘀的目的。

（三）不盛不虚以经取之

"不盛不虚"，并非病证本身无虚实可言，而是脏腑、经络的虚实表现不甚明显。主要是由于病变脏腑、经脉本身的病变，属本经自病而不涉及其他脏腑、经脉。治疗应按本经循经取穴。在针刺时，多采用平补平泻的针刺手法。

二、清热温寒

"清热"就是热性病证治疗用"清"法；"温寒"就是寒性病证治疗用"温"法。《灵枢·经脉》说："热则疾之，寒则留之。"这是针对热性病证和寒性病证制定的清热、温寒的治疗原则。

（一）热则疾之

即热性病证的治疗原则是浅刺疾出或点刺出血，手法宜轻而快，可以不留针或针用泻法，以清泻热毒。例如，风热感冒者，当取大椎、曲池、合谷、外关等穴浅刺疾出，即可达到清热解表的目的。

（二）寒则留之

即寒性病证的治疗原则是深刺而久留针，以达温经散寒的目的。因寒性凝滞而主收引，针刺时不易得气，故应留针候气；加艾灸更能助阳散寒，使阳气得复，寒邪乃散。

三、治病求本

治病求本就是在治疗疾病时要抓住疾病的根本原因，采取针对性的治疗方法。分清标本缓急。

（一）急则治标

急则治标就是当标病处于紧急的情况下，首先要治疗标病，这是在特殊情况下采取的一种权宜之法，目的在于抢救生命或缓解患者的急迫症状，为治疗本病创造有利的条件。例如，不论任何原因引起的高热抽搐，应当首先针刺大椎、水沟、合谷、太冲等穴，以泻热、开窍、息风止痉；任何原因引起的昏迷，都应先针刺水沟，醒脑开窍；当中风患者出现小便潴留时，应首先针刺中极、水道、秩边，急利小便；然后再根据疾病的发生原因从本论治。

（二）缓则治本

在大多数情况下，治疗疾病都要坚持"治病求本"的原则，尤其对于慢性病和急性病的恢复期有重要的指导意义。如肾阳虚引起的五更泄，泄泻是其症状为标，肾阳不足为本，治宜灸气海、关元、命门、肾俞以温元固本。

（三）标本同治

在临床上也可见到标病和本病并重的情况，这时我们应当采取标本同治的方法。如体虚感冒，应当益气解表，益气为治本，解表为治标，宜补足三里、关元，泻合谷、风池、列缺等。

四、三因制宜

"三因制宜"是指因时、因地、因人制宜，即根据患者所处的季节（包括时辰）、地理环境和个人的具体情况，而制定适宜的治疗方法。

（一）因时制宜

在应用针灸治疗疾病时，考虑患者所处的季节和时辰有一定意义。因为四时气候的变化对人体的生理功能和病理变化有一定的影响。如冬季人体多感受风寒，夏季多感受风热或湿热；春夏之季，阳气升发，人体气血趋向体表，病邪伤人多在浅表；秋冬之季，人体气血潜藏于内，病邪伤人多在深部；故治疗上春夏宜浅刺，秋冬宜深刺。

（二）因地制宜

地理环境、气候条件不同，人体的生理功能、病理特点也有所区别，治疗应有差异。如在寒冷的地区，治疗多用温灸，而且应用壮数较多；在温热地区，应用灸法较少。

（三）因人制宜

就是根据患者的性别、年龄、体质等的不同特点而制定适宜的治疗方法。由于男女在生理上有不同的特点，如妇人以血为用，在治疗妇人病时要多考虑调理冲脉（血海）、任脉等。年龄不同，针刺方法也有差别。年轻者刺激量宜大，年老者刺激量宜小。

五、整体与局部

局部与整体的关系，是在中医的整体观念基础上建立起来的，针灸治疗疾病时要善于处理好整体与局部的辩证关系。

（一）局部治疗

针灸治病，在病变的局部、邻近，或是脏腑在体表的投影处施治，是常用的方法之一。

如牙痛、面瘫取地仓、颊车穴，胃痛、腹泻取中脘、天枢穴，腰酸背痛取身柱、肾俞穴。局部症状的解除，有助于全身性疾病的治疗。

（二）整体治疗

针灸治病，除了在局部施治外，还应施以整体性治疗。一般指针对某一疾病病因的治疗。如对肝阳上亢的头晕、头痛取太冲、照海、涌泉穴滋肾平肝；外感发热、咳嗽，取合谷、外关、列缺穴以发汗解表、宣肺止咳。

（三）局部与整体同治

在多数情况下，需要局部与整体同时调治。如脾虚泄泻，局部取大横、天枢穴理肠止泄，整体取脾俞、足三里穴以健运脾胃；风火牙痛，局部取颊车、下关穴以疏调经络之气，远端取合谷、内庭穴以清降胃肠之火。

第五节　取穴原则

一、近部取穴

近部取穴是指在病痛的局部和邻近的选取腧穴，它是以腧穴近治作用为依据的。其应用非常广泛，大凡其症状在体表部位反映较为明显和较为局限的病证，均可按近部取穴原则选取腧穴，予以治疗。例如，眼病取睛明、球后、攒竹、风池等穴，鼻病取迎香、巨髎穴，面瘫取颊车、地仓穴，胃痛取中脘等穴，皆属于近部取穴。

二、远部取穴

远部取穴在距离病痛较远的部位选取腧穴，它是以腧穴的远治作用为依据的。这是针灸处方选穴的基本方法，体现了针灸辨证论治的思想。远部取穴运用非常广泛，临床上多选择肘膝以下的穴位进行治疗，在具体应用时，既可取所病脏腑经脉的本经腧穴（本经取穴），也可取与病变脏腑经脉相表里的经脉上的腧穴（表里经取穴）或名称相同的经脉上的腧穴（同名经取穴）进行治疗。例如，咳嗽、咯血为肺系病证，可选取手太阴肺经的尺泽、鱼际、太渊（本经取穴），也可选择足太阴脾经的太白（同名经取穴）；胃脘疼痛属胃的病证，可选取足阳明胃经的足三里，同时可选足太阴脾经的公孙（表里经），面部疾患选取合谷，目赤肿痛取行间，久痢脱肛取百会，急性腰扭伤取水沟等，均为远部取穴的具体应用。

三、随证取穴

随证取穴，亦名对证取穴，或辨证取穴，是针对某些全身症状或疾病的病因病机而选取腧穴，这一取穴原则根据中医理论和腧穴主治功能而提出的。因在临床上有许多病证，如发热、失眠、多梦、自汗、盗汗、虚脱、抽风、昏迷等全身性疾病，往往难以辨位，不适合用上述取穴方法，此时就必须根据病证的性质，进行辨证分析，将病证归属于某一脏腑和经脉，再按照随证取穴的原则选取适当的腧穴进行治疗。如因心肾不交的失眠，辨证归心、肾两经，故取心、肾经神门、太溪等腧穴。

对于个别突出的症状，也可以结合临床经验而选穴。如发热者可取大椎、曲池穴，痰多者取丰隆等穴，也可归于随证取穴的范畴。

第六节　推拿学

⇨ **案例引导**

临床案例　患者，男，50岁，长期搬重物，出现腰部疼痛不适，行腰椎 MRI 检查：未见明显异常，临床诊断：腰肌劳损。

问题　临床可采用哪些推拿手法治疗？

一、概述

推拿是在中医理论指导下，运用各种手法作用于人体特定部位或穴位来防治疾病的外治方法，又称为"按摩"。手法是推拿的一种特殊操作技能，以手、肘、前臂、足、膝等部位，按照一定的技术要求操作。以运用手部最多，也最富于变化，习惯上称之为手法。

二、推拿的作用原理

（一）疏通经络

推拿可引起局部经络反应，激发和调整经气，并通过经络影响到所连属的脏腑、组织、肢节的功能活动，使人体恢复正常生理功能。如掐按合谷穴可止牙痛，按揉角孙穴可治疗头痛。

（二）调整脏腑

推拿可通过刺激穴位，并通过经络传导，对内脏功能进行调节。如一指禅推肺俞可调理肺气，止哮端；可用擦命门来温补肾阳。推拿对脏腑功能的不同状态具有双向调节作用。如按揉内关既能使高血压患者的动脉压下降，也可使休克患者的动脉压上升。

（三）调和气血

血气不和，百病乃变化而生。推拿可调节与加强脾胃的功能，健运脾胃；也可通过疏通经络和加强肝的疏泄功能，促进气机的调畅；还可直接使局部血液循环加快，缓解或消除肌肉血管的痉挛，畅通经络，使气血得以通达全身。

（四）理筋整复

中医学中所说的筋，是指与骨相连的肌筋组织，类似于现代解剖学的肌肉、肌腱、筋膜、韧带、关节囊等软组织。"筋出槽、骨错缝"是许多软组织损伤的病理状态，推拿可分离筋膜、滑囊之粘连，可使关节、肌腱各回其位，解除对神经血管束的牵拉和压迫刺激。

三、推拿治疗的适应证与禁忌证

推拿适用范围广，可用于治疗骨伤、内、妇、儿、五官、神经科疾病，同时亦用于减肥、美容及保健等。推拿禁忌证包括各种急性传染病，各种恶性肿瘤，各种溃疡性皮肤病，烧烫伤，各种感染性化脓性疾病和结核；严重心脏病，肝病，骨质疏松；精神病；经期（治疗痛经除外）、妊娠期妇女；胃、十二指肠等急性穿孔；危重病；急性脊柱损伤或伴有脊髓症状；诊断不明。

四、手法的基本技术要求

（一）松解类手法

1. 持久　指能够按照规定的技术要求和操作规范，操作足够时间而不变形。

2. 有力　指手法应具备一定力量、功力和技巧力。根据具体情况而灵活用力，既保证疗效，又避免不良反应。

3. 均匀　指手法的操作应具有一定的节律性，不可时快时慢、忽轻忽重，要保持相对稳定。

4. 柔和　指手法应做到轻而不浮，重而不滞，刚中有柔，柔中有刚，刚柔相济，用力和缓，自然流畅。

5. 渗透　指手法的作用不能局限于体表，而要达到组织深处，功力达到脏腑，使效应能传之于内。

（二）整复类手法

1. 稳指手法　操作要吸定，切勿滑移，做到平稳自然、因势利导、避免生硬粗暴。

2. 准指手法　定位要准确，使应力更好地集中于要整复的关节部位，针对性高。

3. 巧指手法　强调运用巧力，即所谓"四两拨千斤"，不可使用蛮力、暴力。

4. 快指手法　发力以"扳机点"作为发力时机，强调"寸劲"，要求疾发疾收。

五、推拿基础手法

（一）一指禅推法　🅔 微课12

【定义】用拇指指端、偏锋或指面着力于体表，通过前臂的主动运动带动腕关节有节律地摆动和指间关节的屈伸活动，从而产生轻重交替、持续不断作用力的一种手法。

【操作】沉肩，即肩关节放松，禁止耸肩，以腋下能容一拳为宜。垂肘，即肘关节放松，自然下垂，肘关节低于腕关节。悬腕，即腕关节放松，自然屈曲接近90°。指实，即拇指自然着实吸定于一点，不产生跳跃，也切忌拙力下压。掌虚，即除拇指外，其余四指自然放松，屈曲呈握空拳状。紧推慢移，即摆动较快，频率达到 120～160 次/分，但移动速度要慢。

【功效】舒经通络，理气消积，解痉止痛。

（二）**滚法**

【定义】用小指掌指关节背侧吸定于体表，前臂主动旋转带动腕关节的屈伸，使手背近尺侧面持续不断地滚动的手法。

【操作】沉肩，垂肘，掌指关节及指间关节自然屈曲，手背呈一自然弧形，小指掌指关节背侧吸定于一定的部位，紧贴体表，不能拖动或跳动。向外滚动时，前臂外旋，逐渐屈腕；向内回滚时，前臂内旋，逐渐伸腕；外滚和回滚的力量之比约为 3∶1。腕关节屈伸的幅度约为 120°，即向外滚动（屈腕）约 80°，向内回滚（伸腕）约 40°。滚动的频率为 120～160 次/分，移动要慢，即紧滚慢移。

【功效】舒经活血，解痉止痛，松解粘连。

（三）**揉法**

【定义】用大鱼际、小鱼际、掌根、肘尖或指面着力吸定于体表，带动皮下组织做轻柔和缓回旋运动的手法。

【操作】肩、肘、腕充分放松，以前臂的主动摆动带动腕关节连同皮下组织，不与皮肤摩擦。揉动频率一般为 120～160 次/分，移动要慢，即紧揉慢移。

【功效】舒筋活络，消积导滞。

（四）**摩法** 📱 微课13

【定义】以食指、中指、无名指三指指面或掌面为着力点，以腕关节为中心做环形而有节律摩动的手法。

【操作】沉肩，肘关节自然屈曲，腕关节放松，掌指自然伸直，不带动皮下组织，速度、压力宜均匀。一般指摩法宜稍轻快，掌摩法稍重缓。《圣济总录》："摩法不宜急，不宜缓，不宜轻，不宜重，以中和之意取之。"

【功效】行气温中、理气和中、消积导滞、调节肠胃蠕动。

（五）**擦法**

【定义】用指面、掌面、大鱼际、小鱼际附着于体表，做快速直线往返运动的手法。

【操作】上肢放松，腕关节平伸，以肩关节为支点，通过肘关节及肩关节的屈伸活动，做快速直线往返运动，着力部位紧贴体表，压力均匀，透热为度。应呼吸自然，不可屏气。

【功效】温经散寒，宽胸理气。

（六）**推法**

【定义】用指面、掌面、大鱼际、拳、肘部紧贴体表做单方向直线运动的手法。

【操作】一般顺经络或肌纤维的走行方向推动，不要产生跳跃、歪斜，速度和力量要均匀。

【功效】舒经通络，行气止痛。

（七）**抹法**

【定义】用拇指指面或掌面紧贴体表，做往返或弧形曲线抹动的手法。

【操作】用力要"轻而不浮、重而不滞"，动作均匀协调，不可带动皮下组织。常作为面部保健推拿手法。

【功效】开窍镇静、醒脑明目。

（八）搓法

【定义】用双手掌或小鱼际对称地夹持肢体，自上而下地来回搓揉的手法。

【操作】肩肘关节放松，上身稍前屈，以肩关节的主动屈伸带动双上肢做相反方向的搓动。频率一般为 200 次/分以上，上下移动要慢，即紧搓慢移。

【功效】舒经通络，调和气血。

（九）振法 微课 14

【定义】将指端或手掌紧贴体表，通过上肢肌肉持续收缩使治疗部位产生快速振动的手法。

【操作】上肢强直性静止用力，注意力和力量集中于掌或指产生振动，应自然呼吸，不可屏气。振动幅度要小，频率要达到 300～700 次/分，使受术部位产生温热感、松动感。另有上肢肌肉绷紧并做主动颤动的"松振法"，频率为 200～300 次/分。

【功效】镇静安神，行气消积。

（十）抖法

【定义】用双手或单手握住肢体远端，做连续、小幅度上下抖动的手法。

【操作】抖动上肢时，手握腕部牵引上肢，抖动从腕部经肘部传至肩部，频率在 200～250 次/分左右。抖动下肢时，先做 1～3 次较大幅度的抖动，产生较大幅度的波浪状运动，再做频率 100 次/分左右的抖动。应自然呼吸，不可屏气。

【功效】舒筋活络，滑利关节。

（十一）按法 微课 15

【定义】用拇指端、掌面或肘部着力于体表，由轻到重逐渐按压，按而留之的手法。

【操作】垂直用力按压，从轻到重，待患者"得气"时停顿片刻，渐减压力，再重复加压，操作要既平稳又富有节奏性。

【功效】舒筋通络，解痉止痛。

（十二）捏法

【定义】以拇指和其他手指相对用力，在体表做一紧一松的挤捏，并做匀速上下移动的手法。捏脊在儿科临床常用，对治疗"积滞"有奇效，故又称"捏积法"。

【操作】捏脊法一般从龟尾穴水平开始，沿脊柱两侧向上终止于大椎穴水平面，可连续操作 3～5遍。用拇指指面和食指第二指节的桡侧将皮肤捏起（拇指在前），并轻轻提捻，向前推动；或者以两手拇指与食指、中指螺纹面将皮肤捏起（拇指在后），并轻轻提捻，两手拇指前推，食指、中指则交替前按，从而交替捏提捻动皮肤前行。常采用三捏一提法，即每捏捻 3 次，向上提拉一次。用力要对称，轻重交替有节奏，连续而不间断。

【功效】疏经活络，健脾化积。

（十三）拿法

【定义】捏而提起谓之拿。

【操作】用拇指与其他手指相对用力，避免指端内扣，在对称挤捏肌肤的同时腕关节发力向上提起，即而放下，并施以揉动，一紧一松，一拿一放，持续有节律，包含了捏、提、揉三种动作成分。

【功效】疏经解痉，祛风散寒。

（十四）捻法

【定义】用拇指和食指夹住患者手指快速搓揉的手法。

【操作】用力要对称，捻动时要灵活、快速，状如捻线，做到紧捻慢移。

【功效】理筋通络，滑利关节。

（十五）拨法

【定义】以指端深按体表，进行单方向或往返的拨动的手法。有"以痛为俞，不痛用力"之说。

【操作】下压至一定的深度，使局部产生"得气"感时，再做与肌腱、韧带、肌纤维或经络成垂直方向的拨动。若单手指力量不足，可用双拇指重叠拨动，亦可用肘尖拨动。

【功效】解痉止痛，松解粘连。

（十六）拍法 微课16

【定义】用虚掌拍击体表的手法。

【操作】五指自然并拢，掌指关节自然微屈，使掌心空虚。沉肩，垂肘，腕关节放松，肘关节主动屈伸，带动虚掌有弹性、有节奏地拍击。可单手操作，也可双掌交替拍击。常作为结束手法和保健手法。

【功效】疏经通络，宣通气血。

（十七）击法

【定义】用拳背、掌根、小鱼际、指尖或桑枝棒击打体表的手法。

【操作】肩、肘、腕放松，击打应垂直体表，迅速弹起，动作连续有节奏，含力蓄劲，收发灵活。

【功效】疏经通络，行气止痛。

（十八）摇法 微课17

【定义】使关节做被动旋转的手法。

【操作】两手协调配合，摇动的幅度由小到大，速度由慢到快，顺时针和逆时针方向均要摇动，须在关节生理功能和患者耐受范围内操作，切勿使用暴力蛮力。

【功效】滑利关节，松解粘连。

（十九）扳法

【定义】分别固定关节的远近端，做有控制的相反方向扳动的手法。

【操作】扳法操作之前，应采用放松类手法和关节摇法放松关节。要顺应、符合关节的解剖结构和生理功能，严禁反关节运动扳动。扳动时用"巧力寸劲"做快速、小幅度、有控制的发力，常可听见"咯咯"的弹响声，但不能强求弹响声。

【功效】滑利关节，理筋整复，松解粘连。

目标检测

答案解析

1. 何为经络？

2. 叙述腧穴的含义、分类及主治规律。

3. 特定穴的概念是什么？包括哪几类？

4. 针灸"清热温寒"的治疗原则具体含义是什么？

5. 针灸对热性病的治疗原则是什么？如何应用？

6. 针灸对寒性病的治疗原则是什么？如何应用？

7. 对于表寒里热证，针灸如何温清并用？

8. 针灸临床如何运用清热温寒的治疗原则？

9. 推拿手法的要领有哪些？具体操作方法是什么？

（宰风雷 张 丽）

书网融合……

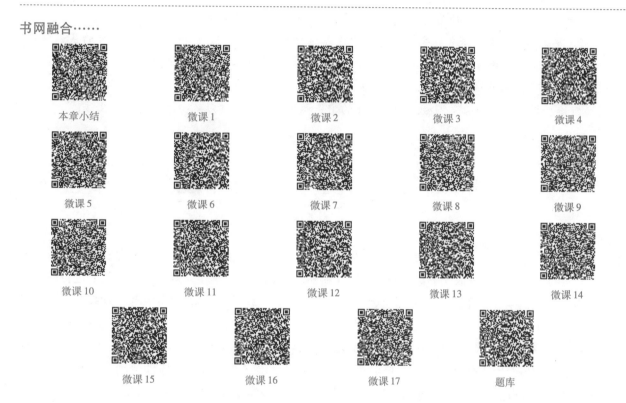

本章小结	微课1	微课2	微课3	微课4
微课5	微课6	微课7	微课8	微课9
微课10	微课11	微课12	微课13	微课14
微课15	微课16	微课17	题库

第八章　中医养生学概述

PPT

📖 学习目标

1. 掌握　中医养生学健康观；中医养生学整体动态性、综合辨证性的基本特点；调和阴阳、顺应自然及形神兼养、养神为先的中医养生基本法则；调摄情志养生法。

2. 熟悉　中医养生学有关基本概念；中医养生学生命观；中医养生学和谐适度性的基本特点；协调脏腑、脾肾为本及动静互涵、练养相兼的中医养生基本法则；生活起居养生法。

3. 了解　中医养生学预防观与寿夭观；中医养生学文化多样性与广泛适用性的基本特点；畅通经络、调养气血及综合调摄、持之以恒的中医养生基本法则；习练功法及其他养生法。

第一节　中医养生学有关基本概念

"养生"一词最早见于《庄子·养生主》。养生，又称摄生、道生、保生等。养，即保养、调养、培养、补养、护养之意；生，即生命、生存、生长之意。养生则是指人类为了自身生存和健康长寿，根据生命发展的客观规律，采取能够保养身体，减少疾病，增进健康，延年益寿的手段，及所进行的一切物质与精神活动。养生常通过养精神、调饮食、顺四时、适寒温、练形体、慎房事等多种综合性的强身益寿活动来实现。

"养生"与"保健"有相似之意。现习惯上也将"养生"与"保健"合称为"养生保健"。但保健的具体活动方式与养生尚有不同之处：保健有保持或保卫健康之意，多为群体性活动，如开展群众卫生，除害灭病，接种疫苗，环境保护等预防工作；而养生则是建立在审因施养或辨证施养基础之上的，多为个体行为活动，较少进行群体养生活动。

养生学是根据生命与疾病发生发展规律而确定的理论，是对各类养生方法与手段具有重要指导意义的学说。其目的为使未病之人不病或少病而得以健康长寿，使有病之人提高生存质量以防变、防复或者带病延年。中医养生学则是以中医理论为指导，根据人体生命活动的变化规律，研究调摄身心、养护生命、祛病延年理论与方法的中医分支学科。养生学归属于中医药理论体系，但又与其他多学科有着错综复杂的关系。如按照中国传统养生分布的领域分为道家养生、儒家养生、佛家养生、中医养生、武术养生、杂家养生等；按照养生生活化的原则分为精神养生、药食养生、四时养生、起居养生、导引养生等。中医养生学因其独具特色的理论观点、丰富多样的方法手段、易于普及的行为模式，经不断实践、补充与完善，已逐步发展成一门相对独立的新兴学科。

第二节　中医养生学的基本观念

中医养生学主要通过研究人类的生命规律，寻找到能增强生命活力和预防疾病的方法，并且通过对人类衰老机制的探讨，从而获得延缓衰老、延年益寿的方法。这些实践活动都必须以中医养生学的生命观、健康观、预防观与寿夭观等养生基本观念为指导思想。

一、生命观

生命观是人类对生命现象长期观察、实践与思考所形成的观点。人的生命与世界万物一样，都是依靠天地之精气而产生，随四时阴阳变化的规律而生长发育。中医养生学的生命观是对生命存在性质、生命活动特点的基本认识和看法，主要包括生命的物质观和生命的运动观两方面内容。

（一）生命的物质观

中医养生家都非常重视对人精、气、神三者的调养，并明确了养精、益气、调神的养生基本原则。第一，精是生命的物质基础。中医养生向来将护肾保精作为基本原则之一。精，是构成生命个体的最基本物质，促进人体的生长、发育和生殖，并调节人体的代谢和各种生理功能。先、后天之精相互资生、促进，融为一体，封藏于肾，统称为肾中之精气。《素问·上古天真论》中就精辟地描述了肾中精气未盛、充盛而渐衰少、耗竭的动态过程，人体呈现出生、长、壮、老、已等生命运动变化的规律。第二，气是生命活动的动力。精气学说认为，气既是构成人体的基本物质之一，又是维持人体生命活动的动力。人的生命功能的产生和延续，必须依赖自然界之清气及水谷之精气的充养，并不断地进行升降出入的运动，以推动和调控机体的新陈代谢。第三，神是生命活动的主宰。神主宰着人的精神意识和思维活动，脏腑的一切生理活动都要在神的主宰、统摄和调控下才能有序进行。《灵枢·本神》云："生之来谓之精，两精相搏谓之神。"《灵枢·平人绝谷》亦云："神者，水谷之精气也。"男女两精相搏产生了生命、神，神寓于形体之中，又须依赖后天水谷精气的不断充养，神的产生及其作用的发挥，又须以精、气、血、津液为物质基础。总之，精、气、神三者在人的生命活动过程中是密切联系、不可分割的。

（二）生命的运动观

中医养生学认为，生命是天地运动的产物，生命体是不断运动变化着的个体，生命永恒地运动变化着。故《素问·六微旨大论》曰："故非出入，则无以生、长、壮、老、已；非升降，则无以生、长、化、收、藏。"指出气的升降出入运动的协调平衡，是生命活动正常进行的重要保证，这种运动一旦停止，人体的新陈代谢即停止，人的生命活动也即终止。第一，生命是天地之气运动的产物。《素问·天元纪大论》曰："故在天为气，在地成形，形气相感而化生万物矣"，指出了自然万物就是在天地的运动过程中产生和消亡的。天地是事物生化的本原基础，而天地之气的运动是生化宇宙万物的根本，人也是由天地之气运动交感所产生的。第二，生命是运动变化的过程。《素问·六微旨大论》曰："不生不化，静之期也"，指出运动变化是永恒的，生命是一个运动变化着的过程，生命存在的物质性决定了生命运动的实质是物质运动。精、气、神三者间的运动协调互济并保持一定的时序性，人之生命活动也随着天时的变化而呈现为相应的节律变化，如日节律、月节律等。第三，生命的运动变化形式。《庄子·知北游》曰："人之生，气之聚也，聚则为生，散则为死"，指出生命活动是气的聚、散、离、合运动的结果。气的升降出入运动，是人体气化功能的基本形式，也是脏腑经络、阴阳气血运动的基本过程，如肺的宣发与肃降，脾胃的升清与降浊，心肾的水火既济等。

二、健康观

健康观是指人们对健康的认识，而正确的健康观则是从事一切养生活动的基础。中医养生学在其发展、完善过程中，逐步确立了中医四维健康观、平衡健康观，并着重把握形神合一的整体健康特征。

（一）中医四维健康观

传统中医养生学对健康状态的认识相当深刻。《素问·上古天真论》云："志闲而少欲，心安而不惧，形劳而不倦，气从以顺……美其食，任其服，乐其俗，高下不相慕……"，就全面涵盖了具有超前意识的人类四维健康标准。形体健康是健康系统的底层维度，只有形体强健，精神才能充沛，保持阴平阳秘，脏腑经络、形体官窍等都发育良好，气、血、精、津、液等保持功能正常、稳定的状态。心理健康作为健康的第二维度，是较高一层次的要求。中医养生学强调心理健康应"志意和"（《灵枢·本脏》），认为精神心理应保持整体和谐的健康状态；七情应"和喜怒而安居处"（《灵枢·本神》），各种情绪皆要适度，防止情绪过激导致疾病的发生；要"内无眷慕之累"（《素问·移精变气论》:，嗜求欲望应该适度而不应当为物欲所累，使体内气机和调畅达。社会适应性良好则是健康的第三维度，是人类群体的较高级状态。在社会生活中应淡泊名利，以平和的心态融入纷繁复杂的社会环境，保持精神行为与社会环境和谐愉悦的良好状态。道德健康则是更高层次、更为理想的健康维度。个体处于社会之中，能自觉自愿地按社会道德准则来规范自身，道德情操高尚，日常行为合理适度，从而达到养生的目的。孔子云"君子坦荡荡，小人长戚戚"（《论语·述而》），即指出了道德修养对于养生延寿的重要性。

（二）中医平衡健康观

中医养生学认为，人们必须掌握四时气候变化规律和不同自然环境的特点，人体脏腑经脉的功能、气血的运行也形成相应稳定的生物节律，保持天人一体、协调平衡的稳定状态，使各种运动变化在一定时空范围内有序、协调地进行。《素问·生气通天论》云．"阴平阳秘，精神乃治，阴阳离决，精气乃绝。""阴平阳秘"即阴阳的平衡协调，是人体生理活动的基础和人体健康的保证。这种平衡如果被破坏，阴阳失去平衡，人体便会发生疾病。"阴平阳秘"不但体现在生命活动的不同方面和不同层次上，还体现在人体活动的一种有序稳态上，类似于现代科学所指的"内稳态"。人体脏腑、经络、形体、官窍等组织器官各自行使不同的功能，发生复杂、和谐而有序的生命活动变化，通过人"神"及多种调节机制始终保持阴平阳秘、协调平衡的稳定状态。养生就是通过调节这种平衡来保养生命，保持人体形神相守、阴平阳秘、阴阳自和的健康状态。

（三）形神合一的健康特征

中医养生学对健康状态的认识就是"形与神俱"。形，指形体，即肌肉、筋脉、脏腑等一切有一定形态结构的组织器官，是人的物质基础；神，是指情志、意识、思维等精神活动，以及生命活动的全部外在表现，是人的功能的反映。两者相互依存、相互影响，是密不可分的一个整体。神本于形而生，依附于形而存，形为神之基，神为形之主。中医养生学将人体健康状态切实而形象地概括为"形神合一"或"形与神俱"，以强调形与神的密切联系，且制定了判断健康的具体标准。其一，形体生理健康特征：形体壮实，形气相得，骨高肉满，眼睛有神，面色红润，须发润泽，声音洪亮，呼吸微徐，纳食馨香，二便通畅，牙齿坚固，双耳聪敏，腰腿灵便，寤寐如常，天癸不竭，脉象缓匀；其二，精神心理健康特征：精神愉悦，记忆良好，思维敏捷，心态平和，适应良好，道德高尚。

三、预防观

中医养生学的核心内容就是预防或防止疾病的发生、演变及复发，是防重于治、未老先养的"治未病"思想，创造性地将增强体质，预防疾病，延缓衰老进程三者有机统一起来。中医养生学强调"治未病"是防止疾病、保持健康、延年益寿至关重要的环节，并形成了针对疾病的预防指导观。第一，疾病可知，又可防治。根据疾病观，任何疾病的发生、发展总有其病因及规律可循，有征兆可见，故其病因可知、病势可测、病兆可察，疾病亦可防治。第二，预防为上，防重于治。《素问·四气调神大论》云："不治已病治未病，不治已乱治未乱。"人生天地间，时刻都有疾患发生的可能，与其病后治疗，事倍功半，不如及早预防，事半功倍。第三，审因察势，辨证预防。有效预防的关键在于仔细审查机体内外存在的致病因素，把握疾病发生发展的趋势，通过辨证分析，进行有针对性的预防。如汉代张仲景提出"养慎"的治未病模式，指导人们在健康时即应"养慎，不令邪风干忤经络……"才能保持"五脏元真通畅，人即安和"，以防患病。第四，综合预防，内调为主。疾病发生，内因为主，外因为辅，防治疾病也应以调理内部功能为主，从而提高未病机体抵御疾病能力。故寇宗奭云："夫善养生者养内，不善养生者养外。"可见，疾病的发生是内外病因综合作用所致，养生防病也应内外并重，杂合以养，综合预防。

四、寿夭观

生、长、壮、老、已是生命过程的自然规律，也是一系列不可逆转的量变和质变过程。《素问·上古天真论》云："尽终其天年，度百岁乃去。"天年，即指人的自然寿命，亦即天赋的年寿。能享尽"天年"，自然衰老而死称为"寿"；不及"天年"，早衰而死则称为"夭"。寿命是指从出生经过成长、发育、成熟、衰老以至死亡前机体生存的时间，通常以年龄作为衡量寿命长短的尺度。人与人之间的寿命有一定的差别，与先天禀赋、后天调养等多种因素的影响有关。首先，中医养生学认为先天禀赋的强弱，是人体寿夭的决定性因素。形体之强弱取决于禀气之厚薄，影响后代身体的生长发育及其性格气质的形成，甚至直接影响到人的寿命长短。如人体先、后天之精气生生不息，则能健康长寿；如先、后天精气不能相互滋生、促进，生命就会早衰甚至夭亡。其次，人自出生以后，多种后天因素就成为决定寿夭的重要方面，甚至在某些方面已经成为致命因素：地理环境的影响长期作用于人体，形成不同的体质差异，如《素问·五常政大论》云："高者其气寿，下者其气夭"，指出同一地区因地势之高下不同亦有寿夭之别。不同社会环境下形成不同的文化习俗、生活方式、人际关系、欲望追求和心态环境等，对身心健康及寿夭的影响都是非常大的。故《素问·疏五过论》云："故贵脱势，虽不中邪，精神内伤，身必败亡。"行为因素包括个人在饮食、起居、劳逸、嗜好、欲望等各方面的行为方式，如行为适度有利于健康，行为失度则有损于健康。疾病损伤与寿夭之间的关系非常密切，疾病促进衰老，衰老诱发疾病，两者常常互为因果。

第三节　中医养生学的基本特点

中医养生学是中医学的重要组成部分，是在中华民族传统文化背景下形成和发展起来的科学，具有独特的东方色彩和民族风格。中医养生学在其形成与发展过程中，逐步凸显出以下基本特点。

一、文化多元性

中医养生理论和实践以深厚的古代哲学思想和中医基本理论为基础，集医、儒、道、佛及诸子百家的思想精髓于一身，在其发展过程中融合了自然科学、人文科学和社会科学诸多因素。诸多养生流派从不同角度丰富和发展了中医养生学，是中华民族智慧与文化的融合，具有文化多元性与包容性。从内容上来看，中医养生学涉及预防医学、心理医学、行为医学、预防保健学、天文气象学、地理医学、社会医学等诸多领域，实际上它是诸多学科领域的综合体现。探索和研究中华养生文化，不但有利于弘扬传统文化，而且符合当今世界科学的发展趋势。养生和生活的密切关系也决定了养生文化的多面性和养生实践的生活化。

二、整体动态性

中医学既强调人体内部的统一性，又重视机体与外界环境的统一性，是中医学整体观念的主要内容。传统养生理论是以"天人相应""形神合一"的整体观念为出发点，强调人与自然及社会环境的协调，讲究体内气化升降，以及心理与生理的协调一致，并用阴阳形气学说，脏腑经络理论来阐述人体生老病死的规律。中医养生学非常重视人体生命过程的动态平衡协调，认为人的内外、表里、上下各部分之间，以及物质与功能之间，都必须保持阴阳的动态平衡协调，维持正常的生理活动。整体动态平衡观贯穿于人的生理、病理、养生、康复等医疗养生实践的各个方面，人体生、长、壮、老、已生命过程的各个阶段，也总是处于相对的、前进的动态平衡之中。尤其提出养生之道必须"法于阴阳，和于术数"，顺应自然界生命变化的内在规律，使饮食、起居、运动等生命活动的节奏，随着时空环境和四时气候的改变而调整平衡。

三、和谐适度性

中医养生理论在阴阳学说的直接指导下解释生命现象，认为阴阳是人体生命活动的根本属性，而阴阳平衡又是人体健康的基本标志，无论在理论还是在方法上都强调和谐适度，不偏不倚。所以，人与人、人与社会及人与自然之间的和谐，都是养生实践必须遵循的原则。只有脏腑、经络、气血等保持相对稳定协调，维持阴平阳秘的生理状态，才能健康长寿。如节制饮食、节欲保精、睡眠适度、劳逸结合、七情平和等，都体现了和谐适度的思想。故《素问·生气通天论》云："因而和之，是谓圣度。"可见，调控好"度"，就会获得和谐平衡的效果，保持整体和谐的核心即是保持"适度"，避免"失度"。因此，无论生活工作、饮食五味、情志活动、体力房事、休闲娱乐等多方面都要保持适度和谐的状态，才能达到益寿延年的目的。

四、综合辨证性

中医养生学一方面强调从自然环境到衣食住行，从生活爱好到精神卫生，从药饵强身到运动保健等，进行较为全面的、综合的养生保健；另一方面又十分重视按照不同的体质状态和年龄阶段，所患疾病程度和状态，进行有的放矢的调养。中医综合养生是一种综合的维持健康的行为，所采取的手段与方法丰富多彩，如调摄精神、针灸按摩推拿、食养食疗、药养药疗、日常养护与个人卫生等，并具有简、便、廉、验的特点。历代养生家都主张养生要因人、因时、因地制宜，综合辨证施养。如因年龄而异，注意分阶段养生。人类健康长寿要针对人体各个方面的状态，采取多种调养方法综合辨证调摄，持之以恒地进行审因施养，方能外调内养、扶正祛邪，以取得养生保健的最佳效果。因此，中医养生学不但强调采用较为全面、综合的养生保健方法，而且十分重视按照不同的个体有的放矢，反对千篇一律、一个模式，体现了中医养生的动态整体平衡和审因施养的思想。

五、广泛适用性

中医养生因具有广泛的适用性而引起人们的高度重视，并成为人生命活动的一个重要组成部分。养生文化、养生知识和日常保健的实用方法全面普及，有利于提高人们的健康素养，养成良好的生活习惯，建立健康的生活方式，从而将养生实践作为自己生活的一部分。养生实践贯穿于人生、长、壮、老、已的各个生命过程中，对不同体质、不同年龄、不同性别、不同地区的人也都有相应的养生措施。人在患病前、患病时和病愈后都有养生的必要：未病时可通过一系列的养生活动防止疾病的发生，做到未病先防；患病后借助于适宜的养生活动保养体内正气，利于驱邪外出；病愈后正虚邪恋，养生保健可起到病后防复的作用。总之，养生的目的不是治病而是防病，没有任何一个学科具有如此广泛的适应群体。古老的中医养生思想与养生活动因其群众参与性、普及适应性与易于推广性，正彰显出前所未有的社会价值。

第四节　中医养生的基本法则

中医养生理论博大精深，实践经验丰富，不同流派对养生基本法则的认识不一，但均认为中医养生的核心是"调和阴阳"，其实质是努力做到使"形体不敝，精神不散"。为了便于掌握中医养生学理论，将前人的养生经验总结归纳为以下基本原则。

一、调和阴阳，顺乎自然

养生的根本目的在于调节阴阳平衡，保持阴平阳秘的状态，故曰"因而和之，是谓圣度"。《素问·生气通天论》云："阴平阳秘，精神乃治；阴阳离决，精气乃绝"，这是中医养生防病与临床治病的基本原则。中医养生学从阴阳对立统一、相互依存的观点出发，认为脏腑、经络、气血津液等必须保持相对稳定和协调，才能维持"阴平阳秘"的正常生理状态，从而保证机体的健康。"天人相应"是《黄帝内经》的基本学术思想，也是中医养生的精髓，认为人体既是一个有机的整体，又与外界环境有着不可分割的联系。《灵枢·岁露》指出"人与天地相参也，与日月相应也"，就是对人与自然关系的高度概括，说明自然界的各种变化，都会直接或间接地影响人体，相应地出现各种不同的生理或病理反应。人若能顺应自然来养生，人体内外的阴阳即可达到平衡协调，各脏腑的生理活动就能规律有序，身体健康才能得以保持；若不能顺应自然，适应自然环境的变化，人体内外的阴阳则会失衡，各种脏腑的生理活动也会紊乱无序，人体的健康便会受到威胁。所以，人类自身的生存和发展应当建立在与自然界的规律协调一致的基础之上，必须了解自然环境的特点，顺乎自然界的运动变化来进行调摄养护，与天地阴阳保持协调平衡，使人体内外环境处于和谐状态。

⊕ **知识链接**

春夏养阳·秋冬养阴

出自《素问·四气调神大论》，是中医顺应自然界气机升降和物候变化的时间养生原则。古人认为自然界的物候变化为春生、夏长、秋收、冬藏，人亦与之相应。一是起居作息要适应四季的昼夜长短；二是精神情志也要顺应四时，春夏要欢快活泼，秋冬要恬静内藏。后世引申用于治疗，春夏季治病注意配伍运用升浮药物，秋冬治病注意加用沉降药物。也有人引申为冬病夏治之法，以治疗慢性季节性发作或加剧的阳虚病证。这种根据四时气候变化而保健调摄的方法，即天人相应，顺乎自然养生法则的体现。

二、形神兼养，养神为先

人的健康首先是形体的健康，形体是产生神的根本，只有形体强健，精神才能充沛，故《素问·上古天真论》曰："形体不敝，精神不散"。所谓养形，主要是指摄养人的脏腑、肢体、五官九窍、精气血津液等。举凡形体锻炼、饮食调节、起居调摄、适度劳逸、慎避外邪、调适寒温及功法锻炼等养生方法均属养形的范畴。养形首先要注意保养脏腑之精气，协调脏腑之功能。精气是构成人之形体的基本物质，是立命之本，是化生神的物质基础。形乃神之宅，只有形体完备，才能有正常精神的产生。所谓养神，主要是指安定情志，调摄精神。中医养生学十分重视精神摄养，要求人们应当保持精神乐观愉快，思想安定清静，不妄发喜怒，不贪欲妄想，尽量避免不良的精神刺激和过度的情绪波动。也可通过书法、绘画、音乐、下棋等活动，来陶冶情操，修性怡神。人的精神、情志与脏腑气血的功能互为影响。《素问·痹论》云："静则神藏，躁则消亡"，静则百虑不思，神不过用，身心的清静有助于神气的潜藏内守；反之，神气的过用，躁动则易于耗伤，会使身体健康受到影响。《灵枢·天年》指出："失神者死，得神者生也。"得神、守神，就能保持健康，祛病延年；反之，神伤则病，无神则死。

中医养生学既注重养形，又注重养神，更主张形神共养，养神为先。形体物质是生命的基础，只有形体完备，才能产生正常的精神活动；精神活动是生命的主宰，只有精神调畅，才能促进脏腑的生理功能。无神则形无以主，无形则神无以附，形神合一，相辅相成，共同构成了人的生命活动。故《素问·上古天真论》云："虚邪贼风，避之有时，恬惔虚无，真气从之，精神内守，病安从来"，明确提出遵循外避邪气以养形、内葆真气以养神的形神兼养法，才能如《素问·上古天真论》所言："故能形与神俱，而尽终其天年"。

三、协调脏腑，脾肾为本

中医学认为构成人体的各个脏腑形体官窍之间，在功能、结构、生理、病理等各个方面都是相互作用、相互影响的。因此，协调脏腑是一个重要的养生原则。脏腑间的协调，即是通过相互依赖、相互制约、生克制化的关系来实现的。五脏是以化生和贮藏精、神、气、血、津液为其生理功能；六腑是以受盛和传化水谷、排泄糟粕为其生理功能。协调脏腑，一是强化脏腑的协同作用，增强机体新陈代谢的活力；二是当脏腑间偶有失和，及时予以调整，以纠正其偏差。四时养生注重春养肝、夏养心、长夏养脾、秋养肺、冬养肾；精神养生重视调畅情志，避免五志过极伤及脏腑；饮食养生强调五味调和，不可偏嗜等，无不遵循协调脏腑的指导原则。

中医学认为，脾胃为后天之本，气血生化之源，饮食中的精微物质必须依靠脾的运化转输，才能化生气血，营养周身，维持五脏六腑、四肢百骸的功能活动。唐·孙思邈在《备急千金要方》曰："食能排邪而安脏腑，悦神爽志，以资气血，若能用食平疴，释情遣疾者，可谓良工。"指出高明的医生能用食物治愈疾病、解人忧愁，调摄饮食是防病祛病、延年益寿的上策。饮食养生要求不能饥饱失常，饮食偏嗜，改变不合理的烹调习俗，并依据体质类型，选择恰当的饮食，纠正病理体质，以达到防病治病、健康长寿的目的。肾为先天之本，肾中精气的盛衰，与人的生长发育及衰老过程有着直接的关系。肾气充盛，则精神健旺，身体健康，寿命延长；肾气衰少，则精神衰惫，体弱多病，寿命短夭。《类经》云："善养生者，必保其精，精盈则气盛，气盛则神全，神全则身健，身健则病少，神气坚强，老而益壮，皆本乎精也。"因此，人要想维护健康、抗衰延年，必须以固护肾精、节欲保精为首务：一是节欲，对男女间性欲要节制适度，防止阴精的过分泄漏，保持精气充盛，有利于身心健康；二是保精，精禀于先天，通过养五脏以不使其过伤，调情志以不使其过极，忌房劳以不使其过耗，以达养精保精的目的。

四、动静互涵，练养相兼

世界万物的生存与衰老死亡均是由动与静决定的。人体在正常生理情况下，动与静保持着相对的平衡。《素问·至真要大论》言："夫阴阳之气，清静则生化治，动则苛疾起。"说明人体如果动静失衡就会生病。人们在养生保健中应当做到动静互涵，练养相兼，劳逸适度，还应强调养心调神，以静为主，形体保健，以动为主。

人体生命运动始终保持着动静和谐的状态与动静对立统一的整体性，以保证人体正常的生理功能。中医养生提倡"形体宜动"，可根据不同的年龄、体质、季节、环境等选择适合于自身状况的运动项目，如五禽戏、八段锦、太极拳等许多传统功法习练，可以促进气机调畅，血脉调和，经络通达，九窍和利，以提高机体抗病御邪的能力。"静"是与"动"相对而言，包括精神上的清静和形体活动的相对安静状态。《道德经》中指出"心神宜静"，要求人们应"致虚极，守静笃"，以达到"清静无为"的境界。中医养生学认为"气血极欲动，精神极欲静"，既倡导"养身莫善于动"，又强调"养静为摄生之首务"，只有动静结合，刚柔相济，才能保持人体阴阳、气血脏腑等生理活动的协调平衡。动与静的太过或不及都会影响人体的健康，从《黄帝内经》的"不妄作劳"，到孙思邈的"养性之道，常欲小劳"，都强调动静适度。从形体来说，形体宜动，但动须中和；从心神而言，应强调静，但静中须有动。只有把形与神、动和静有机结合起来，才能符合生命运动的客观规律。此外，中医养生还应注意练养相兼的过程。练，即锻炼，主动，通过对身体内外进行实质的操练，起到运化气机的作用；养，即保养，主静，通过一定精神、心志的训练，将所练的气机收纳于既定的部位。如注重练功而忽视养气，练功之后少有成效；如过分强调"养"而不注重"练"，则所养之气无从而来，犹如无米之炊。只有遵循阳阳平衡的规律，将动静互涵与练养相兼有机结合起来，保持一种动态稳定的健康发展状态，才能臻于养生的上乘境界。

五、畅通经络，调养气血

经络是构成人体的重要组成部分，是人体运行全身气血、联络脏腑形体官窍、沟通上下内外的通道，并与自然环境保持密切联系，以维持机体的正常生命活动。只有经络畅通，气血才能营运于周身，从而养脏腑、御精神、布津液、传糟粕，以确保生命活动顺利进行。一旦经络阻滞，则影响脏腑协调，阻碍气血运行，产生多种病证。《素问·调经论》云："五脏之道，皆出于经隧，以行血气，血气不和，百病乃变化而生。"所以，畅通经络、调养气血就成为养生保健的重要法则。《素问·五常政大论》云："夫经络以通，血气以从……"即指出养生保健必须疏畅经络，和调气血，才能达到益寿延年的目的。《灵枢·经别》云："十二经脉者，人之所以生，病之所以成，人之所以治，病之所以起。"说明人的生长与健康，病的形成与痊愈，都与人体经络有密切关系。针灸就是通过经络传导内外感应的生理功能，以补虚泻实、调节脏腑、疏通经络、调畅气血，达到"疏其血气，令其条达，而致和平"的目的。《灵枢·刺节真邪》云："泻其有余，补其不足，阴阳平复"就是对经络在养生方面应用的高度概括。此外，八段锦、易筋经等多种传统功法习练，配合呼吸吐纳，亦可激发经气，畅通经络，调养气血，达到养生保健、祛病延年之目的。

六、综合调摄，持之以恒

综合调摄是根据具体情况从顺四时、慎起居、调饮食、戒色欲、调情志、动形体，以及针灸、推拿、药物等多种途径或方式，对机体进行全面调理保养，使机体内外协调，适应自然变化，增强抗病能力。综合调摄在具体运用时要注意以下几点：第一，审因施养。根据实际情况，因人、因时、因地不同而分别采取针对性的养生措施，具体问题，具体分析，制定出个体化的养生方法。第二，颐养适度。采取恰当、适度的养生措施，无过无不及，按照生命活动的规律，做到合其常度，才能真正达到"尽终其天年"的目的。第三，养勿过偏。要注意防止认为"补"即是养，对食补、药补或静养等用之过偏；也要防止认为"生命在于运动"，使机体过分地超负荷运动，容易耗伤正气，损伤脏腑筋脉。所以，综合调养主张动静结合、劳逸结合、补泻结合、形神共养，要从机体全身着眼，不可失之过偏。中医养生不仅强调要方法合适，综合调摄，而且强调养生要持之以恒，坚持不懈，贯穿生命的始终，还要积极主动地把养生方法融入日常生活的各个方面，把中医养生的思想扎根于生活之中，才能达到防病健身，祛病延年，提高健康水平之目的。

第五节　常用中医养生方法

➡️ 案例引导

　　临床案例　患者沈君鱼，整日害怕死亡，常感死期将临，请来当时的名医卢不远诊治。卢不远先与患者交谈了一次（类似今日心理疏导疗法），患者心中恐惧顿时减轻许多，但翌日一早便又来求治，声称其占了卜，10天内就要死去，很紧张，遂一早又来。卢不远便留他住在自己家里，患者觉得医生在身旁，便放心了许多，过了10天亦未死亡。后来卢不远又介绍他去找和尚练习坐禅，经过一百余日的闭目沉思之后，患者的恐死心理终于消除。选自《续名医类案·惊悸》。

　　问题　卢不远治愈患者"恐"病的原理是什么？

　　分析　思为脾之志，恐为肾之志。五行中，脾属土，肾属水，土能克水，所以可用脾之志思，来治疗肾之志恐所导致的疾病。卢不远通过让患者深思，来认识分析恐死的症结，终于以思而治愈了他的"恐"病。

　　中医养生文化源远流长，具体养生方法丰富多彩，门类繁多，根据不同学术流派、个体体质及具体养生目之不同，所采用的养生手段与方法也大相径庭。本节经系统梳理后，主要对调摄情志、生活起居、习练功法等养生方法简要介绍如下。

一、调摄情志养生法

　　情志是指喜、怒、忧、思、悲、恐、惊七种情绪，亦称"七情"，是人对精神刺激的正常情绪反应。精神情志与人的身心健康密切相关：精神情志畅达，则脏腑安和；情志失于畅达，则脏腑气机失调而为病，如大怒伤肝、过喜伤心、多思伤脾、过忧伤肺、惊恐伤肾。调摄情志法是在中医"形神一体"观的指导下，通过调摄精神、舒畅情志、怡养性情，以保持身心健康、预防疾病、延年益寿的一种养生方法。正如《素问·上古天真论》云："恬淡虚无，真气从之。精神内守，病安从来。"调摄情志的具体方法多样，但归纳起来不外节制法、疏泄法、转移法和情志相胜法等。

（一）节制法

　　节制法是通过调和、节制情感不致太过，以达到保持脏腑气血平衡的情志调摄法。首先应做到遇事戒怒，戒怒是养生调摄情志、节制情志的首要问题。制怒之法很多，如以理制怒，即以理性克服情感上的冲动，理智地控制过激情绪；或提醒制怒，以"戒怒""制怒"等名言警句随时提醒；或怒后反省，及时吸取教训，减少发怒次数。同时，还要做到遇事宠辱不惊，泰然处之，保持平和稳定的心态。

（二）疏泄法

　　疏泄法是指把积聚、抑郁在心中的不良情绪，通过适当的方式宣达、发泄出来，以尽快恢复人体平衡状态的调摄情志法。如采用自身直接发泄法或借助他人疏导宣散法，通过正当的途径或渠道，发泄和排遣郁闷忧愁，克服不良情绪，使精神、情志状态恢复平衡。

（三）移情法

　　移情法又称转移法，即通过一定的方法和措施改变人的思想关注焦点，或改变环境、脱离不良刺激，使情感解放或转移到另外事物上去的调摄情志法。如祝由疗法，即是通过转移患者的精神，以达到调整气机，内守精神的目的；或采取升华超脱法以超然物外，克服不良情绪干扰；或采取移情易性法以排遣情思，排除内心杂念和抑郁；或采取运动移情法以增强生命活力，改善不良情绪。

（四）情志相胜法

情志相胜法又称以情胜情法，是根据七情及五脏间的阴阳五行生克原理，采用互相制约或克制的情志，来转移或干扰原来对机体有害的情志，以调畅情志、愉悦精神的方法。如阴阳情志制约法，即运用情志之间阴阳属性的对立制约关系，以调节情志、恢复脏腑气血平衡的调摄情志法。七情太过所致的气机异常，具有两极倾向的特点，如喜与悲、怒与恐、爱与恨等相反的情志之间，可以互相调节控制，使阴阳平衡、脏腑气血复常。即喜可胜悲，悲也可胜喜；喜可胜恐，恐也可胜喜；怒可胜恐，恐也可胜怒等。又如五脏情志制约法，是根据情志所属五脏五行相互制约的辩证关系及以偏救偏"的原理，所创立的调节情志、恢复脏腑气血平衡的调摄情志法。如《素问·阴阳应象大论》指出："怒伤肝，悲胜怒""喜伤心，恐胜喜""思伤脾，怒胜思""忧伤肺，喜胜忧""恐伤肾，思胜恐"。在运用此法时，要注意采用的情志刺激要达到一定的强度，即要超过致病情志的刺激量，否则就难以达到预期目的。总之，应采用使之产生有针对性的情志变化的刺激方法，通过相应的情志变动，以调整人体气机，从而起到调摄情志的作用。只有掌握其精神实质，方法运用得当，才能真正起到调摄情志、精神养生的作用。

二、生活起居养生法

生活起居养生法是通过调节生活作息的各个方面，进行科学合理的安排，使之有序、有度，与人之生命规律及自然规律相应的养生方法。《素问·上古天真论》云："食饮有节，起居有常，不妄作劳，故能形与神俱，而尽终其天年，度百岁乃去"，反之则"起居无节，故半百而衰也"。生活起居养生的原则可用"常"与"度"二字来概括。常，即起居有常，指起居作息和日常生活有一定的规律，并与自然规律保持一致；度，即劳逸适度，能促进气血循环，调节精神，激发人体的生机与活力，并使精神体力得以恢复。生活起居养生法内容非常广泛，这里主要从生活居处、饮食劳逸、衣着服饰、二便、睡眠及房事等方面进行讨论。

（一）安于生活居处

良好的居处环境是人们赖以生存的重要条件，应以优美、宁静、安全为基本要素。人们应该积极主动地去改善、创造相对良好的客观生存条件：居住外环境如住宅选址要交通便利，生活及社会服务设施齐全；居室内环境如位置朝向、采光通风、温湿度与昼夜温差、居室的美化布置等，也当因人、因年龄、因居室功能分区与经济实力等具体情况而定。但总体要求明亮、优雅、大方、舒适、实用为好，应避免过于复杂、华丽的装修产生污染、辐射，或藏污纳垢不利清扫，影响身心健康。

（二）劳逸结合适度

劳逸适度，有益健康；劳逸失度，则有害健康。劳作后人们就会疲劳，适当休息便能恢复充沛的精力，为新一轮劳作积蓄力量。劳作过度，外伤形体，内耗精伤气，积劳成疾则影响寿命，故孙思邈《千金要方·道林养性》曰："养生之道，常欲小劳，但莫大疲及强所不能堪耳"。过劳可伤人，过逸同样不利于健康，缺乏必要的劳动或运动，可导致气血郁滞，影响到脏腑经络、四肢百骸，诸疾丛生。《素问·宣明五气论》指出"久卧伤气""久坐伤肉"，即指过度安逸。故起居养生应当劳逸结合，合理安排。体力劳动，量力而行，劳作之余及时休养生息，恢复体力；脑力劳动之余穿插进行适当的体育锻炼或体力劳动，放松精神。无论是劳力者还是劳心者，皆应静式休息与动式休息相结合，既休息娱乐，又陶冶情操，使生活充满情趣，生命充满活力。

（三）衣着服饰得宜

从中医养生角度而言，穿衣着装面料、质地、颜色等要舒适、合体，衣着服饰更强调三因制宜。夏天或南方炎热之地，着衣要轻薄、透气，以便体内阳气向外宣泄而散热；冬天或北方寒冷之地，着衣应厚重、保暖，以便体内阳气闭藏而热量不致耗散。更衣也要根据天气变化及时递增、递减：如春季虽到，阳气渐生，气候转暖，但冬寒未尽，早春减衣不宜过快；冬季虽到，阴气渐生天气转凉，但阴气生而未盛，故初冬增衣也不宜过急。故民间有"春捂秋冻，不得染病"之说。虽然因性别、年龄及职业不同，人们对服装的需求各异，但总以宽松、舒适、有益健康为原则。故《素问·上古天真论》以"任其服"三字简要概括了穿衣着装的总体精神。

（四）饮食调摄有节

饮食养生法是指按照中医食疗理论，根据食物的性能特点，合理地摄取食物，以达到强身健体、防治疾病、延年益寿目的的养生方法。中医药学历来重视食养和食疗，《素问·脏气法时论》曰："五谷为养，五果为助，五畜为益，五菜为充，气味合而服之，以补益精气"。《本草纲目》中记载的许多动植物中药材都是药食兼用，既可用作防治疾病的药物原料，又可供养生健体日常食用。

饮食调摄是中医养生学中的重要组成部分，其具体作用如下：合理的饮食物能满足机体营养需要，增强人体抗病防病能力，使脏腑功能协调，阴阳趋于平衡。某些饮食物还具有寒热、温凉、补泻等特性，分别适用于寒、热等不同体质者的养生保健。茯苓、山药、枸杞子等补益类饮食物具有预防疾病发生，延缓衰老，使人"耳目聪明""轻身延年"等。可见，饮食得宜，有助人体健康；饮食不当，则可导致疾病。故中医饮食养生还应遵循一定的原则。首先，应谨和五味，合理搭配。既指五谷、五菜、五畜、五果等多种食物的搭配，又指酸、苦、甘、辛、咸等五味的配合，还要注意避免长期偏嗜某种气味饮食物，以免损伤脏腑功能。其次，三因制宜，辨证施膳。饮食物养生必须根据个人的体质、年龄、性别等不同，选择适合的饮食物。如老幼体弱、妇人产后或手术后，脾胃亏虚，宜于清淡、温热等易消化食物，不宜大量进食肥甘厚腻之品；如阴虚之体，宜食甘润生津之品；阳虚之人，则宜食温热而禁生冷寒凉食物。尤其如消渴、水肿、泄泻等病症患者，更应辨证或辨病施膳。最后，根据传统经验尽量避免某些饮食禁忌，如生冷、黏滑、油腻、腥膻、辛辣、发物，患病期间均应注意避免食用，以免影响脏腑气机与药物性味。某些特异禀赋体质亦当注意特异性食物引发病证发生或加重。

（五）二便通畅有时

大小便是人体排除新陈代谢废物的主要形式，二便通畅也是人体正常生命活动的标志之一。《素问·五脏别论》说"魄门亦为五脏使"，认为大便排泄受到五脏功能的调控。日常保持大便通畅的方法，首重科学调节饮食，注重饮食平衡，避免辛辣、肥甘、厚腻之品，多饮开水；其次，注意养成排便规律习惯，有便不强忍，无便不强努；最后，经常按摩腹部，调节胃肠道功能。小便自膀胱排出，是人体水液代谢的最后环节，且与肾、肺、脾、三焦等脏腑密切相关。若要保持小便通利，首当注意饮食调摄，避免过于滋腻，壅滞气机，影响脏腑气化功能，而致小便排泄不利或艰涩难出；其次，肾之气化与膀胱之开合有度，小便排泄有时，既不可强忍不解，也不可有尿则泄；再次，排便姿势与用力，皆当顺自然之力而出，切忌强力努气促其速下，恐伤肾气；最后，适当配以导引壮肾、端坐摩腰与仰卧摩腹等操作，也有一定辅助作用。

（六）睡眠规律充足

睡眠养生是根据自然与人体阴阳变化的规律，采用合理的方法与措施，以保证睡眠质量，消除疲劳，养蓄精神，达到抗衰防病、健康长寿的目的。中医学认为，昼夜的阴阳消长、营卫气血的运行与脏腑功能的调节等均与人的睡眠有密切关系。睡眠养生具有解除身体疲乏、还精养脑、扶助正气、调养精神等作用，还具有促进青少年儿童生长发育，保持皮肤健康与美容等作用。第一，睡眠养生应因人而异，如体弱多病或失眠者，睡眠时间可适当延长，以调节和恢复精力；亦有采用适当缩短睡眠时间的方法，调动激发人体潜能，提高睡眠质量，以满足人体睡眠需要。第二，一年四季睡眠起居有时，是保证睡眠质量的重要因素。如春天宜晚卧早起，以顺应阳气升发，万物复苏；夏天宜晚睡早起，以顺应阳气旺盛，万物茂盛；秋天宜早睡早起，以顺应阴气渐生，万物平定；冬天宜早睡晚起，以顺应阴气盛极，万物闭藏。第三，中医养生提倡睡子午觉，此时阴阳交接，盛极而衰，人体气血阴阳相对不平衡，必欲静卧，以候气复。第四，还要根据个体情况及需要，为健康睡眠创造良好条件，既要保持空气清新，又不要当风而卧，注意勿饱餐后就寝，睡前要保持心境平和，自我按摩头部或腹部，用热水泡足和适量饮水。最后，床铺被褥等睡眠卧具，睡眠时手足的朝向及姿势都对睡眠有一定的影响，宜根据个人具体情况有所选择，才能保证睡眠质量。

（七）房事节制适度

房事养生是根据人体生理特点和生命规律，通过健康和谐的性行为，提高性道德和性生活质量，达到身心健康、益寿延年、优生优孕、预防和调理生殖系统疾病的理论和方法。古人把有关性保健、性医学的内容统称为"房事养生"或"房室养生"，把与性生活相关的原则、技巧、法式等内容称为"房中术"。中医养生十分强调房事活动应该遵守一定的原则和法度。第一，年轻人进入青春发育期，性欲萌动，但如早欲易伤精血，甚至导致早衰。第二，房事养生原则重在身心和谐与节欲保精，日常生活宜清心寡欲。第三，宜行房有度，加以节制，中壮年宜节欲，老年人宜少欲，房劳过度，耗伤精血，甚至早衰短命。第四，宜注意房事卫生，避免泌尿生殖系统疾病。第五，提倡独宿节欲，夫妻适当分居独宿，蓄养精血。以上观点对于人们树立正确的性观念，科学地指导夫妻间的性活动，都具有积极的意义。

房事养生不仅要遵循一定的原则，还要掌握一些方法和技巧。《素问·阴阳应象大论》云："能知七损八益，则二者可调；不知用此，则早衰之节也。"能够知道七损八益的方法，善用"八益"来倍增精气，去除"七损"来预防疾病，这样就会和谐健康；反之，如果不懂得七损八益的道理，就容易患病早衰。另外，传统房事养生非常重视行房禁忌，强调"欲有所忌""欲有所避"。提示在某些情况下要禁止房事，若犯禁忌，则可损害健康，引起很多疾病。现在一般认为醉酒、憋忍二便、七情劳伤、滥用药物、勉强交合、患病期间、妇女经孕产乳期间，以及气候异常或不良地理环境等，皆不宜行房事。

⊕ 知识链接

七损八益

出自西汉马王堆医书《天下至道谈》记载的"七损"和"八益"。是古代流传下来的最早指导男女同房趋利避害的房事养生原则和重要方法。七损是指房事中应加以避免的七种有损于身心健康的情况，即闭、泄、竭、勿、烦、绝、费，为养生之大忌；八益是指八种有益于身心健康的房事养生之道，即治气、致沫、智时、蓄气、和沫、积气、侍赢、定倾，有益于补养身体，是房室养生的重要方法。

三、习练功法养生法

（一）太极拳

太极拳是我国传统的养生运动项目，其吸取了古代哲学、医学、武术、养生、兵法和吐纳术、导引术等文化精华，形成了一整套的锻炼方法。太极拳以太极图圆柔连贯、阴阳合抱之势为运动养生原则，具有保健、疗疾和增强体质的效果。太极拳始创于明末清初，其时有陈王廷创编陈氏太极拳，后由陈长兴传弟子杨露禅经改编而形成杨氏太极拳，后又从杨氏太极拳派生出吴氏（吴鉴泉）太极拳、武式

（武禹襄）太极拳和孙式（孙禄堂）太极拳等。当前，国家体育总局推广普及的"太极二十四势"，即由杨氏太极拳改编而成。具体动作名称为：起势、左右野马分鬃、白鹤亮翅、左右搂膝拗步、手挥琵琶、左右倒卷肱、左揽雀尾、右揽雀尾、单鞭、云手、单鞭、高探马、右蹬脚、双峰贯耳、转身左蹬脚、左下势独立、右下势独立、左右穿梭、海底针、闪通臂、转身搬拦捶、如封似闭、十字手、收势。太极拳动作轻松柔和，连贯均匀，圆活自然，动静相随，虚实相间，协调完整，锻炼要求手、眼、身、法、步动作协调，注重内外合一，形神兼备。练习太极拳动作的基本要求为：神为主帅，意动身随；注意放松，不用拙力；上下相随，周身协调；虚实分清，重心稳定；呼吸自然，气沉丹田。练习时要始终保持心神宁静，全神贯注，排除杂念，要求意识、呼吸和动作三者密切配合，达到形到、意到、气到的境界。有研究表明，太极拳运动完全符合科学健身的规律，它对人体的神经、循环、呼吸、消化系统及骨骼、关节、肌肉等，都有积极的影响，经常习练有调节脏腑功能、疏通经络、补益气血等养生保健作用。

（二）八段锦 🅔 微课1

八段锦之名见于南宋·洪迈的《夷坚志》，是中国古代流传下来的一种运动功法，由八节动作组成。八段锦流派较多，当前，由国家体育总局组织整理的"健身气功·八段锦"，深受群众喜爱。八段锦将导引动作与五脏的生理病理紧密联系在一起。在八组动作中，每一组既有其明确的侧重点，又注重每组间功能效应的呼应协调。八段锦通过动作导引，注重以意识对形体的调控，使神与形相合，通过意识的调控和形体的导引，促使真气在体内流行，从而全面调整脏腑功能及整体生命活动状态。具体动作名称为：预备势，两手托天理三焦，左右开弓似射雕，调理脾胃须单举，五劳七伤往后瞧，摇头摆尾去心火，两手攀足固肾腰，攒拳怒目增气力，背后七颠百病消，收势。本功法每组动作及动作之间都表现出对称和谐的特点，形体动作在意识的导引下，舒适自然，节节贯穿，体现出虚实相生、刚柔相济的神韵。练习本功法时，一方面要求精神形体放松，心平气和，形松意充则气畅达；另一方面，要求形体、呼吸、意念要自然协调。八段锦全套动作精炼，运动量适中，每节动作都针对特定的脏腑或病证，具有疏通经络气血、调整脏腑功能的作用。

（三）六字诀

六字诀最早见于南北朝时梁·陶弘景所著《养性延命录·服气疗病篇》，又经后世补充完善了肢体导引动作。2003年国家体育总局组织编创了一套"健身气功·六字诀"。本功法以"嘘、呵、呼、呬、吹、嘻"六种特殊发音，分别与人体肝、心、脾、肺、肾、三焦六个脏腑相联系，以达到调整脏腑气机的作用。吐气发声是六字诀独特的练功方法，应根据不同的健身及康复目的，采用五行相生或相克等不同的六字吐音顺序，注意六种口型产生特定的六种气息流动，使呼吸、吐纳、发音、动作导引协调一致，共同起到畅通经络气血、调整脏腑机能的作用。具体动作名称为：预备势，起势，第一式嘘（xu）字诀，第二式呵（he）字诀，第三式呼（hu）字诀，第四式呬（si）字诀，第五式吹（chui）字诀，第六式嘻（xi）字诀，收势。功法动作舒展大方、柔和协调，如行云流水，婉转连绵，表现出宁静与和谐之美。习练者必须注意校准口型，掌握好"先出声，后无声"的原则。六字诀中的呼吸方法主要是逆腹式呼吸，可使横膈膜升降幅度增大，对人体脏腑产生类似按摩的作用，有利于促进全身气血的运行。

（四）五禽戏 🅔 微课2

五禽戏最早出自东汉名医华佗及其弟子吴普，是以形体运动养生为主，模仿五种禽兽——虎、鹿、熊、猿、鸟的动作，辅以呼吸吐纳与意念配合的导引类养生功法。2003年国家体育总局组织编创了"健身气功·五禽戏"，动作体现了身体躯干的全方位运动，包括前俯、后仰、侧屈、按转、折叠、提落、开合、缩放等各种不同的姿势，对颈椎、胸椎、腰椎等部位进行了有效的锻炼。总的来看，新功法以腰为主轴和枢纽，带动上、下肢向各个方向运动，以增大脊柱的活动幅度，增强健身功效。本功法还特别注意手指、脚趾等关节的运动，以达到加强远端血液微循环的目的。习练本功法时，呼吸和动作的配合有以下规律：起吸落呼，开吸合呼，先吸后呼，蓄吸发呼，可根据姿势变化或劲力要求而选用。具体招式名称为：虎戏分虎举与虎扑；鹿戏分鹿抵与鹿奔；熊戏分熊运与熊晃；猿戏分猿提与猿摘；鸟戏分鸟伸与鸟飞。五禽戏锻炼时要注意全身放松，意守丹田，呼吸均匀，做到外形和神气都要像五禽，达到畅通经络、调和气血、活动筋骨、滑利关节的效果。只有领悟掌握"五禽"的神态，进入玩耍、游戏的意境，意、气、形合一，神韵方能显现出来，进而达到疏通经络、调畅气血的目的。

（五）易筋经

易筋经相传为印度达摩和尚所创，是我国民间流传甚广的健身锻炼方法。易筋经就是通过形体的牵引伸展、伸筋拔骨来锻炼筋骨、筋膜，调节脏腑经络，强壮身形的健身锻炼方法。2003 年国家体育总局组织编创了"健身气功·易筋经"十四势，具体动作名称为：预备势，韦驮献杵第一势，韦驮献杵第二势，韦驮献杵第三势，摘星换斗势，倒拽九牛尾势，出爪亮翅势，九鬼拔马刀势，三盘落地势，卧虎扑食势，打躬势，掉尾势，收势。其动作要领要求躯干四肢尽量做屈伸、内收、扭转身体的运动，通过脊柱的旋转屈伸运动以刺激背部的瑜穴或夹脊穴，疏通督任二脉，调节脏腑功能，畅通气血，达到健身防病、益寿延年的目的。本功法整套动作速度均匀和缓，刚柔相济，用力轻盈圆柔，肢体躯干上下左右对称协调，动作舒展连贯，柔畅协调。本功法通过动作变化引导气的运行，做到意气相随，呼吸自然、均匀流畅，不喘不滞，以利于身心放松、心气平和，使动作和呼吸始终保持柔和协调的关系。

四、其他养生法

中医养生学还有许多丰富多彩的养生方法，如情趣休闲养生法，即是通过参与各种富有情趣的娱乐活动，来陶冶情操，提高生活质量，调节身心健康；又如传统音乐养生法，强调宫、商、角、徵、羽的特性与五脏五行的关系，通过辨证施乐，结合导引方法及精神心理调节，调畅人体气机血脉，流通精神，从而使得不良行为和认知得到控制改善；又如琴棋书画养生法，既是中国传统娱乐养生的主体，也是古人养生的主要方式之一，通过抚琴、弈棋、书法、绘画以修身养性、畅达情志、强身健体；又如沐浴养生法，是以水、药剂或某些特定物质为介质，以沐浴方式防治疾病的一种自然保健法；再如花木园艺养生法，通过栽培花草、果木与塑造盆景等园艺劳作，达到活络筋骨、陶冶情操和防治疾病的目的。此外，还有根据不同生理阶段、残障人群、术后人群等特定群体确立的养生方法，或根据不同季节气候、地域环境、风俗习惯等而确立的养生方法。以上多种养生方法，均可根据不同人群的具体情况，有目的的选择数种方法相结合，综合调摄，并坚持不懈，持之以恒，皆能使人情志舒畅，心神宁静，精力充沛，进而达到延年益寿的目的。

答案解析

目标检测

1. 中医养生与中医养生学的概念分别是什么？
2. 中医四维健康标准与形神合一的健康特征是什么？
3. 中医养生学的基本特点是什么？
4. 中医养生学的基本法则是什么？

5. 中医养生学常用的调摄情志养生法有哪些?

6. 中医养生学常用的生活起居养生法有哪些?

（谢毅强　赵　庆）

书网融合……

本章小结

微课1

微课2

题库

第九章　常见病证的中医治疗

第一节　感　冒

PPT

微课1

📖 学习目标

1. **掌握**　感冒的病机、诊断要点；风寒、风热、暑湿感冒的证治方药。
2. **熟悉**　虚体感冒的治疗要点。
3. **了解**　感冒的病因及预后。

⇒ 案例引导

临床案例　韩某，男，74岁，初诊时间：2022年3月28日。昨晚发热，体温38.5℃，微咳，咽红，今晨体温37.9℃，小便黄，舌红无苔，脉浮数。处方：桑叶二钱、菊花二钱、牛蒡子二钱、连翘二钱、桔梗一钱半、芦根五钱、僵蚕二钱、竹叶二钱、生甘草一钱、香豆豉三钱、薄荷（后下）八分、葱白（后下）三寸。水煎两次，共取200ml，分早晚两次温服，连服2剂。

3月30日复诊：服药后热退，体温36.4℃，咳嗽减轻，但痰黏滞不利，舌红无苔，脉缓。感冒基本痊愈，治以清肺化痰。处方：瓜蒌壳二钱、橘红二钱、川贝母一钱半、前胡一钱半、茯苓三钱、天冬三钱、竹茹二钱、枇杷叶三钱、芦根四钱。水煎两次，共取160ml，兑蜂蜜一两，分早晚两次温服，连服2剂。

问题　本患者感冒的中医证型及其治法是什么？

感冒是外邪侵犯卫表而导致的一种常见的外感疾病。临床主要表现以恶寒、发热、头痛、鼻塞、流涕、咳嗽、全身不适、脉浮等为特征。

感冒又有伤风、冒风、伤寒、冒寒、重伤风等名称。病情轻者，俗称"伤风"；重者，称为"重伤风"。本病四季均可发生，但以冬、春季为多，有一定的传染性。本病有普通感冒与时行感冒之分，在一个时期内广泛流行、证候类似者为时行感冒。中医感冒与西医学感冒基本相同，普通感冒相当于现代医学的普通感冒、上呼吸道感染，时行感冒相当于现代医学的流行性感冒，均可参考本病证辨证论治。

【病因病机】见图9-1。

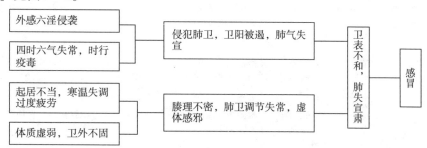

图9-1　感冒病因病机示意图

【辨证要点】

1. 鉴别普通感冒与时行感冒 普通感冒呈散发性发病,肺卫症状明显,且病情较轻,全身症状不重,少有传变。在气候变化时发病率可以升高,但无明显流行特点。若感冒1周以上不愈,发热不退或反见加重,应考虑感冒继发他病。时行感冒呈流行性发病,传染性强,肺系症状较轻而全身症状较重,且可以发生传变,入里化热,继发或合并他病,具有广泛的传染性、流行性。

2. 辨虚实 由外邪侵袭引起,多属实证。实体感冒一般以风寒、风热、暑湿症状为主,病程短,痊愈快。常人感冒后,症状较明显,但易康复。而由脏器功能失调引发,多属虚证或虚中夹实证。平素体虚之人感冒之后,病程长,缠绵不已,经久不愈,或常呈反复感邪、反复发病之势,同时兼有气、血、阴、阳虚损症状。气虚感冒除感冒症状外,兼有平素神疲体倦,气短懒言,反复易感等气虚表现;阴虚感冒除感冒症状外,兼有口干咽燥、干咳少痰,舌红少苔,脉细数等阴虚症状。

3. 辨风寒、风热、暑湿感冒 感冒常以风寒、风热、暑湿感冒为多,因此临床上应能辨别风寒、风热、暑湿三证。风寒感冒以恶寒重,发热轻,鼻流清涕,咳痰清稀色白,咽不痛,口不渴,舌苔薄白,脉浮或浮紧为特点;风热感冒以恶寒轻,发热重,鼻流浊涕,咳痰稠厚色黄,咽痛,口渴,舌苔薄黄,脉浮数为特点;暑湿感冒常发于夏季,以身热不扬,恶风少汗,头昏身重,胸闷纳呆,苔腻,脉濡为特点。

【治疗原则】感冒的病位在卫表肺系,治疗应因势利导,从表而解,采用解表达邪的治疗原则。风寒证治以辛温发汗;风热证治以辛凉清解;暑湿杂感,又当清暑驱邪解表;时行感冒的病邪以时行病毒为主,解表达邪又很重视清热解毒;虚体感冒则当扶正祛邪,不可专事发散,以免过汗伤正。病邪累及胃肠者,又应辅以化湿、和胃、理气等法治疗,照顾其兼证。

⊕ **知识链接**

早在《黄帝内经》即已有外感风邪引起感冒的论述,如《素问·骨空论》:"风者百病之始也……风从外入,令人振寒,汗出头痛,身重恶寒。"元·朱丹溪《丹溪心法·中寒二》提出:"伤风属肺者多,宜辛温或辛凉之剂散之。"明确本病病位在肺,治疗应分辛温、辛凉两大法则。至于时行感冒,隋·巢元方《诸病源候论·时气病诸候》中即已提示其属"时行病"之类,具有较强的传染性。正是"夫时气病者,此皆因岁时不和,温凉失节,人感乖庆之气而生,病者多相染易。"《医家心悟·论汗法》:"汗者,散也……风寒初客于人也,头痛发热而恶寒,鼻塞声重而体痛,此皮毛受病,法当汗之……凡一切阳虚者,皆宜补中发汗。一切阴虚者,皆宜养阴发汗。"

【辨证论治】见表9-1。

表9-1 感冒病证辨证论治简表

证型			主症	兼症	舌苔脉象	治法	方剂
实体感冒	风寒感冒	起病急,病程短	恶寒重、发热轻,无汗,头痛,四肢酸痛,鼻塞	鼻痒喷嚏,流清涕,咽痒,咳嗽痰色白	苔薄白脉浮紧	辛温解表宣肺散寒	荆防达表汤或荆防败毒散
	风热感冒		微恶风、发热重,头胀痛,咳嗽,口干欲饮	鼻塞,黄涕,咽痛,汗出,咳嗽,痰黏或黄	舌边尖红,苔薄白或微黄脉浮数	辛凉解表	银翘散
	暑湿感冒		身热,微恶风,汗少,头昏重胀痛,心烦,渴不多饮	咳嗽痰黏,鼻流浊涕,胸闷脘痞,小便短赤	苔黄腻脉濡数	清暑祛湿解表	新加香薷饮

续表

证型			主症		兼症	舌苔脉象	治法	
虚体感冒	气虚感冒	缠绵难愈，反复不已	恶寒较甚，发热热势不甚，无汗，头痛，咳嗽，痰白	鼻塞，倦态无力，气短懒言，反复易感	舌淡苔白脉浮无力	益气解表	参苏饮
	阴虚感冒		身热、微恶风寒，头痛，口干，干咳少痰	心烦，头昏，手足心热，少汗	舌红少苔脉细数	滋阴解表	加减葳蕤汤

【常用中成药】 常用中成药有荆防颗粒、正柴胡饮颗粒、九味羌活丸、银翘解毒丸、感冒退热颗粒、桑菊感冒片、清开灵颗粒、清瘟解毒丸、参苏丸、玉屏风颗粒。

目标检测

答案解析

1. 感冒的基本病机是什么？
2. 如何鉴别普通感冒与时行感冒？
3. 辨别风寒与风热证的要点是什么？
4. 实体感冒与虚体感冒病因病机的不同之处有哪些？

（杨 柱 唐东昕）

PPT

微课2

第二节 咳 嗽

📖 学习目标

1. 掌握 咳嗽的概念、病因病机、证型。
2. 熟悉 咳嗽的每个症型的主要症状、舌苔及脉象；咳嗽的辨证要点。
3. 了解 咳嗽每个证型的常用中药。

➡️ 案例引导

临床案例 张某，女，42 岁。自诉从 3 年前起，每临冬季则咳喘不止，并反复感冒，咳声低沉，频频不止，动甚则气促。体格检查：体温 36.7℃，心率 67 次/分，血压 130/75mmHg，双肺呼吸音重，具有明显的干性啰音。入院诊断及治疗：肺 CT 显示肺纹理增粗，诊断为慢性支气管炎。服用联邦止咳露，2 天后咳嗽好转，继而服用中药调理，方药：附子 6g，炙麻黄 5g，细辛 3g，熟地黄 12g，肉桂 5g，炒干姜 5g，五味子 5g，鹿角霜 9g，补骨脂 6g，白芥子 6g，炙甘草 5g。10 剂，水煎服，每日 1 剂，6 天后症状消失。

问题 本病例为何在服用联邦止咳露后改用中药方？

咳嗽是一种常见的中医肺系疾病。由于肺失宣降，肺气上逆作声，有时伴有咳吐痰液。有声无痰者谓之咳，有痰无声者谓之嗽，痰声皆有者为咳嗽。临床一般多为痰声并见，难以截然分开，故以咳嗽通称。

咳嗽病名最早见于《黄帝内经》，该书对咳嗽作了较系统的论述。如《素问·宣明五气》中说："五气所病……肺为咳"，指出咳嗽的病位在肺。《素问·咳论》指出咳嗽的病因由"皮毛先受邪气，邪气以其合也"，在《黄帝内经》中提到的最主要的观点是"五脏六腑，皆令人咳，非独肺也。"五脏六腑之咳"皆聚于胃，关于肺"，说明不仅外邪犯肺可致咳，其他脏腑受邪，导致肺部功能失调也可致咳，咳嗽不单单局限于肺，但不离乎肺。

咳嗽分为外感、内伤两大类。外感为六淫之邪，从口鼻或皮毛而入，侵袭肺系，或因吸入烟尘、异味气体，肺气被郁，肺失宣降。四时主气不同，机体感受外邪亦有区别，临床常见风热、风寒、风燥侵袭肺系而为咳嗽。张景岳曾经提出"六气皆令人咳，风寒为主"，认为风寒者居多。内伤咳嗽主要由于脏腑功能失调、内邪干肺所致，分为脏腑病变涉及肺和肺脏自病。他脏及肺主要由于饮食不调、情志不遂等引起咳嗽。肺脏自病常因肺系疾病迁延不愈，耗伤肺阴、肺气，肺主气功能失调，导致肃降无权，肺气上逆作咳。

咳嗽的病变主要脏腑在肺，与肝、脾有关，久则及肾。主要病机为邪犯肺胃，肺气上逆。因肺主气，司呼吸，上连气道、喉咙，开窍于鼻，外合皮毛，内为五脏华盖，其气贯百脉而同他脏，不耐寒热，称为"娇脏"，易受内外之邪侵袭而致宣肃失司。肺脏为了祛除外邪，以致肺气上逆，冲击声门而发为咳嗽。

外感咳嗽一般常见于上呼吸道感染、急性支气管炎、肺炎等；慢性咳嗽常见于慢性支气管炎、肺结核、肺源性心脏病、肺癌等。凡临床出现以咳嗽为主的病症可结合病史、病情、体检的相关检查，协助诊断。

【病因病机】见图9-2。

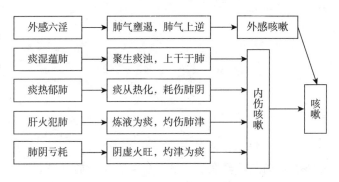

图9-2 咳嗽的病因病机示意图

【辨证要点】

1. 辨外感内伤　外感咳嗽，多为新病，起病较急，病程偏短，一般伴有恶寒、发热、头痛等肺卫表证。内伤咳嗽，多为久病，常反复发作，病程偏长，常伴有他脏病症。

2. 辨证候虚实　外感咳嗽以风寒、风热、风燥为主，一般均属于实邪犯肺。内伤咳嗽多为虚实夹杂，本虚标实，其中痰湿、痰热、肝火多为邪实正虚；肺阴亏耗则属于正虚，或虚中夹实。临证应分清标本主次缓急。

3. 咳嗽的声音及发作时间　咳嗽声音高亢为实证，咳嗽声音低弱为虚证。咳嗽有时发作，白昼重、鼻塞声重属外感咳嗽；晨起咳重，咳声重浊、痰稠量多、易咳出为湿痰咳嗽，夜间加重、短气乏力为气虚咳嗽。

4. 痰的颜色、性质及量　痰少、干咳无痰属于燥热或阴虚，痰白而量多易咳出属湿痰，痰白清晰属风寒，痰黄黏稠属热，痰中带血属热伤肺络或阴虚肺燥。

【治疗原则】咳嗽的治疗应分清邪正虚实。外感咳嗽，多为实证，多以外邪侵袭而致肺气不宣，肺气不利为主，治法多以祛邪利肺、止咳化痰，按病邪性质分风寒、风热、风燥论治。内伤咳嗽，多属邪实正虚。标实为主者，治以祛邪止咳；本虚为主者，治以扶正补虚。并按本虚标实的主次酌情兼顾。同时除直接治肺外，还应整体出发，注意治脾、治肝、治肾等。

⊕ **知识链接**

咳嗽论治的历代医家的观点

（1）《景岳全书》强调辨证当以阴阳虚实为纲，外感咳嗽宜"辛温"发散为主，内伤咳嗽宜"甘平养阴"为主的治则。

（2）赵献可《医贯》对咳嗽的治疗提出"治之之法不在于肺，而在于脾，不在于脾，而反归于肾。"

（3）王纶《名医杂著·论咳嗽证治》："治法须分新久虚实，新病风寒则散之，火热则清之，湿热则泻之；久病便属虚、属郁，气虚则补气，血虚则补血，兼郁则开郁，滋之、润之、敛之，则治虚治法也。"

（4）虞抟《医学正传》："欲治咳嗽者，当以治痰为先。治痰者，当以顺气为主，是以南星、半夏顺其痰，而喘咳自愈；枳壳、橘红利其气，而痰饮自降。"

（5）俞昌《医门法律》论述了燥的病机及其伤肺为病而致咳嗽的论治，创立温润、凉润治咳之法。

（6）《临证指南医案》：风——辛平解之；寒——辛温散之；暑——微辛微凉，苦降甘淡；湿——理肺治胃；火（温热）——甘寒。

【辨证论治】见表9-2。

表9-2 咳声的证治分类简表

证型			主症	兼症	舌苔脉象	治法	方剂
外感咳嗽	风寒袭肺	起病急，病程短	咳嗽声重，气急，咽痒，咳痰稀薄色白，恶寒发热	鼻塞，流涕，头痛，肢体酸楚	舌苔薄白脉浮或浮紧	疏风散寒，宣肺止咳	三拗汤 止嗽散
	风热犯肺		咳嗽频剧，气粗或咳声嘶哑，喉燥咽痛，咳痰不爽，身热，恶风	鼻流黄涕，口渴，头痛	舌苔薄黄脉浮数或浮滑	疏风清热，宣肺止咳	桑菊饮
	风燥伤肺		干咳，连声作呛，喉痒，咽喉干痛，无痰或痰少而黏	鼻塞，头痛，身热	苔薄白或薄黄脉浮数	疏风清肺，润燥止咳	桑杏汤
内伤咳嗽	痰湿蕴肺	起病缓，病程长，反复发作	咳嗽反复发作，咳声重浊，痰多，色白或带灰色	胸闷脘痞，食少纳呆，乏力	舌苔白腻脉濡滑	燥湿化痰，理气止咳	二陈平胃散、三子养亲汤
	痰热郁肺		咳嗽，气息粗促，痰多质黏稠或稠黄，咳吐不爽，口干而黏，欲饮水	胸胁胀满，咳时引痛，身热	舌苔薄黄腻脉滑数	清热肃肺，豁痰止咳	清金化痰汤
	肝火犯肺		气逆暴咳，咳时面赤，咽干口苦，痰少，质黏	胸胁胀痛，咳时引痛，急躁易怒	苔薄黄少津脉弦数	清肺泻肝，顺气降火	黛蛤散 泻白散
	肺阴亏耗		干咳，咳声短促，痰少黏白，午后潮热，颧红，手足心热	盗汗，消瘦，神疲	舌红少苔脉细数	滋阴润肺，化痰止咳	沙参麦冬汤

【常用中成药】有桑菊感冒片、清肺抑火片、川贝枇杷滴丸、橘红化痰丸等。

【预防调护】

1. 提高机体卫外功能，增强皮毛腠理适应气候变化的能力；积极预防上呼吸道感染，防止病原体的进一步蔓延。如体虚易感冒者可常服玉屏风散。

2. 改善环境卫生，消除烟尘和有害气体的危害，加强劳动保护。吸烟者戒烟。锻炼身体，增强体质，提高抗病能力。

3. 注意起居有节，劳逸结合，保持室内空气清新。

4. 忌食辛辣、辛燥、肥甘厚味及寒凉之品。保持心情舒畅，避免性情急躁、郁怒化火伤肺。发病后注意休息，清淡饮食。多饮水，以利排痰。

目标检测

答案解析

1. 咳嗽的概念是什么？

2. 咳嗽的病因病机有哪些？

3. 咳嗽的证型、治法及主要代表方剂有哪些？

4. 案例分析：庄某，女 36 岁，以"反复咳嗽 2 个多月"来诊：春节前后感冒咳嗽，饮食香肠、腊肉等，咳嗽反复。上个月西药治疗后咳嗽缓解，但又吃烧烤等食物之后 1 周再次发作。现仍未忌口，吃牛肉等，现在突出的症状是咳嗽，咳痰不利，略有胸闷，口干苦，咽喉干痛，头昏，人倦，欲饮冷水，脉细弦软，舌红，苔黄润略腻。

请问：（1）本患者现代医学的初步诊断是什么？

（2）本患者咳嗽的中医证型是什么？如何辨证论治？

（杨　柱　唐东昕）

第三节　头　痛

PPT　　　微课 3

📖 学习目标

1. **掌握**　头痛的概念、临床特点、辨证分型、治法及方药。

2. **熟悉**　头痛的病因病机、辨证要点及治疗原则。

3. **了解**　头痛在治疗方面的常用中药及中成药。

➡️ 案例引导

临床案例　李某，男，65 岁。2020 年 4 月 7 日初诊。患高血压病十余载，平素经常头晕胀痛，面红目赤，心悸肢麻，腰膝酸软，夜不成寐。就诊前一晚饮酒后，因事恼怒，突然剧烈头痛，口眼㖞斜，半身不遂，呼吸气粗，喉中痰鸣，舌红绛，苔黄厚腻，脉弦滑数。西医诊断：高血压急性发作期。中医诊断：头痛，属肝阳上亢证。治以：平肝潜阳，方用天麻钩藤饮加减。处方：天麻 10g，钩藤 15g，生决明 20g，栀子 10g，黄芩 10g，川牛膝 12g，杜仲 10，益母草 10g，桑寄生 10g，夜交藤 10g，茯神 10g。7 剂，每天 1 剂，水煎 2 次，取汁 100ml，分 2 次温服。

问题　该病属于外感还是内伤头痛，属于哪个证型？

头痛是指由于外感或内伤，致使脉络拘急或失养，清窍不利所引起的以头部疼痛为主要临床特征的疾病。头痛既是一种常见病证，也是一个常见症状，可以发生于多种急慢性疾病过程中，有时亦是某些相关疾病加重或恶化的先兆。

本病近年来发病率呈上升趋势，尤其偏头痛，一般人群发病率达5%，流行病学调查表明，我国患病率为985.2/10万，30岁以下发病者逐年增长，男女患病率之比约为1∶4。相当数量的患者尤其久治不愈者，往往求治于中医。西医学中的偏头痛，还有国际上新分类的周期性偏头痛、紧张性头痛、丛集性头痛及慢性阵发性偏头痛等，凡符合头痛证候特征者均可参考本节辨证论治。

⊕ 知识链接 ----------

头痛简介

头痛表现为前额、额颞、颠顶、顶枕部甚至全头部疼痛，头痛性质或为跳痛、刺痛、胀痛、昏痛、隐痛、空痛。可以突然发作，可以反复发作。疼痛持续时间可以数分钟、数小时、数天或数周不等。

【病因病机】见图9-3。

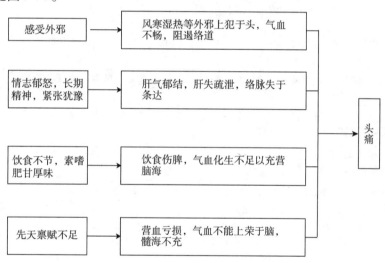

图9-3 头痛的病因病机示意图

总而言之，头为神明之府，"诸阳之会""脑为髓海"，五脏精华之血，六腑清阳之气皆能上注于头，即头与五脏六腑之阴精、阳气密切相关，凡能影响脏腑之精血、阳气的因素皆可成为头痛的病因，归纳起来不外外感与内伤两类。病位虽在头，但与肝脾肾密切相关。风、火、痰、瘀、虚为致病之主要因素。邪阻脉络，清窍不利；精血不足，脑失所养，为头痛之基本病机。

【辨证要点】

1. 辨外感与内伤 可根据起病方式、病程长短、疼痛性质等特点进行辨证。外感头痛，一般发病较急，病势较剧，多表现掣痛、跳痛、胀痛、重痛、痛无休止，内伤头痛，一般起病缓慢，痛势较缓，多表现隐痛、空痛、昏痛、痛势悠悠，遇劳则剧，时作时止。

2. 辨疼痛性质 辨疼痛性质有助于分析病因。掣痛、跳痛多为阳亢、火热所致；重痛多为痰湿；冷感而刺痛，为寒厥；刺痛固定，常为瘀血；痛而胀者，多为阳亢；隐痛绵绵或空痛者，多精血亏虚；痛而昏晕者，多气血不足。

3. 辨疼痛部位 辨疼痛部位有助于分析病因及脏腑经络。一般气血、肝肾阴虚者，多以全头作痛；阳亢者痛在枕部，多连颈肌；寒厥者痛在颠顶；肝火者痛在两颞。就经络而言，前部为阳明经，后部为太阳经，两侧为少阳经，颠顶为厥阴经。

4. 辨诱发因素 因劳倦而发，多为内伤，气血阴精不足；因气候变化而发，常为寒湿所致；因情志波动而加重，与肝火有关；因饮酒或暴食而加重，多为阳亢；外伤之后而痛，应属瘀血。

【治疗原则】头痛的治疗"须分内外虚实"（《医碥·头痛》），外感所致属实，治疗当以祛邪活络为主，视其邪气性质之不同，分别采用祛风、散寒、化湿、清热等法，外感以风为主，故强调风药的使用。内伤所致多虚，治疗以补虚为要，视其所虚，分别采用益气升清、滋阴养血、益肾填精，若因肝阳上亢则治以息风潜阳，因痰瘀阻络又当化痰活血为法。虚实夹杂，扶正祛邪并举。

【辨证论治】见表9-3。

表9-3 头痛辨证论治简表

证型		主症	兼症	舌苔脉象	治法	方剂
外感头痛	风寒证	起病较急，恶风畏寒，痛连项背	头痛如裹，口不渴	苔薄白，脉多浮紧	疏风散寒	川芎茶调散加减
	风热证	起病急，发热或恶风，口渴欲饮	头呈胀痛，甚则头痛如裂，面红目赤，便秘溲黄	舌红苔黄，脉浮数	疏风清热	芎芷石膏汤加减
	风湿证	头痛如裹，肢体困重，胸闷纳呆	小便不利，大便或溏	苔白腻，脉濡	祛风胜湿	羌活胜湿汤加减
内伤头痛	肝阳证	头胀痛而眩，心烦易怒，面赤口苦	耳鸣胁痛，夜眠不宁	舌红苔薄黄，脉弦有力	平肝潜阳	天麻钩藤饮加减
	肾虚证	头痛而空，每兼眩晕耳鸣，腰膝酸软	遗精，带下，少寐健忘	舌红少苔，脉沉细无力	滋阴补肾	大补元煎加减
	气血虚证	头痛而晕，遇劳加重，面色少华，心悸不宁	自汗，气短，畏风，神疲乏力	舌淡苔薄白，脉沉细而弱	气血双补	八珍汤加减
	痰浊证	头痛昏蒙，胸脘满闷	呕恶痰涎	苔白腻，或舌胖大有齿痕，脉滑或弦滑	健脾化痰降逆止痛	半夏白术天麻汤加减
	瘀血证	头痛经久不愈，其痛如刺	入夜尤甚，固定不移，或头部有外伤史	舌紫或有瘀斑、瘀点，苔薄白，脉沉细或细涩	活血通窍止痛	通窍活血汤

【常用中成药】常用中成药为七叶安神片、养血清脑颗粒剂、脑安胶囊等。

目标检测

答案解析

1. 试述外感头痛和内伤头痛的鉴别。
2. 试述头痛的分证论治。

（何蓉蓉　叶 蕾）

第四节　失　眠

PPT

微课4

📖 学习目标

1. **掌握**　失眠的概念、临床特点、辨证分型、治法及方药。
2. **熟悉**　失眠的病因病机、辨证要点及治疗原则。
3. **了解**　失眠在治疗方面的常用中药及中成药。

⇒ 案例引导

　　临床案例　张某，女，35 岁，2021 年 5 月 9 日初诊，患者平素工作压力大，睡眠质量差，多梦易醒，持续 2 个月。并伴心悸健忘，体倦神疲，饮食无味，面色少华，舌淡苔薄，脉象细弱。西医诊断：失眠证。中医诊断：失眠，证属心脾两虚。治以补益心脾，养血安神，方用归脾汤加减。处方：白术 10g，当归 10g，茯苓 10g，黄芪 10g，远志 10g，龙眼肉 6g，酸枣仁 6g，人参 10g，木香 3g，甘草 3g。7 剂，每天 1 剂，水煎 2 次，取汁 100ml，分 2 次温服。

　　问题　西医常用治疗失眠的药物是什么？

　　失眠是由于情志、饮食内伤、病后及年迈、禀赋不足、心虚胆怯等病因，引起心神失养或心神不安，从而导致经常不能获得正常睡眠为特征的一类病证。主要表现为睡眠时间、深度的不足以及不能消除疲劳、恢复体力与精力，轻者入睡困难，或寐而不酣，时寐时醒，或醒后不能再寐，重则彻夜不寐。

　　失眠是临床常见病证之一，虽不属于危重疾病，但常妨碍人们正常生活、工作、学习和健康，并能加重或诱发心悸、胸痹、眩晕、头痛、中风病等病证。顽固性的失眠，给患者带来长期的痛苦，甚至形成对安眠药物的依赖，而长期服用安眠药物又可引起医源性疾病。中医药通过调整人体脏腑气血阴阳的功能，常能明显改善睡眠状况，且不引起药物依赖及医源性疾患，因而颇受欢迎。西医学中神经官能症、更年期综合征等以失眠为主要临床表现时可参考本节内容辨证论治。

⊕ 知识链接

失　眠

　　失眠患者以入睡困难或睡而易醒，醒后不寐，甚至彻夜难眠连续 3 周以上为特征，常伴有头痛头昏、心悸健忘、神疲乏力、心神不宁、多梦等症状。

【病因病机】　见图 9 – 4。

【辨证要点】

1. 辨脏腑　失眠的主要病位在心，由于心神失养或不安，神不守舍而失眠，但与肝、胆、脾、胃、肾的阴阳气血失调相关。如急躁易怒而失眠，多为肝火内扰；遇事易惊，多梦易醒，多为心胆气虚；面色少华，肢倦神疲而失眠，多为脾虚不运，心神失养；嗳腐吞酸，脘腹胀满而失眠，多为胃腑宿食，心神被扰；胸闷，头重目眩，多为痰热内扰心神；心烦心悸，头晕健忘而失眠，多为阴虚火旺，心肾不交，心神不安等。

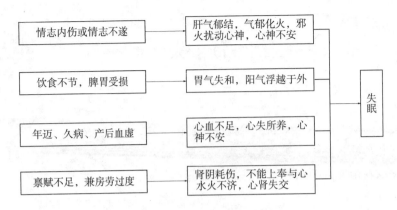

图 9-4　失眠的病因病机示意图

2. 辨虚实　失眠虚证，多属阴血不足，心失所养，临床特点为体质瘦弱，面色无华，神疲懒言，心悸健忘，多因脾失运化，肝失藏血，肾失藏精所致。实证为火盛扰心，临床特点为心烦易怒，口苦咽干，便秘溲赤，多因心火亢盛或肝郁化火所致。

【治疗原则】在补虚泻实，调整脏腑气血阴阳的基础上辅以安神定志是本病的基本治疗方法。实证宜泻其有余，如疏肝解郁，降火涤痰，消导和中。虚证宜补其不足，如益气养血，健脾、补肝、益肾。实证日久，气血耗伤，亦可转为虚证，虚实夹杂者，治宜攻补兼施。安神定志法的使用要结合临床，分别选用养血安神、镇惊安神、清心安神等具体治法，并注意配合精神治疗，以消除紧张焦虑，保持精神舒畅。

【辨证论治】见表 9-4。

表 9-4　失眠辨证论治简表

	证型	主症	兼症	舌苔脉象	治法	方剂
实证	心火偏亢	心烦不寐，躁扰不宁，怔忡	口干舌燥，小便短赤，口舌生疮	舌尖红，苔薄黄，脉细数	清心泻火宁心安神	朱砂安神丸加减
	肝郁化火	急躁易怒，不寐多梦，甚至彻夜不眠	头晕头胀，目赤耳鸣，口干而苦，便秘溲赤	舌红苔黄，脉弦而数	清肝泻火镇心安神	龙胆泻肝汤加减
	痰热内扰	不寐，胸闷心烦，泛恶，嗳气	头重目眩，口苦	舌红苔黄腻，脉滑数	清化痰热和中安神	黄连温胆汤加减
	胃气失和	不寐，脘腹胀满，胸闷嗳气，嗳腐吞酸	恶心呕吐，大便不爽	舌苔腻，脉滑	和胃化滞宁心安神。	保和丸加减
	阴虚火旺	心烦不寐，心悸不安，腰酸足软	头晕，耳鸣，健忘，遗精，口干津少，五心烦热	舌红少苔，脉细而数	滋阴降火清心安神	六味地黄丸合黄连阿胶汤加减
虚证	心脾两虚	多梦易醒，心悸健忘，神疲食少，头晕目眩	四肢倦怠，面色少华	舌淡苔薄，脉细无力	补益心脾养心安神	归脾汤加减
	心胆气虚	心烦不寐，多梦易醒，胆怯心悸，触事易惊	气短自汗，倦怠乏力	舌淡，脉弦细	益气镇惊安神定志	安神定志丸合酸枣仁汤加减

【常用中成药】常用中成药为养血安神丸、人参健脾丸、六味地黄丸等。

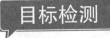

目标检测

答案解析

1. 失眠的病因可归纳为哪几个方面？

2. 失眠可分为哪几种中医证型？

（何蓉蓉　叶　蕾）

第五节　中　风

PPT

微课5

📖 **学习目标**

1. **掌握**　中风的病因病机。
2. **熟悉**　中风中经络与中脏腑的区别与联系。
3. **了解**　中风的中医辨证分型及处方用药。

⇒ **案例引导**

临床案例　刘某，男，57 岁。患者素体壮实，患有头晕，但不影响劳动，性情急躁，大便干结，尚能每日一行。昨日突然头晕甚重，继之言语不利，左侧半身不遂，面部㖞斜，神志尚清，舌红苔薄黄略腻，脉弦有力。西医诊断：脑卒中。中医诊断：中风，属中经络，风阳上扰证。治以：平肝潜阳，活血通络，方用天麻钩藤饮加减。处方：天麻 10g，钩藤 15g，生决明 20g，栀子 10g，黄芩 10g，川牛膝 12g，杜仲 10，益母草 10g，桑寄生 10g，夜交藤 10g，茯神 10g。7 剂，每天 1 剂，水煎 2 次，取汁 100ml，分 2 次温服。

问题　脑卒中最佳的抢救时间是什么？

中风是以猝然昏仆，不省人事，半身不遂，口眼㖞斜，语言不利为主症的病证。病轻者可无昏仆而仅见半身不遂及口眼㖞斜等症状。由于本病发生突然，起病急骤，"如矢石之中的，若暴风之疾速。"临床见症不一，变化多端而速疾，有晕仆、抽搐，与自然界"风性善行而数变"的特征相似，故古代医家取类比象而名之为"中风"；又因其发病突然，亦称之为"卒中"。

根据中风的临床表现特征，西医学中的急性脑血管疾病与之相近，包括缺血性卒中和出血性卒中，其他如短暂性脑缺血发作、局限性脑梗死、原发性脑出血和蛛网膜下隙出血等，均可参照本节进行辨证论治。

🌐 **知识链接**

中风

中风具有突然昏仆，不省人事，半身不遂，偏身麻木，口眼㖞斜，言语塞涩等特定的临床表现。轻症仅见眩晕，偏身麻木，口眼㖞斜，半身不遂等。多急性起病，好发于 40 岁以上年龄。发病之前多有头晕，头痛、肢体一侧麻木等先兆症状。

【病因病机】本病多是在内伤积损的基础上，复因劳逸失度、情志不遂、饮酒饱食或外邪侵袭等引起脏腑阴阳失调，血随气逆，肝阳暴涨，内风旋动，夹痰夹火，横窜经脉，蒙蔽神窍从而发生猝然昏仆，半身不遂诸症。

中风的形成基本病机总属阴阳失调，气血逆乱。病位在心脑，与肝肾密切相关。《素问·脉要精微论》曰："头者，精明之府。"李时珍在《本草纲目》中亦指出脑为"元神之府"。"精明""元神"均指主宰精神意识思维活动功能而言，因此可以认为神明为心脑所主。病理基础则为肝肾阴虚。因肝肾之阴下虚，则肝阳易于上亢，复加饮食起居不当，情志刺激或感受外邪，气血上冲于脑，神窍闭阻，故猝然昏仆，不省人事。病理因素主要为风，火，痰、瘀，其形成与脏腑功能失调有关。病理性质多属本虚标实。肝肾阴虚，气血衰少为致病之本，风、火、痰、气、瘀为发病之标，两者可互为因果。发病之初，邪气鸱张，风阳痰火炽盛，气血上菀，故以标实为主；如病情剧变，在病邪的猛烈攻击下，正气急速溃败，可以正虚为主，甚则出现正气虚脱。后期因正气未复而邪气独留，可留后遗症。

【辨证要点】

1. 辨中经络与中脏腑　中经络者虽有半身不遂，口眼㖞斜，语言不利，但意识清楚；中脏腑者则昏不知人，或神志不清、意识模糊，伴见肢体不用。

2. 中脏腑辨闭证与脱证　闭证属实，因邪气内闭清窍所致，症见神志昏迷，牙关紧闭，口噤不开，两手握固，肢体强痉等。脱证属虚，乃为五脏真阳散脱，阴阳即将离决之候，临床可见神志昏愦无知、目合口开，四肢松懈瘫软，手撒肢冷汗多，二便自遗，鼻息低微等。此外，还有阴竭阳亡之分，并可相互关联。闭证常见于骤起，脱证则由闭证恶变转化而成，并可见内闭外脱之候。

3. 闭证辨阳闭与阴闭　阳闭有瘀热痰火之象，如身热面赤，气粗鼻鼾，痰声如拽锯，便秘溲黄，舌苔黄腻，舌绛干，甚则舌体卷缩，脉弦滑而数。阴闭有寒湿痰浊之征，如面白唇紫，痰涎壅盛，四肢不温，舌苔白腻，脉沉滑等。

【治疗原则】

中经络以平肝息风、化痰祛瘀通络为主。中脏腑闭证，治当息风清火，豁痰开窍，通腑泄热；脱证急宜救阴回阳固脱；对内闭外脱之证，则须醒神开窍与扶正固脱兼用。恢复期及后遗症期，多为虚实兼夹，当扶正祛邪，标本兼顾，平肝息风，化痰祛瘀，与滋养肝肾、益气养血并用。

⊕ **知识链接**

中风的病因病机

对中风的病因病机及其治法，历代医家论述颇多，从病因学的发展来看，大体分为两个阶段。唐宋以前多以"内虚邪中"立论，治疗上一般多采用疏风祛邪、补益正气的方药。唐宋以后，特别是金元时代，许多医家以"内风"立论，可谓中风病因学说上的一大转折。其中刘河间力主"肾水不足，心火暴甚"；李东垣认为"形盛气衰，本气自病"；朱丹溪主张"湿痰化热生风"；元代王履从病因学角度将中风病分为"真中""类中"。明代张景岳提出"非风"之说，提出"内伤积损"是导致本病的根本原因；明代李中梓又将中风病明确分为闭、脱二证，仍为现在临床所应用。清代医家叶天士、沈金鳌、尤在泾、王清任等丰富了中风病的治法和方药，形成了比较完整的中风病治疗法则。晚清及近代医家张伯龙，张山雷、张锡纯进一步认识到本病的发生主要是阴阳失调，气血逆乱，直冲犯脑，至此对中风病因病机的认识日臻完善。

【辨证论治】　见表9-5。

表9-5　中风辨证论治简表

	证型	主症	兼症	舌苔	治法	方剂
中经络	风痰入络	肌肤不仁，手足麻木，口眼㖞斜，语言不利，口角流涎，舌强语謇	手足拘挛，关节酸痛	舌苔薄白，脉浮数	祛风化痰通络	真方白丸子加减
	风阳上扰	头晕头痛，耳鸣目眩，口眼㖞斜，舌强语謇	手足重滞，半身不遂	舌质红苔黄，脉弦	平肝潜阳活血通络	天麻钩藤饮加减
	阴虚风动	不寐，胸闷心烦，泛恶，嗳气	头重目眩，口苦	舌质红，苔腻，脉弦细数	滋阴潜阳	镇肝息风汤加减

续表

证型		主症	兼症	舌苔	治法	方剂
中脏腑	痰热腑实	头痛眩晕，心烦易怒，突然发病，半身不遂，口舌㖞斜	舌强语謇或不语，神识欠清或昏迷，肢体强急，痰多而黏，伴腹胀，便秘	舌质暗红，或有瘀点瘀斑，苔黄腻，脉弦滑或弦涩	通腑泄热息风化痰	桃仁承气汤加减
	痰火郁闭	头痛眩晕，心烦易怒，突然发病，半身不遂，口舌㖞斜	面赤身热，气粗口臭，躁扰不宁，烦躁不安，彻夜不眠	苔黄腻，脉弦滑而数	息风、清火豁痰开窍	羚角钩藤汤加减
	痰浊瘀闭	头痛眩晕，心烦易怒，突然发病，半身不遂，口舌㖞斜	面白唇暗，静卧不烦，四肢不温，痰涎壅盛	苔白厚腻，脉沉滑缓	化痰息风宜郁开窍	涤痰汤加减
	脱证	突然昏仆，不省人事，目合口张，鼻鼾息微	手撒肢冷，汗多，大小便自遗，肢体软	脉微欲绝	益气回阳救阴固脱	参附汤合生脉散加减
恢复期	风痰瘀阻	口眼㖞斜，舌强语謇或失语	半身不遂，肢体麻木	苔滑腻，舌暗紫，脉弦滑	搜风化痰行瘀通络	解语丹加减
	气虚络瘀	肢体偏枯不用，肢软无力	面色萎黄	舌质淡紫或有瘀斑，苔薄白，脉细涩或细弱	益气养血化瘀通络	补阳还五汤加减
	肝肾亏虚	肢体关节拘挛变形，舌强不语	偏瘫，肢体肌肉萎缩，半身不遂	舌红，脉沉细	滋养肝肾	左归丸合地黄饮子加减

【常用中成药】常用中成药为安宫牛黄丸、牛黄清心丸、大活络丹等。

目标检测

答案解析

1. 试述中风中经络与中脏腑的区别。
2. 试述中风脱证的临床特点。

（何蓉蓉　叶　蕾）

第六节　胃　痛

PPT

微课6

📖 学习目标

1. **掌握**　胃痛的概念、病因病机及治疗原则。
2. **熟悉**　胃痛的分型及代表方。
3. **了解**　胃痛的辨证要点及常用中成药。

⇨ 案例引导

临床案例　居某，男，42岁。患者多年来时有胃脘疼痛，入院前20多天来疼痛加剧，疼痛呈阵发性，痛甚则反射至肩背，呕吐酸苦水，空腹痛甚，口渴干苦，纳差，大便干，小便黄，舌边紫，苔黄腻，脉弦。经中西医治疗2周，疼痛未见缓解。经某医院钡餐检查，诊断为十二指肠壶腹部溃疡。

问题：本患者现代医学的初步诊断是什么？胃痛的中医证型是什么？中医应如何辨证论治？

胃痛，又称胃脘痛，是以上腹胃脘部近心窝处疼痛为主症的病证。"胃脘痛"之名最早记载于《内经》。胃为阳土，喜润恶燥，为五脏六腑之大源，主受纳、腐熟水谷，其气以和降为顺，不宜郁滞。胃痛的发生，主要由外邪犯胃、饮食伤胃、情志不畅和脾胃素虚等，导致胃气郁滞，胃失和降，不通则痛。胃痛早期由外邪、饮食、情志所伤者，多为实证；后期常为脾胃虚弱，但往往虚实夹杂，如脾胃虚弱夹湿、夹瘀等。胃痛的病理因素主要有气滞、寒凝、热郁、湿阻、血瘀。其基本病机是胃气阻滞，胃失和降，不通则痛。现代医学的急性胃炎、慢性胃炎、胃溃疡、十二指肠溃疡、功能性消化不良、胃黏膜脱垂等病以上腹部疼痛为主要症状者，属于中医学胃痛范畴，均可参考本节进行辨证论治。

【病因病机】见图9-5。

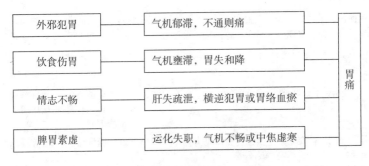

图9-5　胃痛的病因病机示意图

【辨证要点】

1. 应辨虚实寒热，在气在血，还应辨兼夹证。

2. 实者多痛剧，固定不移，拒按，脉盛；虚者多痛势徐缓，痛处不定，喜按，脉虚。胃痛遇寒则痛甚，得温则痛减，为寒证；胃脘灼痛，痛势急迫，遇热则痛甚，得寒则痛减，为热证。

3. 一般初病在气，久病在血。在气者，有气滞、气虚之分。气滞者，多见胀痛，或涉及两胁，或兼见恶心呕吐，嗳气频频，疼痛，与情志因素显著相关；气虚者，指脾胃气虚，多见胃脘疼痛或空腹痛，兼见饮食减少，食后腹胀，大便清薄，面色少华，舌淡脉弱等。在血者，疼痛部位固定不移，痛如针刺，舌质紫暗或有瘀斑，脉涩，或兼见呕血、便血。

4. 各证往往不是单独出现或一成不变的，而是互相转化和兼杂，如寒热错杂、虚中夹实、气血同病等。

【治疗原则】治疗以理气和胃止痛为主，审证求因，辨证施治。邪盛以祛邪为急，正虚以扶正为先，虚实夹杂者，则当祛邪扶正并举。总的治疗法则立足于"通"，正如叶天士所谓"通字须究气血阴阳"。属于胃寒者，散寒即所谓通；属于食停者，消食即所谓通；属于气滞者，理气即所谓通；属于热郁者，泄热即所谓通；属于血瘀者，化瘀即所谓通；属于阴虚者，益胃养阴即所谓通；属于阳虚者，温运脾阳即所谓通。根据不同病机而采取相应治法，才能善用"通"法。

【辨证论治】见表9-6。

表9-6　胃痛辨证论治简表

证型		主症	兼症	舌苔	治法	方剂
实证	寒邪客胃	胃痛暴作，恶寒喜暖，得温痛减，遇寒加重	口淡不渴，或喜热饮	舌淡苔薄白，脉弦紧	温胃散寒行气止痛	香苏散合良附丸
	饮食伤胃	胃脘疼痛，胀满拒按，嗳腐吞酸，或呕吐不消化食物，其味腐臭，吐后痛减	不思饮食，大便不爽，得矢气及便后稍舒	舌苔厚腻，脉滑	消食导滞和胃止痛	保和丸

续表

证型		主症	兼症	舌苔	治法	方剂
实证	肝气犯胃	胃腔胀痛，痛连两胁，遇烦恼则痛作或痛甚，嗳气矢气则痛舒	胸闷嗳气，喜长叹息，大便不畅	舌苔多薄白，脉弦	疏肝解郁理气止痛	柴胡疏肝散
	湿热中阻	胃腔疼痛，痛势急迫，腔闷灼热	口干口苦，口渴而不欲饮，纳呆恶心，小便色黄，大便不畅	舌红，苔黄腻，脉滑数	清化湿热理气和胃	清中汤
	瘀血停胃	胃腔疼痛，如针刺，似刀割，痛有定处，按之痛甚，痛时持久，食后加剧，入夜尤甚	或见吐血黑便	舌质紫暗或有瘀斑，脉涩	化瘀通络理气和胃	失笑散合丹参饮
虚证	胃阴亏耗	胃腔隐隐灼痛，似饥而不欲食	口燥咽干，五心烦热，消瘦乏力，口渴思饮，大便郁结	舌红少津，脉细数	养阴益胃和中止痛	一贯煎合芍药甘草汤
	脾胃虚寒	胃痛隐隐，绵绵不休，喜温喜按，空腹痛甚，得食则缓，劳累或受凉后发作或加重	泛吐清水，神疲纳呆，四肢倦怠，手足不温，大便溏薄	舌淡苔白，脉虚弱或迟缓	温中健脾和胃止痛	黄芪建中汤

【常用中成药】常用中成药有保和丸、越鞠丸、香砂六君子丸、香砂养胃丸、香砂养胃丸、气滞胃痛冲剂、气滞胃痛冲剂等。

目标检测

答案解析

1. 胃痛的概念是什么？
2. 胃痛的病因病机及治疗原则是什么？
3. 胃痛的辨证要点、分型及代表方剂各是什么？

（谢毅强　赵　庆）

PPT

微课7

第七节　泄　泻

学习目标

1. **掌握**　泄泻的概念、病因病机及治疗原则。
2. **熟悉**　泄泻的分型、证治及代表方。
3. **了解**　泄泻的辨证要点及常用中成药。

案例引导

临床案例　赵某，女，23岁。患者大便油泻，时发时止，曾服多种药物未愈。腹泻次数增多，白天大便两三次，夜间一两次，便前肠鸣，腹胀作痛，矢气频，窘迫难忍，便后腹中即舒。脉沉细，舌质淡，苔白滑腻。

问题　1. 本患者现代医学的初步诊断是什么？

　　　2. 泄泻的中医证型是什么？中医应如何辨证论治？

泄泻是以排便次数增多，粪质稀溏或完谷不化，甚至泻出如水样为主症的病证。古有将大便溏薄而势缓者称为泄，大便清稀如水而势急者称为泻，现临床一般统称泄泻。泄泻的病因，有感受外邪，饮食所伤，情志不调，禀赋不足，以及久病脏腑虚弱等，主要病机是脾虚湿盛，脾胃运化功能失调，肠道分清泌浊、传导功能失司。泄泻病因虽然复杂，但其基本病机变化为脾胃受损，湿困脾土，肠道功能失司，病位在肠，脾失健运是关键，同时与肝、肾密切相关。脾主运化，喜燥恶湿，大小肠司泌浊、传导；肝主疏泄，调节脾运；肾主命门之火，能暖脾助运，腐熟水谷。若脾运失职，小肠原以分清泌浊，大肠无法传化，水反为湿，谷反为滞，合污而下，则发生泄泻。病理因素与湿邪关系最大，湿为阴邪，易困脾阳，脾受湿困，则运化不健。但可夹寒、夹热、夹滞。急性泄泻因失治或误治，可迁延日久，由实转虚，转为慢性泄泻。日久脾病及肾，肾阳亏虚，脾失温煦，不能腐熟水谷，可成命门火衰之五更泄泻。本病可见于现代医学的多种疾病，凡属消化器官发生功能或器质性病变导致的腹泻，如急性肠炎、炎症性肠病、肠易激综合征、吸收不良综合征、肠道肿瘤、肠结核等，或其他脏器病变影响消化吸收功能以泄泻为主症者，均可参照本节进行辨证论治。

【病因病机】见图9-6。

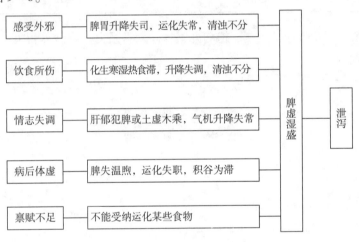

图9-6 泄泻的病因病机示意图

【辨证要点】当辨清虚、实、寒、热和证候特点。凡病势急骤，脘腹胀满，腹痛拒按，泻后痛减，小便不利者，多属实证；凡病程较长，腹痛不甚且喜按，小便利，口不渴，多属虚证。粪质清稀如水，腹痛喜温，完谷不化，多属寒湿之证；粪便黄褐，味臭较重，泻下急迫，肛门灼热，多属湿热证。久泻迁延不愈，倦怠乏力，稍有饮食不当，或劳倦过度即复发，多以脾虚为主；泄泻反复不愈，每因情志不遂而复发，多为肝郁克脾之证；五更泄泻，完谷不化，腰酸肢冷，多为肾阳不足。泄泻而饮食如常，说明脾胃未败，多为轻证，预后良好；泻而不能食，形体消瘦，或暑湿化火，暴泻无度，或久泻滑脱不禁，均属重证。

【治疗原则】泄泻的治疗大法为运脾化湿。急性泄泻多以湿盛为主，重在化湿，佐以分利，再根据寒湿和湿热的不同，分别采用温化寒湿与清化湿热之法。夹有表邪者，佐以疏解；夹有暑邪者，佐以清暑；兼有伤食者，佐以消导。久泻以脾虚为主，当以健脾。因肝气乘脾者，宜抑肝扶脾；因肾阳虚衰者，宜温肾健脾；中气下陷者，宜升提；久泄不止者，宜固涩。暴泻不可骤用补涩，以免关门留寇；久泻不可分利太过，以防劫其阴液。若病情处于虚寒热兼夹或互相转化时，当随证而施治。

【辨证论治】见表9-7。

表 9-7 泄泻辨证论治简表

	证型	主症	兼症	舌苔	治法	方剂
暴泻	寒湿内盛	泄泻清稀，甚则如水样	脘闷食少，腹痛肠鸣或兼外感风寒，则恶寒，发热，头痛，肢体酸痛	舌苔白或白腻，脉濡缓	散寒化湿	藿香正气散
	湿热伤中	泄泻腹痛，泻下急迫，或泻而不爽，粪色黄褐，气味臭秽，肛门灼热	烦热口渴，小便短黄	舌质红，苔黄腻，脉滑数或濡数	清热利湿	葛根芩连汤
	食滞肠胃	腹痛肠鸣，泻下粪便臭如败卵，泻后痛减，	脘腹胀满，嗳腐酸臭，不思饮食	舌苔垢浊或厚腻，脉滑	消食导滞	保和丸
久泻	脾胃虚弱	大便时溏时泻，迁延反复，食少，食后脘闷不舒，稍进油腻食物，则大便次数明显增加	面色萎黄，神疲倦怠	舌质淡，苔白，脉细弱。	健脾益气化湿止泻	参苓白术散
	肾阳虚衰	黎明之前脐腹作痛，肠鸣即泻，完谷不化	腹部喜暖，泻后则安，形寒肢冷，腰膝酸软	舌淡苔白，脉沉细	温肾健脾固涩止泻	四神丸
	肝气乘脾	每因抑郁恼怒，或情绪紧张则腹痛泄泻，腹中雷鸣，攻窜作痛，矢气频作	素有胸胁胀闷，嗳气食少	舌淡红，脉弦	抑肝扶脾	痛泻要方

【常用中成药】常用中成药有藿香正气胶囊、纯阳正气丸、甘露消毒丹、葛根芩连丸、附子理中丸等。

答案解析

目标检测

1. 泄泻的概念是什么？
2. 泄泻的病因分几类？
3. 泄泻的辨证要点及各型之间如何鉴别？代表方剂有哪些？

（谢毅强 赵 庆）

PPT

微课 8

第八节 黄 疸

学习目标

1. **掌握** 黄疸的概念、病因病机及治疗原则。
2. **熟悉** 黄疸的分型、证治及代表方。
3. **了解** 黄疸的辨证要点及常用中成药。

⇒ 案例引导

临床案例 周某，男，50 岁，患慢性肝炎史，近病情急剧恶化，黄疸进行性加深，入院后诊断为慢性重症肝炎，虽予积极抢救，病情仍日趋严重，故邀请邹老会诊。当时证清：患者神志似清似糊，有深度黄疸，中等度腹水。诉腹胀难忍，尿少。苔呈白黄腻，舌质红，脉象弦数。

问题 1. 本患者现代医学的初步诊断是什么？
2. 黄疸的中医证型是什么？中医应如何辨证论治？

黄疸是以目黄、身黄、小便黄为主症的一种病证，其中目睛黄染尤为本病的重要特征。黄疸的病因有外感和内伤两个方面，外感多属湿热疫毒所致，内伤常与饮食、劳倦、病后有关。黄疸的病机关键是湿，由于湿邪困遏脾胃，壅塞肝胆，疏泄失常，胆汁泛溢而发生。黄疸的病理因素有湿邪、热邪、寒邪、疫毒、气滞、瘀血六种，但其中以湿邪为主，黄疸形成的关键是湿邪为患，湿邪既可从外感受，亦可自内而生。由于湿邪壅阻中焦，脾胃失健，肝气郁滞，疏泄不利，致胆汁输泄失常，胆液不循常道，外溢肌肤，下注膀胱，而发为目黄、肤黄、小便黄之病证。黄疸的病位主要在脾胃肝胆，黄疸的病理表现有湿热和寒湿两端。由于致病因素不同及个体素质的差异，湿邪可从热化或从寒化。因于湿热所伤或过食肥甘湿热，或素体胃热偏盛，则湿从热化，湿热交蒸，发为阳黄。湿热蕴积化毒，疫毒炽盛，充斥三焦，深入营血，内陷心肝，可见猝然发黄，神昏谵妄，痉厥出血等危重症，称为急黄。若病因寒湿伤人，或素体脾胃虚寒，或久病脾阳受伤，则湿从寒化，表现为阴黄证。阳黄、急黄、阴黄在一定条件下可以相互转化。在黄疸的预后转归方面，一般说来，阳黄病程较短，消退较易；但阳黄湿重于热者，消退较缓，应防其迁延转为阴黄。急黄为阳黄的重症，湿热疫毒炽盛，病情重笃，常可危及生命，若救治得当，亦可转危为安。阴黄病程缠绵，疗效较慢；倘若湿浊瘀阻肝胆脉络，黄疸可能数月或经年不退，须耐心调治。总之黄疸以速退为顺，若久病不愈，气血瘀滞，伤及肝脾，则有酿成癥积、膨胀之可能。

【病因病机】见图 9 - 7。

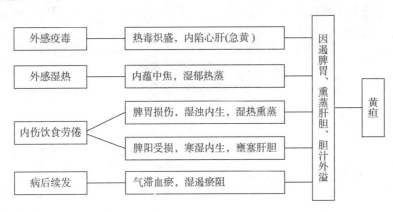

图 9 - 7 黄疸的病因病机示意图

【辨证要点】黄疸的辨证，应以阴阳为纲，阳黄以湿热疫毒为主，其中有热重于湿、湿重于热、胆腑郁热与疫毒炽盛的不同；阴黄以脾虚寒湿为主，注意有无血瘀。临证应根据黄疸的色泽，结合病史、症状，区别阳黄与阴黄。

【治疗原则】黄疸的治疗大法，主要为化湿邪，利小便。化湿可以退黄，如属湿热，当清热化湿，必要时还应通利腑气，以使湿热下泄；如属寒湿，应予健脾温化。利小便，主要是通过淡渗利湿，达到退黄的目的。正如《金匮要略》所说："诸病黄家，但利其小便。"至于急黄热毒炽盛，邪入心营者，又当以清热解毒、凉营开窍为主；阴黄脾虚湿滞者，治以健脾养血，利湿退黄。

【辨证论治】见表 9 - 8。

表 9 - 8 黄疸辨证论治简表

证型		主症	兼症	舌脉	治法	方剂
阳黄	热重于湿	身目俱黄，黄色鲜明	发热口渴，或见心中懊恼，腹部胀闷，口干而苦，恶心呕吐，小便短少黄赤，大便秘结	舌苔黄腻，脉象弦数	清热通腑利湿退黄	茵陈蒿汤
	湿重于热	身目俱黄，黄色不及前者鲜明	头重身困，胸腔痞满，食欲减退，恶心呕吐，腹胀或大便油垢	舌苔厚腻微黄，脉象濡数或濡缓	利湿化浊运脾，佐以清热	茵陈五苓散合甘露消毒丹

续表

	证型	主症	兼症	舌脉	治法	方剂
阳黄	胆腑郁热	身目发黄，黄色鲜明	上腹、右胁胀闷疼痛，牵引肩背，身热不退，或寒热往来，口苦咽干，呕吐呃逆，尿黄赤，大便秘	苔黄舌红，脉弦滑数	疏肝泄热利胆退黄	大柴胡汤
	疫毒炽盛	发病急骤，黄疸迅速加深，其色如金	皮肤瘙痒，高热口渴，神昏谵语，烦躁抽搐，或见衄血、便血，或肌肤瘀斑	舌红绛，苔黄而燥，脉弦滑或数	清热解毒凉血开窍	《千金》犀角散
阴黄	寒湿阻遏	身目俱黄，黄色晦暗，或如烟熏	脘腹痞胀，纳谷减少，大便不实，神疲畏寒，口淡不渴	舌淡苔腻，脉濡缓或沉迟	温中化湿健脾和胃	茵陈术附汤
	脾虚湿滞	面目及肌肤淡黄，甚则晦暗不泽	肢软乏力，心悸气短，大便溏薄	舌质淡苔薄，脉细	健脾养血利湿退黄	黄芪建中汤

【常用中成药】常用中成药有茵陈五苓丸、茵栀黄口服液、栀子金花丸、黄疸茵陈颗粒、柴茵舒胆颗粒等。

目标检测

答案解析

1. 黄疸的概念是什么？
2. 黄疸的病因分几类？
3. 黄疸的辨证要点及各型之间如何鉴别？代表方剂有哪些？

（谢毅强　赵　庆）

第九节　心　悸

PPT

微课9

学习目标

1. **掌握**　心悸各证型的辨证论治及方药。
2. **熟悉**　心悸的病因病机。
3. **了解**　引起心悸的西医疾病。

案例引导

临床案例　患者，男，60岁，主因"胸闷、心悸反复发作5年，加重1个月"入院。患者5年前无明显诱因出现胸闷、心悸，反复发作，时轻时重，未予重视，近1个月加重，当地医院诊断为冠状动脉粥样硬化性心脏病，予以阿司匹林、辛伐他汀等常规治疗，无明显好转。查体：患者神情焦虑，双肺呼吸音清，无干湿性啰音，心律失常，$S_1 > S_2$，各心脏瓣膜区无明显杂音，腹部触诊无异常，生命体征平稳，舌质暗红，有瘀斑，唇甲青紫，脉细数，有结代。查心电图示频发心房颤动，胸片及心脏彩超无异常。

问题　请回答患者所患疾病的诊断及辨证分型，并给出治法方药。

心悸是指由于心神不安或心神失养所致患者自觉心中急剧跳动、惊惕不安、甚则不能自主为临床主要表现的一种病证。包括惊悸和怔忡，病情较轻者为惊悸，病情较重者为怔忡。惊悸多因惊恐、恼怒、劳累而发，时发时止，不发时如常人；若终日悸动，稍累即发，全身状况差，则为怔忡。怔忡多伴惊悸，惊悸日久不愈必转为怔忡。本病一般多呈发作性，每因情志波动或劳累过度而发作，病变部位主要在心，可波及肝、脾、肺、肾。

根据本病的临床表现，西医学各种原因引起的心律失常，如心动过缓、心动过速、房性期前收缩、室性期前收缩、心房颤动或扑动、房室传导阻滞、病态窦房结综合征、预激综合征及心功能不全，一部分神经官能症等，临床以心悸为主要表现者，均可参照本病辨证论治。

【病因病机】见图9-8。

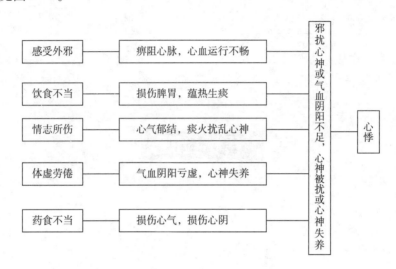

图9-8 心悸的病因病机示意图

【辨证要点】心悸的辨证应首辨虚实，虚者系指脏腑气血阴阳亏虚，实者多指痰饮、瘀血、火邪上扰。但临床常见虚实夹杂为多，一般是虚多实少或虚中夹实。气血阴阳亏虚为本，痰火瘀阻为标。其次辨病位，病位在心，但也可导致其他脏腑功能失调或亏虚；其他脏腑的病变也可直接或间接影响到心。

【治疗原则】本病治疗应分虚实，虚证分别治以补气、养血、滋阴、温阳，配合养心安神；实证则应祛痰、化饮、清火、行瘀，配合重镇安神。但临床常见虚实夹杂为多，且虚实的主次、缓急各有不同，故治当相应兼顾，有利于决定治疗的先后缓急。

⊕ 知识链接

心 悸

心悸是指由于心神不安或心神失养所致患者自觉心中急剧跳动、惊惕不安，甚则不能自主为临床主要表现的一种病证，包括惊悸和怔忡。其病机特点为心神不宁。正如《济生方·惊悸怔忡健忘门》中所说："心虚胆怯之所致也。"由于心悸以心神不宁为其病理特点，故其治疗应酌情配入镇心安神之法。观其方，多用茯神、远志、石菖蒲、酸枣仁等并加减化裁。

【辨证论治】见表9-9。

表 9-9 心悸辨证论治简表

证型	主症	兼症	舌苔脉象	治法	方剂
心胆气虚	心惊，善惊易怒	坐卧不安，不寐多梦	舌淡红苔薄白，脉细略数或细弦	镇惊定志养心安神	安神定志丸
心脾两虚	心悸，头晕乏力	面色无华，倦怠乏力	舌淡红，脉细弱	补血养心益气安神	归脾汤
阴虚火旺	心悸易惊，心烦失眠，五心烦热	耳鸣腰酸，头晕目眩	舌红少苔，脉细数	滋阴清火养心安神	天王补心丹合朱砂安神丸加减
心阳不振	心悸不安，胸闷气短	面色苍白，形寒肢冷	舌淡苔白，脉象虚弱或沉细无力	温补心阳安神定悸	桂枝甘草龙骨牡蛎汤加味
心血瘀阻	心悸不安，心痛时作	胸闷不舒，唇甲青紫	舌质紫暗或有瘀斑，脉涩或结或代	活血化瘀理气通络	桃仁红花煎
痰火扰心	心悸时发时止，胸闷烦躁	口干苦，大便秘结，小便短赤	舌红苔黄腻，脉弦滑	清热化痰宁心安神	黄连温胆汤
水饮凌心	心悸胸闷，喘咳浮肿	眩晕流涎，胸闷尿少	舌淡胖，苔白滑，脉象弦滑或沉细而滑	振奋心阳化气行水	苓桂术甘汤

【常用中成药】常用中成药为人参归脾丸、天王补心丹、柏子养心丸、稳心颗粒等。

目标检测

答案解析

1. 惊悸与怔忡的区别和联系是什么？
2. 心悸的病因病机是什么？
3. 心悸之阴虚火旺与痰火扰心的辨证论治有何不同？
4. 心悸之心脾两虚与心阳不振的辨证论治有何不同？

（赵晶岩　秦建平）

第十节　胸　痹

PPT

微课 10

学习目标

1. 掌握　胸痹各证型的辨证论治及方药。
2. 熟悉　胸痹的病因病机。
3. 了解　引起胸痹的西医疾病。

案例引导

临床案例　患者，女，66 岁，冠心病病史 10 多年。2 个月前开始胸闷、心痛，每日皆发，每次发作持续约 30 分钟。纳差，食后胃胀、嗳气，舌紫暗，苔黄腻，脉细弱，有歇止。

问题　1. 患者证候分析是什么？
　　　2. 诊断及辨证分型各是什么？
　　　3. 治法和代表方剂各是什么？

胸痹是由于正气亏虚、饮食、情志、寒邪等所引起的以痰浊、瘀血、气滞、寒凝痹阻心脉所导致以胸部闷痛，甚则胸痛彻背，背痛彻心，喘息不得卧为主要表现的一种病症。轻者偶发短暂轻微的胸部沉闷或隐痛，或为发作性膻中或左胸含糊不清的不适感；重者则有胸痛，严重者心痛彻背，背痛彻心。多由劳累、饱餐、寒冷及情绪激动而诱发，亦可无明显诱因或安静时发病。病变部位主要在心，涉及肝、脾、肾、肺。

根据本病的临床表现，西医学所指的冠状动脉粥样硬化性心脏病、心包炎、二尖瓣脱垂、病毒性心肌炎、心肌病、胸膜炎、大叶性肺炎等疾病临床以膻中、左胸部发作性憋闷疼痛为主要表现者，均可参照本病辨证论治。

【病因病机】见图9-9。

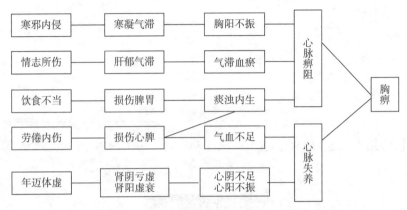

图9-9　胸痹的病因病机示意图

【辨证要点】胸痹总属本虚标实、虚实夹杂之证，见虚证、虚脉者，以虚为主，治从其本，临床以心肺肾正虚为本；见实证、实脉者，以实为主，治从其标，临床以气滞血瘀、寒凝痹阻、痰热郁肺为标。其次辨疼痛性质，闷重而痛轻，与情绪变化相关，多为气滞；胸痛如针刺，或呈绞痛，痛有定处，多为血瘀；胸痛彻背，背痛彻心，遇寒则甚，多为寒凝心脉；胸中灼痛，心烦失眠，多为实火；胸闷隐痛，时作时止，遇劳则痛甚，气短神疲者，多为气虚或阳虚。

【治疗原则】本病的病机特点为本虚标实、虚实夹杂之证，治疗应"急则治其标，缓则治其本"，急则理气活血，化瘀通络，或兼辛温宣痹通阳；缓则培补心肺肾之虚。若虚实夹杂，治当相应兼顾，有利于决定治疗的先后缓急。

⊕ 知识链接

胸　痹

胸痹是以胸部闷痛、甚则胸痛彻背、背痛彻心，喘息不得卧为主要表现的一种病证。正如《难经·六十难》曰："其五脏气相干，名厥心痛；其痛甚，但在心，手足青者，即名真心痛。其真心痛者，旦发夕死，夕发旦死。"又如张仲景在《金匮要略·胸痹心痛短气病脉证并治第八》中提出："夫脉当取太过不及，阳微阴弦，即胸痹而痛，所以然者，责其极虚也。今阳虚知在上焦，所以胸痹、心痛者，以其阴弦故也。"本病病机特点为本虚标实，经文中的"阳微阴弦"是有关胸痹的基本病机的高度概括。治疗原则当补消兼施，标本兼顾，祛邪治标之法常以活血化瘀，辛温宣痹通阳为主，正如《金匮要略·胸痹心痛短气病脉证治》："胸痹，心中痞气，气结在胸，胸满，胁下逆抢心，枳实薤白桂枝汤主之；人参汤亦主之。""心痛彻背，背痛彻心，乌头赤石脂丸主之。""胸痹之病，喘息咳唾，胸背痛，短气，寸口脉沉而迟，关上紧数，瓜蒌薤白白酒汤主之。""胸痹不得卧，心痛彻背者，瓜蒌薤白半夏汤主之。"

【辨证论治】 见表 9 – 10。

表 9 – 10 胸痹辨证论治简表

证型	主症	兼症	舌苔脉象	治法	方剂
阴寒凝滞	胸痛彻背，背痛彻心，遇寒则甚	胸闷气短畏寒肢冷	苔薄白或白滑，脉沉紧	宣痹通阳散寒化浊	当归四逆汤
痰浊闭阻	心胸痞闷胀痛，或痛引肩背	形体肥胖咳喘痰多	舌体胖大且边有齿痕，苔白腻，脉沉迟滑或濡滑	宣痹通阳理气豁痰	瓜蒌薤白半夏汤
心血瘀阻	胸部刺痛，固定不移，入夜尤甚	心悸气短胸闷憋气	舌质紫暗或有瘀点瘀斑，脉弦细涩或结代	理气活血通脉止痛	血府逐瘀汤
气阴两虚	胸闷隐痛，时作时止	心悸气短面色少华	舌淡苔白，脉象虚弱或沉细无力	益气养阴活血通络	生脉散合人参养荣汤
心阳不振	胸闷或心痛较著，动则更甚	心悸乏力畏寒肢冷	舌质淡胖，苔白腻，脉沉细迟	补益阳气温振心阳	参附汤合桂枝甘草汤

【常用中成药】 常用中成药为通心络、复方丹参滴丸、速效救心丸、血府逐瘀口服液等。

目标检测

答案解析

1. 试述胸痹的辨证要点。
2. 胸痹的病因病机有哪些？
3. 试叙胸痹的治疗原则。

（韩晶岩　秦建平）

第十一节 消 渴

PPT　　微课 11

📖 **学习目标**

1. **掌握** 上消、中消、下消的辨证论治。

2. **熟悉** 消渴的病因病机。

3. **了解** 上消、中消、下消的区别。

➡ **案例引导**

临床案例 患者，女，59 岁，近一年来体重下降明显，尿频量多，浑浊如脂膏，尿中有甜味，口干，伴有头晕耳鸣，腰膝酸软，舌质红少津，脉细数。

问题 请问该患者中医诊断分型、治法和代表方剂各是什么？

消渴是指由于禀赋不足，饮食不节、情志失调、劳欲过度所导致的以阴虚燥热，五脏虚弱为基本病机，以多饮多食多尿、身体消瘦、周身乏力，或尿有甜味为临床主要表现的一种病证。本病病变部位主要在肺、胃、肾，尤以肾为关键。

根据本病的临床表现，西医学糖尿病与本病基本一致，而尿崩症因具有多尿、烦渴的临床特点，可参照本病辨证论治。

【病因病机】见图9－10。

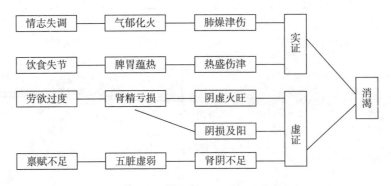

图9－10　消渴的病因病机示意图

【辨证要点】临证时应首辨上、中、下三消的主次，上消以肺燥为主，多饮症状较突出；中消以胃热为主，多食症状较突出；下消以肾虚为主，多尿症状较突出。其次辨标本，本病以阴虚为本，燥热为标，初起以燥热为主，病程长者，则阴虚与燥热互见，病久则以阴虚或气阴两虚，甚则阴阳俱虚为主。此外应注意本病日久，可见多种并发症，如心脑疾病、眼病、疮疡痈疽等并发症，临证必须细辨之。

【治疗原则】本病治疗应以养阴清热为主，佐以润肺、养胃、健脾、滋肾及益气温阳等法。此外，对于消渴的变证和兼证，因适当采用活血化瘀、滋补肝肾、清热解毒等方法。

⊕ 知识链接

消　渴

　　消渴是以多饮、多食、多尿、形体消瘦，或尿有甜味为主要临床表现得病证。病变脏腑在肺胃肾，本病以阴虚为本，燥热为标，根据临床表现有上消、中消、下消之分，治疗应以养阴清热为主，佐以润肺、养胃、健脾、滋肾及益气温阳等法。正如《医学心悟·三消》："三消之症，皆燥热结聚也。大法治上消者，宜润其肺，兼清其胃，二冬汤主之；治中消者，宜清其胃，兼滋其肾，生地八物汤主之；治下消者，宜滋其肾，兼补其肺，地黄汤、生脉散并主之。夫上消清胃者，使胃火不得伤肺也；中消滋肾者，使相火不得攻胃也；下消清肺者，滋上源以生水也。三消之法，不必专执本经，而滋其化源，则病易瘥矣。"

【辨证论治】见表9－11。

表9－11　消渴辨证论治简表

	证型	主症	兼症	舌苔脉象	治法	方剂
上消	肺热津伤	烦渴多饮，尿频量多	口干舌燥	舌边质尖红少津，苔薄黄，脉洪数	清热润肺生津止渴	消渴方
中消	胃热伤津	多食易饥，大便干结	形体消瘦	舌苔黄干，脉滑数	清胃泻火养阴生津	玉女煎
下消	肾阴亏虚	尿频量多浑浊如膏	口干舌燥	舌质红少津，脉细数	滋阴益肾	六味地黄丸
下消	阴阳两虚	小便频数浑浊如膏	腰膝酸软形寒畏冷	舌淡苔白，脉沉细无力	温阳滋肾固摄	金匮肾气丸

【常用中成药】常用中成药为六味地黄丸、金匮肾气丸、杞菊地黄丸等。

答案解析

目标检测

1. 何谓消渴？
2. 消渴如何分为三消？
3. 消渴的病因病机有哪些？
4. 消渴如何辨证论治？

（韩晶岩　秦建平）

第十二节　水　肿

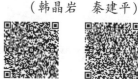

PPT　　　微课12

学习目标

1. 掌握　阳水、阴水的辨证论治。
2. 熟悉　水肿的病因病机。
3. 了解　阳水、阴水的区别及治疗水肿病证的方药加减变化。

案例引导

临床案例　患者，女，50岁，2年前开始腰痛水肿，初起面肿，后为双下肢肿。经治疗，水肿暂消，但每于劳累或感冒后复发。近3个月来水肿加重，呈全身水肿，自觉少气懒言，食少腹胀，腰膝酸软，畏寒肢冷。近半月来，小便短少，并现五更泄泻。舌淡，苔黑腻而滑，两脉沉细无力。

问题　1. 试述水肿的证候分析，写出诊断及分型。
　　　2. 本病治法和代表方剂是什么？

水肿是指因感受外邪、饮食不节、禀赋不足、久病劳倦，使肺失通降，脾失健运，肾失气化，导致体内水液潴留，泛滥肌肤，以头面、眼睑、四肢、腹背，甚至全身浮肿为临床主要表现的一种病证。本病病变部位在肺、脾、肾、三焦，而关键在肾。

根据本病的临床表现，西医学中的急慢性肾炎综合征、肾病综合征、急慢性肾衰竭、继发性肾病、充血性心力衰竭、内分泌失调及营养障碍等，临床以水肿为主要表现者，均可参照本病辨证论治。

【病因病机】见图9-11。

【辨证要点】水肿的辨证应首辨阳水、阴水，区分其病理属性。阳水属实，由风、湿、热、毒诸邪导致水气的潴留；阴水多属本虚标实，因脾肾虚弱，而致气不化水，久则可见瘀阻水停。其次应辨病变之脏腑，在肺、脾、肾之差异。最后，对于虚实夹杂，多脏共病，应仔细分清本虚标实之主次。

【治疗原则】治疗阳水以祛邪为主，可发汗利小便；阴水为本虚标实，以扶正为主，可健脾温肾，辅以利水消肿。对于虚实夹杂，治当相应兼顾，或先攻后补，或先补后攻。

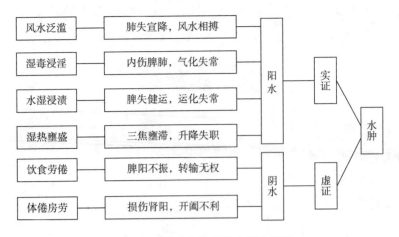

图 9-11 水肿病的病因病机示意图

⊕ 知识链接

水 肿

水肿是体内水液潴留，泛溢肌肤，以头面、眼睑、四肢、腹背，甚至全身浮肿为临床主要表现的一种病证。病变脏腑在肺、脾、肾，而关键在肾。《素问·汤液醪醴论》提出："平治于权衡，去宛陈莝，微动四极，温衣，缪刺其处，以复其形，开鬼门，洁净府，精以时服，五阳已布，疏涤五脏，故精自生，形自盛，骨肉相保，巨气乃平"。的治疗原则，并沿用至今。

【辨证论治】见表 9-12。

表 9-12 水肿辨证论治简表

证型		主症	兼症	舌苔脉象	治法	方剂
阳水	风水泛溢	浮肿起于眼睑，继则四肢及全身皆肿，小便短少	恶寒发热，肢节酸痛	舌苔薄白，脉浮	疏风解表宣肺行水	越婢加术汤
	湿毒浸淫	眼睑浮肿，延及全身，小便不利	身发疮痍，甚则溃烂	舌质红，苔薄黄，脉浮数或滑数	宣肺解毒利尿消肿	麻黄连翘赤小豆汤合五味消毒饮
	水湿浸渍	全身水肿，按之没指，小便短少	身体困重，胸闷腹胀，纳呆	舌苔白腻，脉沉缓	健脾化湿通阳利水	五苓散合五皮饮
	湿热壅盛	全身浮肿，皮肤绷紧、光亮，烦热口渴	胸脘痞闷，小便短赤，大便秘结	舌红苔黄，脉濡数	分利湿热	疏凿饮子
阴水	脾阳不振	水肿以腰以下为甚，按之凹陷不易恢复，脘闷腹胀	纳呆便溏，面色无华，神疲肢冷，小便短少	舌淡胖，苔白，脉沉细或沉迟无力	温阳健脾行气利水	实脾饮
	肾阳衰微	面浮身肿，腰以下为甚，按之凹陷不起，尿量减少，夜尿频数	腰膝酸软，形寒肢冷	舌质淡，苔白腻或白滑，脉沉缓	温肾助阳化气行水	济生肾气丸合真武汤

【常用中成药】常用中成药为五苓散、健脾丸、附子理中丸、济生肾气丸等。

答案解析

目标检测

1. 阴水与阳水的区别及转化是什么？
2. 试述水肿的病因病机要点。
3. 试述水肿各证型之间的转化。
4. 水肿的治疗原则有哪些？
5. 水肿各型的证、治、方、药是什么？

（韩晶岩　秦建平）

PPT

微课 13

第十三节　痹　证

学习目标

1. **掌握**　痹证的定义、证候特征、病因病机、辨证要点及治疗原则。
2. **熟悉**　痹证常见证型的辨证要点、治法及代表方。
3. **了解**　痹证的预防调摄。

案例引导

临床案例　王某，女，46 岁，双手关节疼痛，变形，屈伸不利 10 年余，现关节肌肉刺痛，肌肤紫暗，四肢肌肉瘦削，关节变形，屈伸不利，胸闷痰多，舌紫暗有瘀斑，苔白腻，脉弦涩。西医诊断：类风湿关节炎。中医诊断：痹证。

问题　请辨别中医证型并试述其病机、治则、处方和用药。

痹证是因感受风寒湿热之邪，闭阻经络，气血运行不畅，引起以肢体关节疼痛、肿胀、酸楚、麻木、重着及关节活动不利为主要症状的病证。轻者病在四肢关节肌肉，重者可内舍于脏。

《黄帝内经》首先提出痹证的病名，而且对其病因病机、证候分类及转归预后等均做了较详细的论述。《素问·痹论》指出："风、寒、湿三气杂至，合而为痹。其风气胜者为行痹，寒气胜者为痛痹，湿气胜者为着痹也。"若素体阳盛或阴虚火旺，复感风寒湿邪，邪从热化，或感受热邪，留注关节，则为热痹。因感邪季节、患病部位及临床症状的不同，《内经》又有五痹之分。《素问·痹论》曰："以冬遇此者为骨痹，以春遇此者为筋痹，以夏遇此者为脉痹，以至阴遇此者为肌痹，以秋遇此者为皮痹。"《素问·痹论》还以整体观阐述了痹与五脏的关系："五脏皆有合，病久而不去者，内舍于其合也。故骨痹不已，复感于邪，内舍于肾；筋痹不已，复感于邪，内舍于肝；脉痹不已，复感于邪，内舍于心；肌痹不已，复感于邪，内舍于脾；皮痹不已，复感于邪，内舍于肺。"并在预后方面指出："其入脏者死，其留连筋骨者痛久，其留连皮肤者易已。"

本病的临床表现多与西医学的骨关节疾病和风湿免疫疾病相关，如骨关节炎、类风湿关节炎、强直性脊柱炎、痛风、风湿热、反应性关节炎等均属于本病范围。其他风湿病，当病变累及关节而出现痹证证候时，均可参考本节内容进行辨证论治。

【病因病机】 见图 9 - 12。

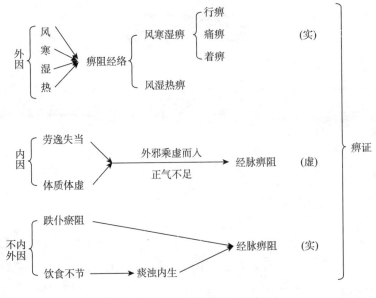

图 9 - 12　痹证的病因病机示意图

【辨证要点】

1. 痹证初起，多以邪实为主，有风寒湿与风湿热之不同；痹证日久，多属正虚邪实，或虚中夹实。正虚者，气血、肝肾不足；邪实者，痰瘀互结，或兼风寒湿热之邪。

2. 行痹表现为痹痛游走不定，属风邪盛；痛痹表现为痛势较甚，痛有定处，遇寒加重，属寒邪盛；着痹表现为关节酸痛、重着、漫肿，属湿邪盛；热痹表现为关节肿胀，肌肤焮红，灼热疼痛，属热邪盛。

【治疗原则】 治疗的基本原则是祛邪通络。根据邪气的偏盛，分别予以祛风、散寒、除湿、清热、化痰、行瘀，兼以舒经通络。久痹正虚者，应重视扶正，补肝肾、益气血是常用之法。虚实夹杂者，宜标本兼顾。

⊕ **知识链接**

痹　证

《灵枢·海论》篇说："夫十二经脉者，内舍于脏腑，外络于肢节。"说明了经络与人体的关系。痹证主要因邪气舍于筋脉、关节、肌肉，经络闭阻，不通则痛而引发，故祛邪要根据辨证重视"治风先治血，血行风自灭""阳气并则阴凝散""脾旺能胜湿，气足无顽麻"等常用之法，以达到养血活血以祛风，温阳补火以治寒，健脾益气以化湿的目的，风、寒、湿俱祛，防止久痹正虚，脏腑受损。故观其方，多用当归、羌活、姜黄、黄芪、白芍、防风等加减化裁。

【辨证论治】 见表 9 - 13。

表 9 - 13　痹证辨证论治简表

证型	主症	兼症	舌苔脉象	治法	方剂
风湿热痹	关节游走疼痛，局部灼热红肿，痛不可触得冷痛减，屈伸不利	发热汗出，口渴心烦	苔黄或黄腻，脉滑数或浮数	祛风除湿清热通络	宣痹汤

续表

证型	主症	兼症	舌苔脉象	治法	方剂
寒热错杂	关节灼热肿痛，而又遇寒加重，又手心灼热	恶风怕冷，或关节冷痛喜温，口干口苦，尿黄	苔白罩黄或舌红苔白，脉弦或紧或数	温经散寒清热除湿	桂枝芍药知母汤加减
痰瘀阻络	痹证日久关节刺痛，固定不移	肌肤紫暗，肿胀僵硬变形，有硬结、瘀斑	舌质紫暗或有瘀斑，苔白腻，脉弦涩	化痰行瘀搜风通络	双和汤
气血两虚	神疲乏力、关节疼痛酸楚、时轻时重，或气候变化、劳倦活动后加重	形体消瘦，肌肤麻木，短气自汗，面色少华，唇甲淡白，头晕目花	舌淡苔薄，脉细弱	益气养血和营通络	黄芪桂枝五物汤加减
行痹	肢体关节疼痛，游走不定，多见于腕、肘、踝、膝等处关节，屈伸不利	初期常伴有恶风、发热等表证	舌苔薄白，脉浮	祛风通络散寒除湿	防风汤
寒痹	肢体关节疼痛剧烈，痛如锥刺，痛有定处，得热则痛解，遇寒则疼痛加重，关节屈伸不利，痛处皮色不红并有冷感		舌质淡，苔薄白，脉弦紧	温经散寒祛风除湿	乌头汤
着痹	肢体关节疼痛重着，肌肉酸楚，痛有定处，四肢沉重，甚则关节肿胀散漫，活动不利，肌肤麻木不仁		舌质淡，苔白腻，脉濡缓	除湿通络祛风散寒	薏苡仁汤
肝肾亏虚	痹证日久，关节屈伸不利，肌肉瘦削	畏寒肢冷，阳痿、遗精或骨蒸潮热，心烦口干	舌淡红、苔薄白或少津，脉沉细弱或细数	补益肝肾舒筋止痛	独活寄生汤加减

【常用中成药】常用中成药为三乌胶丸、金乌骨通胶囊、尪痹片、痹祺胶囊、附桂骨痛胶囊、痛舒胶囊、正清风痛宁缓释片、小活络丹、大活络丹、四妙丸等。

【预后转归与预防调摄】

1. 痹证的预后转归　痹证治疗及时，病邪祛除，预后尚佳。若失治误治，或治未痊愈，或摄生不当，反复感寒受邪，均可使病情反复发作，日渐加重，迁延不已。日久可见关节肿胀畸形，甚至腰背强直变形。若虽初发而感邪深重，严重影响功能活动或损伤内脏，预后较差。

2. 痹证的预防调摄　注意避风寒，防潮湿，劳动汗出时，切勿当风贪凉，乘热浴冷，居住和作业地方保持清洁和干燥。加强体育锻炼，增强体质，提高抵御病邪的能力。病初者积极治疗，病重者卧床休息，行动不便者防止跌仆。保持乐观的心情。

答案解析

目标检测

1. 痹证的定义是什么？
2. 痹证的病因分几类？
3. 痹证的辨证要点及各型之间如何鉴别？代表方剂是什么？
4. 痹证应如何预防调护？

（宰风雷　张　丽）

第十四节 痛 经

PPT

微课 14

⇒ **案例引导**

临床案例 廖某，女，16 岁，中学生。因痛经 1 年，加重 3 个月，于 2022 年 1 月 10 日初诊。自述月经初潮后半年内先后不定期，半年后月经周期开始正常，24～26 天一至，经期 4～5天，量中等。1 年前因中考压力大，精神负担重，经量减少，色暗淡有小血块，月经将净或经净3～5 天内出现下腹或腰侧隐隐作痛，并感小腹及阴部空坠不适，近 3 个月加重，未治疗。患者来潮前 10 天就诊，见面色无华，少气懒言，纳谷不香，神疲乏力，四末不稳，头晕眼花，心悸失眠，舌胖淡暗，苔薄白，脉沉细无力。B 超未发现盆腔器质性病变。末次月经：2021 年 12 月 20日。中医诊断：痛经；辨证分型：气血亏虚夹瘀；治法：益气养血，活血止痛；选方：圣愈汤加减：黄芪 30g，熟地黄 15g，当归 15g，香附 15g，白芍 30g，炙甘草 10g，延胡索 15g，乌药 15g，吴茱萸 15g，生蒲黄（包煎）15g，五灵脂（包煎）15g，小茴香 15g。7 剂，水煎服，每日 1 剂，每日 3 次，嘱患者调整心态，减轻压力。二诊：服药 5 天后月经来潮，4 天干净，量不多。自述腰腹作痛、小腹及阴部空坠症状改善。睡眠差，心烦不宁，予养血安神丸服至经前 7 天，改服一诊方 10 剂，经净后复诊。三诊：月经 7 天前来潮，周期 27 天，自述经来后疼痛明显好转，时间缩短，腰膝酸软、神疲乏力、心悸失眠症状减轻。经前 1 周上方继服 10 剂，巩固疗效。四诊：月经 8 天前来潮，周期正常，经量增加，经来腰腹疼痛症状已不明显。

问题 本病例患者平时还可服用何中成药调养？

痛经是指女性正值经期或经行前后，出现周期性小腹疼痛，或伴腰骶酸痛，甚至剧痛晕厥，影响正常工作及生活的疾病。痛经是临床常见病，亦称"经行腹痛"。最早见于汉代张仲景《金贵要略·妇人杂病脉证并治》："带下，经水不利，少腹满痛。"本病的病位在冲任、胞宫，变化在气血。因邪气内伏或精血素亏，经期前后冲任二脉气血的生理变化急骤，易受致病因素的干扰，加之体质因素的影响而出现气血运行不畅或失于濡养，不通或不荣而痛经。以"不通则痛"或"不荣则痛"为主要病机。常见的病因病机有气滞血瘀、寒凝血瘀、湿热瘀阻与气血虚弱、肝肾亏损。本节讨论的痛经，包括西医学的原发性痛经（功能性痛经）和继发性痛经（器质性病变如子宫内膜异位症、子宫腺肌病、盆腔炎等）。功能性痛经容易痊愈，器质性病变导致的痛经病程较长，缠绵难愈。

【病因病机】 见图 9-13。

【辨证要点】

1. 伴随月经来潮出现周期性小腹疼痛发作为痛经。

2. 痛发于经前或经行之初，多属实；月经将净或经后始作痛者，多属虚；隐痛、空痛、喜揉喜按属虚；坠痛虚实兼有；掣痛、绞痛、灼痛、刺痛、痛胀俱甚、拒按属实。

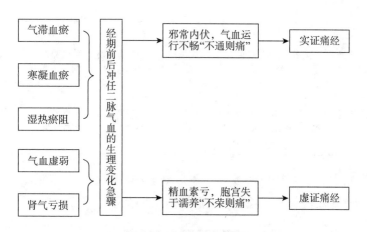

图 9-13　痛经的病因病机示意图

3. 痛在少腹一侧或双侧多属气滞，病在肝，痛在小腹正中常与子宫瘀滞有关；若痛及腰脊多属病在肾。

4. 得热痛减多为寒，得热痛甚多为热。

5. 痛甚于胀，持续作痛属血瘀；胀甚于痛，时痛时止属气滞。

【治疗原则】治疗以调理子宫、冲任气血为主。治法分两步：经期重在调血止痛以治标，及时控制、缓减疼痛；平时辨证求因而治本；标本急缓，主次有序地阶段调治。

⊕ 知识链接

痛　经

　　"痛经"是指在经期或行经前后出现的小腹或腰部疼痛或痛引腰骶，每随月经周期而发的一种妇科病。痛经要据疼痛时间、性质及部位，辨识寒热虚实、气滞血瘀，并与月经周期不同阶段的生理病理特点相联系，辨证分型论治。治疗以经期通调气血、止痛为主，平时辨证求因治本。因病因病机不同而具体治法各异。已有不少经方、验方，配合各具特色的中医外治法用于痛经治疗，都取得了良好的疗效。还要注意平时按周期服药，经期护理，按月调治，方能获良效至痊愈。

【辨证论治】见表 9-14。

表 9-14　痛经病证辨证论治简表

证型	主症	兼症	舌苔脉象	治法	方剂
气滞血瘀	经前或经期小腹胀痛拒按，经血量少不畅，色暗有块，块下痛减	乳房胀痛，胸闷不舒	舌质紫暗或有瘀点，脉弦涩	行气活血祛瘀止痛	膈下逐瘀汤
寒凝血瘀	经前或经期小腹冷痛拒按，得热痛减；月经或见延后，量少，色暗有块	面色青白、肢冷畏寒	舌暗苔白、脉沉紧	温经散寒祛瘀止痛	少腹逐瘀汤
湿热瘀阻	经前或经期小腹灼痛或胀痛，或痛连腰骶，经前加剧；经血量多或经期长，色暗红质稠，或夹较多黏液	平素带下量多，黄稠臭秽；或伴低热，小便黄赤	舌红苔黄腻，脉滑数或弦数	清热除湿化瘀止痛	清热调血汤（《古今医鉴》）加车前子、败酱草、薏苡仁

续表

证型	主症	兼症	舌苔脉象	治法	方剂
气血虚弱	经期或经后小腹隐痛喜按，或小腹及阴部空坠不适；经量少色淡质稀	面色无华，头晕心悸，神疲乏力	舌淡苔薄，脉细无力	益气养血调经止痛	圣愈汤或黄芪建中汤
肾气亏损	经期或经后1～2天内小腹绵绵作痛，喜按，经量少色暗淡质稀薄	头晕耳鸣，腰骶酸痛，面色晦暗，健忘失眠	舌质淡红，苔薄，脉沉细	补养肝肾调经止痛	益肾调经汤（《中医妇科治疗学》）

【常用中成药】 常用中成药有桂枝茯苓丸、益母草膏、妇科千金片、温经丸、当归丸、加味逍遥丸、元胡止痛片、少腹逐瘀胶囊、八珍益母丸、散结镇痛胶囊。

目标检测

答案解析

1. 痛经的概念是什么？为何随月经周期而发作？
2. 痛经的病因病机分几类？
3. 痛经的辨证要点及各型之间如何鉴别？代表方剂是什么？

（谢 甦 叶 菁）

第十五节 带 下

PPT

微课 15

学习目标

1. **掌握** 带下病的概念；带下过多、带下过少的辨证分型、治法、代表方。
2. **熟悉** 带下病的病因病机。
3. **了解** 带下过少的定义。

带下病是指带下量明显增多或减少，色、质、气味发生异常，或伴全身或局部症状者。带下明显增多者称为带下过多；带下明显减少者称为带下过少。在某些生理情况下也可出现带下增多或带下减少，如月经期前后、排卵期、妊娠期带下增多而无其他不适者，为生理性带下；绝经前后白带量减少，而无不适者，亦为生理现象，不作病论。

带下一词，有广义、狭义之分。广义带下是泛指女性经、带、胎、产、杂病而言。由于这些疾病都发生在带脉之下，故称为"带下病"。狭义带下又分为生理性带下及病理性带下。生理性带下属于妇女体内的一种阴液，是由胞宫渗润于阴道的色白或透明、无特殊气味的黏液，絪缊之时增多。病理性带下即带下病，有带下量多，色、质、气味异常；有带下量少，阴道干涩；或伴全身、局部症状。带下病常并发月经不调、闭经、不孕、癥瘕等疾病，是妇科领域中仅次于月经病的常见病。其病名首见于《素问·骨空论》："任脉为病……女子带下瘕聚。"

一、带下过多

→ **案例引导**

临床案例 朱某，女，34岁，2021年9月11日初诊。患者自述带下量多，色黄味臭，外阴部瘙痒，乏力，腰部酸痛，月经先期，经期延长至10天左右，小腹隐痛，舌淡苔黄腻，脉濡。辨证：脾肾气虚，湿热浸淫。治法：健脾化湿，益肾化浊。选方：健脾益肾化浊汤化裁。处方：芡实30g，金樱子15g，人参15g，焦白术30g，炒山药30g，炒杜仲30g，续断15g，苦参15g，炮姜30g，车前子30g。10剂，水煎服。二诊：服药后带下量逐渐减少，色变白，无异常气味，外阴部瘙痒消失，腰酸乏力等症减轻，10剂药服完后自行停药1周，带下略有增多，外阴部略感瘙痒，感觉未治疗彻底，病情有所复发，故前来复诊，并自述胃胀，无明显泛酸及疼痛，舌脉同前。上方加川楝子15g，延胡索15g，以理气止痛，继服10剂。三诊：服药后带下量逐渐减少，色变白，无异常气味，外阴部瘙痒消失，腰酸乏力等症减轻，月经正常，胃胀减轻，但饭后仍感胃胀，纳差，上方加紫苏梗15g理气宽中，继服10剂。后患者曾因感冒前来就诊，询问带下情况，述服药后已治愈，一直未有复发，月经正常，胃胀消失，纳食正常。

问题 本病例患者平时可服用何中成药调治？

带下量过多，色、质、气味异常，或伴全身、局部症状者，称为"带下过多"，又称"下白物""流秽物"等。西医学的阴道炎、子宫颈炎、盆腔炎、妇科肿瘤等疾病及内分泌功能失常引起的分泌物异常可参考本内容。

【病因病机】见图9-14。

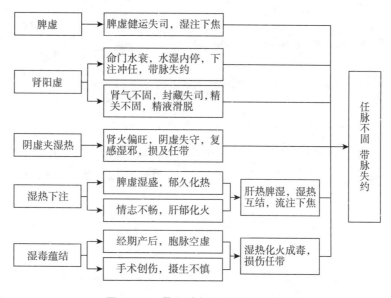

图9-14 带下过多病因病机示意图

【辨证要点】

1. 根据带下的量、色、质、气味异常辨其寒热虚实。色淡（淡白、淡黄、无色），质清稀，无臭气——多属虚寒；色深（黄、赤、青绿）质稠，有臭秽——多属实热。

2. 尚需结合全身症状及舌脉辨证，病史等综合分析，方能做出正确的辨证。

【治疗原则】治疗以除湿为主，湿热者宜清利，寒湿者宜燥湿，不宜过早使用收涩止带药。脾肾两虚为带下病之内因，治脾宜运、宜升、宜燥；治肾宜补、宜固、宜涩；湿热和热毒宜清、宜利。还需根据病因配合外治。

⊕ **知识链接**

带下过多

带下过多指带下量绵绵不断，色清稀或腥臭，颜色异常，并伴有全身症状者。其病缠绵，反复发作，常并发月经不调、闭经、不孕、癥瘕等疾病。病因为湿邪为患，多因脾肾亏虚、肝气郁积，湿热入侵，致带脉受伤，阴液滑脱走失于下窍所致。病位在带脉，与脾、肝、肾关系密切。注意观察白带的色、量、质、味的异常，分色辨治。临床多见黄带、白带、赤白带，治法选用补脾肾之气固精止带，疏肝或清热利湿，解毒杀虫，或温阳化湿。

【辨证论治】见表9 - 15。

表9 - 15 带下过多病证辨证论治简表

证型	主症	兼证	舌苔脉象	治法	方剂
脾虚证	带下量多，色白或淡黄，质稀薄，无臭气，绵绵不断	面色㿠白，四肢倦怠或浮肿，脘腹不舒，纳少便溏	舌淡胖 苔白腻，脉细缓	健脾益气升阳除湿	完带汤
肾阳虚	带下量多，色白质稀薄，淋沥不尽	腰酸如折，畏寒肢冷，小腹冷感，小便频数，夜间尤甚，大便溏薄，面色晦暗	舌淡苔白润，脉沉迟	温肾培元固涩止带	内补丸（《女科切要》）
阴虚夹湿	带下量多，色黄或赤白相兼，质稠，有气味	阴部灼热，或阴部瘙痒；腰酸腿软，头晕耳鸣，五心烦热，咽干口燥，或烘热汗出，失眠多梦	舌红苔少或黄腻，脉细数	益肾滋阴清热利湿	知柏地黄汤加芡实、金樱子
湿热下注	带下量多，色黄或呈脓性，质黏稠，有臭气，或带下色白质黏，呈豆渣样	外阴瘙痒，小腹作痛，口苦而腻，胸闷纳呆，小便短赤	舌红苔黄腻，脉滑数	清利湿热佐以解毒杀虫	止带方（《世补斋·不谢方》）
湿毒蕴结	带下量多，黄绿如脓，或赤白相兼，或五色杂下，质黏腻，臭秽难闻	小腹疼痛，腰骶酸痛，烦热头晕，口苦咽干，小便短赤，大便干结	舌红苔黄腻，脉滑数	清热解毒利湿止带	五味消毒饮（《医宗金鉴》）加土茯苓、薏苡仁、黄柏、茵陈

【**常用中成药**】常用中成药有止带丸、龙胆草片、补中益气丸、右归丸、乌鸡白凤丸、六味地黄丸、定坤丹、康妇炎胶囊、参苓白术散、知柏地黄丸、金匮肾气丸水蜜丸、保妇康栓。

二、带下过少

⇒ **案例引导**

临床案例 袁某，女，36岁，带下全无2年余。2年前生育第二胎时，产后高热，经抢救脱险。此后带下全无，有乳汁不行，月经闭止，性欲减退。求诊时患者形体消瘦，面色黄暗，憔悴神疲，乳平发脱，情绪抑郁，畏寒舌淡，脉沉细而弱。中医诊断：带下过少；辨证分型：肝肾亏虚；治法：填精益气通阳。选用方剂：右归丸加减；处方：熟地黄15g，山茱萸15g，枸杞子15g，淮山药20g，菟丝子20g，当归12g，杜仲10g，鹿角胶10g，党参20g，淫羊藿12g，另服紫河车粉3g/次（自备）。予患者守方加减，服药2个月，阴中已润。再在填精益气的基础上逐步加入养血活血通经之药。又服药1个月，月经始行，但量极少又无规则，继续调理善后而愈。

问题：本病例患者平时调养还可服用何中成药？

分析 此乃患者产后精血已亏，复感邪毒高热伤阴，致精血亏竭，肾气虚惫、任脉不通而致，故见带下全无，乳汁不行，月经闭止；精血失于濡养，故形体消瘦，面色黄暗，憔悴神疲，乳平发脱；且有脾肾阳虚，督脉不温，故见性欲减退，畏寒舌淡，脉沉细而弱。故予熟地黄、山茱萸、枸杞子、补肝肾之精，淮山药补脾助运，并需配鹿角胶、紫河车血肉有情之品补督任之元，阳药不能用之太过，也不宜用性燥之品，以免更伤肾精。

带下量少，甚或全无，阴道干涩，伴有全身、局部症状者，称为带下过少。西医学的各种卵巢功能早衰、绝经后的卵巢功能下降、盆腔放疗后、严重卵巢炎、席汉综合征，长期服用某种药物抑制卵巢功能等导致雌激素水平低落而引起的阴道分泌物减少，可参考本节施治。

【病因病机】见图 9-15。

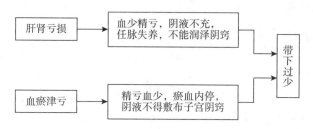

图 9-15 带下过少病因病机示意图

【辨证要点】本病辨证不外乎虚实二端，虚者肝肾亏损，常兼有头晕耳鸣，腰腿酸软，手足心热，烘热汗出，心烦少寐；实者血瘀津亏，常有小腹或少腹疼痛拒按，心烦易怒，胸胁、乳房胀痛。

【治疗原则】治疗重在滋补肝肾之阴精，佐以养血、化瘀等。用药不可肆意攻伐，过用辛燥苦寒之品，以免耗津伤阴，犯虚虚之戒。

⊕ **知识链接**

带下过少

带下过少是指女子阴道内液体过少，以致不能润泽阴道，表现出带下量少，甚至全无，或伴阴道内干涩疼痛者称为带下过少。临床中发现月经失调、月经后期、月经量少或闭经的患者，在病证的早期多见带下过少。由于本病的主要病机是肝肾亏损、癸水不足、任脉不通，故以滋补肝肾精血为主，养任带温督脉，同时应据月经周期中不同阶段的阴阳变化调整治疗，如经间期治疗时应在滋阴养阴为主的基础上适量加补阳药，以利阴转化为阳，促使正常排卵。经后期为治疗带下过少的主要时期。

【辨证论治】见表 9-16。

表 9-16 带下过少病证辨证论治简表

证型	主症	兼证	舌苔脉象	治法	方剂
肝肾亏损	带下过少，甚至全无，阴部干涩灼痛	伴阴痒，阴部萎缩，性交疼痛；头晕耳鸣，腰膝酸软，烘热汗出，烦热胸闷，夜寐不安，小便黄，大便干结	舌红少苔，脉细数或沉弦细	滋补肝肾养精益血	左归丸加知母、肉苁蓉、紫河车、麦冬

续表

证型	主症	兼证	舌苔脉象	治法	方剂
血瘀津亏	带下过少,甚至全无,	阴中干涩,阴痒;或面色无华,头晕眼花,心悸失眠,神疲乏力,或经行腹痛,经色紫暗,有血块,肌肤甲错,或下腹有包块	舌质暗,边有瘀点瘀斑,脉弦涩	补血益精活血化瘀	小营煎加丹参、桃仁、牛膝。

【常用中成药】常用中成药有二至丸、麦味地黄丸、参苓白术散、大补阴丸、妇科千金片、知柏地黄丸。

目标检测

答案解析

1. 带下过多的概念是什么?
2. 带下过多的辨证要点及各型之间如何鉴别?
3. 带下过多各代表方剂有哪些?
4. 带下过少的概念是什么?
5. 带下过少的辨证要点及各型之间如何鉴别?代表方剂是什么?
6. 如何鉴别带下病的各病种?

(谢 甦 叶 菁)

第十六节 崩 漏

PPT

微课 16

📖 学习目标

1. **掌握** 崩漏的定义、辨证分型、治法及代表方。
2. **熟悉** 崩漏的病因病机。
3. **了解** 崩漏的历史沿革。

⇨ 案例引导

　　临床案例 余某,女,49 岁,于 2021 年 12 月 31 日初诊。主诉:阴道持续流血 11 天未止。现病史:患者 12 月 3 日阴道流血,持续 8 天后自行干净;12 月 20 日至今复出现阴道流血,量多色红无血块;就诊时症见:神疲乏力,懒言,腰膝酸软,面色少华,舌淡苔白,脉细缓;2021 年 12 月 12 日,B 超检查示:子宫、双侧附件未见异常。月经史:平素月经 6~7 天/15~30 天,量时多时少,血块(-),痛经(+/-),腰酸(+),乳胀(-)。既往有"糜烂性胃炎"病史。中医诊断:崩漏;辨证分型:肾虚不摄;治法:补肾固冲,益气养血止崩;选方:止崩方(经验方)处方:炙黄芪 30g、党参 15g、白术 20g、怀山药 15g、续断 15g、菟丝子 15g、白芍 15g、熟地黄 20g、阿胶 10g、海螵蛸 15g、益母草 15g、赤石脂 10g、炙升麻 10g、甘草 5g、茯苓 15g、法半夏 15g、砂仁 10g, 3 剂,水煎服。

2022年1月7日二诊：患者诉服上方后出血止。现觉神疲，面色少华，睡眠稍差，舌淡苔白脉缓。本着"复旧"之原则，以补气血，健脾胃，予补中益气汤加减，药用：炙黄芪30g、炙柴胡12g、白术20g、炙升麻10g、炙甘草6g、当归15g、陈皮10g、党参15g、夜交藤15g、柏子仁15g、女贞子15g、怀山药15g、太子参15g，4剂，水煎服。

2022年1月21日三诊：自诉服上方后，精神可，睡眠佳，1月15日月经来潮，量较平时月经量多，现时感头晕，腰酸，舌淡苔白，脉沉细。"急则治其标"，遂予止崩方3剂，水煎服。

2022年1月28日四诊：患者诉服药后，于1月25日血止，要求继续调理。诉时感腰酸，舌淡、苔薄白，脉细。更年期患者脾虚、肾气不足，当温补脾肾以治本，予六味地黄丸加减4剂，水煎服。患者诉2022年2月10日月经来潮，2月17日干净。后随访至今，患者崩漏未复发。

问题 本病例患者平时如何调养，可服用哪些中成药？

崩漏是经血非时暴下不止或淋漓不尽，前者谓之"崩中"，后者谓之"漏下"。出血量多，来势汹涌——崩；出血量少，淋漓不尽——漏；主要病机是冲任不固，经血失于制约，血海蓄溢失常，经血非时而下。正如《济生方》说："崩漏之病，本乎一证，轻者谓之漏下，甚者谓之崩中。"《医宗金鉴·妇科心法要诀》总括崩漏："淋漓不断名为漏，忽然大下谓之崩。"其常见病因有脾虚、肾虚、血热、血瘀，诸因素在疾病发展过程中常相互转化。崩漏属妇科常见病，因崩与漏交替，因果相干，致使病变缠绵难愈，为妇科疑难重病证。本病常见于西医学功能失调性子宫出血，生殖器炎症和某些生殖器肿瘤引起的不规则阴道出血亦可参照本病辨证治疗。

【病因病机】见图9-16。

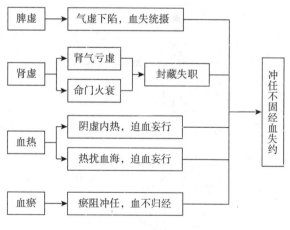

图9-16 崩漏病因病机示意图

【辨证要点】

1. 崩漏辨证首先要根据出血的量、色、质辨明血证的属性，分清寒、热、虚、实。一般经血非时崩下，量多势急，继而淋沥不止，色淡，质稀多属虚；经血非时暴下，血色鲜红或深红，质地黏稠多属实热；淋沥漏下，血色紫红，质稠多属虚热；经来无期，时来时止，时多时少，或久漏不止，色暗夹血块，多属瘀滞。出血急骤多属气虚或血热，淋沥不断多属虚热或血瘀。一般而言，崩漏虚证多而实证少，热证多而寒证少。即便是热亦是虚热为多，但发病初期可为实热，失血伤阴即转为虚热。

2. 崩漏病之本在肾，病位在冲任，变化在气血，表现为子宫藏泻无度。

3. 崩漏辨证，注意出血期还是血止后。出血期多见标证或虚实夹杂证，血止后常显本证或虚证。

4. 崩漏有虚实之异：虚者多因脾虚、肾虚；实者多因血热、血瘀。

【治疗原则】根据发病的缓急、轻重和出血的新久，本着"急则治其标，缓则治其本"的原则，灵活掌握和运用塞流、澄源、复旧的治崩三法。

1. **塞流**　即是止血（补气摄血、温阳止血、祛瘀止血、针灸、西药、手术），用于暴崩之际，急当塞流止血防脱。

2. **澄源**　即正本清源，亦是求因治本，用于出血减缓者。切忌不问缘由，概投寒凉或温补之剂，或专事固涩，致犯虚虚实实之戒。

3. **复旧**　即固本善后，治法补肾，或扶脾，或疏肝，调整月经周期或促排卵。

知识链接

崩　漏

崩漏是一种易反复发作的慢性疾病，病证虚多实少，虚实夹杂，可与西医无排卵型功能失调性子宫出血互参。崩漏治疗要辨证，根据病情的缓急轻重、出血的久暂，采用"急则治其标，缓则治其本"的原则，灵活运用塞流、澄源、复旧三法，塞流须澄源，澄源须固本，复旧要求因。结合患者出血的量、色、质变化和全身证候辨明寒、热、虚、实；还可分期治疗（青春期、育龄期、围绝经期）：根据肾—天癸—冲任—胞宫轴理论，对不同年龄段的患者所处的生理状态，以及就诊时的临床表现分期施治；或者据月经周期分经前、经期、经后进行中药周期疗法；还可选用名方、经验方、饮食调护治疗。

【辨证论治】见表 9-17。

表 9-17　崩漏出血期病证辨证论治简表

证型		主症	兼证	舌苔脉象	治法	方剂
脾虚证		经血非时暴下继而淋沥日久不尽，血色淡，质清稀	气短神疲，面色㿠白，或面浮肢肿，小腹空坠，四肢不温	舌质淡胖，边有齿印，苔白，脉沉细或弱	补气升阳止血调经	举元煎合安冲汤（《医学衷中参西录》）加炮姜炭
肾虚证	肾气虚证	经乱无期，出血量多或淋沥不净，反复发作，色淡红或淡暗，质清稀	面色晦暗，眼眶暗，小腹空坠，腰腿酸软	舌淡暗，苔白润，脉沉弱	补肾益气固冲止血	加减苁蓉菟丝子丸
	肾阳虚证	经乱无期，出血量多或淋沥不尽，或停经数月后又暴下不止，色淡暗质清稀	畏寒肢冷，面色晦暗，腰膝酸软，小便清长，眼眶暗	舌淡苔白润，脉沉细无力	温肾固冲止血调经	右归丸（《景岳全书》）去肉桂，加补骨脂、淫羊藿
	肾阴虚证	经乱无期，出血量少淋沥累月不止，或停闭数月后又突然暴崩下血，经色鲜红，质稍稠	头晕耳鸣，腰膝酸软，烦热不寐	舌质偏红，少苔或有裂纹，脉细数	滋肾益阴止血调经	左归丸（《景岳全书》）去牛膝合二至丸
血热证	虚热证	经血非时而下，量少淋沥或量多势急，血色鲜红而稠	烦热少寐，咽干口燥，尿黄、便结	舌红少苔，脉细数	养阴清热固冲止血	加减一阴煎（《景岳全书》）合生脉散
	实热证	经来无期，经血突然暴崩如注，或淋沥日久难止，血色深红，质稠	唇红目赤，烦热口渴，便秘溺黄	舌红苔黄，脉滑数	清热凉血固冲止血	清热固经汤
血瘀证		经血非时而下，时多时少，时出时止，或淋沥不断，或停闭数月又突然崩中，继之漏下，经色紫黑有块	小腹刺痛或胀痛	舌质紫暗或尖边有瘀点，脉弦细或涩	活血化瘀止血调经	桃红四物汤加三七粉、茜草炭、炒蒲黄

附：血止后治疗是治愈崩漏的关键，以复旧为主，结合澄源。①辨证求因，治本调经可参照表9 – 17出血期各型辨证论治，始终不忘补肾治本调经。还可采用3周滋肾填精，养血调经为主，第4周活血化瘀通经。②中药人工周期疗法，治疗主要是调整月经周期，按照月经周期中脏腑阴阳气血变化的规律，一般连用3~6个月经周期以上，可望恢复正常。③注意更年期崩漏者健脾补血，顽固性崩漏、恶变倾向者宜手术治疗。

【常用中成药】常用中成药有固经丸、补中益气丸、云南白药、金贵肾气丸、十灰丸、龙胆泻肝丸、归脾丸、三七片、云南白药、宫血宁胶囊。

目标检测

答案解析

1. 崩漏的概念是什么？
2. 崩漏的辨证要点及各型之间如何鉴别？代表方剂是什么？
3. 治崩三法的临床运用有哪些？

（谢　甦　叶　菁）

第十七节　小儿疳积

PPT　　微课17

学习目标

1. **掌握**　疳积的概念，临床特点，辨证分类、分型、证候、治法、方药。
2. **熟悉**　疳积的病因病机，辨证要点，治疗原则。
3. **了解**　疳积在治疗方面的常用中药及中成药。

案例引导

临床案例　患者，女，4岁，2021年10月25日初诊。父母代诉：患儿不思饮食，食量较同龄儿童明显减少，病程为半年。患儿平素挑食，不吃蔬菜，喜吃零食，吃饭不定时。诊见：面色萎黄，形体消瘦，精神欠佳，四肢乏力，纳呆，便溏，自汗，舌质淡红，苔厚腻，脉虚。西医诊断：功能性消化不良。中医诊断：疳积，证属脾虚湿滞。治以健脾益气，消食化滞，方用参苓白术散加减。处方：太子参10g，山药10g，白术5g，茯苓5g，桔梗5g，扁豆6g，神曲6g，麦芽12g，陈皮3g，砂仁（后下）3g，炙甘草3g。7剂，每日1剂，水煎2次，取汁100ml，分2次温服。

问题　本病例后续调养适合用哪些中成药？

疳积，是"疳"和"积"的合称。"疳"者是指由喂养不当或多种疾病影响，导致脾胃受损，运化失常，脏腑失养，气液耗伤而形成的一种慢性病证。临床以形体消瘦，面黄无华，毛发枯黄，精神萎靡，饮食异常，大便不调为特征。"积"者滞也，是指乳食停积，滞而不通，脾胃受损而引起的一种脾胃病证。临床以不思乳食、食而不化、腹部胀满、大便不调为特征。各种年龄段小儿均可罹患，以5岁以下小儿为多见。本病发病无明显季节性，经济不发达地区发病率较高。

"疳"作为病名，最早见于《诸病源候论·虚劳病诸候·虚劳骨蒸》："蒸盛过伤，内则变为疳，食人五脏"。《太平圣惠方·小儿五疳论》首先将疳作为儿科专有疾病，称之为"疳病""疳疾"。

关于疳证的分类，古代医家认识不一，有以五脏分类的，如肝疳、心疳、脾疳、肺疳、肾疳；有以病因分类的，如蛔疳、食疳、哺乳疳；有以患病部位分类的，如眼疳、鼻疳、口疳等；有以某些证候分类的，如疳咳、疳泻、疳肿胀等；有以病情轻重分类的，如疳气、疳虚、疳积、疳极、干疳等。目前临床一般将疳证按病程与证候特点分类，分为疳气、疳积、干疳三大证型及其他兼证。

【病因病机】见图9-17。

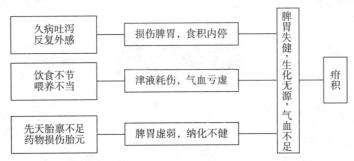

图9-17 小儿疳积病因病机示意图

【辨证要点】本病有主证、兼证之不同，主证应以八纲辨证为纲，重在辨清虚、实；兼证宜以脏腑辨证为纲，以分清疳证所累及之脏腑。

辨主证，形体消瘦是本病的基本证候，根据消瘦的程度、病情轻重、伴随症状、病程长短及虚实可分为疳气、疳积、干疳三个阶段。疳气为疳证的初期阶段，病情轻浅，仅面黄发疏，饮食欠佳，形体略瘦，大便不调，精神如常，属脾胃不和之轻证。病情进展，见形体明显消瘦，肚腹膨隆，烦躁多啼，夜卧不宁，善食易饥或嗜食异物者，称为疳积，属脾虚夹积，病情较重之虚实夹杂证。若病程久延失治，出现形体极度消瘦，貌似老人，杳不思食，腹凹如舟，精神萎靡者，谓之干疳，属脾胃衰败，津液消亡之重症。

辨兼证，兼证及危重症常在干疳或疳积重症阶段出现，脾病及心则口舌生疮；脾病及肝则目生云翳，干涩夜盲；脾病及肺则潮热久咳；脾病及肾则鸡胸龟背。脾阳虚衰，水湿泛溢则肌肤水肿；牙龈出血，皮肤紫癜者，为疳证恶候，提示气血大衰，血络不固。

【治疗原则】本病治疗原则以健运脾胃为基本法则，通过调脾胃助运化，以达到气血津液充盛，肌肤濡养的目的。根据疳气、疳积、干疳的不同阶段，而采取不同的治疗方法。疳气以和为主，调脾健运；疳积以消为主，消积理脾；干疳以补为要，补益气血。出现兼证者，应按脾胃本病与他脏兼证合而随症治之。此外，疳证的病因较多，随着社会经济的发展，目前疳证主要以喂养不当，脾胃虚损为主。因此，治疗时要注意合理喂养，纠正不良的饮食习惯，积极治疗各种原发疾病，这对本病的预防和治疗至关重要。

🌐 知识链接

小儿疳积

疳积是疳证和积滞的总称，是中医儿科四大证之一。疳证是指因喂养不当、脾胃受伤影响生长发育的病证。积滞是由乳食内积、脾胃受损而引起的肠胃疾病。正如沈金鳌先生在其《幼科释谜》中所说："大抵疳之为病，皆因过餐饮食，于脾家一脏，有积不治，传之余脏，而成五疳之疾。"故其治疗疳积，总不离乎脾胃，皆以消导化食、健运脾胃为要。故观其方，多用鸡内金、陈皮、山楂、麦芽、神曲等药加减化裁。

【辨证论治】见表 9 – 18。

表 9 – 18　疳积辨证论治简表

证型		主症	兼症	舌苔脉象	治法	方剂
常证	疳气	形体略瘦，食欲不振	面色无华，毛发稀疏，精神欠佳，大便干稀不调	舌淡苔薄脉细有力	调脾健运	资生健脾丸加减
	疳积	形体明显消瘦，四肢枯细，肚腹膨胀，躁扰不宁	动作异常，食欲不振，嗜食异物	舌淡苔腻脉沉细滑	消积理脾	肥儿丸加减
	干疳	形体极度消瘦，精神萎靡，杳不思食	皮肤干瘪，腹凹如舟，大便稀溏或便秘	舌淡少苔脉细弱	补益气血	八珍汤加减
兼证	眼疳		面目干涩，畏光羞明，眼角糜烂，黑睛浑浊	舌红苔薄脉细数	养血柔肝滋阴明目	石斛夜光丸加减
	口疳	形体消瘦，面色无华，精神萎靡，不思饮食	口舌生疮，满口糜烂，面赤心烦，夜卧不宁	舌红苔薄黄脉细数	清心泻火滋阴生津	泻心导赤散加减
	疳肿		足踝或全身浮肿面色无华，神疲乏力	舌淡苔薄白脉沉迟无力	健脾温阳利水消肿	防己黄芪汤合五苓散加减

【常用中成药】常用中成药为保和丸、小儿疳积散、小儿七星茶等。

答案解析

目标检测

1. 试述小儿疳积的病因。
2. 试述小儿疳积的辨证要点。
3. 试述小儿疳积的治疗原则。
4. 疳气、疳积、干疳临床变形有何异同？

（杨　柱　唐东昕）

第十八节　湿疮

PPT

微课 18

学习目标

1. **掌握**　湿疮的概念，临床特点，辨证分类、分型、证候、治法、方药。
2. **熟悉**　湿疮的病因病机、辨证要点、治疗原则。
3. **了解**　湿疮在治疗方面的常用中药及中成药。

案例引导

临床案例　患者，男，18 岁，初诊时间：2021 年 4 月 26 日。主诉：双耳患湿疹 1 个月。病史：1 个月前无明显原因，双耳部出现绿豆大小红斑，夜间痒甚，抓后红肿蔓延至双耳及周围。曾于数家医院诊治，口服阿司咪唑、盐酸西替利嗪等药物，外涂曲安奈德益廉唑乳膏及莫匹罗星软膏，未见明显好转。双耳皮损鲜红肿胀，糜烂渗出，耳廓少量淡黄色痂，耳前红斑略增厚，上覆少量白屑，耳后皲裂如刀割状。睡眠安，二便调，舌质红，苔黄腻，脉弦滑有力。检查：心率 86次/分，血压101/73mmHg。西医诊断：耳部湿疹；中医诊断：旋耳疮，证属湿热浸淫。治以清热利湿、解毒消肿；药用：龙胆草20g，车前草20g，泽泻20g，栀子20g，生地黄20g，野菊花20g，金银花30g，土茯苓30g，白鲜皮30g，马齿苋60g。水煎取汁450ml，分3次温服，每日2次。局部用马齿苋100g，金银花50g，土茯苓50g，黄柏30g。水煎待冷后湿敷患处，每日3次，每次30分钟。同时嘱患者忌食辛辣食物，禁搔抓。

问题   1. 用药后，渗出减少，红肿渐消，但夜间仍痒，内服、外用方中分别应该加哪些中药？
           2. 治疗湿疮的常见中成药有哪些？

    湿疮是一种具有明显渗出倾向的过敏性炎症性皮肤病。通常分为急性、亚急性、慢性三类。其临床特点是反复发作，成对称分布，多形损害，剧烈瘙痒，易成慢性，全身各部均可发生。《医宗金鉴·血风疮》指出："此证由肝、脾二经湿热，外受风邪，袭于皮肤，郁于肺经，致遍身生疮。形如粟米，瘙痒无比，抓破时，津脂水浸淫成片，令人烦躁，口渴，瘙痒，日轻夜甚。"中医学认为，湿疮常因禀赋不足、风、湿、热阻于肌肤所致，男女老幼均可发病，可泛发全身，又可局限于某些部位，以春季为发病高峰，是一种常见的皮肤病。

    现代医学的湿疹可参照本证辨证论治。

【病因病机】见图9-18。

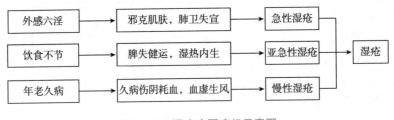

图9-18   湿疮病因病机示意图

【辨证要点】

1. **辨标本虚实**   急性湿疮，由外邪侵袭引起，多属实证。亚急性和慢性，由脏器功能失调引发，多属实证或虚中夹实证。

2. **辨发病缓急及伴随症状**

（1）急性   起病较快，皮损多表现为红斑基础上密集的粟粒大小丘疹、丘疱疹或小水疱，常有点状或小片状糜烂面，伴有明显浆液渗出，多有剧烈瘙痒。

（2）亚急性   常由急性湿疹发展而来，皮损呈暗红色，红斑基础上以小丘疹、鳞屑及结痂为主，可有少量丘疱疹或水疱及糜烂，可有轻度浸润，瘙痒多较剧烈。

（3）慢性   常由急性及亚急性湿疹迁延而成，或发病即为慢性，表现为患部皮肤肥厚，可有浸润或苔藓样变，皮损多呈暗红色或灰褐色，局部干燥、粗糙、鳞屑，可伴有色素沉着或色素减退等，常有明显瘙痒症状。

【治疗原则】中医学认为，本病的发生是因禀赋不足，饮食不节，过食辛辣腥发动风之品，损伤脾胃，脾失健运，导致湿热内蕴，复感风湿热邪，内外湿热之邪相互搏结，充于腠理，浸淫肌肤，发为本病。湿性重浊黏腻，热邪易耗血伤阴，化燥生风，易转为慢性，故缠绵难愈，反复发作。由于湿疮发病阶段的不同，其病因病机各异，治疗上宜辨证施治，或清热利湿，佐以凉血；或健脾化湿，佐以清热；

或清热解毒，佐以除湿；或养血润燥，佐以清解余毒。但究其治疗原则要根据临证之虚实、轻重，缓急，从而采取祛邪扶正、扶正祛邪或扶正、祛邪并重之法。

【辨证论治】见表9-19。

表9-19　湿疮病证辨证论治简表

证型		主症	兼症	舌苔脉象	治法	方剂
风热蕴肤	急性	以红色丘疹为主，可见鳞屑、结痂，渗出不明显，皮肤灼热，瘙痒剧烈	发热，口渴	舌边尖红或舌质红，苔薄黄，脉浮或浮数	疏风清热化湿止痒	消风散加减
湿热浸淫	急性	发病急，皮肤潮红灼热，水疱渗液瘙痒，可泛发全身	身热，心烦，尿黄，便干	舌红苔黄腻脉滑数	清热燥湿祛风止痒	龙胆泻肝汤加减
脾虚湿蕴	亚急性	发病较缓，皮肤潮红，瘙痒有糜烂、渗出及鳞屑	食少乏力，腹胀便溏，小便清长或微黄	舌淡胖苔白腻脉濡细	健脾利湿祛风止痒	除湿胃苓汤加减
血虚风燥	慢性	患处皮肤色暗或有色素沉着，皮肤肥厚、粗糙脱屑，奇痒难熬，入夜尤甚	口干不欲饮，纳差腹胀	舌淡苔白脉细弦	养血润肤祛风止痒	当归饮子或四物消风散加减

【常用中成药】根据湿疮的不同临床表现，可分别选用防风通圣丸、当归龙荟丸等。

目标检测

答案解析

1. 湿疮的概念是什么？
2. 湿疮的病因特点有哪些？
3. 湿疮的辨证要点及各型之间如何鉴别？代表方剂是什么？
4. 案例分析：患者，女，37岁，初诊时间：2021年10月12日。主诉：反复口唇周围、肘及踝关节处多发红色皮疹10年，加重。病史：皮肤夜间瘙痒难忍，影响休息。查体：肘、踝关节及全身多处皮肤肥厚，色暗红，表面粗糙，皮纹增宽呈苔藓样变，未见糜烂、血痂及渗出，舌质淡红，边缘有齿痕，苔薄黄，脉弦。

请问：（1）该患者现代医学的初步诊断及中医证型是什么？
　　　（2）中医应如何辨证论治？

（宰风雷　张　丽）

第十九节　痤　疮

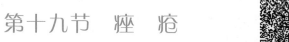

PPT　　　　微课19

学习目标

1. 掌握　痤疮各证型的辨证要点及治法方药。
2. 熟悉　痤疮的病因病机及常用的外治方法。
3. 了解　痤疮的防护与调护方法。

⇒ 案例引导

临床案例 患者，女，25岁，2022年2月24日初诊。病史：近2年来面部反复出现白头丘疹，经前为甚，曾以中西药结合治疗，无明显好转。就诊时见：皮疹以下颏部及两额为甚，下颏部密集成片，色红，质硬，按之不痛，未见脓头，胸背部亦见。月经延后，量少，色淡，大便时干时稀，舌质红，苔中后部黄厚腻，脉滑。

问题 1. 该患者的中医诊断、证型、治则治法是什么？西医诊断是什么？
      2. 该患者日常生活中如何防护？

痤疮又名"粉刺""暗疮"，是一种以面部、胸背部黑头或白头粉刺、丘疹、脓疱、结节、囊肿等损害为主要临床特征的病症。多见于青春期男女，常伴有皮脂溢出，青春期过后大多自然痊愈或减轻。为皮肤科常见病，多发病。

中医学文献对痤疮早有记载，最早见于《内经》。历代医家在病因病机、辨证分型、治法方药等方面对痤疮不断进行深入研究，形成了较完整的理论体系。《素问·生气通天论》有"劳汗当风，寒薄为皶，郁乃痤""汗出见湿，乃生痤痱"的记载。王冰注曰："皶刺长于皮中，形如米，或如针，久者上黑，长一分，余色白黄而瘦（疑为瘁）于玄府中，俗曰粉刺"，对粉刺进行了形象的描述。张介宾注曰："形劳汗出，坐卧当风，寒气薄之，液凝为皶，即粉刺也，若郁而稍大，乃形小节，是名曰痤"，对痤疮的病因病机进行了一定的阐述。晋代《肘后备急方》中曾有"年少气充，面生疱疮"的记载，明确本病发生在面部，故称面疱，并且还指出痤疮的发病与年龄有关。隋代《诸病源候论·面疱候》中提出的"面疱者，谓面上有风热气生疱，头如米粒大，亦如谷大，白色者是也。"《诸病源候论·嗣面候》云"嗣面者，云面皮上有滓，如米粒者也，此由肤腠受于风邪，搏于津液，津液之气因虚作之也。亦言因传胡粉而皮肤虚者，粉气入腠理化生之也。"明确指出了风热之邪是痤疮发病的一大病因。宋代《圣济总录》对痤疮的发病机制有"因虚而作""邪入肌虚"的阐述，丰富了本病的理论内容。明代《外科正宗·肺风粉刺酒渣鼻第八十一》："肺风、粉刺、酒渣鼻三名同种，粉刺属肺，渣鼻属脾，总皆血热郁滞不散。又有好饮者，胃中糟粕之味，熏蒸肺脏而成。经所谓有诸内、形诸外。"《外科启玄》："肺气不清，受风而生，或冷水洗面，以致热血凝结于面所有。宜清肺消风活血药治之，外上擦药消之。"《洞天奥旨·粉花疮》中记载"粉花疮生于人面，窠瘘生痒，乃肺受风热也。此疮妇女居多，盖纹面感冒寒风，以致血热不活，遂生粉刺，湿热两停也。"《疡医大全》指出"书生娇女各多此病"。

中医学认为，此病多发于青年，是由于青年人生机旺盛，血气方刚；或素体阳热偏盛，又正值生机活泼之际，营血日渐偏盛，气血瘀滞，蕴阻肌肤而发；或喜嗜辛辣，鱼腥油腻肥甘之品，肺胃积热，循经上熏，血随热行，上壅于胸面；或外感风热之邪，外邪、内热郁结日久，致气血郁滞，气滞湿生，气滞瘀结，致粉刺发病；此外，肾阴不足也是痤疮发病的重要原因之一。若素体肾阴不足，肾之阴阳平衡失调和天癸相火太旺，循经上蒸头面。肾阴不足，不能充养肺胃之阴，以至肺胃阴虚内热，肺胃积热，久蕴不解，化湿生痰，痰瘀互结，若病情日久不愈，气血瘀滞，经脉失畅，致使粟疹日渐扩大，或局部出现结节，累累相连；若肾阴不足，肝失疏泄，可使女子冲任不调。冲为血海，任主胞胎，充任不调，则血海不能按时满盈，以致女子月经紊乱和月经前后脸部粉刺增多加重。

总之，本病好发于面部、胸背部，而面部皮肤主要由肺经和胃经所司。因此，中医学认为，痤疮的发病与肺胃积热有关，并与脾肾虚弱密切相关。素体血热偏盛或肾阴不足是痤疮发病的根本；饮食不节，外邪侵袭是致病的条件；血郁痰结使病情复杂。故临床上辨清患者的发病机制尤为重要。

本证常见于西医学的毛囊、皮脂腺的慢性炎症，凡出现面部、胸背部黑头或白头粉刺、丘疹、脓疱、结节、囊肿等损害为主要临床表现的，均可参照本病辨证论治。

【病因病机】见图9-19。

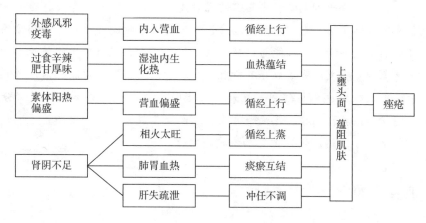

图9-19 痤疮的病因病机示意图

【辨证要点】

1. 辨虚实 本病多发于青壮年，阳气偏盛，内蕴血热，气火偏旺，致灼血成瘀，郁搏于肌肤、脉络为患，故为实证。若患者先天素体虚弱，或久病不愈，导致肾阴不足，不能充养肺胃之阴，以至肺胃阴虚内热，肺胃积热，久蕴不解，化湿生痰，痰瘀互结则为本虚标实之证。因此，临床上应根据患者病史、症状、体征、病期，四诊合参，辨证论治，分清本虚和标实的轻重主次，做到有的放矢，标本兼顾的治疗原则。

2. 辨症状 凡出现面部、胸背部黑头或白头粉刺、丘疹、脓疱、结节、囊肿等损害为主要临床表现的青壮年可考虑诊断为痤疮。其发病部位多在面部，其皮损发于前额与胃有关，在口周与脾有关，在面颊两侧与肝有关，发于胸部与任脉有关，发于背部与督脉有关。

3. 辨证型 《医宗必读》之论："病不辨则无以治，治不辨则无以痊。"验之痤疮临床，辨之脏腑寒热、虚实，将其证型归纳为肺经风热、脾胃湿热、痰湿凝结、肝郁气结、瘀血阻滞、热毒聚结、冲任不调七种。

【治疗原则】此病多发于青春期，而青壮年阳气偏盛，内蕴血热，气火偏旺，致灼血成瘀，郁搏于肌肤、脉络为患。治疗原则以清热凉血解毒、化瘀散结为大法。但疾病发病原因诸多，故当辨证论治。若因饮食不节，过食肥甘厚味，内生湿热，肺胃湿热蕴结，阻于经脉使血热蕴结，当以健脾利湿、清利湿热等为主；若又复感风热，湿热与血热搏结，酿成本病，则阳证、热证为多。病久热毒伤及阴而作瘀，致痰瘀互结，病情更加复杂。治疗注重清热利湿、凉血解毒、化痰散结等。若为肾阴不足，冲任失调，相火妄动，熏蒸头面而致，故在治疗上则采用滋肾育阴、清热解毒、凉血活血的治法；若肾阴不足，导致阴虚火旺、肺胃积热、血瘀凝滞肌肤，阴虚火旺为最关键的病理机制，为发病之本，肺胃积热、血瘀凝滞为发病之标。故临证以养阴清热为治病求本之大法，配合清热活血、化痰软坚、清泻肺胃等祛邪治标之法治疗痤疮。

⊕ 知识链接

痤 疮

现代医学认为，痤疮是一种毛囊、皮脂腺的慢性皮肤炎症，俗称青春痘，是一种多因素性疾病，其发病机制常与皮脂分泌、毛囊管角化过度、异常菌群导致炎症的产生等因素有关。皮脂溢出的实际原因目前尚不完全清楚，可能与内分泌密切相关。青春期以后由于雄性激素的增加，患者在青春前期及青春期皮肤表面脂质成分有所改变，其中以睾酮增加皮脂腺活动作用最强，孕酮与肾上腺皮质中脱氢表雄酮也参与作用。此外，遗传因素也影响临床类型、损害分布和病程长短。某些饮食如脂肪、糖类、奶酪、花生等可改变表面脂类成分或增加皮脂产生。情绪紧张及某些化学因子（矿物油、碘、溴、锂）亦可加剧痤疮恶化。

【辨证论治】见表9-20。

表9-20　痤疮辨证论治简表

证型	主症	兼症	舌苔	脉象	治法	方剂
肺经风热	丘疹色红，皮损以眉间、面部、下颏多见	或痒或痛，小便黄，大便秘结，口干	舌质红苔薄黄	脉浮数	疏风宣肺清热散结	枇杷清肺饮或泻白散加减
脾胃湿热	皮疹红肿疼痛，皮损较密有疼痛	口臭、口苦，纳呆，便溏或黏滞不爽或便秘，尿黄	舌红苔黄腻	脉滑数	清热利湿通腑解毒	茵陈蒿汤或芩连平胃散加减
痰湿凝结	皮疹结成囊肿，呈暗红色或紫红色，大小不等，有的位置较深，有的明显隆起呈半球形，病程较长	身重，纳呆，便溏	舌淡胖苔白滑	脉滑	健脾化痰渗湿	参苓白术散加减
肝郁气结	丘疹、脓疱为主，皮疹多发于面颊两侧，甚至连及颈项	情志抑闷，心烦易怒，妇女可见月经前痤疮，乳胀不适	舌质红苔薄黄	脉弦	疏肝理气	丹栀逍遥散加减
瘀血阻滞	以丘疹结节囊肿为主皮损以结节及囊肿为主，颜色暗红，也可见脓疱，日久不愈	纳呆、便溏	舌质淡暗或有瘀点	脉细涩	活血化瘀化痰散结	海藻玉壶汤或桃红四物汤合二陈汤加减
热毒聚结	皮损以脓疱和结节为主，色紫红晦暗，触之高起明显	自觉痒痛	舌红苔黄	脉数	解毒散结	解毒活血汤加减
冲任不调	皮损好发于额、眉间或两颊，在月经前增多加重，月经后减少减轻	伴有月经不调，经前心烦易怒，乳房胀痛，平素性情急躁	舌质淡红苔薄	脉沉弦或脉涩	调理冲任理气活血	逍遥散或二仙汤合知柏地黄丸加减

【常用中成药】常用中成药有知柏地黄丸、丹参酮胶囊、当归苦参丸、防风通圣丸、银翘解毒丸、一清胶囊等，另外，在内服中药的同时，尚可配合使用外敷中药、针灸、推拿或使用中药面膜等方法。

答案解析

目标检测

1. 试述痤疮的临床特点。
2. 如何理解痤疮肾阴不足的发病机制？
3. 痤疮的辨证分型有哪些？
4. 痤疮的基本治疗原则及各型治疗方法是什么？

5. 痤疮与酒渣鼻、职业性痤疮的鉴别要点是什么？

6. 痤疮的预防与调护方法有哪些？

（宰风雷 张 丽）

第二十节 肿 瘤

PPT

微课 20

学习目标

1. **掌握** 肿瘤的概念；常见肿瘤的特点、辨证分类、分型、证候、治法、方药。

2. **熟悉** 肿瘤病因病机、辨证要点、治疗原则。

3. **了解** 肿瘤在治疗方面的常用中药及中成药。

案例引导

临床案例 患者，女，79 岁，确诊胃癌 5 年余。就诊时症状：胃脘部隐痛，喜温喜按，面色㿠白无华，神疲乏力，四肢不温，舌淡白，苔白腻，脉沉细。西医诊断：胃癌。中医诊断：胃积，证属：脾胃虚寒。方拟理中汤合六君子汤加减。处方：党参 10g，茯苓 10g，白术 10g，甘草 6g，干姜 3g，吴茱萸 2g，陈皮 10g，半夏 10g。7 剂，水煎服，日 1 剂，分 3 次温服。

问题 胃癌患者平时在饮食方面应注意什么？有哪些食疗方？

分析 患者久病伤及脾阳，中虚有寒，故见胃脘部隐痛，喜温喜按。脾胃运化失常，气血生化不足，故见面色㿠白无华，神疲乏力。脾阳暖四肢，脾阳虚损，故见四肢不温。舌淡白，苔白腻，脉沉细为脾胃虚寒之佐证。理中汤温补脾阳，六君子汤益气健脾。两方合用健脾温阳，运化得健，虚寒得散，症状缓解。

肿瘤是机体在各种致癌因素作用下，局部组织的某一个细胞在基因水平上失去对其生长的正常调控，导致其克隆性异常增生而形成的异常病变。根据肿瘤对人体危害的不同，又有良性、恶性、交界性之分。中医学则认为肿瘤的发生是脏腑气血阴阳失调、正气虚弱，而致外邪入侵，痰、湿、气、瘀、毒等搏结日久，积聚而成。

中医学对肿瘤的认识历史颇久。殷墟甲骨文上已有"瘤"字的记载。两千多年前成书的《周礼》称治疗肿瘤一类疾病的专科医生为"疡医"。《内经》中已有"瘤"的病名记载，如昔瘤、筋瘤、肠覃、噎膈、积聚等，其病机概括为"营气不通""寒气客于肠外与卫气相搏""正气虚""邪气胜之"等。华佗首创麻醉下手术治疗体内"结积"（肿瘤），并在《中藏经》指出："夫痈疽疮肿之所作也，皆五脏六腑蓄毒不流则生矣，非独因荣卫壅塞而发者也。"强调肿瘤是全身性疾病在局部的表现，内因在发病中起主导作用。医圣张仲景于东汉末年著《伤寒杂病论》，创立一套以脏腑经络学说为核心的辨证方法，奠定了中医肿瘤学临床辨证论治规范。《金匮要略》谓："积者脏病也，终不移；聚者腑病也，发作有时，辗转痛移，为可治。"隋·巢元方著《诸病源候论》对"癥瘕""积聚""食噎"等病证进行论述。此时还没有将肿瘤称为"癌"，直至宋代《仁斋直指附遗方》指出："癌者，上高下深，岩石之状，毒根深藏"。

随着对肿瘤疾病的不断认识，对肿瘤的治疗也不断完善，历代医家也提出自己的思想。唐·孙思邈《备急千金要方》首载肿瘤专方 50 余首，突出了虫类药、剧毒药、祛痰瘀药的使用。金元四大家论治肿瘤各有建树，刘河间主火，常用清热解毒类药物；朱丹溪提出"凡人身上中下有块者多是痰也"，力倡祛痰消；张子和善用汗、吐、下三法攻邪消瘤。到明、清，许多杰出的外科医家，在内科治疗的基础上，对肿瘤的外治法进行了详细论述，如明·申斗垣《外科启玄》，清·祁坤《外科大成》，清·吴师机《理瀹骈文》等。

到近代，中医学对于肿瘤的治疗愈来愈受到瞩目，现代药理研究证实，中药可从多方面、多角度对肿瘤进行干预、治疗、防御，将中医抗肿瘤推上了一个新高度。在肿瘤的早、中、晚期均全程参与，与西医手术、放疗、化疗、介入、免疫治疗等结合，可有效地防治肿瘤的发生、发展、转移，以及改善放、化疗等引起的不良反应。中医学在肿瘤治疗中的地位日益剧增。

⊕ **知识链接**

肿瘤的病因病机

国医大师刘尚义教授认为，多正气不足为先，后形成痰、湿、瘀、郁等病理产物，但又有和其他常证不同的毒性，这些毒性与病理产物相搏结，则形成痰毒、湿毒、瘀毒、郁毒，毒蕴化热，日久形成癌毒，故痰湿瘀郁热毒是肿瘤病机的病理基础，与国医大师周仲瑛的癌毒病机理论不谋而合。刘教授又认为肿瘤其性属阳，阳盛则阴病，故治疗亦当以"阴阳双消，滋阴起亟"为法，同时提出了"引病入瘤"，"从膜论治"的诊疗理念。

【病因病机】见图9-20。

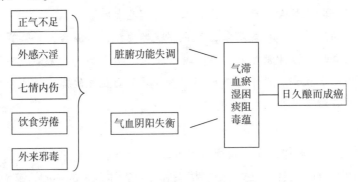

图9-20 肿瘤病因病机示意图

【辨证要点】癌病的辨证，应以脏腑为纲。先辨各种癌病的病变脏腑，结合脏腑特点来定位，如肺癌常见咳嗽、咳痰、咯血、胸痛等症；肝癌以纳差、黄疸、腹水等症为主；大肠癌以下腹肿块、腹痛、便血、排便习惯改变等为主。辨病邪性质，分清痰结、湿聚、气滞、血瘀、热毒的不同，以及有否兼夹。辨标本虚实，分清标本虚实的主次。辨脏腑阴阳，分清脏腑气血阴阳失调的不同。辨病情阶段，分清病情的早、中、晚期，从而确定治疗方案及预后。早期正气未衰，邪气旺盛，故治疗以祛邪为主；中期正气渐弱，邪气未衰，故治疗扶正祛邪相兼；正气已衰，邪气未退，故治疗以扶正为主。总体治疗当扶正祛邪同顾，有所侧重。

【治疗原则】正邪交争是疾病发生的过程，中医学认为肿瘤的形成是正气不足的基础上招致邪气内蕴，故采用扶正之法，调理脏腑气血阴阳，提高正气的抗病能力。临床运用时当辨虚之所在，正确采用补气、补阴、补阳、补血之法，并辨及脏腑，采用合适补益之药。肿瘤的发生发展始终存在着正邪斗争，故对于肿瘤的治疗不当只有扶正，还应着眼于祛邪。故根据肿瘤发生的病因病机，其治疗包括扶正和祛邪两方面，常用的扶正法包括：健脾益气、补肾益精、滋阴补血、养阴生津等，祛邪法包括：理气行滞、活血化瘀、软坚散结、清热解毒、以毒攻毒等。注重正邪变化，扶正祛邪当有所偏重。当然，平时应当养成良好的生活习惯，加强体质锻炼，杜绝有毒物质的接触等，做到本病的预防亦至关重要。

【辨证论治】见表9－21。

表9－21　常见肿瘤辨证论治简表

疾病	证型	主症	兼症	舌苔脉象	治法	方剂
肺癌	痰湿蕴肺	咳嗽，咳痰，痰黏稠，胸闷，胸痛	纳差，腹胀，乏力，或有咯血	舌淡胖或暗，苔白腻，脉滑	燥湿祛痰健脾益气	二陈汤合瓜蒌薤白半夏汤
	气滞血瘀	咳嗽，胸痛，呈刺痛，痛有定处	咳痰，或痰中带血，血色暗，口唇紫暗	舌暗紫，苔白，脉弦涩	活血散瘀化痰行气	桃红四物汤加减
	阴虚毒热	咳嗽，无痰或少痰，甚则痰中带血，胸痛	心烦，低热或壮热，口干，小便黄，大便干	舌红，苔少或苔黄，脉细数	养阴清热解毒散结	沙参麦冬汤合五味消毒饮
	气阴两虚	咳嗽，少痰，或痰中带血	声低气弱，肢软乏力，气短气累，口干，自汗或盗汗	舌红或淡，苔薄白或苔少，脉细弱	益气养阴清热解毒	生脉饮加减
肝癌	气滞血瘀	胁下痞块，胁痛，拒按，脘腹胀满	食欲不振，大便溏或干，乏力	舌暗紫，苔白，脉弦涩	行气活血化瘀消积	复元活血汤加减
	湿热蕴毒	胁下痞块，身目发黄	心烦，口渴，腹胀，纳差，小便黄，大便干	舌红，苔黄腻，脉滑数	清热利胆泻火解毒	茵陈蒿汤加减
	脾虚湿困	胁下痞块，腹胀，如囊裹水	纳差，头身困重，倦怠乏力，大便溏，下肢水肿	舌淡胖，苔白腻，脉滑	健脾益气利湿消肿	四君子汤合五皮饮加减
	肝肾阴虚	胁下痞块，隐隐作痛，腹胀满，青筋暴露	五心烦热，潮热盗汗，形体消瘦，呕血，便血，大便干	舌红，无苔或少苔，脉弦细数	滋养肝肾化瘀软坚	一贯煎加减
胃癌	肝胃不和	胃脘胀满，疼痛，连及两胁，嗳气，呃逆，反酸，呕吐，情绪抑郁时加重	口苦心烦，食欲不振	舌淡红，苔薄白，脉弦	疏肝和胃降逆止痛	逍遥散合旋覆代赭汤加减
	瘀毒内结	胃痛，呈刺痛，心下痞块	呕血便血，肌肤甲错	舌暗紫，苔薄，脉弦涩	解毒散瘀活血止痛	失笑散合桃红四物汤加减
	痰湿凝滞	胃脘胀满，心下痞块，呕吐痰涎	腹胀，纳差，便溏，体胖	舌淡胖，苔厚腻，脉滑	化痰散结健脾和胃	二陈汤加减
	脾胃虚寒	胃脘隐隐作痛，喜温喜按，朝食暮吐，暮食朝吐，呕吐清水	腹胀，腹泻，纳差，四肢发冷，倦怠，水肿	舌淡胖，苔白滑，脉弱或细	温中散寒健脾和胃	理中汤合六君子汤加减
	胃热伤阴	胃脘灼痛，食后加重，口干喜冷饮	五心烦热，大便干或大便带血	舌红，少苔或苔薄黄，脉细数	养阴清热解毒	益胃汤加减
大肠癌	湿热蕴结	腹痛，拒按，大便脓血，里急后重，肛门灼热	身热，口干，小便黄	舌红，苔黄腻，脉滑数	健脾利湿解毒抗癌	白头翁汤加减
	瘀毒内结	腹痛，呈刺痛，里急后重，大便脓血，血色紫暗	发热，口干，喜冷饮	舌暗，苔薄白或黄，脉涩	清热解毒化瘀软坚	槐花散加减
	脾胃虚寒	腹痛，喜温喜按，便溏或黏液样便	身重倦怠，四肢不温，面色萎黄	舌淡，苔白腻，脉滑	温阳健脾止血散结	黄土汤加减
	脾肾亏虚	腹痛下坠，便溏，或大便脓血	腹胀，纳差，神疲乏力，腰膝酸软，小便频	舌淡，苔白，脉沉细弱	健脾补肾益气活血	四君子汤加减
乳腺癌	冲任失调	乳房结块，疼痛，经前加重	腰膝酸软，体倦，五心烦热，口干咽燥	舌淡红，苔少或薄黄，脉沉细数	滋阴降火软坚散结	知柏地黄丸加减
	肝郁气滞	乳房结块，疼痛，连及两胁，情绪抑郁时加重	心烦易怒，气郁不舒，口苦咽干	舌淡红，苔薄白或薄黄，脉弦	疏泄壅滞软坚散结	逍遥散加减
	热毒瘀结	乳房结块，迅速增大，疼痛拒按，红肿，甚则破溃流血、流脓	发热，口干，心烦，小便黄，大便干	舌红暗，苔黄，脉弦数	清热解毒化瘀消肿	桃红四物汤合五味消毒饮加减
	气血两虚	乳房结块，推之不移	头晕目眩，气短乏力，面色㿠白，消瘦	舌淡白，苔白，脉细弱	益气养血解毒散结	补中益气汤加减

【常用中成药】临床上常用的中成药有复方斑蝥胶囊、大黄䗪虫丸、蟾酥丸、康艾注射液、华蟾素注射液、榄香烯乳注射液等。

现在中药、中成药已经参与到肿瘤治疗的全过程中，与放疗、化疗、手术相结合，起着减毒增效，提高患者生活质量的重要作用。比如有归纳扶正培本类中药、化痰软坚类中药、活血化瘀类中药、清热解毒类中药功能通过调节细胞周期，诱导细胞凋亡，改善乏氧细胞存在等作用，对肿瘤患者放疗起着增敏效果，还可以减轻放疗引起的毒副反应。通过随机对照试验比较鼻咽癌单纯放疗（对照组）与放疗配合中药（试验组）的疗效，结果显示，试验组优于对照组，中药配合放疗能缩短肿瘤的消退时间，提高治疗效果。而在化疗前后，亦可以服用中药，以平衡机体，增加化疗效果，减轻化疗毒副反应。有文献总结，补虚药、活血化瘀药、清热解毒药、利水渗湿药有较强的肿瘤化疗辅助作用，起着改善免疫功能、保护造血功能、保护重要脏器等作用，以达减毒增效。有实验证明，榄香烯注射液对化疗药紫杉醇有协同作用。对于中晚期已失去放化疗等治疗机会的患者，单纯运用中药治疗也可以提高其生活质量。刘志臻等通过随机对照试验，比较中晚期小细胞肺癌患者试验组（中成药）与对照组（不做干预）生活质量情况，结果表明，试验组的临床证候评估以及体力状况改善率分别提高，生活质量得到改善。所以对于中晚期患者，中药亦为其提供了一种治疗方法，扩展了其治疗思路。

目标检测

答案解析

1. 肿瘤的病因病机是什么？
2. 肿瘤的治疗原则是什么？其具体的治疗方法有哪些？
3. 查找资料，举例说明中西医结合治疗肿瘤可具体体现在哪些方面？

（杨　柱　唐东昕）

书网融合……

本章小结

题库1

题库2

题库3

附：常用中成药简介

  中成药是以中药材为原料，在中医药理论指导下，按照国家药品监督管理部门规定的处方、生产工艺和质量标准制成一定剂型的药品，是古今医家长期临床经验的结晶，是传统中医药精华的体现，是中医有效方剂传承的代表，具有疗效明显，使用方面，便于携带，毒副作用小的特点。中成药品种繁多，本教材选取了部分临床较为经典和常用的中成药进行介绍，在临床运用时当根据患者病情，以辨证论治为原则，结合当地的地域特点，灵活选用中成药，以简便快捷的方式应用中医药治疗疾病。

一、内服中成药

1. 九味羌活丸（颗粒）

【药物组成】羌活、防风、苍术、细辛、川芎、白芷、黄芩、甘草、地黄。

【功能】疏风解表，散寒除湿。

【主治】外感风寒夹湿所致的感冒，症见：恶寒、发热、无汗、头重而痛、肢体酸楚。西医感冒、上呼吸道感染见上述证候者，可参照辨证论治。

【用法用量】口服。大蜜丸：3～4.5g/次，2次/日。水丸：6～9g/次，2～3次/日。小蜜丸：3～4.5g/次，2次/日。颗粒剂：5g/次，2～3次/日。15g/次，2～3次/日。均宜用姜葱汤或温开水送服。

【注意事项】本品用于风寒夹湿、内有郁热证，风热感冒或湿热证慎用。孕妇使用。服药期间，忌食辛辣、生冷、油腻食物。

【规格】丸剂：9g/丸；6g/袋；9g/袋；1.8g/10粒。颗粒剂：5g/袋，15g/袋。

2. 银翘解毒片（颗粒、丸）

【药物组成】金银花、连翘、薄荷、荆芥、淡豆豉、牛蒡子（炒）、淡竹叶、芦根、桔梗、甘草。

【功能】疏风解表，清热解毒。

【主治】风热感冒，症见发热、微恶风寒、口渴咽干或咽喉疼痛、咳嗽少痰、有汗或汗出不畅，舌边尖红苔薄黄，脉浮数。西医普通感冒（伤风）、流行性感冒（时行感冒）及其他上呼吸道感染见上述证候者，均可参照辨证论治。

【用法用量】口服。片剂：4片/次，2～3次/日。颗粒剂：5g或15g/次，3次/日。丸剂：1丸/次，2～3次/日。重症者加服1次。

【注意事项】孕妇及风寒感冒者慎用。

【规格】片剂：0.3g/片，薄膜衣片0.52g/片。颗粒剂：2.5g或15g/袋。丸剂：3g/丸。

3. 板蓝根颗粒

【药物组成】板蓝根。

【功能】清热解毒，凉血利咽。

【主治】肺胃热盛所致的咽喉肿痛、口咽干燥、腮部肿胀、便秘、尿赤，舌红苔黄，脉数等。西医急性扁桃体炎、腮腺炎见上述证候者，均可参照辨证论治。

【用法用量】口服。含蔗糖者5～10g/次，无蔗糖者3～6g/次，3～4次/日。

【注意事项】阴虚火旺者、老人及素体脾胃虚弱者慎用。服药期间，忌食辛辣油腻食物。

【规格】含蔗糖者5g/袋，或10g/袋，无蔗糖者3g/袋。

4. 小柴胡丸（颗粒）

【药物组成】柴胡、黄芩、党参、大枣、生姜、姜半夏、甘草。

【功能】和解少阳，疏肝和胃。

【主治】外感少阳证，症见寒热往来、胸胁苦满、食欲不振、心烦喜呕、口苦咽干、目眩，舌苔薄白，脉弦。西医感冒、流行性感冒、疟疾、慢性肝炎、急慢性胆囊炎、胆结石、急性胰腺炎、胸膜炎、淋巴腺炎、中耳炎、产褥热、胆汁反流性胃炎、胃溃疡属少阳证者，均可参照辨证论治。

【用法用量】口服。丸剂：9g/次，2~3次/日；颗粒剂：1~2袋/次，3次/日。

【注意事项】风寒感冒者慎用。服药期间，饮食宜清淡，忌食辛辣食物。过敏体质者慎用。

【规格】丸剂：3g/8丸。颗粒剂：含蔗糖者10g/袋，无蔗糖者2.5g/袋。

5. 藿香正气水（胶囊、软胶囊、颗粒、滴丸）

【药物组成】广藿香油、苍术、陈皮、厚朴（姜制）、白芷、茯苓、大腹皮、生半夏、甘草浸膏、紫苏叶油。藿香正气水含乙醇。

【功能】解表化湿，理气和中。

【主治】外感风寒，内伤湿滞或夏伤暑湿所致的感冒，症见发热、头痛昏重、胸膈痞闷、脘腹胀痛、呕吐、泄泻，舌淡苔腻，脉濡滑。西医胃肠型感冒见上述证候者，均可参照辨证论治。

【用法用量】口服。水剂：5~10ml/次，2次/日，用时摇匀。胶囊：2~4粒/次，2次/日。颗粒剂：5g/次，2次/日，儿童酌减。滴丸：2.6g/次，2次/日。口服液：5~10ml/次，2次/日，用时摇匀。软胶囊剂：2~4粒/次，2次/日。

【注意事项】孕妇及风热感冒者慎用。服药期间，饮食宜清淡，忌服滋补性中药。服藿香正气水后不得驾驶机、车、船、从事高空作业、机械作业及操作精密仪器。对藿香正气水及乙醇过敏者禁用，过敏体质者慎用。

【规格】水剂：10ml/支。胶囊：0.3g/粒。颗粒剂：5g/袋。滴丸：2.6g/丸。口服液：10ml/支。软胶囊剂：0.45g/粒。

6. 蛇胆川贝液

【药物组成】蛇胆汁、川贝母。

【功能】清肺，止咳，祛痰。

【主治】主治痰热阻肺所致的咳嗽，症见咳嗽痰多、胸闷气急、痰多黄稠难咳、胸膈满闷、甚则气急呕恶，舌质红、苔黄腻、脉滑数。西医急性支气管炎、慢性支气管炎急性发作见上述证候者，均可参照辨证论治。

【用法用量】口服。10ml/次，2次/日。

【注意事项】孕妇、痰湿犯肺或久咳不止者慎用。服药期间，忌食辛辣、油腻食物，忌吸烟、饮酒。

【规格】10ml/支。

7. 补中益气丸（颗粒）

【药物组成】炙黄芪、党参、炒白术、炙甘草、当归、陈皮、升麻、柴胡、大枣、生姜。

【功能】补中益气，升阳举陷。

【主治】脾胃虚弱、中气下陷所致的泄泻、脱肛、阴挺，症见体倦乏力、食少腹胀、便溏久泻、肛门下坠或脱肛、子宫脱垂，舌淡，脉虚大无力。西医内脏下垂、久泄、久痢、脱肛、重度肌无力、原因不明的低热，子宫脱垂、胎动不安、月经过多见上述证候者，均可参照辨证论治。

【用法用量】口服。丸剂：小蜜丸9g/次，大蜜丸1丸/次，水丸6g/次，2~3次/日。颗粒：3g/次，

2～3 次/日。

【注意事项】阴虚内热者慎用。不宜与感冒药同时使用。服药期间，忌食生冷、油腻、不易消化食物。

【规格】大蜜丸：9g/丸，水丸 6g/袋。颗粒：3g/袋。

8. 参苓白术散（水丸、颗粒）

【药物组成】人参、白术（麸炒）、茯苓、山药、莲子、白扁豆（炒）、薏苡仁（炒）、砂仁、桔梗、甘草。

【功能】补脾胃，益肺气。

【主治】脾虚夹湿，症见食少便溏、胸脘痞闷、或吐或泻、气短咳嗽、面色萎黄、形瘦乏力，舌淡苔白腻，脉虚缓。西医慢性胃肠炎、贫血、肺结核、慢性支气管炎、慢性肾炎、妇女带下清稀量多等见上述证候者，均可参照辨证论治。

【用法用量】口服。散剂：6～9g/次，2～3 次/日。水丸剂：6g/次，3 次/日。颗粒剂：1 袋/次，3次/日。

【注意事项】湿热内蕴所致泄泻、厌食、水肿及痰火咳嗽者不宜使用。宜饭前服用。服药期间，忌食荤腥油腻等不易消化食物。忌恼怒、忧郁、劳累过度，保持心情舒畅。

【规格】散剂：3g/袋，或 6g/袋，或 9g/袋。水丸剂：6g/袋。颗粒剂：6g/袋。

9. 附桂理中丸（片）

【药物组成】附子、肉桂、干姜、党参、土白术、炙甘草。

【功能】温中散寒，健胃止痛。

【主治】脾胃虚寒所致的腹痛、呕吐，症见脘胀冷痛、肢体倦怠、手足不温，或腹痛、下利、恶心呕吐，舌苔白滑，脉沉细或沉迟等。亦用于寒凝气滞所致的胃脘胀满、吐酸，以及胃阳不足、湿阻气滞所致的胃痛、痞满等。西医急性胃炎、慢性胃炎、胃溃疡以及十二指肠溃疡等见上述证候者，均可参照辨证论治。

【用法用量】口服。大蜜丸：1 丸/次，2 次/日，小儿酌减。片剂：6～8/次，1～3 次/日。

【注意事项】湿热中阻所致胃痛、呕吐、泄泻者忌用。忌食生冷油腻，不宜消化食物。

【规格】大蜜丸：9g/丸。片剂：0.25g/片。

10. 四神丸（片）

【药物组成】补骨脂（盐炒）、肉豆蔻（煨）、吴茱萸（制）、五味子（醋制）、大枣（去核）。

【功能】温肾散寒，涩肠止泻。

【主治】肾阳不足所致的泄泻，症见肠鸣腹胀、五更泄泻、食少不化、久泻不止、面黄肢冷、神疲乏力，舌淡苔薄白，脉沉迟无力。西医急性肠炎、炎症性肠炎、肠易激综合征、吸收不良综合征、肠道肿瘤属上述证候者，均可参照辨证论治。

【用法用量】口服。丸剂：9g/次，1～2 次/日。片剂：4 片/次，2 次/日。

【注意事项】湿热痢疾、湿热泄泻者忌用。忌食生冷、油腻食物。

【规格】丸剂：9g/丸，27g/瓶。片剂：0.27g/片，或 0.35g/片，或 0.6g/片。

11. 六味地黄丸

【药物组成】熟地黄、山茱肉、山药、泽泻、茯苓、牡丹皮。

【功能】滋阴补肾。

【主治】肾阴亏损，头晕耳鸣，腰膝酸软，骨蒸潮热，盗汗遗精，消渴，舌红少苔，脉沉细而数。西医慢性肾炎、高血压病、糖尿病、肾结核、甲状腺功能亢进、更年期综合征、前列腺炎等见上述证候者，均可参照辨证论治。

【用法用量】口服。水蜜丸 6g/次，小蜜丸 9g/次，大蜜丸 1 丸/次，2 次/日；浓缩丸 8 丸/次，3 次/日。儿童酌减或遵医嘱。

【注意事项】体实、阳虚、感冒、脾虚、气滞、食少纳呆者慎用。服药期间，忌食辛辣、油腻食物。

【规格】浓缩丸：1.44g/8 丸。大蜜丸：9g/丸。

12. 天王补心丸（片）

【药物组成】地黄、天冬、麦冬、玄参、当归、丹参、炒酸枣仁、柏子仁、党参、五味子、茯苓、制远志、石菖蒲、朱砂、桔梗、甘草。

【功能】滋阴养血，补心安神。

【主治】心阴不足，神志不安，症见心悸健忘，失眠多梦，神疲乏力，梦遗，手足心热，口舌生疮，大便干燥，舌红少苔，脉细数。西医神经衰弱、心脏病、甲状腺功能亢进等属心肾阴亏，神志不安等见上述证候者，均可参照辨证论治。

【用法用量】口服。水蜜丸 6g/次，小蜜丸 9g/次，大蜜丸 1 丸/次，2 次/日；浓缩丸 8 丸/次，3 次/日；片剂 4~6 片/次，2 次/日。

【注意事项】肝肾功能不全者禁用。脾胃虚寒、大便稀溏者慎用。因含朱砂，不宜过量或久服，不可与溴化物、碘化物同服。服药期间，不宜饮用浓茶、咖啡等刺激性饮品。严重心律失常者，需急诊观察治疗。

【规格】大蜜丸：9g/丸。浓缩丸：每 8 丸相当于原药材 3g。片剂：0.5g/片。

13. 逍遥丸（颗粒）

【药物组成】柴胡、当归、白芍、白术（炒）、茯苓、薄荷、生姜、甘草（炙）等，辅料为饴糖。

【功能】疏肝健脾，养血调经。

【主治】肝郁脾虚所致的胁肋疼痛、善太息、胸胁痞闷、食欲减退、月经不调，脉弦。西医慢性肝炎、慢性胃炎、肋间神经痛等见上述证候者，均可参照辨证论治。

【用法用量】口服。一次 8 丸，一日 3 次。开水冲服，一次 15g，一日 2 次。

【注意事项】肝胆湿热、脾胃虚弱证者慎用。服药期间，忌郁闷、恼怒，应保持心情舒畅。

【规格】丸剂：每 8 丸相当于原材料 3g。颗粒剂：每袋装 15g。

14. 复方丹参滴丸（片）

【药物组成】丹参、三七、冰片。

【功能】活血化瘀，理气止痛。

【主治】气滞血瘀所致的胸痹，症见胸闷、心前区刺痛，舌质黯红，或有瘀斑或瘀点，脉涩或弦紧。西医冠心病心绞痛见上述证候者，可参照辨证论治。

【用法用量】滴丸：吞服或舌下含服。10 丸/次，3 次/日，4 周一个疗程，或遵医嘱。片剂：3 片/次，3 次/日。

【注意事项】孕妇慎用。

【规格】滴丸：25mg/丸；薄膜衣滴丸：27mg/丸。薄膜衣小片剂：0.32g/片。

15. 速效救心丸

【药物组成】川芎、冰片。

【功能】行气活血，祛瘀止痛。

【主治】胸中血瘀证，症见胸痛、头痛，日久不愈，痛如针刺而有定处，或心悸怔忡，失眠多梦，急躁易怒，唇暗或两目黯黑，舌质黯红，或舌有瘀斑或瘀点，脉涩或弦紧。西医冠心病、心绞痛见上述证候者，均可参照辨证论治。

【用法用量】含服。4~6粒/次，3次/日。急性发作时，10~15粒/次。

【注意事项】孕妇禁用。气阴两虚、心肾阴虚之胸痹心痛者、有过敏史者及伴中重度心力衰竭的心肌缺血者慎用。服药期间，忌食生冷、辛辣、油腻食物，忌吸烟饮酒、喝浓茶。治疗期间心绞痛持续发作宜加用硝酸酯类药。如果出现剧烈心绞痛、心肌梗死等，应及时救治。

【规格】40mg/粒。

16. 保和丸（颗粒、片）

【药物组成】山楂（焦）、六神曲（炒）、莱菔子（炒）、麦芽（炒）、半夏（制）、陈皮、茯苓、连翘。

【功能】消食，导滞，和胃。

【主治】食积证，症见脘腹胀满，嗳腐吞酸，不欲饮食，或大便泄泻，舌苔厚腻，脉滑。西医消化不良，急慢性胃炎、急慢性肠炎、婴幼儿腹泻等见上述证候者，均可参照辨证论治。

【用法用量】口服。浓缩丸：8丸/次，3次/日，大蜜丸：1~2丸/次，2次/日。颗粒剂：开水冲服。4.5g/次，2次/日。片剂：一次4片，一日3次。小儿酌减。

【注意事项】服药期间，宜进清淡易消化饮食，忌暴饮暴食及食油腻食物。

【规格】浓缩丸：每8丸相当于原生药3g。大蜜丸：9g/丸。颗粒剂：4.5g/袋。

17. 茵栀黄颗粒（口服液）

【药物组成】茵陈提取物、栀子提取物、黄芩提取物、金银花提取物。

【功能】清热解毒，利湿退黄。

【主治】肝胆湿热所致的黄疸，症见面黄、目黄、胸胁胀痛、恶心呕吐、小便黄赤，舌红苔黄腻，脉沉数或滑数有力。西医急、慢性肝炎见上述证候者，均可参照辨证论治。

【用法用量】颗粒剂：开水冲服，一次6g，一日3次。口服液：10ml/次，3次/日。

【注意事项】阴黄者不宜使用。服药期间，忌饮酒，忌食辛辣油腻食物。

【规格】颗粒剂：3g/袋。口服液：10ml/支（含黄芩苷0.4g）。

18. 独活寄生丸

【药物组成】独活、桑寄生、防风、秦艽、桂枝、细辛、牛膝、杜仲、当归、白芍、熟地黄、川芎、党参、茯苓、甘草。

【功能】祛风除湿，养血舒筋。

【主治】风寒湿痹，腰膝冷痛，屈伸不利。西医类风湿关节炎、骨关节炎、腰椎间盘突出症等属风寒湿痹，肝肾气血不足等见上述证候者，均可参照辨证论治。

【用法用量】口服。1袋（6g）/次，2次/日，或1丸（9g）/次，2次/日。

【注意事项】孕妇慎用。

【规格】6g/袋，或9g/丸。

19. 天麻丸

【药物组成】天麻、羌活、独活、杜仲（盐炒）、牛膝粉、粉萆薢、附子（制）、当归、地黄、玄参。

【功能】祛风除湿，通络止痛，补益肝肾。

【主治】风寒湿痹，肝肾不足，症见四肢拘挛，手足麻木，腰腿酸痛。西医类风湿关节炎、骨关节炎等风湿疾病，以及高血压病见上述证候者，均可参照辨证论治。

【用法用量】口服。1丸/次，2~3次/日。

【注意事项】服药期间，饮食宜清淡，戒恼怒。

【规格】9g/丸。

20. 乌鸡白凤丸（胶囊、片）

【药物组成】乌鸡（去毛爪肠）、人参、黄芪、山药、熟地黄、当归、白芍、川芎、丹参、鹿角霜、鹿角胶、鳖甲（制）、地黄、天冬、香附（醋制）、银柴胡、芡实（炒）、桑螵蛸、牡蛎（煅）、甘草。

【功能】补气养血，调经止带。

【主治】气血两虚证。症见身体瘦弱，腰膝酸软，月经不调，崩漏带下。西医月经紊乱、非周期性子宫出血、阴道炎、宫颈炎、内分泌功能失调等见上述证候者，均可参照辨证论治。

【用法用量】口服。水蜜丸：1 袋/次，2 次/日；大蜜丸：1 丸/次，2 次/日。胶囊：2~3 粒/次，3 次/日。片剂：2 片/次，2 次/日。

【注意事项】月经不调或崩漏属血热证者慎用。服药后出血不减或带下量仍多者请医生诊治。服药期间慎食辛辣。

【规格】丸剂：大蜜丸9g/丸，6g/袋。胶囊：0.3g/粒。片剂：0.5g/片。

21. 艾附暖宫丸

【药物组成】艾叶（炭）、香附（醋制）、吴茱萸（制）、肉桂、黄芪（蜜炙）、当归、地黄、白芍（酒炒）、川芎、续断。

【功能】暖宫养血，理气调经。

【主治】下焦虚寒，血虚气滞所致的月经不调、痛经。症见月经延期、经量减少、夹有血块、少腹疼痛，或经行少腹冷痛喜热、腰膝酸痛。西医月经紊乱、痛经、盆腔炎、阴道炎、宫颈炎、内分泌功能失调等见上述证候者，均可参照辨证论治。

【用法用量】口服。水蜜丸：6g/次，2~3 次/日。

【注意事项】孕妇禁用。热证、实热证者慎用。服药期间忌食寒凉食物。

【规格】水蜜丸：10g/100 粒。

22. 妇科千金片（胶囊）

【药物组成】千斤拔、金樱根、穿心莲、功劳木、单面针、当归、鸡血藤、党参。

【功能】清热除湿，益气化瘀。

【主治】湿热瘀阻所致的带下病、腹痛，症见带下量多、色黄质稠、臭秽、小腹疼痛、腰骶酸痛、神疲乏力，舌红苔黄腻，脉滑数。西医慢性盆腔炎、子宫内膜炎、慢性宫颈炎见有上述证候者，均可参照辨证论治。

【用法用量】口服。片剂：6 片/次，3 次/日。胶囊：2 粒/次，3 次/日。

【注意事项】气滞血瘀、寒凝血瘀证者慎用。饮食宜清淡，忌辛辣食物。糖尿病患者慎用。

【规格】0.32g/片。0.4g/粒。

23. 当归丸

【药物组成】当归、黄芪。

【功能】补血活血，调经止痛。

【主治】气血两虚证，症见肌热面赤、烦渴欲饮，舌淡，脉洪大而虚，重按无力。亦治妇人经期、产后血虚发热头痛，或疮疡溃后，久不愈合者。西医学多种急慢性疾病引起的出血，包括血液系统疾病有出血症状者，以及造血系统病变所引起的出血性疾病见上述证候者，均可参照辨证论治。

【用法用量】口服。1 丸/次；或 10~20 粒/次，2 次/日。

【注意事项】感冒、阴虚火旺者慎用。服药期间，宜食清淡易消化食物，忌食辛辣、油腻、生冷食物。

【规格】丸剂：9g/丸，200 粒/盒。

24. 小儿消积止咳口服液

【药物组成】山楂（炒）、槟榔、枳实、瓜蒌、枇杷叶（蜜炙）、莱菔子（炒）、葶苈子（炒）、桔梗、连翘、蝉蜕。

【功能】清热肃肺，消积止咳。

【主治】小儿饮食积滞、痰热蕴肺所致的咳嗽、夜间加重、喉间痰鸣，腹胀，口臭等。

【用法用量】口服，一周岁以内 5ml/次，一岁至二岁 10ml/次，三岁至四岁 15ml/次，五岁以上 20ml/次，3 次/日，5 天为一疗程。

【注意事项】体质虚弱，肺气不足，肺虚久咳，大便溏薄的儿童慎用。三个月以下的儿童不宜用。服药期间饮食宜清淡，忌生冷辛辣、油腻食品。

【规格】10ml/支。

25. 小儿泻速停颗粒

【药物组成】地锦草、儿茶、乌梅、焦山楂、白芍、茯苓、甘草。

【功能】清热利湿，健脾止泻，缓急止痛。

【主治】小儿湿热蕴结大肠所致的泄泻，症见大便稀薄如水样、腹痛、纳差，舌淡苔白，脉沉迟。西医小儿秋季腹泻及迁延性、慢性腹泻见上述证候者，均可参照辨证论治。

【用法用量】口服。六个月以下 1.5～3g/次，六个月至一岁以内 3～6g/次，一岁至三岁6～9g/次，三岁至七岁 10～15g/次，七岁至十二岁 15～20g/次，3～4 次/日。或遵医嘱。

【注意事项】虚寒泄泻者不宜使用。如病情较重，或服用 1～2 天后疗效不佳者，可酌情增加剂量。有脱水者可口服或静脉补液。服药期间，饮食宜清淡，忌生冷、辛辣、油腻食物；腹泻病情加重时，应到医院诊治。

【规格】颗粒剂：3g/袋；5g/袋；10g/袋。

二、外用中成药

1. 如意金黄散

【药物组成】姜黄、大黄、黄柏、苍术、厚朴、陈皮、生天南星、白芷、天花粉、甘草。

【功能】清热解毒，消肿止痛。

【主治】热毒瘀滞肌肤所致疮疖肿痛，症见肌肤红、肿、热、痛，也可用于跌打损伤。

【用法用量】外用。红肿、烦热、疼痛，用清茶调敷；漫肿无头，用酒或醋调敷；也可用植物油或蜂蜜调敷。一日数次。

【注意事项】只可外用，不可内服。皮肤溃破处禁用。儿童、孕妇、哺乳期妇女、年老体弱者应在医生指导下使用。若用药后出现皮肤过敏反应需及时停用。用药期间忌食辛辣刺激食物。

【规格】12g/袋。

2. 云南白药气雾剂

【药物组成】三七、重楼等经加工制成的气雾剂。

【功能】活血散瘀，消肿止痛。

【主治】跌打损伤，瘀血肿痛，肌肉酸痛及风湿性关节疼痛。

【用法用量】外用。喷于患处，3～5 次/日。凡遇较重闭合性跌打损伤者，先喷云南白药气雾剂保险液，若剧烈疼痛仍不缓解，可间隔 1～2 分钟重复给药，1 天使用不得超过 3 次。喷云南白药气雾剂保险液间隔 3 分钟后，再喷云南白药气雾剂。

【注意事项】对本品过敏者禁用。孕妇禁用。酒精过敏者禁用。

【规格】气雾剂。云南白药气雾剂 85g/瓶，云南白药气雾剂保险液 30g/瓶。

3. 京万红软膏

【药物组成】地榆、地黄、当归、黄连、黄芩、黄柏、苦参、胡黄连、栀子、大黄、槐米、白蔹、紫草、赤芍、半边莲、金银花、桃仁、红花、川芎、血竭、木鳖子、土鳖虫、木瓜、白芷、苍术、罂粟壳、五倍子、乌梅、棕榈、血余炭、冰片、乳香、没药。

【功能】清热解毒，凉血化瘀，消肿止痛，祛腐生肌。

【主治】水、火、电灼烫伤，疮疡肿痛，皮肤损伤，创面溃烂。

【用法用量】外用。用生理盐水清创后，涂敷本品或将本品涂于消毒纱布上，敷盖创面，用消毒纱布包扎，1 次/日。

【注意事项】烧、烫伤感染者禁用。孕妇慎用。若用药后出现皮肤过敏反应需及时停用。不可内服，不可久用。用药期间忌食辛辣、海鲜食物。

【规格】软膏剂：10g/支；20g/支；30g/瓶；50g/瓶。

4. 湿润烧伤膏

【药物组成】黄连、黄柏、黄芩、地龙、罂粟壳。

【功能】清热解毒，生肌，止痛。

【主治】各种烧伤、烫伤、灼烧。

【用法用量】外用。涂于烧、烫、灼伤等创面，厚度薄于 1mm，每 4～6 小时更换药 1 次。换药前须将残留在创面的药物及液化物拭去，暴露创面用药。

【注意事项】芝麻过敏者慎用。对由烧伤创面引起的全身性发病者须在专科医生指导下用。运动员慎用。

【规格】40g/支。

5. 马应龙麝香痔疮膏

【药物组成】人工麝香、人工牛黄、珍珠、煅炉甘石粉、硼砂、冰片、琥珀。

【功能】清热燥湿，活血消肿，去腐生肌。

【主治】湿热瘀阻所致的痔疮、肛裂，症见：大便出血或疼痛、有下坠感；也用于肛周湿疹。

【用法用量】外用。涂擦患处。

【注意事项】只可外用，禁止内服。孕妇慎用或遵医嘱。内痔出血过多或原因不明的便血应去医院就诊。忌烟酒及食用辛辣、油腻、刺激食物。

【规格】10g/支。

6. 洁尔阴洗液

【药物组成】蛇床子、艾叶、独活、石菖蒲、苍术、薄荷、黄柏、黄芩、苦参、地肤子、茵陈、土荆皮、栀子、山银花、辅料。

【功能】清热燥湿，杀虫止痒。

【主治】妇女湿热带下，症见：阴部瘙痒红肿，带下量多，色黄或如豆渣状，口苦口干，尿黄便秘。西医霉菌性、滴虫性阴道炎见上述症状者。也可用于湿疹、接触性皮炎、体股癣等属于湿热证者。

【用法用量】外用。外阴、阴道炎：用 10% 浓度洗液擦洗患处，1 次/日，7 天一个疗程。湿疹、接触性皮炎：3%浓度洗液湿敷患处，皮损轻者，2～3次/日，30～60分钟/次；无溃破者，可直接用原液涂擦患处，3～4次/日，7天一个疗程。体股癣：用50%浓度洗液涂擦患处，3次/日，21天一个疗程。

【注意事项】本品为外用药，禁止内服。使用过程中出现刺痛，皮肤潮红加重，暂停使用。忌食辛辣、生冷、油腻食物。。

【规格】140ml/瓶。

三、中药注射剂

1. 柴胡注射液

【药物组成】柴胡。

【功能】清热解表。

【主治】感冒、流行性感冒和疟疾等所致的发热。

【用法用量】肌内注射：2～4ml/次，1～2次/日。

【注意事项】本品为退热解表药，无发热者不宜用。过敏体质者慎用。对本品有过敏者禁用。避免与其他药物混合使用。

【规格】注射剂：2ml/支。

2. 清开灵注射液

【药物组成】胆酸、珍珠母、猪去氧胆酸、栀子、水牛角、板蓝根、黄芩苷、金银花。

【功能】清热解毒，化痰通络，镇静安神，醒脑开窍。

【主治】外感风热时毒、火毒内盛所致的高热不退、烦躁不安、咽喉肿痛、舌质红绛，苔黄，脉数者。上呼吸道感染、病毒感冒、急性化脓性扁桃体炎、急性咽炎、急性支气管炎、高热等出现上述证候者。热病、神昏、中风偏瘫，神志不清；急性肝炎、上呼吸道感染、肺炎、脑血栓形成、脑出血见上述证候者。

【用法用量】肌内注射：2～4ml/日，重症患者静脉滴注：20～40ml/日，以10%葡萄糖注射液200ml或氯化钠注射液100ml稀释后使用。

【注意事项】本品只适用于温邪入里所致的高热证候者，有表证恶寒发热者、脾胃虚弱者慎用。过敏体质者、孕妇、哺乳期妇女慎用。静脉滴注时，必须稀释后用，且应现配现用，并在4小时内用完。避免与其他药物混合使用。

【规格】注射剂：2ml/支，10ml/支。

3. 生脉注射液

【药物组成】红参、麦冬、五味子。

【功能】益气养阴，复脉固脱。

【主治】气阴两亏，脉微欲脱的心悸，气短，自汗，厥冷，脉微欲绝。西医冠心病、心绞痛、心律不齐、心肌炎等心血管疾病，或肺心病、肺结核、慢性支气管炎等呼吸道疾病属气阴两虚者，或各类休克、心肌梗死、中暑等具有上述证候者，均可参照辨证论治。

【用法用量】肌内注射：2～4ml/次，1～2次/日。静脉滴注：20～60ml/次，用5%葡萄糖注射液250～500ml稀释后使用，或遵医嘱。

【注意事项】本品大剂量高浓度对心脏表现先抑制后兴奋作用，故用药宜慢，并适量稀释。寒凝血瘀胸痹心痛者不宜用。对本品有过敏或有严重不良反应病史者禁用。孕妇慎用。避免与其他药物混合使用。

【规格】注射剂：10ml/支，或50ml/支。

4. 黄芪注射液

【药物组成】黄芪。

【功能】益气养元，扶正祛邪，养心通脉，健脾利湿。

【主治】心气虚损、血脉瘀阻，或脾虚湿困证。西医病毒性心肌炎、心功能不全、肝炎见有上述证候者，均可参照辨证论治。

【用法用量】肌内注射：2~4ml/次，1~2次/日。静脉滴注：10~20ml/次，1次/日，或遵医嘱。

【注意事项】对本类药物有过敏史患者禁用。避免与其他药物混合使用。

【规格】注射剂：10ml/支。

5. 血塞通注射液、血栓通注射液

【药物组成】三七总皂苷。

【功能】活血祛瘀，通脉活络。

【主治】脑络瘀阻引起的中风偏瘫，症见：头昏、心烦易怒，或见突然发病、半身不遂、口眼㖞斜、不省人事。心脉瘀阻引起的胸痹心痛，症见：胸部憋闷疼痛，甚则胸痛彻背，痛处固定不移，入夜尤甚，心悸气短，舌质黯红，或舌有瘀斑或瘀点，脉涩或弦紧。西医脑卒中、动脉硬化症、脑出血、脑梗死、视网膜中央静脉阻塞症见有上述证候者，均可参照辨证论治。

【用法用量】肌内注射：100mg/次，1~2次/日。静脉滴注：200~400mg/次，用5%~10%葡萄糖注射液250~500ml稀释后缓缓滴注，1次/日。

【注意事项】对本品过敏者禁用。出血性脑血管病急性期禁用。避免与其他药物混合使用。

【规格】注射剂：100mg/2ml/支；250mg/5ml/支。注射用无菌粉末：100mg/支；200mg/支；400mg/支。

6. 丹参注射液

【药物组成】丹参。

【功能】活血化瘀，通脉养心。

【主治】瘀血闭阻所致的冠心病胸闷，心绞痛，症见：胸部疼痛，痛处固定，入夜尤甚，甚或痛引肩背，时或心悸不宁，舌质紫黯或有瘀斑，脉弦涩者。

【用法用量】肌内注射：2~4ml/次，1~2次/日。静脉注射：4ml/次，用50%葡萄糖注射液20ml稀释后使用，1~2次/日。静脉滴注：10~20ml/次，用5%葡萄糖注射液100~500ml稀释后使用，1次/日，或遵医嘱。

【注意事项】对本类药物有过敏或严重不良反应病史者禁用。月经期及有出血倾向者禁用。孕妇慎用。在治疗期间，心绞痛持续发作，宜加用硝酸酯类药。若出现剧烈心绞痛，或见气促、汗出、面色苍白者，应及时急诊救治。避免与其他药物混合使用。

【规格】注射剂：2ml/支；10ml/支。

7. 灯盏花素注射液

【药物组成】灯盏花素。

【功能】活血化瘀，通脉止痛。

【主治】中风后遗症，冠心病，心绞痛。

【用法用量】肌内注射：5mg/次，2次/日。静脉滴注：10~20mg/次，用5%~10%的葡萄糖注射液500ml稀释后经脉滴注，1次/日。

【注意事项】脑出血急性期或有出血倾向的患者禁用本品。孕妇及妇女月经期慎用。避免与其他药物混合使用。

【规格】注射剂：5ml：20mg/支。

8. 刺五加注射液

【药物组成】刺五加。

【功能】平补肝肾，益精壮骨。

【主治】肝肾不足所致的短暂性脑缺血发作，脑动脉硬化，脑血栓形成，脑栓塞等，也可用于冠心病、心绞痛合并神经衰弱和更年期综合征等。

【用法用量】静脉滴注：300~500mg/次，1~2次/日。

【注意事项】对本品过敏者禁用。高敏体质或对同类产品有严重过敏反应者禁用。老年人、肝肾功能异常患者慎用。不得超剂量或浓度使用。避免与其他药物混合使用。

【规格】注射剂：250ml/瓶（含总黄酮500mg）。

参考文献

[1] 丁丽仙. 丁启后妇科经验 [M]. 北京：中国中医药出版社，2015.

[2] 谈勇，中医妇科学 [M]. 北京：中国中医药出版社，2019.

[3] 张伯礼，中医学 [M]. 北京：中国医药科技出版社，2016.

[4] 李冀. 方剂学 [M].11 版. 北京：中国中医药出版社，2021.

[5] 陈文潇，李志远，李燕珍. 中医药治疗原发性痛经治疗体会 [J]. 中医临床研究，2020，12（01）：93-95.

[6] 陈王焕，盛爱华，李娅. 原发性痛经中医治疗研究进展 [J]. 实用中医药杂志，2020，36（02）：266-267.

[7] 魏妍，谢冠群，朱飞叶. 浙派中医名家徐荣斋治疗带下病经验探析 [J]. 浙江中医药大学学报，2021，45（03）：253-255.

[8] 邵雪婷，杨晓乐. 基于中医病机新体系复合病机理论对带下病病机理论的研究进展 [J]. 四川中医，2020，38（11）：221-222.

[9] 刘亚文. 带下病中医治疗之探讨 [J]. 光明中医，2018，33（02）：263-264.

[10] 韩云鹏，吴中秋，张敏. 带下病的中医认识和现代研究进展 [J]. 江西中医药，2017，48（01）：70-72.

[11] 朱惠燕，张立然. 中医治疗崩漏的研究进展 [J]. 中医临床研究，2021，13（33）：43-45.

[12] 张莹，张迪. 中医药治疗崩漏的研究进展 [J]. 国际医药卫生导报，2021，27（14）：2208-2211.